Richter Die Kinderzeichnung

Hans-Günther Richter

Die Kinderzeichnung

Entwicklung · Interpretation · Ästhetik

Schwann Düsseldorf

CIP-Kurztitelaufnahme der Deutschen Bibliothek

Richter, Hans-Günther:
Die Kinderzeichnung : Entwicklung, Interpretation,
Ästhetik / Hans-Günther Richter. – 1. Aufl. –
Düsseldorf : Schwann, 1987.
(Schwann-Handbuch)
ISBN 3-590-14455-6

1. Auflage 1987
Druck 5 4 3 2 / 91 90 89 88
Umschlaggestaltung: Chris Berten
Gesamtherstellung: Lengericher Handelsdruckerei, Lengerich/Westf.
ISBN 3-590-14455-6

Inhalt

ZWEITER TEIL: INTERPRETATION

Vorwort

In dem vorliegenden Handbuch wird der Versuch unternommen, den Gegenstandsbereich „Kinderzeichnung“ von so vielen Seiten zu betrachten, daß eine Art Gesamtbild des faszinierenden Mediums entsteht. Vergleichbare umfassende Darstellungen sind im deutschsprachigen Raum zuletzt vor etwa dreißig Jahren erschienen – z. B. in den Untersuchungen von G. MÜHLE (1955). In den französisch- und englischsprachigen Ländern muß man, sollten dem Verfasser nicht wesentliche Darstellungen entgangen sein, noch weiter zurückgehen, um auf solche zusammenfassenden Erörterungen zu stoßen (z. B. bei ROUMA, LUQUET bzw. GOODENOUGH, KELLOGG, HARRIS). Zudem führen die genannten Autorinnen und Autoren, deren Auffassungen in den nachfolgenden Kapiteln ausführlich diskutiert werden, ihre Auseinandersetzung mit den vorliegenden Ansätzen meist nur als Einführung in die eigenen Vorstellungen vom Gegenstand, vielleicht noch zur Präzisierung und Absicherung. In den nachfolgenden Erörterungen dagegen geht es vorwiegend um eine übersichtliche Darstellung, eine systematische Erörterung und eine kritische Würdigung der vorliegenden Auffassungen über den Gegenstandsbereich „Kinderzeichnung“. Dieser Versuch einer systematischen Erörterung beginnt schon mit dem Gliederungskonzept, das die fast unübersehbare Materialfülle den drei Bereichen „Entwicklung“, „Interpretation“ und „Ästhetik“ zuordnet. Dabei werden im dritten Bereich die grundlegenden (historischen) Darstellungen sowie solche Ansätze zusammengefaßt, welche die Kinderzeichnungen als kulturell und/oder ethnisch geprägte Ereignisse auffassen. Die Vorstellungen des Verfassers von diesem Medium sollen in den Zusammenfassungen am Ende der Kapitel und vor allem in den Schlußkapiteln des 2. und 3. Teils zum Ausdruck kommen, die einem Interpretationskonzept bzw. methodologischen Fragen gewidmet sind. Natürlich werden sie an anderen Stellen hinter dem Referat zu spüren sein – und sei es nur in distanzierenden Bemerkungen.

Mit diesem Versuch einer Gesamtdarstellung führt der Verfasser seine Bemühungen um die Wiederentdeckung der Kinderzeichnung fort, die er seit fast fünfzehn Jahren unternimmt und die 1976 zu einem (längst vergriffenen) Buch und seither zu mehreren kleineren Veröffentlichungen (vgl. Literaturverzeichnis) geführt haben. Am Ende dieser langen Beschäftigung ist er, so merkwürdig das klingen mag, zu der Überzeugung gekommen, daß neue empirisch-analytische Erhebungen und neue theoretische Bewertungen notwendig sind, wenn der Gegenstand „Kinderzeichnung“ nicht selbst zu einem „historischen“ Phänomen werden soll, aber davon wird im Nachwort ausführlicher die Rede sein. Vielleicht kann ja auch das vorliegende Handbuch dazu beitragen, solche Untersuchungen anzuregen. Der

Verfasser wäre dankbar für Hinweise auf solche neuen Erhebungen bzw. Erläuterungen sowie auf Ansätze, die er übersehen bzw. unter Wert behandelt hat; es ist ja *denkbar,* daß die Arbeit an diesem Handbuch weitergeführt werden könnte.

Natürlich ist ein Vorhaben wie das des vorliegenden Handbuches auf die Mitarbeit anderer angewiesen. Der Verfasser dankt daher herzlich den Damen und Herren, die ihm bei der Beschaffung der Literatur- und Bildvorlagen, bei den Übersetzungsarbeiten und der Erstellung der Manuskripte geholfen haben: ANNETTE CADSKY, KARIN DANNECKER, PETRA FREY, GERHARD JAKOBS, BRIGITTE KLEIN, CHARMAINE LIEBERTZ, PETER PIGULLA. Er dankt auch den Eltern, die ihm Zeichnungen ihrer Kinder überlassen haben – ohne daß diese in jedem Falle auch in der vorliegenden Darstellung hätten veröffentlicht werden können. Er bedankt sich besonders bei *seinem* Lektor WOLFGANG ALTENHOFF, und er dankt dem Verlag Schwann, der auch dieses Stück seiner Lebensarbeit veröffentlicht hat.

Der Verfasser widmet dieses Buch seinen Söhnen LUDWIG und ULRICH, deren Kinderzeichnungen ihn ratlos, neugierig und (hoffentlich) etwas gescheiter gemacht haben.

Hans-Günther Richter

I. Einführende Bemerkungen zum Aufbau des Handbuches und zur Methode der Darstellung

Die vorliegende Darstellung der Kinderzeichnung gilt einem Gegenstandsbereich, dem erst in den letzten Jahren wieder mehr Aufmerksamkeit gewidmet wird, nachdem er seit den späten fünfziger Jahren nicht mehr im Zentrum psychologischer, pädagogischer, ethnologischer o. ä. Forschungen gestanden hatte. L. SELFE spricht (1983, S. 30) sogar von einer „Renaissance des Interesses" an der Kinderzeichnung im englischsprachigen Raum, die sich seit der Mitte der siebziger Jahre abzeichne, und belegt dies mit einer Reihe von (vorwiegend psychologischen) Untersuchungen, von denen auch hier einige zur Sprache kommen werden.

Das Desinteresse an der Kinderzeichnung hatte viele Gründe. Manche sind auszumachen, manche verlieren sich im Irrationalen wechselnder Moden, die auch in der Wissenschaft zu beobachten, aber kaum zu erklären sind. Einige Psychologen z. B. hielten den Gegenstandsbereich für erforscht; so war für G. MÜHLE (1974, S. 215) das „Thema Kinderzeichnung so gut wie abgeschlossen, es scheint überschaubar und im wesentlichen geklärt". Er wiederholte damit nur, was am Ende bestimmter Abschnitte in der Erforschung der Kinderzeichnung, so schon von M. DESSOIR (1906) oder H. GRAEWE (1936), behauptet worden war. Auch MÜHLEs Auffassungen können als Versuch gewertet werden, eine abschließende Beurteilung des Phänomens aus der Sicht der Ganzheits- bzw. Gestaltpsychologie zu geben. Andere Psychologen sahen wohl wenig Möglichkeiten, dem Gegenstand mit selektiven, empirisch-analysierenden Methoden gerecht zu werden. (Wie operationalisiert man einen graphischen Prozeß; wie quantifiziert man eine Zeichnung? Auch das Problem wird uns beschäftigen!) Zudem hatten die großen Systematiker der jüngeren Psychologiegeschichte (wie z. B. J. PIAGET) das Thema Kinderzeichnung recht stiefväterlich behandelt – im Gegensatz zu den vielen Psychologen (von MEUMANN bis WELLEK) der Generationen vor ihnen. Da nutzte es wenig, daß H. HECKHAUSEN 1976 (S. 22) seine Verwunderung darüber ausdrückte, daß „sich bis heute kein Piagetianer" der Kinderzeichnung angenommen habe. Tatsächlich erschien erst 1980 mit der Darstellung von N. H. FREEMAN eine Untersuchung über die „Repräsentationsstrategien" in der Kinderzeichnung aus dem Geiste PIAGETs. Die bedeutenden Forscher (Forscherinnen!) dagegen, die sich dem Gegenstandsbereich zuwandten bzw. ihm zugewandt blieben (wie z. B. R. KELLOGG), versäumten es oder waren nicht in der Lage, ihn in eine psychologische, pädagogische o. ä. *Systematik* einzuordnen.

Das nachlassende Interesse der Pädagogen ist schon schwerer zu verstehen: vermittelt die Kinderzeichnung doch dem Lehrenden unverstellbare Einblicke in die kognitive *und* affektive Verfassung des Heranwachsenden. Einblicke dieser Art müssen allerdings durch

Kenntnisse und Erfahrungen erworben werden, weil es sich bei der kindlichen Bildnerei um eine eigene und eigenartige Sprachform handelt, um eine *vertraute Fremdsprache* sozusagen, deren Vokabular und Grammatik erlernt werden müssen. Diese Erkenntnis wurde spätestens in den fünfziger Jahren formuliert, als sich im deutschen Sprachraum mit den Untersuchungen von H. MEYERS (1950) und der zusammenfassenden Darstellung von G. MÜHLE (1955) ein halbes Jahrhundert Forschungsgeschichte dem Ende zuneigte. Vielleicht war es diese Barriere eines Spracherwerbs, welche die Beschäftigung mit dem Gegenstand „Kinderzeichnung“ erlahmen ließ. Wahrscheinlich hat aber das nachlassende Interesse seine Ursache in den genannten wechselnden pädagogischen (besser: erziehungswissenschaftlichen) Moden: In den (vor-)letzten Jahrzehnten schienen von allen Ausdruckshandlungen höchstens bestimmte Formen des (interaktionistischen) Kinderspiels die Erwartungen auf schnelle Gesellschaftsveränderungen befriedigen zu können. Die individualistischen, „von Hand“ auszuführenden Aktivitäten Zeichnen, Malen, Plastizieren – um drei wesentliche bildnerische frühe Ausdrucksmedien in einem Atem zu nennen – waren für solche Ansprüche nicht die Mittel der Wahl und blieben daher links liegen. Sogar die Kunstpädagogik, wie immer vorne dabei, sich in den Dienst irgendwelcher Veränderer zu stellen, verlor die Beziehung zu den frühen Ausdrucks- und Darstellungsaktivitäten, welche doch die *anthropogenen Voraussetzungen* ihrer Bildungs- und Erziehungsarbeit darstellen. Die „kindeswesentlichen“ Aktivitäten Zeichnen, Malen, Plastizieren verkamen zu „Gesprächsanlässen“, mußten dazu herhalten, soziale Verhältnisse auszuforschen, „Schülerprobleme“ zu dokumentieren.

Vielleicht ist es noch zu früh, auch im deutschsprachigen Raum von einer Renaissance des Interesses an der Kinderzeichnung (wie an anderen frühen Ausdrucksaktivitäten) zu sprechen, obwohl sich auch hier in den letzten Jahren wieder mehr Beiträge zur Erforschung des Gegenstandsbereiches nachweisen lassen. Außerdem ist ja die Kette der Darstellungen und Untersuchungen niemals völlig abgerissen. Der Zeitpunkt scheint aber günstig zu sein, eine Art Zwischenbilanz zu ziehen und zu fragen, von welchen gesicherten Auffassungen über die Entwicklung und den Charakter der Kinderzeichnung der Betrachter ausgehen kann, wie es zu diesen Auffassungen gekommen ist und in welchem (wissenschaftlichen und wissenschaftstheoretischen) Kontext diese Auffassungen zu sehen sind. Bei der Darstellung der maßgeblichen Konzepte wird gleichfalls deutlich werden, an welchen Stellen wir uns noch auf unsicherem Boden bewegen; denn natürlich ist der Gegenstandsbereich „Kinderzeichnung“ nicht bis in alle Winkel erforscht, wie es uns die Formulierung G. MÜHLEs weismachen möchte. Vor allem sind die inhaltlichen Beziehungen, die Motivzusammenhänge, die von ihm wie von vielen anderen Entwicklungspsychologen vernachlässigt wurden, wenig untersucht bzw. sind nur im Rahmen spezieller, häufig tiefenpsychologischer Interpretationsansätze erfaßt worden. Eine Intention unserer Darstellung ist es denn auch, eine Übersicht über die verschiedenartigen Formen von Deutungsansätzen zu geben, ihre Aussagen kritisch zu analysieren und Proben solcher Interpretationen vorzustellen. Damit versuchen wir, den verstehenden Zugängen zu dem Gegenstandsbereich Kinderzeichnung denselben Rang zu geben wie den Betrachtungen über die Entwicklungsabläufe, die bisher in den Untersuchungen häufig im Vordergrund des Interesses standen. Wir begeben uns damit allerdings in die Problematik aller hermeneutischen Zugänge zu kulturellen oder gar kulturgeschichtlichen Ereignissen; aber da wir die Kinderzeichnung als ein solches Ereignis

(in seinem Vorstadium) ansehen und nicht nur als ein Symptom seelischen Wachstums betrachten, muß auch das Interpretationsinstrumentarium überprüft werden, das solche Ereignisse erschließen soll.
Wir haben damit bereits zwei Schwerpunkte der vorliegenden Untersuchung angesprochen, die auch im Untertitel dieser Schrift genannt werden und mit deren Hilfe die Darstellung der umfangreichen, fast unübersehbaren Stoffmenge in zwei große Teile gegliedert werden soll: den der Entwicklung und den der Interpretation. Es mag aber überraschen, daß diesen (häufig genannten und häufig bearbeiteten) Schwerpunkten ein weiterer hinzugefügt wurde, der mit dem Begriff „Ästhetik" überschrieben wurde. Tatsächlich handelt es sich dabei um einen eher heterogenen Bereich von Ansätzen, der von der Forschungsgeschichte über die „historische Kinderzeichnung" bis zur Methodologie notwendige, bisher aber häufig vernachlässigte Aufgabenfelder umfaßt. Der Begriff der Ästhetik kann für diese Aufgaben in Anspruch genommen werden, weil es sich um Fragen nach den Erkenntnisfortschritten (Forschungsgeschichte), den historischen Ausprägungen, der Verfassung (Wesen) und nach den Möglichkeiten und Bedingungen der Erfassung (Methodologie) eines Gegenstandes handelt, welcher der *ästhetischen* Urteilskraft (KANT) unterliegt: Wie im Kunstwerk so wirken auch in der Kinderzeichnung Einbildungskraft (Phantasie) und Gedanke (Rationalität) in einer spezifischen „Proportionalität" zusammen, und jede Aussage, jedes wissenschaftliche Urteil muß diesem speziellen, ästhetisch-bildhaften Charakter gerecht zu werden versuchen (Irrationalitätsproblem!). Fragen nach dem ästhetisch-kulturellen Charakter des Gegenstands und der Systematik des Gegenstandsbereiches stehen also im Zentrum des dritten Teils dieser Untersuchung.
Anhand der drei angeführten Themenbegriffe soll im folgenden versucht werden, die Aufgabenstellungen und Vorgehensweise dieser Darstellung zu erläutern:

- *Entwicklung:* Im Ersten Teil der Darstellung werden die bekannten Untersuchungen über die Entwicklung des kindlichen Zeichnens und die Modelle zur Gliederung dieses Entwicklungsgeschehens präsentiert, verglichen und begrifflich präzisiert. Von allen Fragestellungen an den Gegenstandsbereich liegen auf die Fragen nach der Entwicklung des *Form*repertoires, dem Aufbau und dem Zusammenschluß der (sichtbaren) Bildformen die umfangreichsten und sichersten Antworten vor. Aber auch diese Sicherheit erstreckt sich nicht auf alle Bereiche des zeichnerischen Geschehens. So wissen wir z. B. sehr wenig über die mikrostrukturellen Abläufe beim Entstehen einer Zeichnung; d. h. etwa über die Frage, welche Strichbündel zur „Bezeichnung" eines Gegenstandes zusammenkommen müssen, in welcher Reihenfolge diese Bündel entstehen, welches die kleinste gegenständliche Einheit darstellt usw. Außerdem liegen uns keine neueren Untersuchungen über die altersspezifische Entfaltung des Formrepertoires vor. Wir stützen uns bei der Zuordnung von Entwicklungssequenzen zu bestimmten Altersphasen auf Erhebungen *vor* der „Fernseh-Kindheit" (v. HENTIG), ohne zu überpüfen, ob nicht der ungeheure Konsum von vorgefertigten Bildern eine Verfrühung und/oder eine Verarmung der Bildentwicklung zur Folge hat. Aber auch wenn wir uns dieser Abläufe und der Gesamtentwicklung völlig sicher wären, müßten wir Erklärungen dafür zur Hand haben, welche Intentionen, Einstellungen, Haltungen mit dem bekannten Geschehen zu verbinden sind. Warum sehen die Bildformen einer Kinderzeichnung so und nicht anders aus? Welche inneren Ursachen können wir für das äußere Geschehen angeben?

Auf diese Fragen gibt es viele historische Antworten – wie vor allem der Dritte Teil der Darstellung belegen wird. Aber lassen sich diese Antworten auch heute noch wiederholen? Trägt das z. T. sehr alte theoretische Fundament noch, oder ist es morsch? Wann immer es möglich ist, soll eine Beziehung zwischen den bekannten, gesicherten Informationen über die Abfolge in der Formentwicklung (Morphologie) und geltenden Einsichten in den Aufbau von motorischen Abläufen, Wahrnehmungsaktivitäten und Vorstellungsgeschehen hergestellt werden. Natürlich sind wir dabei auf Erkenntnisse von genetischer Psychologie, Wahrnehmungstheorie, Sozialisationsforschung u. a. angewiesen und können nicht – so nebenbei – eine neue Auffassung des seelischen Geschehens präsentieren. In dieser Hinsicht haben wir eher mit einem Zuviel als mit einem Zuwenig zu kämpfen: Kaum eine Darstellung der Kinderzeichnung kommt ohne eine explizite oder doch implizite Theorie über die Verfassung des kindlichen Seelenlebens aus.

- *Interpretation:* Bereits mit der Beschreibung der Motivzusammenhänge, der inhaltlichen Ebene und erst recht mit der Frage nach der Bedeutung der formalen Gebilde verlassen wir den Boden empirisch gesicherter Erkenntnisse oder doch das Feld von Einsichten, die sich anschaulich belegen lassen, und begeben uns in die Abhängigkeit von Auffassungen, welche einen interpretatorischen Zugriff auf die Bedeutung der visuellen Ereignisse versprechen. Wir werden zeigen, daß manche Autoren schon die Frage nach der Bedeutung des Formgefüges für unzulässig erachten, weil nach ihrer Auffassung der dargestellte figurale Zusammenhang lediglich auf die (optisch vermittelten, vorstellungsartig gespeicherten) Gegenstände verweist, welche die Sprache mit bestimmten Begriffen/Worten belegt. Die Kinderzeichnung wäre demnach die bildhafte Wiedergabe von Gegenständen ihrer Form *und* ihrem Gegenstandssinn nach: So würde in dem graphischen Realisat „Baum" der Begriff (bzw. die Vorstellung) „Baum" benannt, sonst nichts. Diese Art der Bedeutungsanalyse bedürfte allerdings keiner speziellen Interpretationsmethode; es genügte, die Namen der Formgebilde zu erkennen und miteinander in Beziehung zu setzen.

  Eine solche Auffassung, die einer psychologisch-pädagogischen *Beurteilung* der Zeichnung – etwa in der Absicht, das Formgefüge mit seiner Gegenstandsbedeutung testartig zu erfassen – entgegenkommt, kann der Vielschichtigkeit und Mehrdeutigkeit der gesamten Ausdrucks- und Darstellungsaktivitäten des Kindes (die auch im „Symbolspiel" deutlich werden) nicht gerecht werden, und sie steht sogar im Widerspruch zu der Entwicklung des Sprachverhaltens, das zur Erklärung der bildnerischen Aktivitäten herangezogen wird: Erst die Entfaltung einer operatorischen Sprache mit einem System relativ abstrakter Bedeutungsbeziehungen (*Begriffs*sprache bzw. „Metasprache") im Laufe der Schulzeit bringt eine erste Annäherung an diesen Grad von Eindeutigkeit, welcher der Kinderzeichnung nach dieser Auffassung von Anfang an zukommen würde. Die figurativen Gebilde der Kinderzeichnung, so lautet unsere These, die im Zweiten Teil der Untersuchung begründet werden wird, behalten etwas von der Vielschichtigkeit und Mehrdeutigkeit (PIAGET: Synkretismus), die auch den frühen sprachlichen Ereignissen eigen war. Wir betrachten daher die Art der (begriffsnahen) Bedeutungsgebung nur als *eine* Ebene in der Hierarchie von Bedeutungen, welche für die Bildstruktur einer Zeichnung sowie die poetische, metaphorische (nicht begrifflich argumentierende) Sprache charakteristisch ist. Folgerichtig werden im Zweiten Teil der Untersuchung

Ansätze verschiedenster Art vorzustellen sein, welche einen verstehenden Zugriff auf diese Bedeutungshierarchie versprechen. Auch dabei haben wir es wiederum eher mit einem ungeordneten Überfluß an Auffassungen zu tun als mit einem Mangel. Wir versuchen daher, eine Gliederung für diese interpretatorischen Ansätze vorzuschlagen, und werden nach der Begründung für manche inhaltliche Aussage zu fragen haben. An den geeigneten Stellen werden Modellinterpretationen eingefügt, welche den Interpretationsansatz veranschaulichen sollen.

- *Ästhetik:* Wir halten eine Untersuchung des Gegenstandsbereichs „Kinderzeichnung“ mit der Darstellung der Entwicklung von Form und Bedeutung und der Wiedergabe von Interpretationsansätzen, welche sich auf die Bildereignisse richten, nicht für abgeschlossen. Viele Fragen an den Gegenstand lassen sich weder in den Erörterungen über die Entwicklung noch in denen über die Interpretation sinnvoll stellen und beantworten, so z. B. die Frage nach der Entdeckungsgeschichte des Phänomens und den frühen theoretischen Aussagen über die Natur des Gegenstandes. Auch seine historischen Ausprägungen, also die Beschreibung und/oder Wiedergabe von Kinderzeichnungen *vor* der eigentlichen Entdeckung der kindlichen Bildnerei um 1880, lassen sich nur schwer in den beiden genannten Darstellungsbereichen unterbringen. Eine Erörterung dieser (wenigen) Dokumente der „historischen Kinderzeichnung“ erfolgt in einem Rahmen, in dem dies Phänomen der Kinderzeichnung als Teil der Kultur bzw. der Kulturgeschichte angesprochen werden soll. Es wäre Zeit, das Kind einmal nicht nur als erleidendes und reagierendes Lebewesen darzustellen, den Wandlungen von „Kindheit“ (ARIÈS, DE MAUSSE u. a.) nachzugehen, sondern den produktiven Äußerungen von Kindern nachzuspüren und deren Anteil an der Kultur („Kinderkultur“) einzuschätzen. Insbesondere lassen sich methodologische Analysen, die Erörterung der jeweiligen Erkenntnismittel und Erkenntnisabsichten also, nur an zusammenhängenden Äußerungen oder an Systementwürfen *einzelner* Theoretiker vornehmen. So folgt denn auch auf eine einleitende Beschreibung der Entdeckungsgeschichte eine Darstellung von systematischen Erörterungen, die bis heute ihre Wirksamkeit behalten haben und welche den Hintergrund bilden für (analoge oder auch abweichende) Formulierungen in der Darstellung des Phänomens in diesem Handbuch. Am Ende dieses Dritten Teiles steht dann der Versuch einer Würdigung des Phänomens „Kinderzeichnung“ und eine methodologische Reflexion über die theoretischen Bedingungen unserer vorangehenden Darstellung.

Alle diese vielfältigen Erörterungen lassen sich dem Begriff „Ästhetik“ unterordnen, weil es um erkenntnis- und kunsttheoretische Fragen geht, die an einen speziellen Gegenstand mit bildhaft-ästhetischem Charakter gestellt werden. Es handelt sich also bei diesen Betrachtungen um ein „ästhetisches Urteil über die Zweckmäßigkeit des Objekts, welches sich auf keinem vorhandenen Begriff vom Gegenstande gründet und keinen von ihm verschafft“ (KANT 1963, S. 27). Nur von einem naturwissenschaftlichen Ereignis ließe sich ein (Erkenntnis-)Urteil bilden und objektiv „auf den Begriff bringen“; dem ästhetischen Phänomen „Kinderzeichnung“ kann man sich nur approximativ nähern, es nur annäherungsweise verstehen, es behält immer Momente von Unauflösbarkeit; dieses Schicksal teilt es mit allen kulturellen Erscheinungen.

Bei genauerer Betrachtung des Aufbaues der vorliegenden Darstellung wird deutlich, daß sie vom Dritten Teil, von den historischen und systematischen Ansätzen einer Theorie der Kinderzeichnung sowie den methodologischen Überlegungen her konzipiert ist, aber mit der Wiedergabe von informativen, meist weniger strittigen Sachverhalten beginnt. Damit soll es dem Leser leichter gemacht werden, sich in den Phänomenbereich Kinderzeichnung einzuarbeiten und sich dann mit der Problematik des Gegenstandsfeldes Schritt für Schritt vertraut zu machen. Natürlich fließen aber auch schon in die Darstellung der informierenden ersten Teile Auffassungen von Autoren ein, deren Konzept erst im letzten Teil umfassender charakterisiert wird. Durch Querverweise soll dieser Schwierigkeit begegnet werden. In diesem letzten Teil der Darstellung kann sich der Autor auch auf seine früheren Untersuchungen über die Kinderzeichnung und verwandte Ausdrucksgebiete (vgl. RICHTER 1976; 1980; 1984a; 1984b) stützen, die nun allerdings in einen neuen Zusammenhang, den eines Handbuches, eingebracht werden. Dem Charakter eines Handbuches erscheint es auch angemessen, wenn die Information über die vorhandenen Theorien und Ansätze im Vordergrund der Darstellung stehen. Passagen, in denen der Referent seine Auffassung von diesem faszinierenden Medium weiterdenkt, werden daher gekennzeichnet und treten insgesamt in den Hintergrund; allerdings muß der Referent immer dann in die Rolle des Autors schlüpfen, wenn wenig (neue) Informationen über bestimmte Abschnitte der Entwicklung oder über die Grundlagen eines Interpretationsansatzes bekannt sind. So gibt es z. B. kaum Untersuchungen über das zeichnerische Geschehen am Ende der Kindheit/ Anfang des Jugendalters. Hier muß sich der Autor dann auf eigene Beobachtungen und Untersuchungen vom zeichnerischen Verhalten bestimmter Schülergruppen stützen.

ERSTER TEIL: ENTWICKLUNG

II. Von den Schmierspuren zu ersten Bildformen: Die Kritzelphase

1. Pränatales Erleben und zeichnerisches Geschehen

Es gehört zu den Merkwürdigkeiten der Wissenschaftsgeschichte, daß es schon einige Zeit vor der intensiven Beschäftigung von Physiologie/Biologie und Psychologie mit der Entwicklung des ungeborenen Kindes eine Darstellung des Kritzelgeschehens gibt, in der ihr Autor, W. GRÖTZINGER (1952, 3. Aufl. 1966), die frühesten zeichnerischen Ereignisse auf ein „rotierendes Raumgefühl" des Kindes zurückführte. Mit dieser Bezeichnung wollte er deutlich machen, daß sich in diesen Gebilden Erfahrungsweisen/Erlebnisspuren niederschlagen, die in die vorgeburtliche Existenz des Kindes, den Geburtsvorgang und die allerersten extrauterinen Bewegungserfahrungen zurückreichen. Das Kind „befreit" sich nach seiner Auffassung im zweiten Lebensjahr in den ersten zeichnerischen Aktivitäten, die er „Urknäuel" und „Urkreuz" genannt hat, von diesen frühen (Raum-)Erlebnissen. Im dritten Lebensjahr treten zu den beiden genannten Figurationen noch eine (Ur-)„Zickzackstrecke" und ein (Ur-)„Kasten", d. h. ein Liniengebilde, das eine Art Viereck bildet, hinzu (vgl. Abbildung 1, in der die vier genannten zeichnerischen „Urformen" zusammengestellt sind). Für W. GRÖTZINGER sind diese Gebilde Äußerungsformen eines

„Wesens . . ., das noch vor zwei Jahren im Mutterleib war, umspült von Feuchte wie der Fisch vom Meer . . . Epochale Erlebnisse hat dies am Festland gestrandete Wasserwesen bereits hinter sich: den Schrecken der Ungeborgenheit, den Ansturm der Lichtflut, die Berührung mit dem Weichen und Harten, dem Warmen und Kalten, die wühlende Not des Hungers. Aber auch schon Triumphe: das Packen und Festhalten, das Wegwerfen und Aufheben, das Kriechen, das erste sich Sich-aufrichten, Stehen und Gehen – den Sieg über die Schwerkraft" (1966, S. 18f.).

Diese Auffassungen W. GRÖTZINGERs von dem „Urphänomen kindlicher Anschauungskraft" haben die Sicht einer ganzen Generation von Kindergärtnerinnen, Kunsterziehern, Kinderpsychologen u. a. geprägt, und sie haben auch Spuren in der Terminologie der Literatur zur Kindererziehung hinterlassen. Sie erscheinen heute in ihren Formulierungen als musisch verklärende Hypostasierungen, denen es an wissenschaftlicher Nüchternheit mangelt; in ihren Annahmen kommen sie den Ergebnissen einer pränatalen Physiologie/Biologie und Psychologie an einigen Stellen wiederum recht nahe. Geht man von den heutigen Erkenntnissen dieser Forschungszweige aus (vgl. z. B. BÜRGIN 1982; SCHINDLER 1982; dort auch Literaturübersichten), so wird man nicht an einer *Kontinuität* der

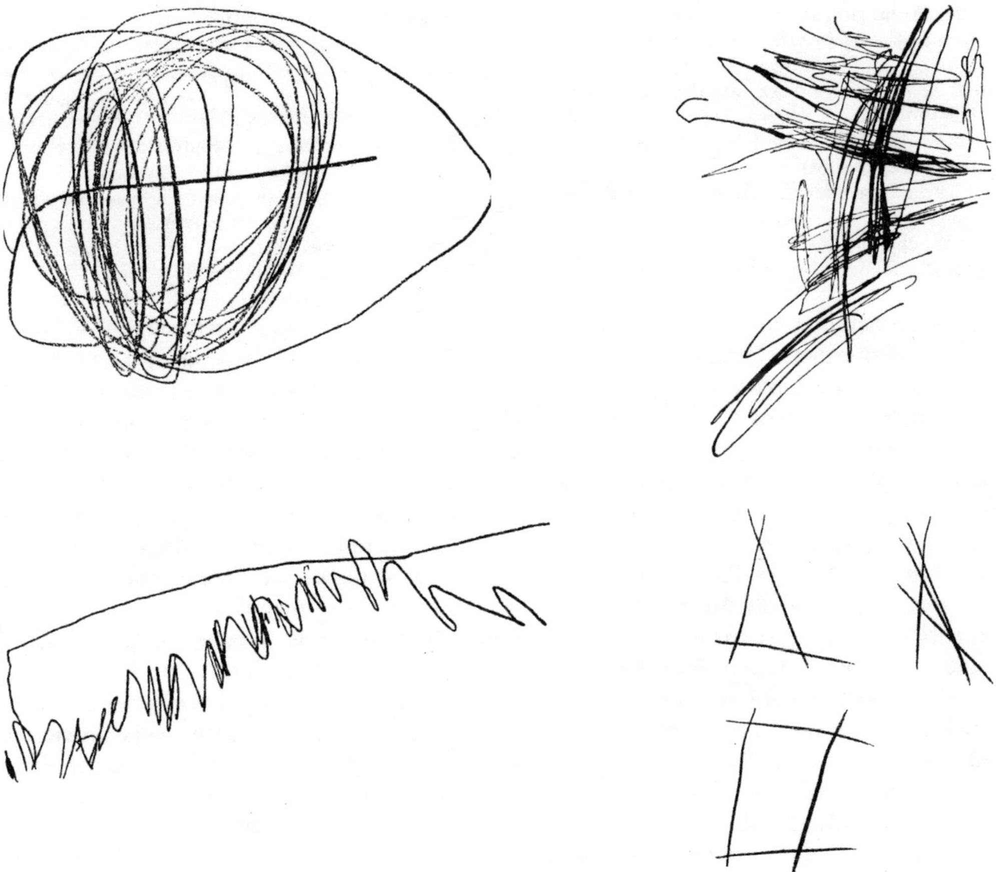

Abbildung 1

Lebensentwicklung innerhalb und außerhalb des Mutterleibes zweifeln können (die sich z. B. in der Zunahme an Bewegungsfähigkeit der Muskeln ablesen läßt), wenn auch das „Seelenleben des Ungeborenen einem weißen Fleck auf der Landkarte der Entwicklungspsychologie" gleichkommt (KRUSE; vgl. BÜRGIN 1982, S. 23f.). Die Schwierigkeiten bei der Erforschung dieser „weißen Flecken" räumen z. Z. noch nicht die Zweifel aus, ob man sinnvoll von einem „eigentlichen Seelenleben" des Ungeborenen sprechen kann, obwohl es gesichert erscheint, daß Unbeständigkeiten in der Schwangerschaft wie schlechte Ernährungsbedingungen, mangelhafte Sauerstoffzufuhr u. ä. sich in Störungen der Regulationsmechanismen des kindlichen Organismus niederschlagen:

„Es geht im ganzen also weniger um die Frage, ob der Säugling eine intrauterine Situation im eigentlichen Sinne *erfahren* kann, als vielmehr darum, ob nicht schwierige wie auch ungestörte Momente während der Schwangerschaft in der psychischen Entwicklung des Föten (und damit auch des Neonatus) *Spuren hinterlassen,* die der Forschung zugänglich sind. Bislang ist die Vorstellung vorgeburtlicher Eindrücke noch eine Hypothese, für die allerdings schon recht vieles spricht" (vgl. Schema 1, in dem D. BÜRGIN eine Übersicht über die „wichtigen Zugangswege zum Verständnis des vorgeburtlichen Lebens" gibt).
„Für die folgenden Ausführungen ist es wesentlich, die Unterscheidung zwischen Embryo und Fötus noch einmal in Erinnerung zu rufen. Von einem Embryo wird gesprochen bei einem Keimling bis zur 12. Woche und bis zu 10 cm Länge. Von einem Fötus spricht man bei einem Keimling ab der 13. Lebenswoche, der über 10 cm groß ist" (nach CLAUSER; vgl. BÜRGIN 1982, S. 25).

Aus dem Katalog der Zugangswege von D. BÜRGIN sollen noch kurz einige Ergebnisse und Probleme in der Entwicklung der pränatalen Motorik und Sensorik sowie des Gedächtnisses angesprochen werden, weil diese Funktionen in den Diskussionen um die frühen Zeichenereignisse eine besondere Rolle spielen. In der Entwicklung der Motorik läßt sich ein relativ präzises Schema von Entwicklungsabfolgen aufstellen, das von „generalisierten Bewegungen bei Vermeidungsreaktionen" (7. Schwangerschaftswoche) über Augenbewegungen, Schreien (19. bis 27. Woche) bis zu den Versuchen, den Kopf zu heben (36. bis 40. Woche), reicht. Ähnlich, wenn auch vorläufig nicht mit solcher Genauigkeit, läßt sich die Entwicklung der Sinne bestimmen, die mit Reaktionen des Hautsinnes beginnen (7. Woche) und bereits in der 24. Woche von einem Funktionieren von Sinneszellen des kortischen Organs (Hirnrinde) getragen werden: „Jenseits der 34. Woche zeigen Frühgeborene mit Sicherheit akustisch evozierte Potentiale auf der Hirnrinde" (BÜRGIN 1982, S. 34). Zwischen dem fünften und sechsten Schwangerschaftsmonat reagiert der Fötus außerdem u. a. auch auf Lichtreize. Da der Gleichgewichtsnerv als erster Nerv im vierten Monat der Fötalentwicklung seine Markscheiden erhält, wäre es „denkbar, daß der *Fötus eine Art Raumgefühl entwickelt,* das einer Kugel mit dem Durchmesser der Scheitel-/Zehen-Distanz entspricht" (BLARER; vgl. BÜRGIN 1982, S. 34; Hervorh. v. H.-G. R.). Sollte sich diese Annahme als zutreffend erweisen, dann bestünde zumindest die Möglichkeit, daß die frühen Zeichenereignisse von Erfahrungen mit einem „rotierenden Raumgefühl" *begleitet* würden. Wir sprechen hier von begleitenden Erfahrungen, weil nicht nachzuweisen ist, ob in diese Kritzelereignisse, welche ja hauptsächlich von gebärdenhaften Abläufen (Arm-/Hand-Motorik) geprägt erscheinen, solche Erfahrungsspuren auch eingehen, *realisiert* werden.
Die Auffassungen über die frühe Entwicklung der Gedächtnisfunktion sind (notwendigerweise) stärker umstritten als solche über die Ausbildung motorischer und sensorischer Funktionen – läßt sich doch die „Gedächtnisarbeit" nur indirekt, aus ihren Ergebnissen erschließen. D. BÜRGIN referiert (1982, S. 39f.) kritisch eine Auffassung von F. KRUSE, nach der man zwischen eutopen (normalen) Frühengrammen und dystropen (gestörten) unterscheiden könne. Die ersten würden die Grundlagen für die lebens- und anpassungsfördernden Erfahrungen sowie die eigentlichen Lernvorgänge bilden, den zweiten käme als Hinterlassenschaften traumatischer Ereignisse pathogene Bedeutung zu. Ähnlich kritisch sind auch die Auffassungen über die Verarbeitung von pränatalen Erfahrungen/Erlebnissen in den Träumen von Kindern und Erwachsenen zu sehen (vgl. A. GARMA u. G. AMMON, in: GRABER 1974).

Schema 1: Wichtige Zugangswege zum Verständnis des vorgeburtlichen Lebens

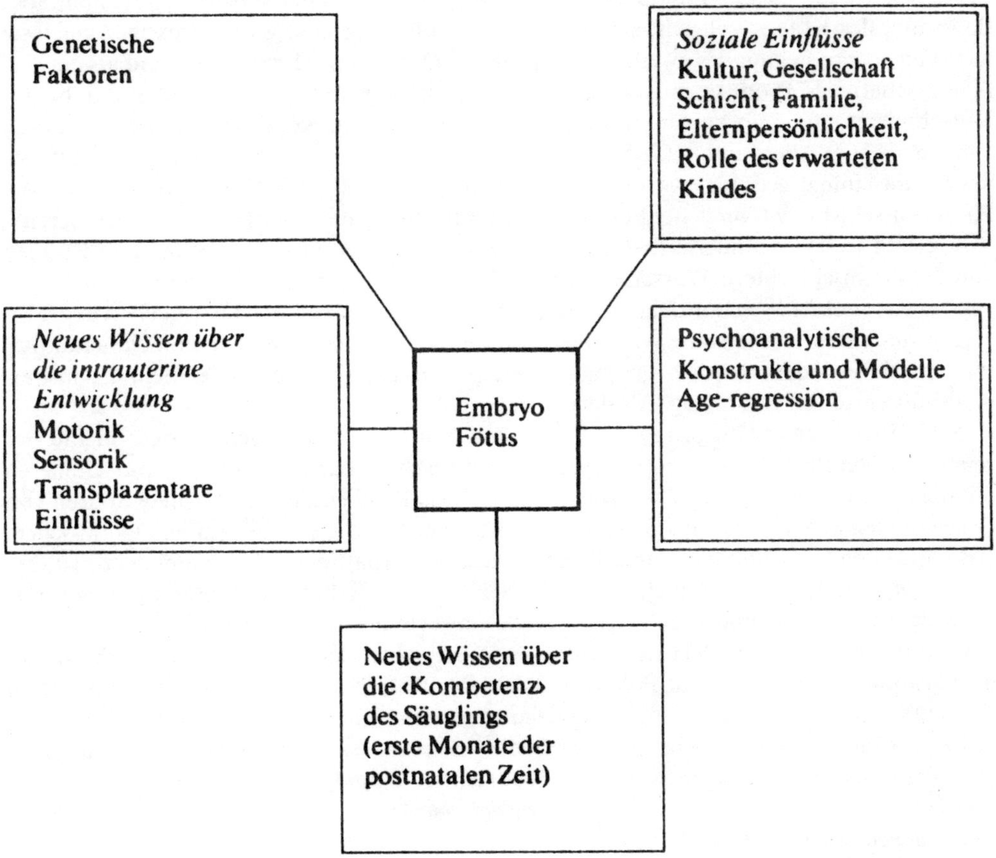

2. Schmieren und Sudeln oder die (ungeschriebene) Vorgeschichte der zeichnerischen Entwicklung

Über die frühesten Entwicklungen von Bewegungsabläufen, die im Deutschen mit dem (negativ besetzten) Oberbegriff „Schmieren" gekennzeichnet werden, liegen in der Literatur erstaunlich wenig Hinweise vor. Im Zentrum der Aufmerksamkeit der Untersuchenden steht die Entwicklung der *motorischen* und *visuellen* Aktivitäten, die etwa nach dem fünften Lebensmonat zum visuell gelenkten Greifen führen (vgl. z. B. MUSSEN et al. 1976, S. 173). Es wird fast immer übersehen, daß es im Laufe dieser Entwicklung auch zu den frühesten (motorischen) Ausdruckshandlungen kommt. In psychoanalytisch orientierten Darstellungen wird allerdings die Entwicklung des Spurschmierens im Zusammenhang mit dem Erwachen der sog. analen Libido gesehen, wenn auch nicht weiter verfolgt: Diese libidinöse Besetzung des Kotens vollzieht sich mit der Nahrungsumstellung (von flüssiger auf feste Kost) nach dem Beginn des zweiten Lebensjahres. Der Kot wird nun vom Kind als ein von ihm geschaffenes Produkt angesehen, und der Umgang mit diesem Produkt, d. h. das Kotschmieren und Knotkneten, werden zu lustbesetzten Tätigkeiten (vgl. BORNEMANN 1981, S. 112f.). Allerdings setzt die Sauberkeitserziehung diesen Aktivitäten – sollten sie überhaupt einmal geduldet worden sein – schnell ein Ende. Das Kind wird aber auf die Fähigkeit selbst nicht verzichten (wollen) und mit Surrogaten von Kot o. ä. „schmieren". Von diesen frühen Schmieraktivitäten führt über die vielen, uns allen bekannten Formen von Schlammschlachten, Wasserschlachten, Klecksen, Sudeln o. ä. in der Kindheit und Jugend ein direkter Weg zur Behandlung der Farbe und verwandter Materialien in expressiven *Gestaltungen.* Diese Nähe von künstlerischer „Expression" und frühen Schmieraktivitäten wird besonders deutlich im sog. Abstrakten Expressionismus oder dem Tachismus u. a. Stilrichtungen in der sog. Modernen Kunst.

P. NAVILLE, der (1950, S. 189ff.) offensichtlich als erster auf diese Vorgeschichte der zeichnerischen Entwicklung hingewiesen hat, hebt hervor, daß es sich beim Spurschmieren um die früheste Art von *Objektivierung* handele: Das Kind entdeckt, daß diese Spuren von ihm stammen und daß sie – im Gegensatz zu den transistorischen Klängen und Geräuschen, etwa auch den Sprachlauten – überdauern. Diese Dauerhaftigkeit der Schmierspur ist ihm also schon eine „Quelle des Glücks" (WIDLÖCHER 1974, S. 32) – *bevor* die graphische Spur dann die bevorzugte (und zugelassene!) Äußerungsweise wird. Seit 1950 ist aber niemand der Aufforderung P. NAVILLEs, eine „Vorgeschichte der Zeichnung zu schreiben", nachgekommen, obwohl auch P. WIDLÖCHER (1974, S. 31) diese Anregung wiederholt hat. Offensichtlich ist es doch ein wenig degoutant, den vielfältigen Schmierobjektivationen des frühesten Ausdruckslebens nachzugehen. Wer macht sich auch schon die Mühe, Fingerspuren auf Fensterscheiben und Möbelflächen, Spinatflecken und ihre motorisch-taktilen Veränderungen, Breispuren o. ä. zu *dokumentieren* und auf ihre *möglichen Strukturbildungen* hin zu untersuchen?

Anstelle eines solchen dokumentierten Entwicklungsvorganges können wir hier nur auf die theoretischen Bemerkungen P. NAVILLEs (1950, S. 1907) hinweisen, der eine Beschreibung der Erscheinungen dieser frühesten Spurobjektivationen versucht hat. So sieht er im kritzelnden Kind schon das „Ergebnis einer inneren Entwicklung, die zu untersuchen sich lohne", er bemerkt die Verwandtschaft zwischen dem späteren Farbmatschen, dem Spurschmieren und dem Umgang mit Lebensmitteln:

> Das Kind „matscht gerne mit Farben. Hier gibt es eine Umgangsweise, die der mit Lebensmitteln gleicht. Schließlich sind das Halten eines Schokoladenriegels, eines Suppenlöffels oder eines Brotstükkes und das Rühren, Lutschen und Hinunterschlucken Verhaltensweisen, die dem zeichnerischen Schmieren in vielen Punkten gleichen" (NAVILLE 1950, S. 202).

Insgesamt bewertet er diese Schmieraktivitäten als *eine* der „fundamentalen Formen der menschlichen Zivilisation".

Als Illustration zu diesen Überlegungen P. NAVILLEs soll eine Spurzeichnung (vgl. Abbildung 2) aus meiner Sammlung dienen (ULRICH 1; 10), auf der Kritzelaktivitäten *und*

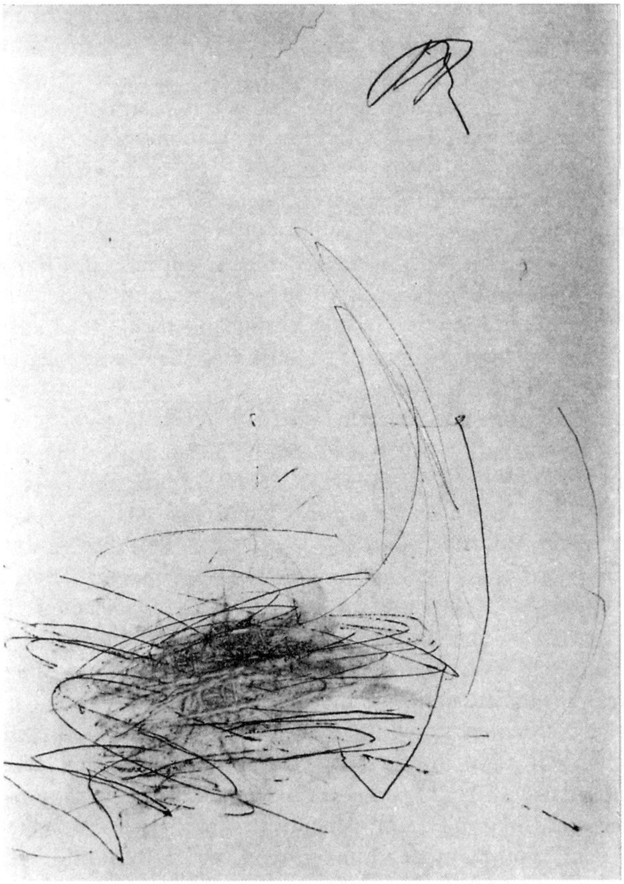

Abbildung 2

Spurschmieren zusammen auftreten: Nach dem Kritzeln mit dem Stift vermischte ULRICH Speisereste mit Speichel und rieb sie in das graphische Gebilde mit den Fingern ein. Das Beispiel macht deutlich, daß im Verlauf des zweiten Lebensjahres Spurschmieren und Kritzelaktivitäten nebeneinander und miteinander existieren können.

3. Entwicklung des Kritzelgeschehens; Kritzelformen und Kritzelstruktur

Mit der Darstellung der Entwicklung des Kritzelns bewegen wir uns auf festerem Boden als bei der vorangehenden Analyse der Schmieraktivitäten: Kaum eine Untersuchung der Kinderzeichnung – sieht man einmal von den ersten Darstellungen um 1900 ab – verzichtet auf eine Beschreibung/Kategorisierung und/oder Deutung der frühesten *graphischen* Äußerungen des Kindes. Sie unterscheiden sich von den Schmierobjektivationen durch die Verwendung spurgebender Materialien wie Bleistift, Kugelschreiber, Farbstift, Pinsel, Kreide u. a. *und* spurwiedergebender Dokumente wie Papier, Schiefertafel u. a. Neben die frühesten Ausdrucksmittel Hand und Wand treten also um die Wende zum zweiten Lebensjahr die kulturgebundenen/zivilisationsgebundenen *Mittel* Bleistift (i. w. S.) und Papier. Allerdings haben, betrachtet man die Berge Literatur zur Kinderzeichnung, erstaunlich wenig Darstellungen das Kritzelgeschehen selbst zum Gegenstand; meist wird die Beschreibung der Formentwicklung und der Formsystematik während des Kritzelalters zum Ausgangspunkt für die Betrachtung späterer Äußerungen gewählt. In den ersten Untersuchungen, die wir in den Abschnitten über die Forschungsgeschichte rekapitulieren (vgl. Kapitel XVI und XVII, begann der (zeichnende) Mensch sowieso erst mit der Darstellung des Kopffüßlers.

Systematische Darstellungen des Kritzelgeschehens liegen uns vor allem in den Untersuchungen von (1.) H. MEYERS (1950 und bes. 1957, 4. unv. Aufl. 1971), (2.) R. KELLOGG (1959 und 1970) und (3.) H. GARDNER (1980) vor. Alle drei genannten Darstellungen vermitteln aber eine jeweils andere Sicht des Kritzelgeschehens: So geht es H. MEYERS vor allem um die *Entwicklung,* die zeitliche Abfolge der Kritzelereignisse, R. KELLOGG um die Identifizierung von *Basiselementen* und deren *Kombinationsmöglichkeiten.* H. GARDNER dagegen stellt die Beziehung zwischen Kritzelgeschehen und *künstlerischem Ausdruck* in den Mittelpunkt seiner Betrachtungen. Tatsächlich kann man in der Untersuchung des Kritzelgeschehens zwischen Form*genese* und *Struktur*bildungen unterscheiden und zusätzlich den Ausdruckscharakter, den „künstlerischen Wert" der Gebilde sozusagen, betrachten. Auch die Sprachwissenschaft kennt ja eine ähnliche Differenzierung zwischen der Betrachtung von Wortentwicklung/Sprachentwicklung und der Analyse der Sprachstruktur. Aber wie in der Linguistik, wo diese Unterscheidung zwischen der diachronischen („durch die Zeit gehenden") und synchronischen („zeitgleichen") Betrachtungsweise seit den Untersuchungen von F. DE SAUSSURE (1916; 1967) zu unterschiedlichen wissenschaftlichen Systemen geführt hat, zeigt sich auch im Hinblick auf das Kritzelgeschehen, daß die beiden Sichtweisen, die sich hier beispielhaft an den Untersuchungen des deutschen Autors H. MEYERS und der amerikanischen Autorin R. KELLOGG festmachen lassen, zu verschiedenen Ergebnissen führen, obwohl sie sich auf denselben Untersuchungsgegenstand beziehen. Die beiden Untersuchungsansätze müssen sich also gegenseitig ergänzen, weil nur die „Komplementarität" (WARNING) der Sichtweisen einen umfassenden Zugang zum Gegenstand garantiert.

1. Für MEYERS (1971, S. 46ff.) ist das erste Kritzelereignis, das sich um die Wende zum zweiten Lebensjahr (1;0–1;3) einstellt, das „Hiebkritzel" – so genannt, weil es das Resultat einer Bewegung des ganzen Armes ist, dessen Ausführung zu einem punktförmigen Hieb mit auslaufendem Ruck führt. Es folgen „Schwingkritzel" (1;3–1;8), „Kreiskritzel" (1;9–1;11) bis hin zu „Verschiedengeformten Kritzel" (ab 2;0). Mit den Formen der „Isolierten Kreiskritzel" (ab 2;5) ist ein gewisser Abschluß dieser Entwicklung erreicht bzw. der Beginn einer neuen Phase, weil jetzt, um die Mitte des zweiten Lebensjahres, die Dimension des Inhalts, des *beigefügten* „Sinnes" ins Spiel kommt; d. h. das Kind gibt (verbal) den Kritzelereignissen Hinweise mit auf die Darstellungsfunktion des Ereignisses („wau-

wau" = Hund) und auf seinen Mitteilungscharakter (z. B. ULRICH 2;0: „Böser Mann mit Bart, Ohren und langer Nase"; vgl. Abbildung 7). Diese Bedeutungsgebungen sind noch instabil und lassen sich in der Zeichnung selbst nicht in jedem Falle entdecken. H. MEYERS hat (1971, S. 48) die genannten frühen Kritzelereignisse in einer anschaulichen und oft wiedergegebenen Übersicht (vgl. Abbildung 3) zusammengestellt. Allerdings sollte man nicht vergessen, daß diese Übersicht *eine mögliche* Abfolge nur *simuliert* und daß spätestens am Ende des zweiten Lebensjahres die einzelnen Kritzelgebilde gleichzeitig und nebeneinander auftauchen können. In dieser Zeit bilden sich damit die ersten bildhaften Organisationen, die von einem *Nebeneinander* solcher Kritzelereignisse geprägt sind, die in den vorhergehenden Altersphasen *nacheinander* entwickelt wurden. In der Zeichnung von SASKIA (1;10 Jahre alt) sind von Hiebkritzel bis zu Kreiskritzel solche Ereignisse versammelt (vgl. Abbildung 4).

2. R. KELLOGG geht in ihren Untersuchungen dagegen von der Struktur komplexer Kritzelgebilde bzw. Gebildekombinationen aus, um durch eine *Reduktion* der Kritzelereignisse die Grundelemente („basic scribbles") zu entdecken. Sie sucht also nach den kleinsten identifizierbaren Einheiten der Kritzelgebilde, deren Kombinationsmöglichkeiten bzw.

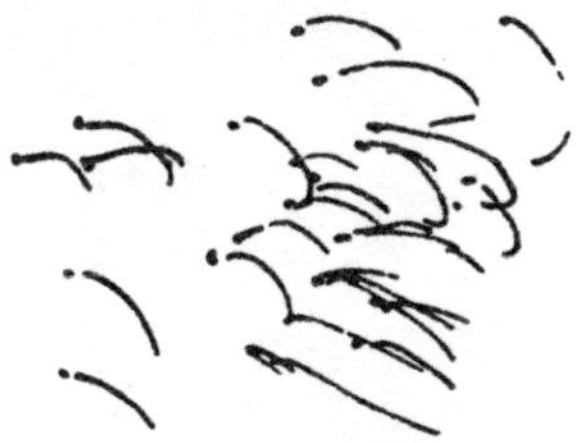

a) Hiebkritzeln
Knabe 1 ; 4

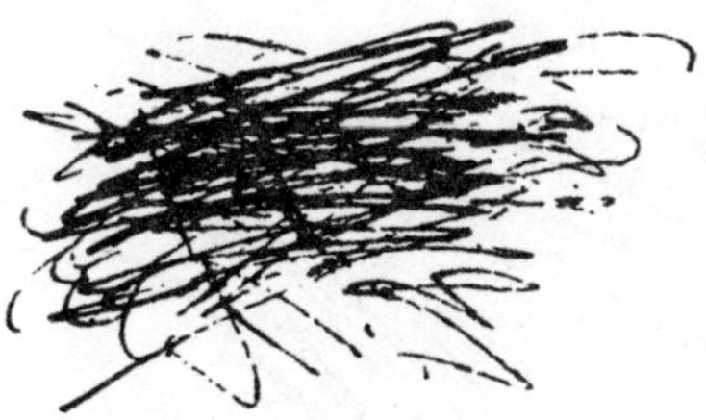

b) Schwingkritzeln
Knabe 1 ; 10

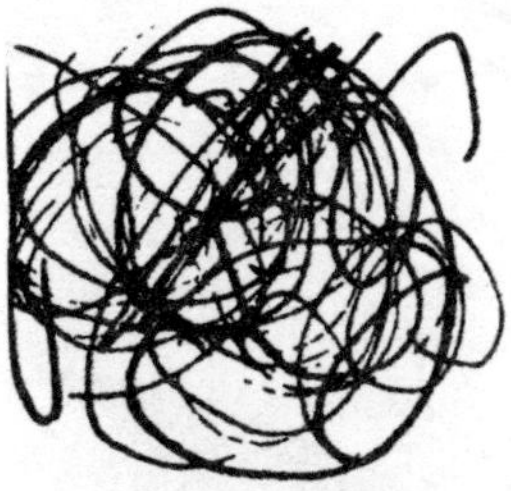

c) Kreiskritzeln
Mädchen 2 ; 2

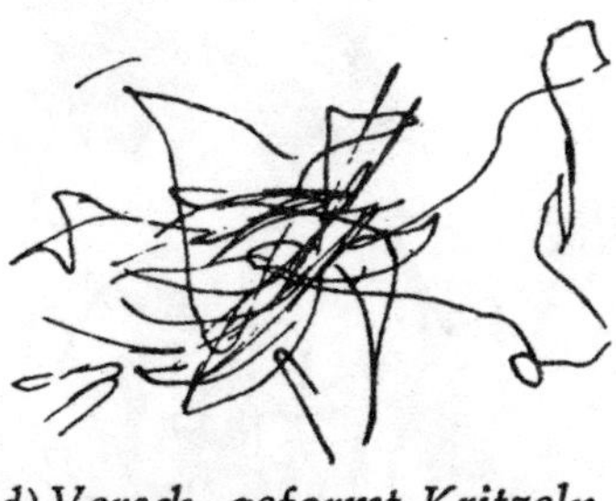

d) Versch.-geformt. Kritzeln
Knabe 2 ; 3

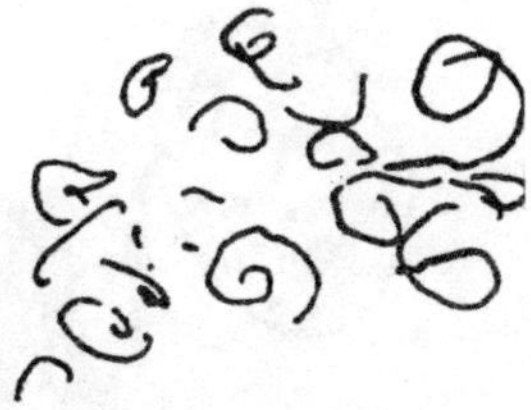

e) Erstes sinnunterlegtes Kritzeln, Mädchen 2 ; 5 „Mutter, Vater" und alle Bekannten der Reihe nach (nachträgl.)

Abbildung 3

deren Integration zu komplexen Ereignissen. In ihrer Liste (1969, S. 15) von 20 basalen Kritzelelementen (vgl. Abbildung 5) soll keine rein genetische Abfolge wiedergegeben werden – obwohl auch eine gewisse zeitliche Abstufung vom Hiebereignis bis zum isolierten Kreisgebilde eingehalten wird –, sondern es sollen *Grundformen* identifiziert werden, die für mögliche Kombinationen zur Verfügung stehen. So interessant diese strukturanalytische Betrachtungsweise auch sein mag (vgl. unsere ausführliche Darstellung des Konzepts im Kapitel XIX, Abschnitt 5), sie trägt zum Verständnis des Kritzelgeschehens nicht so viel bei, wie es auf den ersten Blick erscheinen mag. Es ist einmal zweifelhaft, ob es sich bei manchen Kritzelformen, z. B. der Zickzacklinie („multiple vertical line"), nicht doch schon um zusammengesetzte Gebilde handelt, zum anderen verschwinden die individuellen, dem einzelnen Kind zuzurechnenden Kombinations- und Ausdrucksereignisse hinter allgemeinen Strukturierungsvorgängen. Die Reduktion der Kritzelereignisse auf Basiselemente – vergleichbar der Reduktion eines Satzes/Textzusammenhanges auf Worte oder gar Silben – gewährt u. E. für sich genommen kaum Einblick in den Sinn, die Bedeutung dieser frühen Ausdrucksereignisse, die, wie wir zeigen werden, auch (und besonders) von der Entstehungsgeschichte und der Entstehungssituation *einzelner* Bilder/Bildserien abhängen. Sinnentnahme ist in dieser frühen Zeit an die Beobachtung der „Mikrogenesis" (GARDNER) von Kritzelereignissen gebunden. Wir werden im folgenden für eine solche Beobachtung ein Beispiel zu referieren versuchen.

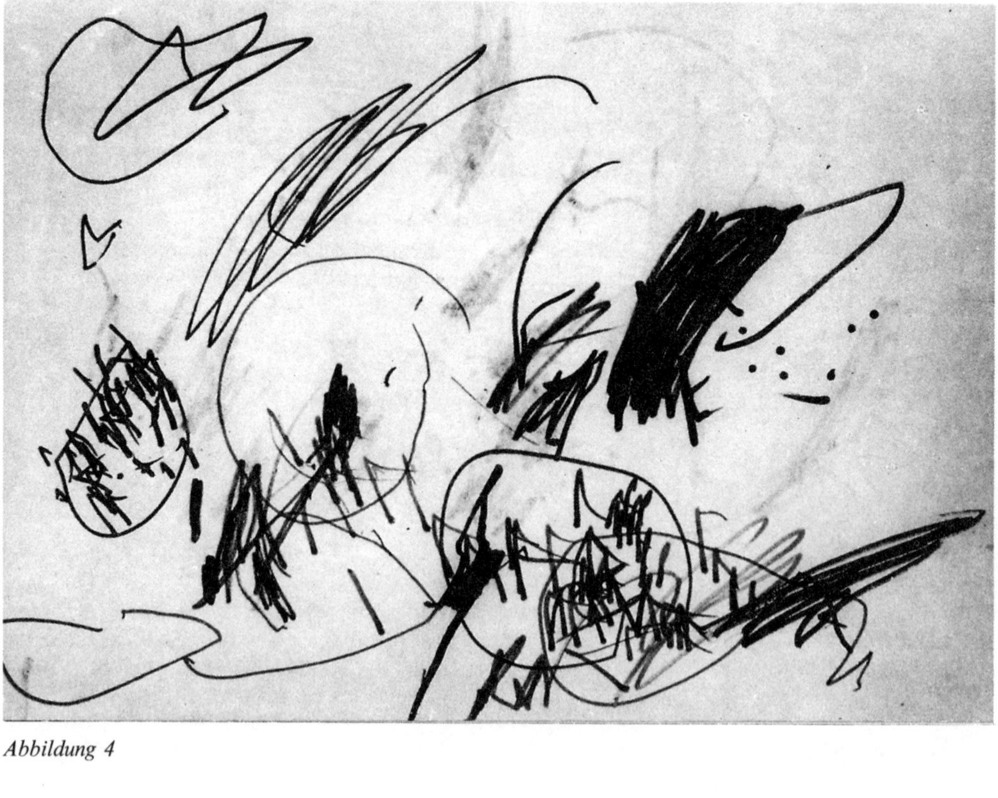

Abbildung 4

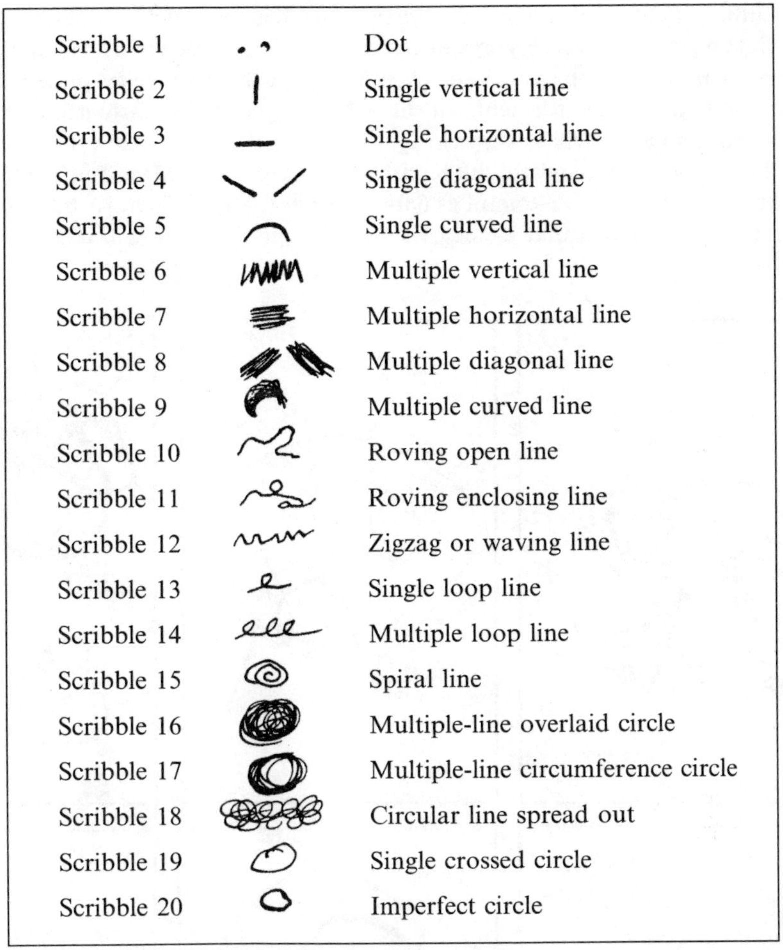

Abbildung 5

3. H. GARDNER hat (1980, S. 25ff.) eine solche Mikrogenesis anhand einer Serie von 24 Zeichnungen verfolgt, die sein Sohn JERRY mit 23 Monaten in einem Zuge in weniger als zehn Minuten produzierte – jeder, der Kinder in diesem Alter beim Zeichnen beobachtet, wird über ähnliche Serienproduktionen berichten können. Wir geben daher mit dem Ausschnitt aus den Beobachtungen H. GARDNERs über die Entstehung von einigen Bildern dieser Reihe nur eine selten *dokumentierte* Abfolge eines solchen Kritzelvorganges wieder:

JERRY (1;11) begann „mit einer Reihe wilder blauer Kreise, die aus einer einzigen durchgehenden Linie aufgebaut wurden und die in einem Wirbelwind von Aktivität hervorgebracht wurden (vgl. Abbildung 6, I). Die nächste Zeichnung (Abbildung 6, II) kam der Darstellung eines einfachen Kreises nahe. Sie sieht in der Tat wie ein mit Sorgfalt ausgeführter Kreis aus, aber da er noch einige Monate lang nicht in der Lage war, dieses Kunststück zu wiederholen, ist es wohl besser, in diesem Falle von einem glücklichen Zufall sprechen . . . Nachdem er den Kreis vervollständigt hatte, setzte er in ihn mit Hilfe schneller Bewegungen eine Reihe buchstabenähnlicher Figuren . . .“

Der Autor berichtet dann von dem Versuch des Kindes, solche isolierten, auf *eine* Kreisform mit eingeschlossenen Figurationen reduzierten Gebilde mehrfach zu wiederholen, ehe es zu einer neuen Gruppe von Versuchen übergeht, in denen er besondere Anstrengungen unternimmt, kleinteilige Elemente zu entwickeln und den kreisförmigen Gebilden zuzuordnen. Es habe so ausgesehen, bemerkt H. GARDNER (1980, S. 26), als ob JERRY darauf bedacht gewesen wäre, sowohl die Kreisform als auch die „Mini-Zeichen" nicht zu verlieren. Am Ende dieser Serie kommt es dann zu einer blattfüllenden Kombination von spiralförmigen Kreisgebilden und kleinen Elementen (vgl. Abbildung 6, III).

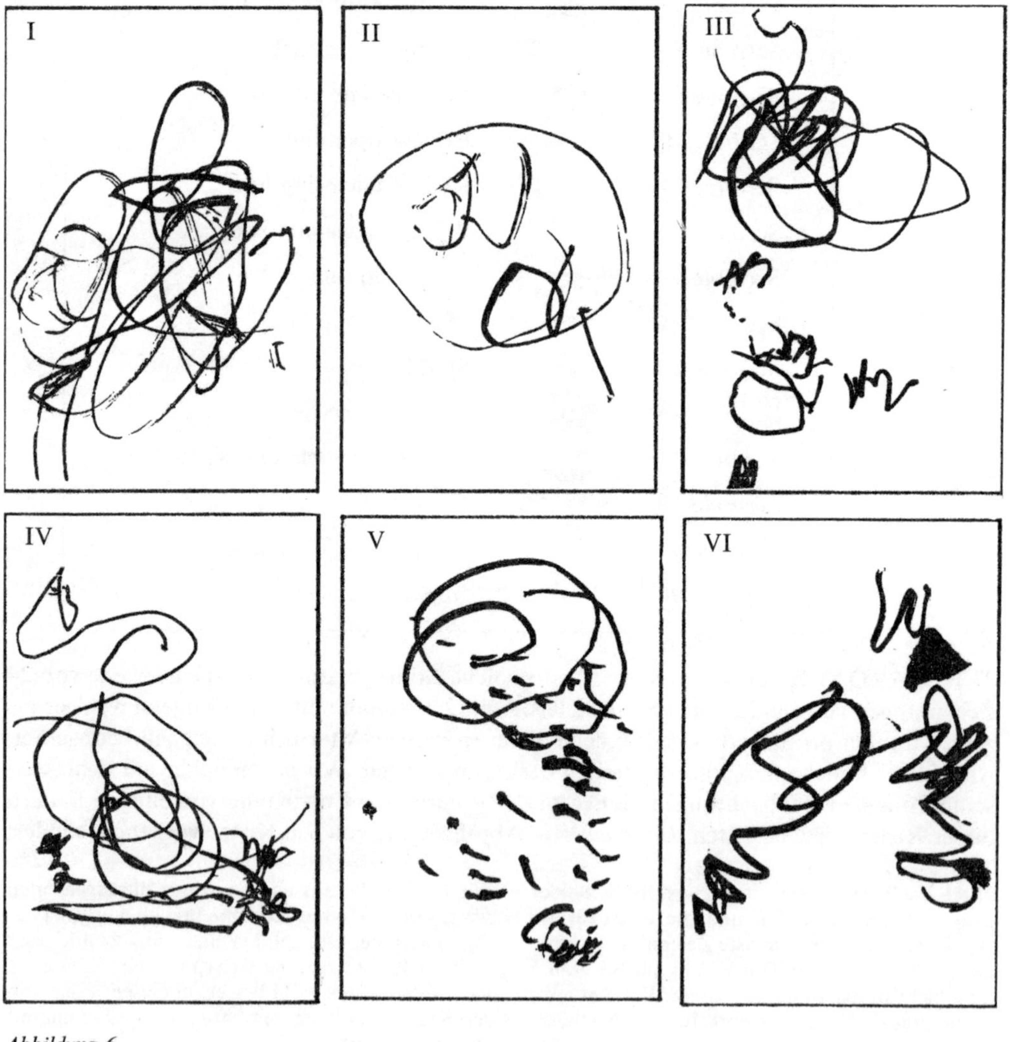

Abbildung 6

In der nächsten Gruppe von Zeichnungen wird eine Veränderung deutlich: Sie bestehen aus einem oder zwei Linienzügen, die an die Unterschrift eines sehr beschäftigten Angestellten erinnern; auf dem nachfolgenden Blatt werden diese kalligraphischen Elemente wieder mit Kreisformen kombiniert und in einem Ausbruch von Aktivität mit punktartigen Elementen in der rechten oberen Ecke übersät: „JERRY genoß offensichtlich diesen Ausbruch von Aktivität und nannte aus Gründen, die uns wohl, wie ich befürchte, verschlossen bleiben werden, diesen Teil des Blattes ein ‚Vögelchen'". Diese neu entdeckten Formen werden sofort aufgegriffen und in einer neuen Gruppe von Zeichnungen in die und zu den kreisförmigen Elementen gesetzt (vgl. Abbildung 6, IV).
In einer letzten Gruppe von Zeichnungen dieser Serie beginnt das Interesse des Kindes zu erlahmen (vgl. Abbildung 6, V):

„JERRY hatte nur noch Kraft, ein paar unvollständige Kreise, eine Handvoll einsamer Punkte zu zeichnen. Ob er die Serie fortgeführt hätte oder sogar neuen Quellen der Inspiration oder Energien entdeckt hätte, wird man nie wissen, weil seine ältere Schwester kam und statt dessen ihren Bruder imitierte (vgl. Abbildung 6, VI).

Zusammenfassend stellt H. GARDNER (1980, S. 32) fest, daß er Zeuge war, wie in einer Serie von Zeichnungen während weniger Minuten eine Reihe von Kritzelelementen erprobt und miteinander kombiniert wurde und wie sich dabei erste Anfänge einer Absicht zeigten, Formereignisse – mit unterlegten/beigefügten Bedeutungen wie „Vögelchen" – *in Beziehung zu setzen* und die Bezeichnungsmöglichkeiten zu variieren. Im folgenden Abschnitt soll die Frage gestellt werden, ob in diesen Ereignisabläufen tatsächlich nur Bedeutungs*zuordnungen* zu beobachten sind oder ob solche Inhalte nicht auch in den Formbeziehungen *realisiert* werden (können).

4. Kritzelgeschehen und Bedeutung

In den vorhergehenden Abschnitten war von dem „Sinn", der „Bedeutung" der Kritzelereignisse schon häufiger die Rede. Allerdings legen sich viele Autoren in der Antwort auf diese Fragen nach der inhaltlichen Ebene dieser Gebilde große Zurückhaltung auf; ältere, so auch noch H. GRAEWE (1932, S. 27), von dem wir eine detaillierte Untersuchung über die Forschungsgeschichte der Kinderzeichnung (1936) besitzen, sprechen ungeniert von „sinnlosem" Gekritzel. Zwar meinen viele dieser Autoren „bedeutungsfrei" bzw. „ohne Darstellungsabsicht", wenn sie „sinnlos" sagen, aber die ungenaue Ausdrucksweise kann doch als Symptom für eine gewisse Ratlosigkeit angesehen werden, die sich bei der Betrachtung dieser frühen Ausdrucksereignisse einstellt. Aber darf man tatsächlich annehmen, daß Kinder im Alter von zwei bis vier/fünf Jahren keine Absicht haben, etwas (sich) in einer zeichnerisch-darstellenden Weise mitzuteilen, nur weil sie Schmierspuren und Linienbündel *objektivieren,* Objekte mit Fleck- oder Strichcharakter herstellen? Eine Antwort auf diese Frage muß mit zwei Schwierigkeiten rechnen: Zum einen besteht tatsächlich eine große Diskrepanz zwischen der verbal vermittelten Bedeutung/Erzählung und dem Liniengefüge (bzw. der Schmierobjektivation), das diese Bedeutung repräsentieren soll. Allerdings zeigt unser Beispiel (vgl. Abbildung 7) „Böser Mann mit Bart, Ohren und langer Nase" von ULRICH (2;0), daß bei genauer Kenntnis der Situation auch schon in diesem Lebensalter erste *Analogie*formen (wie Strichlagen für „Bart" an einem deutlichen Kreiskritzel für „Kopf" auf einem Linienbündel für Körper = „Kopffüßler") zu erkennen sind, daß also repräsentierende, darstellende zeichnerische Prozesse sehr viel früher zu beginnen scheinen, als dies für den *unbeteiligten Betrachter* sichtbar und einsichtig wird. Analogie zwischen dem darzustellenden Gegenstand/Ereignis und den darstellenden zeichnerischen Objekten aber, das wird unsere weitere Betrachtung zeigen, ist das Prinzip jeder bildhaften Repräsentation. Ob diese *Analogie-Rudimente* nun aber als nachträgliche („sinnunterlegte") Ausdeutungen motorisch determinierter („bedeutungsfreier") Zeichenereignisse anzusehen sind oder ob schon eine gewisse Wiedergabetendenz – um die zu hoch gegriffene Bezeichnung „Darstellungsabsicht" zu vermeiden – anzunehmen ist, hängt nun aber zum andern von der Auffassung des Betrachters über das Verhältnis von senso-motorischen Aktivitäten, Vorstellungstätigkeit und zeichnerischer Objektivation ab, welche er an das graphische Produkt heranträgt. Die Antwort auf die Frage nach der Bedeutung dieser Gebilde läßt sich also nicht von der *theoretischen Einschätzung* von Ereignissen trennen, deren darstellender Charakter noch nicht oder nur in Ansätzen ausgebildet ist. Wenn dieser darstellende Charakter dann in der (Vor-)Schemaphase vollends zu Tage tritt, wird den Gebilden, wie wir zeigen werden, mindestens eine (sprachnahe) *Gegenstands*bedeutung zugesprochen. Aber auch in der Bewertung der zeichnerischen Gebilde der mittleren Kindheit bleibt natürlich die theoretische Einschätzung des Untersuchenden/Betrachters wirksam und führt, wie der Zweite Teil des Handbuches belegen wird, zu einer Vielfalt kontroverser Auffassungen über die Bedeutungsdimensionen der Kinderzeichnung.

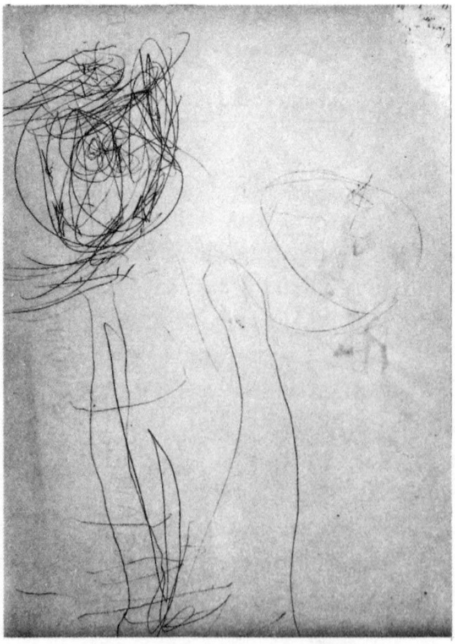

Abbildung 7

Am Ende dieses Abschnittes soll anhand eines Beispieles aus meiner Sammlung deutlich gemacht werden, daß – jenseits aller Einschätzungsunterschiede, die wir im nachfolgenden Abschnitt begrifflich zu präzisieren versuchen – schon in Kritzelereignisse um das zweite Lebensjahr situativ-spontane und emotionale Vorgänge *eingehen* und ablesbar werden, *wenn* der Betrachter in der Lage ist, Veränderungen zu erkennen und zu dokumentieren. Zeichnung Nr. 1 (vgl. Abbildung 8) von ULRICH (1;11!) erscheint uns als das typische Kritzelereignis am Ende des zweiten Lebensjahres, zwischen den Formen des „bedeutungsfreien" und des „ersten sinnunterlegten Kritzelns" (vgl. die vorangehende Einteilung von H. MEYERS) angesiedelt. Sie repräsentiert (scheinbar) nur den motorischen Duktus dieser Entwicklungsphase. Minuten später entsteht Zeichnung Nr. 2 (vgl. Abbildung 9) nach einem Streit ULRICHs mit seinem älteren Bruder (den er zu schlagen versuchte) und einer Zurechtweisung durch den Vater. Sie zeigt eine deutliche Umstrukturierung in Richtung auf dynamische, hiebartige Kritzel (Regression?), die als Ausdruck einer emotionellen Betroffenheit angesehen werden können. Die beiden Kritzelobjektivationen, die im Abstand von wenigen Minuten entstanden sind, können also zwei unterschiedlichen emotionalen Befindlichkeiten zugeordnet werden. Diese Befindlichkeiten ließen sich im Hinblick auf Zeichnung Nr. 1 als Ruhe, Zufriedenheit, Glück o. ä. *beschreiben,* im Hinblick auf Zeichnung Nr. 2 als Wut, Ärger und Gram. Das Beispiel soll deutlich machen, daß sich die Zeichenereignisse dieser Phase *auch* als Träger von unspezifischen, „prototypischen" Gefühlen auffassen lassen. Wie sich solche Befindlichkeiten zu einem System von polaren, „primären Emotionen" zusammenfügen, hat R. PLUTCHIK gezeigt (vgl. BOTTENBERG 1972, S. 128ff.). Zwar entstammt dieses Modell primärer Emotionen abstrahierenden theoretischen Überlegungen, die zu einem Ordnungssystem für Emotionen führen sollten, aber gerade der hohe Grad von Allgemeinheit macht es für Verhaltensbeobachtungen während des Zeichenaktes und eine mögliche Bedeutungsanalyse attraktiv.

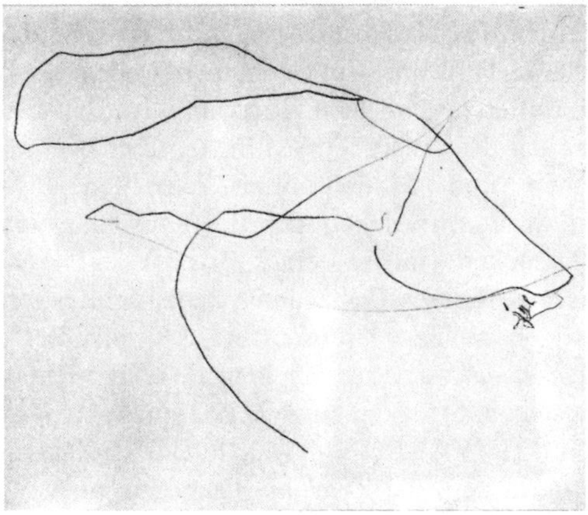

Abbildung 8

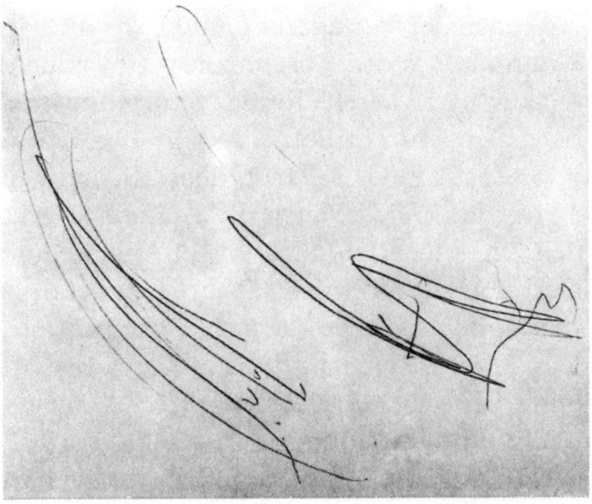

Abbildung 9

5. Zusammenfassung: Bemerkungen zu einer Theorie des Kritzelgeschehens

a) Versuch einer Gruppierung der Kritzelereignisse

Die sichtbaren Ereignisse dieser Phase der zeichnerischen Entwicklung lassen sich vier Gruppen zuordnen, die zwar zeitlich nacheinander auftreten, aber im Fortgang der Entwicklung auch nebeneinander existieren bzw. in Beziehung zueinander treten können:

1. *Die Schmierobjektivationen/Spurflecken* als Ergebnis frühester Aktivitäten sind dann zu erwarten, wenn die Reifung der Motorik, die ja in einer proximodistalen Richtung – d. h. von den zentralen zu den peripheren Körperabschnitten – verläuft (vgl. MUSSEN et al. 1976, S. 175f.), eine koordinierte Schmierbewegung/Spurbewegung – gespreizte Hand, Bewegung aus dem ganzen Arm heraus – zuläßt. Das wird im fünften/sechsten Lebensmonat (!) der Fall sein. Allerdings liegen uns keine Dokumente aus dieser frühesten Phase vor. Als psychisches Korrelat des Spurschmierens ist eine Art „Bewegungsfreude" (BÜHLER u. a.) oder eine „Funktionsfreude"/„Funktionslust" (BÜHLER), aber auch ein Permanenzerleben, d. h. eine Befriedigung über die *Dauerhaftigkeit* der „produzierten" Spur, anzunehmen. Tiefenpsychologisch wird dieses produktive Erleben an die libidinösen Erfahrungen des Kotens und (davon abhängig) des Kotschmierens gebunden.

2. *Spurkritzel* stellen sich zu dem Zeitpunkt ein, wo die Fähigkeit zum Greifen eines (relativ kleinen) spurgebenden Gegenstands ausgebildet ist und mit den motorischen Abläufen koordiniert werden kann. Wir haben Belege für diese Spurkritzelaktivitäten aus dem achten/neunten Lebensmonat. In der Literatur wird allerdings der Anfang des Kritzelns meist in die erste Hälfte des zweiten Lebensjahres gelegt. Zu den Spurkritzel sollen hier die Ergebnisse der *Gebärden*aktivitäten gerechnet werden, d. h. des *ersten* Stadiums der Kritzelereignisse, in denen die Zeichnung noch „Folge der Gebärde" (WALLON) ist. Diese Produkte sind das Resultat einer relativ ungesteuerten Abfolge motorischer Bewegung mit zunehmender Verlagerung in die distalen (Unterarm-Hand-)Ebenen *und* mit zunehmender Koordination des Zusammenspieles von Auge und Hand im Sinne einer mentalen Kontrolle. Zu den bereits für das Spurschmieren genannten psychischen Korrelaten werden sich beim Spurkritzeln Befriedigung über den Gebrauch des (Werkzeuges) Stifts, über „gelungene Züge" (VOLKELT), über „Schreibenkönnen" und „Malenkönnen" einstellen.

3. *Gestenkritzel* können die Ereignisse genannt werden, in denen sich der Umschlag von den ungesteuerten, „zufälligen" Bewegungsabdrücken (mittels eines Stiftes) zu einem Gestus, d. h. zu einem Gebärden*system,* abzeichnet. Dieses Gebärdensystem manifestiert sich in der Abfolge: „verschieden geformte Kritzel, isolierte Kreiskritzel", „Kopffüßler". Das Kind ist jetzt in der Lage, ein Bewegungs*konzept* zu verwirklichen; d. h. es vermag motorische Vollzüge zu unterbrechen, neu einzusetzen, Strecken zu ziehen, zum Ausgangspunkt einer Rundung zurückzukehren usw. Für H. WALLON (1950, S. IIf.; vgl. auch WIDLÖCHER 1974, S. 30) ist das der Zeitraum, in dem die *Zeichnung* geboren wird:

„Die Zeichnung kann nur entstehen, wenn die Spur oder die Linie das Motiv der Gebärde wird, selbst dann, wenn sie als zufällige begonnen hätte. Es muß eine Rückwirkung der Wirkung auf die Ursache geben. Die Wirkung muß ihrerseits Ursache werden."

Eine solche (graphische) Koordination und Differenzierung von Liniengebilden ist natürlich nicht denkbar, ohne daß auf der Ebene der Wahrnehmungsverarbeitung/Vorstellungsbildung ein repräsentationales Schema (PIAGET), ein Konstrukt (BRUNER), eine kognitive Landkarte (NEISSER) o. ä. entstanden wäre, das die Wiederholung der Kritzelgesten erlaubt:

„So haben wir die Hypothese, daß *Darstellungen* als Spuren von vorangehenden Reaktionen beginnen. Diese primitive Darstellung oder Spur leistet eine Wiederholung der Reaktion und ermöglicht eine Art der Antizipation“ (BRUNER 1971, S. 41; Hervorh. v. H. -G. R).

In diese Phase der Kritzelereignisse (mit ca. 18 Monaten) fällt ja auch nach der Auffassung J. PIAGETs der Übergang von den rein sensomotorischen zu den operatorischen (begrifflich-kognitiven) und den figurativen (bildhaften) Handlungskonzepten, die von *Vorstellungen* begleitet werden (vgl. PIAGET 1969, S. 102ff.). Eingebettet in diese antizipierten Gesten sind unspezifische Emotionen (oder auch: motivationale Faktoren), welche den Ablauf des Kritzelgeschehens beeinflussen und welche sich jetzt einzelnen Ereignissen zuordnen bzw. sich *in* ihnen nachweisen lassen.
4. *Die Konzeptkritzel* im dritten und zu Beginn des vierten Lebensjahres stehen auf der Grenze zur vorschematischen Darstellung, in der sich endgültig die Konstituierung des *Bildes* vollzieht. Sie enthalten Darstellungsanteile wie Kopffüßler, Kasten-(Haus-)Formen, Leiter-(Baum-)Formen u. a., zeigen gleichzeitig aber noch Reste von Kritzelelementen bzw. gegenständlich schwer deutbaren Figurationen. Die Bezeichnung „Konzeptkritzel“ für diese letzten Erscheinungsweisen der Kritzelphase – sieht man einmal von den Retardierungen, Perseverationen und Regressionen mit Kritzelformen ab (vgl. Kapitel VII) – soll verdeutlichen, daß sich in diesen Gebilden immer noch eine Distanz zwischen den zeichnerischen Repräsentationen von bildhaften Vorstellungen und diesen Vorstellungen selbst zeigt. Die Realisations*fähigkeiten* entsprechen in diesem Alter wohl am wenigsten den (internen) Repräsentations*möglichkeiten*. Man braucht sich ja nur zu vergegenwärtigen, was ein dreijähriges/vierjähriges Kind im sprachlichen Ausdruck darzustellen vermag, um diese These zu akzeptieren. Die ersten Autoren, die ihre Darstellungen der Kinderzeichnung überhaupt erst mit Zeichnungen dieser Altersstufe beginnen lassen, waren, wie unsere Darstellung der Forschungsgeschichte (vgl. Kapitel XVII) zeigen wird, entsetzt über den geringen Anteil von gegenständlicher Wiedergabe und Mitteilungsabsicht in diesen Figurationen. Der „vorgreifende Entwurf“ (PIAGET/INHELDER) in der Vorstellung des Kindes eilt in diesem letzten Stadium des Kritzelns der zeichnerischen Realisation noch voraus, um dann in der Vorschemaphase in einem *Bild*konzept (vgl. LOWENFELD/BRITTAIN 1967, S. 138: „Form-Concept“) berücksichtigt zu werden, das nach eigenen, bildnerischen Gesetzmäßigkeiten aufgebaut ist.

b) Elemente einer Theorie des Kritzelgeschehens

Es ist nicht leicht, zu theoretischen Aussagen über die Kritzelphase zu kommen, ohne sich in die Abhängigkeit von einer Auffassung über das Verhältnis von Sensomotorik, (bildhafter) Vorstellung und zeichnerischer Repräsentation zu begeben. Unsere Darstellung der

systematischen Konzepte im Kapitel über die Forschungsgeschichte zeigt, daß sich solche Abhängigkeiten zwischen Gestaltpsychologie, Ganzheitspsychologie, (Neu-)Behaviorismus, Genetischer Psychologie, Psychoanalyse u. ä. wie von selbst ergeben (haben). Allerdings haben sich manche Autoren bei der Inanspruchnahme solcher Positionen am Rande der Legalität bewegt, weil sich die behavioristischen Ansätze, aber auch die kognitivistischen Psychologien aus wissenschaftstheoretischen Gründen nicht mit (internen) Bildern beschäftigten. Sie wurden als nicht beobachtbare Variablen (BLANC-GARIN) angesehen, die in einer „objektiven" (intersubjektiven) Methode keinen Platz hätten. Erst mit den Untersuchungen von PIAGET/INHELDER wurden Überlegungen zum Verhältnis von internem Bild (L'Image mentale) und zeichnerischer Repräsentation wieder salonfähig. Allerdings werden auch bei diesen Autoren die bildhaften Vorstellungen fast immer in Abhängigkeit von kognitiven Prozessen gesehen (vgl. VOELIN/DAMI 1978, S. 835ff.).
Die Untersuchungen von PIAGET/INHELDER zeigten aber ein Ergebnis, das gerade bei der Betrachtung der Kritzelereignisse nicht deutlich genug herausgestellt werden kann und das wir als erstes Element einer Theorie der Kritzelereignisse ansehen wollen: Die interne Organisation von bildhaften Vorstellungen („Schemata") steht in keiner *unmittelbaren* Abhängigkeit von der Wahrnehmung – diese Abhängigkeit wird ja in vielen Erklärungsversuchen zur Kritzelphase implizit oder explizit angenommen –, sondern die Vorstellungen sind für PIAGET/INHELDER (1971) näher mit dem Begriff als mit der Wahrnehmung verwandt, weil sie als interiorisierte Phänomene ähnlichen Verarbeitungsmechanismen unterliegen wie die Begriffe (vgl. VOELIN/DAMI 1978, S. 840). Ob man aus dieser Verwandtschaft tatsächlich mit den Autoren den Schluß ziehen muß, daß *jede* produzierte bildhafte Vorstellung dem Begriff *isomorph* sei, darf bezweifelt werden. Über die Analyse von selektiven, geometrisch-abstrakten Formen hinaus liegen keine Untersuchungen vor, welche diese Schlußfolgerung bestätigen würden. Komplexe produzierte Vorstellungen (etwa in Form von Zeichnungen) sind in diese Überlegungen nicht aufgenommen worden. Diese Auffassung würde die internen Repräsentationen (und mit ihnen die zeichnerischen Objektivationen) wiederum in die Abhängigkeit von den sprachlich-begrifflichen Verarbeitungsweisen bringen. Ohne hier auf die Problematik näher eingehen zu können, halten wir eine solche Auffassung für das Resultat (wissenschaftstheoretischer) Setzungen; d. h. je elementarer das optische Reizmuster zerlegt wird, desto mehr muß dem Wahrnehmenden an (kognitiver) Synthetisierungsarbeit unterstellt werden (vgl. LAUCKEN 1984). Wir werden dagegen bei der Analyse der Schemabilder die Auffassung von A. PAIVIO darzustellen versuchen, daß bildhafter Code und verbaler Code *verwandte,* aber *eigenständige* Speicherungs- und Verarbeitungssysteme besitzen und damit auch über verschiedene Äußerungsformen verfügen. Auch in jüngeren Untersuchungen der „Genfer Schule" zeichnet sich eine neue Bewertung der bildhaften Vorstellungen ab: Nach dieser Auffassung werden senomotorisch vermittelte Informationen vom Subjekt adaptiert („assimiliert") und bilden so eine innere, „wenn auch noch so einfache Form der Repräsentation von Wirklichkeit" – (relativ) unabhängig von begrifflich-operatorischen Strukturen (vgl. VOELIN/DAMI 1978, S. 843).
Ein zweites Element zu einer Theorie des Kritzelgeschehens soll hier noch erörtert werden. Es steht mit dem ersten in unmittelbarem Zusammenhang und erscheint ähnlich notwendig (und banal). R. KOHLMANN et al. haben (1983, S. 222ff.) in einem kleinen (!) Versuch die

Auffassung von PIAGET/INHELDER (1948; deutsch 1971) zu widerlegen versucht, daß sich Kinderzeichnungen als bestimmender Indikator für die Entwicklung des Raumbegriffs/der Raumvorstellung heranziehen lassen. Sie wiesen nach, daß die bekannte Rechtwinkligkeit („R-Prinzip") der Formen in den Zeichnungen von Kindern bis zum siebten Lebensjahr, von dem im nachfolgenden Kapitel noch die Rede sein wird, nur bei selbstgefertigten Zeichnungen auftritt, dagegen bei der Beurteilung vorgelegter (einfacher) Zeichnungen nicht akzeptiert wird; „Die jungen Kinder nehmen den schiefen Winkel" – d. h. also die richtige, gegenstandsangemessene Wiedergabe, z. B. eines Kamins auf einem Dach – „korrekt wahr, und sie erinnern ihn korrekt, obwohl sie ihn falsch, d. h. rechtwinklig zeichnen." Dieser Versuch zeigt bei aller merkwürdigen Terminologie („korrekt", „falsch"), daß die zeichnerische Darstellung von der inneren bildhaften Repräsentation so zu unterscheiden ist wie die Wahrnehmungsaktivitäten von den Vorstellungsschemata. Die Autoren kommen denn auch zu dem Schluß, daß es sich bei der Rechtwinkligkeit um ein „Zeichenproblem" handele, und diesen Schluß darf man sicher auf viele (frühen) Phänomene ausdehnen. Zu ähnlichen Schlußfolgerungen war schon H. PIEPER (1958) aufgrund einer groß angelegten Untersuchung gekommen, die im folgenden Kapitel noch skizziert werden wird. Allerdings lassen uns die Autoren mit der Frage allein, wie denn ein „Zeichenproblem" zu definieren ist: Spielen darin sensomotorische Schemata oder gestalthaft-optische Konfigurationen eine dominante Rolle, wird die bestimmende Instanz von den inneren bildhaften und/oder operatorisch begrifflichen Vorstellungen auf die äußeren sensomotorischen Abläufe bzw. auf die gestalthaft-autonomen optischen Strukturen verlagert?

Für unsere Überlegungen kann die Untersuchung aber eine Bestätigung der These sein, daß die zeichnerischen Realisationen unter eigenen Gesetzmäßigkeiten stehen, Gesetzmäßigkeiten, die in den Untersuchungen wieder in Relation zu den sensomotorischen Abläufen und den inneren Repräsentationen gebracht werden müßten. Von einer solchen Systematik in der Untersuchung bildhafter Repräsentationen kann aber z. Z. in den kognitivistischen Psychologien keine Rede sein. Die psychoanalytische Theorie von Wahrnehmung, inneren Bildern und (symbolischen) zeichnerischen Repräsentationen wird im Abschnitt 4 des Kapitels XVIII skizziert werden. Dort finden sich auch Deutungen der Kritzelstadien im Sinne dieser Theorie/dieser theoretischen Ansätze. Da nach diesen Auffassungen die Wahrnehmung unter dem bestimmten Einfluß vital-triebhafter und psychodynamischer (unbewußter) Prozesse steht, fällt den Autoren eine Verknüpfung von Kritzelereignissen und den Stadien der Persönlichkeitsentwicklung nicht schwer.

6. Ereignisse des Übergangs: Kopffüßler und andere

Wir haben in den vorangehenden Abschnitten dieses Kapitels vornehmlich die Entstehung von Kritzelereignissen verfolgt und ihre Gruppierungsmöglichkeiten diskutiert, ohne besonders auf die Entwicklungsgeschichte der frühesten Ereignisse mit *Darstellungs*charakter einzugehen. Wir wollen daher am Ende dieses Kapitels noch solche Gebilde in den Blick

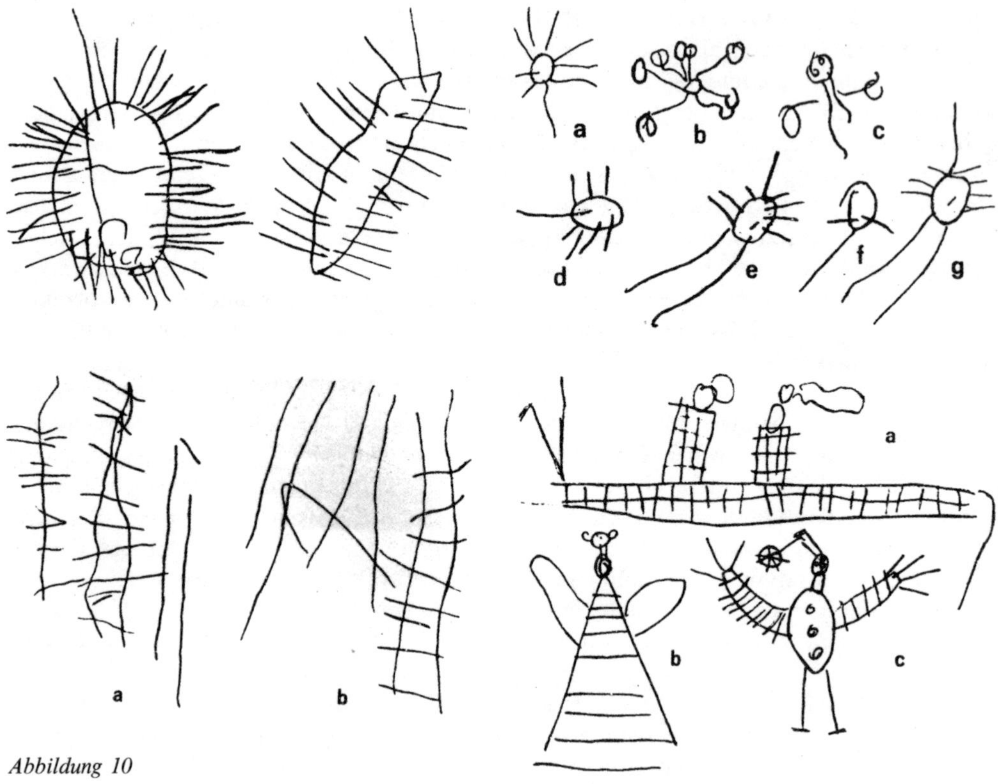

Abbildung 10

nehmen, die nicht mehr ausschließlich der Kritzelphase angehören, aber auch noch nicht als Elemente einer stabilisierten Bildorganisation anzusehen sind. Zu diesen Ereignissen des Übergangs zählen vor allem die sog. Kopffüßler, aber auch erste Tier-, Haus- und Baumdarstellungen müssen dazu gerechnet werden.

Kaum ein Ereignis der Entwicklungsgeschichte der Kinderzeichnung hat wohl so viel Aufmerksamkeit gefunden wie die Entstehung der Kopffüßler. Den ersten Autoren galt sie als Indiz für einen zögernden, in Andeutungen verbleibenden Beginn einer „naturgetreuen Darstellung", auch wenn das Kind dabei immer noch „die Form jämmerlich mißversteht", wie J. SULLY (1897, S. 356) fast empört bemerkte; den späteren war die Frage wichtig, wie es zu dieser Verbindung „Kopf" – „Füße" (?) komme und wie man sich das innere Korrelat (in der Wahrnehmung/Vorstellung) dieses zeichnerischen Ereignisses zu denken habe. Neuerdings ist den Kopffüßlern sogar eine „transkulturelle Studie" (KRAFT 1982) gewidmet worden. Der Autor geht darin den Erscheinungsformen des „Kopffüßlers" in der Kinderzeichnung, der Kunst- und Kulturgeschichte sowie in der psychopathologischen Bildnerei nach.

Formgenetisch, um mit einer häufig beschriebenen Beobachtung zu beginnen, entsteht das erste Menschschema am Ende des dritten Lebensjahres in der Regel aus der *Verknüpfung*

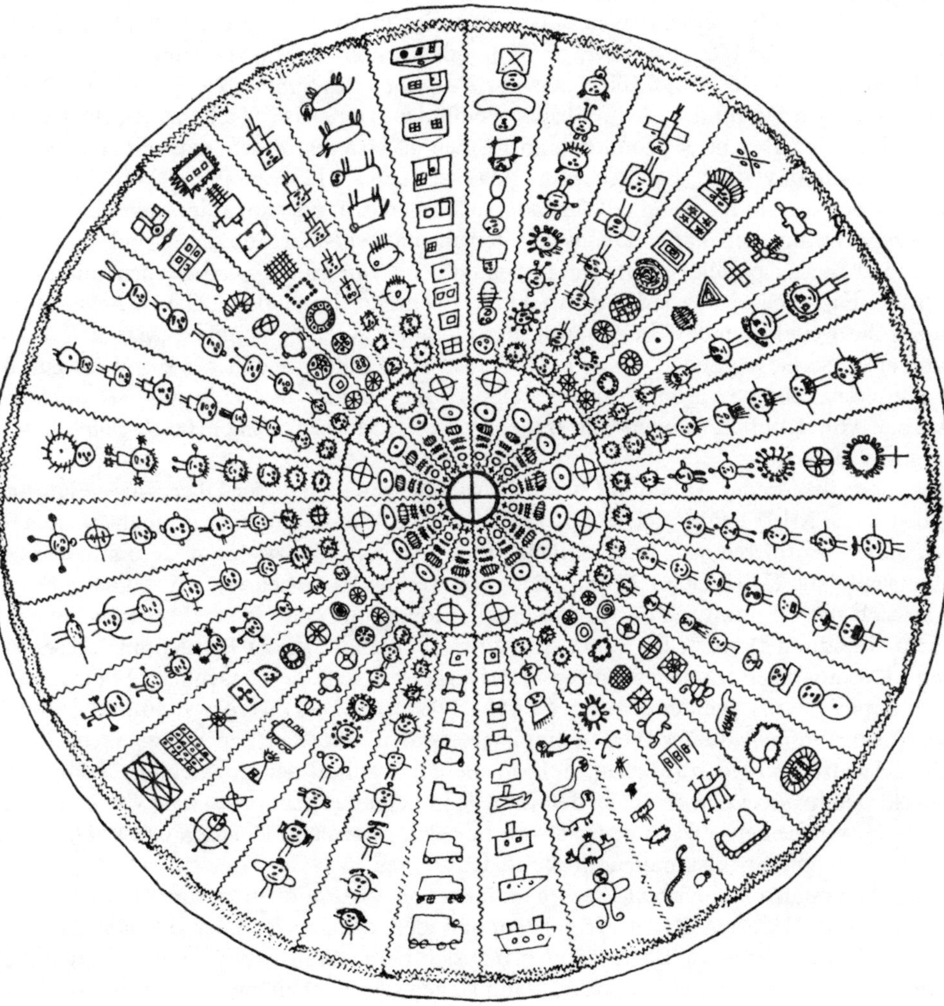

Abbildung 11

von Kreisgebilden/Spiralgebilden („isolierten Kreiskritzeln") mit Linienpaaren. Diese Linien können horizontal (Armstellung) oder auch (später?) vertikal (Beinstellung) vom Kreis weggeführt werden. Dieses erste Kombinationsgebilde mit Darstellungscharakter wird von G. MEILI-DWORETZKI (1957, S. 69), welche diesem „Bild des Menschen" eine monographische Studie gewidmet hat, als Zusammenschluß zweier „polarer Hauptformen (Kreis und Gerade)" beschrieben, dabei allerdings in direkte Beziehung zum „Sonnenzeichen" (=Kreis/Spirale und *viele* wegführende/kreuzende Linien) gebracht. Sie ist der Auffassung, daß der „Kopffüßler" aus der *Reduktion* des Sonnenzeichens (durch Weglassen von Linien bis auf die „Arm-" bzw. „Beinlinien") entstehe. Nach meinen Beobachtungen bilden sich aber beide Kombinationsformen gleichzeitig; zudem entsteht zu dieser Zeit häufig noch das sog. „Leiterschema", das als frühe Hausrepräsentation Verwendung findet, aber auch in Baum- oder Wagendarstellungen o. ä. oder sogar im Menschzeichen als Leibzone auftauchen kann. Dieses „Leiterschema" entsteht aus der Kombination von zwei/drei relativ parallel geführten Linien, welche von vielen Querstrichen durchkreuzt werden. Die nächste Phase der Entwicklung (während des vierten Lebensjahres) ist dann durch die weitergehende Kombination der Gebilde „Kreis"/„Spirale", „parallele Linienbündel", „Sonne", „Leiter"/„Kasten"/„Haus" o. ä. gekennzeichnet, die sowohl zur Binnendifferenzierung (Augen, Augenbrauen, Haare, Bauch usw.) dienen, als auch zum Aufbau von Konfigurationen mit Bildcharakter („Mensch" *und* „Haus" *und* „Baum") eingesetzt werden.

Wir versuchen, in der Abbildung 10 eine Zusammenstellung dieser Übergangsereignisse zu geben (aus MEILI-DWORETZKI 1957), welche die Kombinationsmöglichkeiten der genannten Formereignisse verdeutlicht. Eine zweite, sehr wirksam zusammengestellte Übersicht (aus KELLOGG 1970, S. 273) soll veranschaulichen (vgl. Abbildung 11), wie man sich diese Entfaltung der Formkombinationen aus den Grundelementen (vgl. dazu auch Abbildung 5) vorstellen kann. Allerdings sollte man bei der Betrachtung dieses fiktiven „Kosmos" der Kinderzeichnung nicht vergessen, daß die tatsächliche Figuration auf dem Papier jeweils neu „erarbeitet" (MEILI-DWORETZKI) werden muß und daß dabei die Formen in *individueller* Weise kombiniert werden, um einer Bedeutung/einem Sinn als Basis/Ausdrucksträger zu dienen; d. h. in diesem Stadium der Entwicklung kommt dem Aspekt der *situativen Erarbeitung,* der aktuellen zeichnerischen *Ausdeutung* von Grundfigurationen, welche dem Zusammenspiel von Bewegungsformen/Gebärden und kontrollierender Wahrnehmung entstammen, große Bedeutung zu.

Wir haben es also auf der Seite der Phänomene mit Figurationen zu tun, die zwischen der Gruppe von isolierten Kritzelereignissen und den differenzierenden Darstellungen mit deutlichen Analogien zu Gegenständen der sichtbaren Welt angesiedelt sind. Betrachtet man den Sinngehalt dieser Ereignisse, dann stehen sie zwischen der „*mitgemeinten*" (VOLKELT) und der *mitgegebenen,* realisierten Bedeutung. Diese Stellung zwischen späten Kritzelgebilden und frühen Schemaformen macht diese Ereignisse so interessant, aber sie eröffnen auch spekulativen Betrachtungsweisen Tür und Tor. So hat die Autoren bis heute die Frage umgetrieben, warum das Kind diese frühen Ereignisse mit Darstellungscharakter aus dem isolierten Kreisgebilde mit Linienbündeln bzw. aus parallelen Geraden mit durchkreuzenden Linien realisiere und welches innere Korrelat diesen Ereignissen entspreche. Unausgesprochen oder ausgesprochen wird dabei die Frage aufgeworfen, warum das Kind sich nicht gleich an das bekannte „Männchen-Schema" o. ä. (= Kopf/Rumpf/Beine/Arme) halte, sondern mit einem „vorläufigen" Darstellungsschema für die Menschfiguration operiere. Die Antworten auf diese Frage, die sich für andere Übergangsereignisse ähnlich formulieren ließe, sind so vielfältig wie die Wahrnehmungstheorien/Bewußtseinstheorien: So soll sich z. B. in der Konzentration auf die Kreisform die Dominanz des Gesichtes (der Mutter) in den ersten Lebensmonaten niederschlagen (vgl. B. FANTZ 1972), obwohl dieses Wahrnehmungsereignis mehrere Jahre zurückliegt; oder der Kopffüßler wird (ganzheitstheoretisch) als ein „ganzheitliches, binnendiffuses Insgesamt von Haupt und Leib" angesehen (VOLKELT 1968, S. 118f.). Ergebnisse der Untersuchungen von Autoren, die der analytischen Psychologie, der Gestalt- bzw. Ganzheitstheorie nahestehen, wurden/werden zur Deutung dieser Ereignisse ebenso bemüht wie die anderer Untersuchungsansätze, welche in der Entwicklung der visuellen Wahrnehmung Momente einer Fokussierung auf *einzelne* Merkmale des Gegenstandes annehmen (vgl. z. B. NICKEL 1967 u. 1972). Eine Verbindung von mehreren Erklärungsansätzen – so z. B. des gestalttheoretischen und der Auffassung von der einzelheitlichen Wahrnehmung – hat schon G. MEILI-DWORETZKI (1957, S. 117; Hervorh. v. H.-G. R.) versucht:

> „Innerhalb dieser *Beschränkung* durch die *knappe Anzahl von Elementen* und durch das *Ausmaß der Synthese,* zu dem das Kind fähig ist, wirkt sich nun die relative *Wichtigkeit jedes Teiles* der Gesamtgestalt, und zwar in doppelter Hinsicht aus: die formale und die funktionale Wichtigkeit. Wenn die Beine neben dem Gesicht ein so starkes Gewicht besitzen, so darum, weil sie 1. im Gesamterleben des eigenen Körpers bedeutsam für das Kind sind und eine gut definierbare Funktion haben, 2. weil sie an dem, vom formalen Aspekt aus wichtigsten Wesensmerkmal der Menschengestalt Anteil haben: der Vertikalen und 3. weil sie als einfache Geraden oder als Geraden mit rechtwinkliger Abbiegung ... prägnant strukturiert sind."

Im ersten Teil dieses Zitats charakterisiert die Autorin u. E. zutreffend die Darstellungsmöglichkeiten und die Darstellungsfähigkeit der/des Zeichnenden in diesem Lebensalter. Im zweiten Teil dagegen geht sie zu sehr von den empirischen Korrelaten bzw. den Vorstellungsinhalten „Gesicht" und „Beine" aus. Nach unserer Auffassung beruht die Frage nach dem inneren bzw. auch nach dem empirischen Korrelat dieser frühen Kombinationen auf einer unstatthaften Gleichsetzung von Wahrnehmung/Vorstellung und zeichnerischem Geschehen: Im Kopffüßler und den verwandten Ereignissen gelingt es dem Kind, *zeichnerisch* zwei oder mehr *erarbeitete* Figurationen *zusammenzuschließen,* welche fortan für eine gewisse Zeit den Menschen und andere Gegenstände *repräsentieren;* d. h. das Phänomen Kopffüßler und die anderen Ereignisse dieser Übergangsphase können als *bildhafte* Objektivationen nur gewürdigt werden, wenn die (relative) Unabhängigkeit zwischen zeichnerischen Darstellungen einerseits und inneren Repräsentationen andererseits, von der im vorhergehenden Abschnitt die Rede war, in Rechnung gestellt wird. Aus welchem formalen Material sollte die/der Zeichnende denn auch sonst die ersten Konfigurationen mit Darstellungscharakter bilden, wenn nicht aus den *vorhandenen* Elementen, die dabei kombiniert und in neue komplexe Gebilde integriert werden? Dieses Merkmal der Integration erarbeiteter Formelemente in strukturhöhere Gebilde wird uns im folgenden noch häufiger begegnen. Für diese Auffassung spricht auch, daß z. B. die ersten Tierdarstellungen (vgl. GRAEWE 1935) aus demselben figurativen Material entwickelt werden wie die ersten

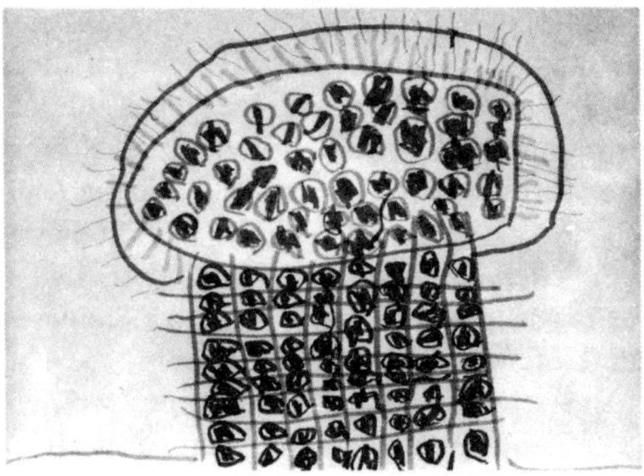

Abbildung 12

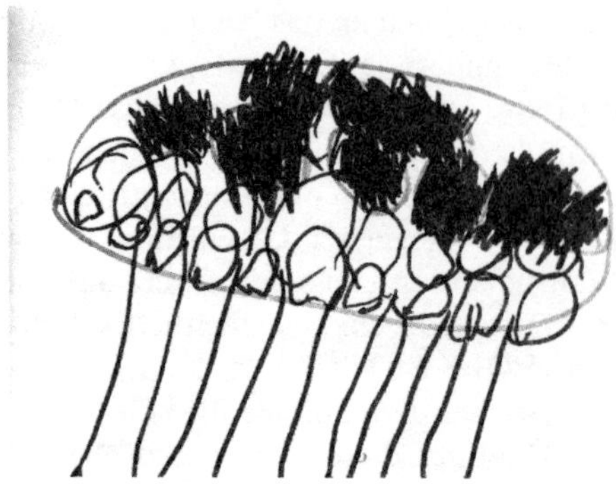

Abbildung 13

Menschdarstellungen und sich eine Differenzierung zwischen den *optisch so unterschiedlichen* Gebilden erst relativ spät entwickelt. H. GRAEWE spricht denn auch (1935, S. 253) von einem frühen „Lebewesenschema". Natürlich ist die Frage (psychologisch) interessant, warum das Wissen um die Elemente des Körperschemas in diesem Alter wesentlich weiter ausgebildet ist (vgl. MEILI-DWORETZKI 1957; POECK/ORGASS 1964) als deren zeichnerische Realisation, aber die Antwort auf diese Frage muß immer von dem Abstand zwischen äußerem, zeichnerischem und innerem Modell des Objekts ausgehen. Auch wenn man mit J. PIAGET (1969) dieses innere Modell als Ergebnis der verinnerlichten Nachahmung des wahrgenommenen Objekts betrachtet, dann ist die Zeichnung ihrerseits keine einfache Übertragung des inneren Modells in die zeichnerische Realisation, sondern das Resultat von Übertragungsvorgängen *und* Akten zeichnerischer Strukturierung.

Am Ende dieses Abschnittes, der den Übergangsgebilden gewidmet war, soll an zwei Baumdarstellungen (vgl. Abbildungen 12 und 13) der Zwillinge MARTIN und NICOLAS (4;11) das „Ausmaß der Synthese", von dem oben die Rede war, verdeutlicht werden. Es ist genau zu beobachten, zu welchen produktiven Kombinationen die relativ wenigen Grundelemente vereinigt werden können, und es ist auch zu erkennen, welche unterschiedlichen Ausprägungen diese Synthesen – bei aller Ähnlichkeit (aufgrund von gegenseitiger Beeinflussung während des Zeichenprozesses?) – haben können. Die beiden Bilder zeigen aber auch, daß die Synthesemöglichkeiten im Verlauf der Entwicklung rasch an ihre Grenzen stoßen und daß dann eine Umstrukturierung des bildhaften Materials in Richtung auf eine größere Gegenstandsnähe erfolgen muß. Erfolgt eine solche Umstrukturierung nicht, so erstarrt das jeweils erreichte figurative System (das wir im nachfolgenden Kapitel *Schema* nennen werden) zum Klischee; d. h. es verliert seine individuellen Anteile/Variablen. „Mit anderen Worten: Die *Schematisierung* ist von Zeit zu Zeit notwendig, weil sie den Formbestand verfestigt und dem ‚motorischen' wie dem ‚visuellen' Gedächtnis einverleibt" (MÜHLE 1971, S. 57). Aber ebenso notwendig ist auch die *Umstrukturierung* verfestigter Formzusammenhänge, wenn die Darstellungsabsicht und – wie wir im folgenden zu zeigen versuchen – die Mitteilungsinhalte es erfordern.

III. Von der frühen Bildorganisation zur komplexen Bildstruktur: Die Schemaphase

1. Von der „Geburt des Bildes" in der Vorschemaphase

Gegen Ende des vierten Lebensjahres lernt das Kind, die vorhandenen Figurationen auf der vorgegebenen Zeichenfläche so zu organisieren, daß man von der „Geburt des Bildes" (PFLEIDERER 1930) sprechen kann. Dieser Vorgang der Organisation von bildhaften Zusammenhängen führt zu stabilisierten Darstellungsformen und der *Weg dorthin* läßt sich an mehreren Merkmalen festmachen, die im folgenden kurz charakterisiert werden sollen:

- *Respektierung der Flächenkoordinaten:* Der entscheidende Wechsel in der *Organisation des Bildes* vollzieht sich durch eine zunehmende Ausrichtung der Bildelemente an den Richtungsrelationen „oben und unten", „links und rechts"; d. h. das Kind lernt, seiner Zeichnung die Flächenkoordinaten zu unterlegen, die auch dem Erwachsenen (unseres Kulturkreises) geläufig sind. Zu Beginn der Vorschemaphase kommt es zwar noch häufig zu den für die Kritzelphasen typischen Drehbewegungen des Bildträgers, d. h. in den meisten Fällen des Papiers: Das Kind setzt die Kritzelgebilde in die freien Stellen des Bildes, die es durch Drehen des Papiers o. ä. *zu sich* heranzieht. Es läßt dabei offensichtlich dem einzelnen Kritzelelement einen Freiraum/Umraum (MEYERS: „Neutralzone"), der eine Überlappung von Bildelementen verhindern soll. Aus diesen *disjunktiven Lokalisationen* in der Kritzelphase entwickelt sich im Laufe der frühen Vorschemaphase eine stabile, gerichtete und relationale Flächenorganisation (vgl. dazu die Darstellung der Raumorganisation im Kapitel VI).
- *Binnendifferenzierungen:* Mit dem Aufbau der Bildorganisation geht eine *Differenzierung* des einzelnen graphischen Gebildes einher. Die jeweiligen Bildzeichen erhalten immer mehr Merkmale, die eine (selektive) Analogie zwischen Objekt (bzw. dessen interner Repräsentanz) und Bildzeichen sichern. Damit wird das spezielle Verhältnis von „mitgemeinten" und mitgegebenen Inhalten, das für die Spätphase der Kritzelentwicklung charakteristisch war, abgelöst von einer *realen Ähnlichkeitsbeziehung* zwischen zeichnerischer Repräsentation und dargestelltem Objektzusammenhang. Die meisten Autoren, so z. B. auch R. KELLOGG und H. MEYERS, sind von dieser Entwicklung der Binnendifferenzierung so beeindruckt, daß sie nur noch die Genese von Einzelzeichen und nicht mehr die des Bildes verfolgen, welches ja eine Komplexion von Einzelzeichen darstellt. So kommt es zu den Darstellungen von Entwicklungslinien „vom Kopffüßler zum Menschzeichen" o. ä., welche über die neuerworbene Fähigkeit des Kindes, *ein Bild zu zeichnen,* kaum etwas aussagen.
- Ausweitung des Repertoires an *dargestellten Gegenständen* (Motiven): Der Fundus an Motiven erhöht sich zunehmend und umfaßt am Ende der Vorschemaphase die bekannten Bildmotive der Kinderzeichnung: Menschen, Kleider, Häuser, Bäume, Wolken, Wege, Tiere (bes. Vögel, Hunde, Katzen, Pferde, aber auch Fische), Autos, Fahrräder, Schiffe, Flugzeuge u. ä. (vgl. die Sammlung

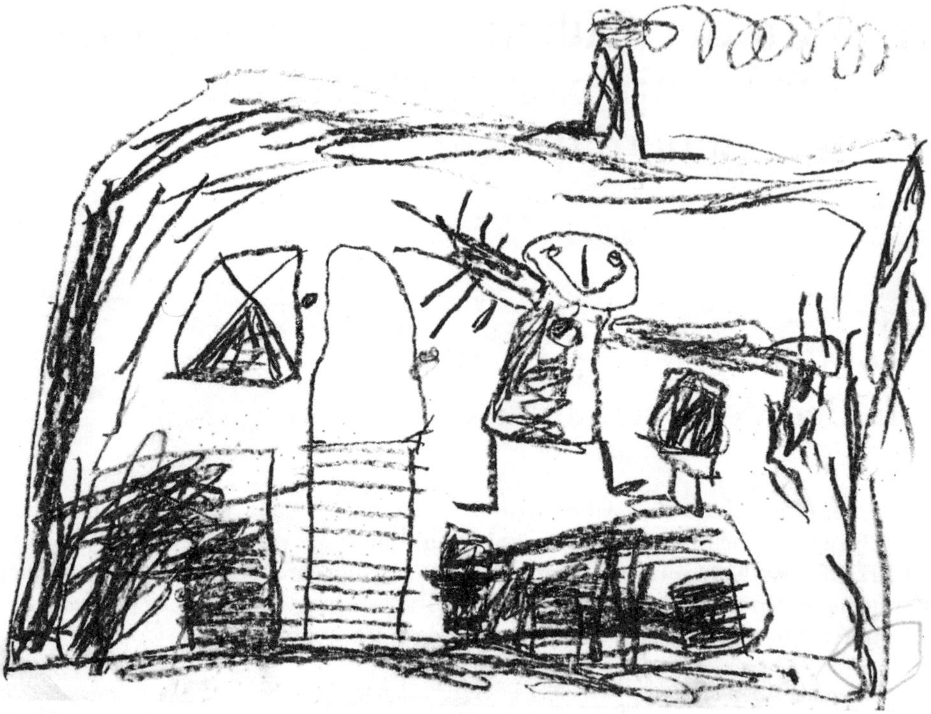

Abbildung 14

von Motiven und deren Variationsbreite in KELLOGG 1970, S. 114ff.). Einige Elemente dieses Repertoires sind situationsgebunden, kulturabhängig und Traditionen unterworfen (darüber mehr im 3. Abschnitt des XIX. Kapitels). So trat z. B. das Auto an die Stelle der Kutschen bzw. der Pferdekarren, die sich nur in ländlichen Gebieten bis heute als Darstellungsmotiv in der Kinderzeichnung erhalten haben. Die Auswahl der Motive hängt wohl – darüber wird noch zu sprechen sein – *auch* von ihrer (optischen) „Prägnanz", d. h. ihrer Nähe zu „guten" (leicht zu reproduzierenden) Gestalten, ab.

- Nachweisbare *Handlungs- und Erzählstruktur* des Bildes: Die dargestellten Gegenstände (Motive) werden in einer (anfangs relativ lockeren) Beziehung zueinander gesetzt, und es werden Handlungs- und Erzählmuster aufgebaut, die zuerst noch additiv (parataktisch) organisiert sind, später aus einem komplexeren Netz von syntaktischen (formalen) und semantischen (inhaltlichen) Beziehungen bestehen. Wir werden diese Erzählstruktur in einem eigenen Kapitel (VI) behandeln.

In den Kinderzeichnungen der ersten Sequenz der Vorschemaphase kommen also, faßt man die Ergebnisse dieser Analyse zusammen, zwei Tendenzen zusammen, die man als partielle Differenzierung (der Einzelfigur) und „partielle Synthese" (vgl. GRIFFITHS 1935, S. 191) des Bildzusammenhanges bezeichnen könnte. Zugleich macht sich um diese Zeit ein häufiger Wechsel von Schematisierung bzw. Verfestigung und Auflockerung bzw. Reduktion des Formrepertoires bemerkbar: Die/der Zeichnende verläßt von Zeit zu Zeit die „erarbeiteten" hochkomplexen Darstellungsformen, welche uns die Baumdarstellungen der Zwillinge MARTIN und NICOLAS so eindrucksvoll zeigen (vgl. Abbildungen 12 und 13), reduziert

sie (?) und integriert einzelne Elemente in ein neues figuratives System, welches deutlichere *Analogien* zum dargestellten Gegenstand/Gegenstandszusammenhang aufweist. Der Vorgang der Schematisierung dient – davon war schon die Rede – der Flüssigkeit von Darstellung und Erzählung, die Auflockerung/Destruktion des Schemas dagegen der Umstrukturierung und Weiterentwicklung. Allerdings sind diese Vorgänge nicht genau untersucht und lassen sich daher vorläufig nur pauschal beschreiben (vgl. MÜHLE 1971, S. 28ff.).
Am Ende dieses Abschnittes über das Zeichengeschehen der frühen Vorschemaphase sollen Ausschnitte aus der Darstellung dieser Phase bei LOWENFELD/BRITTAIN (1967, S. 115ff.) wiedergegeben werden, welche die Entwicklung der Darstellungsfähigkeit in den Vordergrund rücken. Als anschauliches Beispiel soll dem Text eine Zeichnung aus meiner Sammlung beigefügt werden (vgl. Abbildung 14), in welcher der Junge SEBASTIAN (4;8) den Einzug in das neue Haus darstellt. Wir wollen mit Bildbeispiel und Text Darstellungs- und Ausdruckstendenzen belegen, welche im folgenden Abschnitt noch näher charakterisiert werden.

„Eine *andere* Art des Zeichnens hat jetzt begonnen, nämlich das bewußte Bilden von Formen ... Beim Kritzeln war das Kind vor allem in kinästhetische Aktivität verwickelt, nun beschäftigt es sich mit dem Aufbau einer (graphischen) Beziehung zu dem, was es darstellen will. Diese Beziehung erzeugt ein starkes Erfolgserlebnis ... Die Tatsache, daß das Kind jetzt fähig ist, auf einer zweidimensionalen Fläche einen Ausschnitt seiner Konzeption der visuellen Welt darzustellen, ist eine aufregende und befriedigende Erfahrung ... In diesem Entwicklungsstadium kann man die größte Formvielfalt in der Darstellung ein und desselben Objekts beobachten. Das andauernde Suchen nach neuen Konzepten führt allmählich zu einem individuellen Darstellungsmuster."

2. Zeichnen nach der „Werkreife"

Der Terminus „Werkreife" wurde von K. BÜHLER (u. a. in 1967, S. 164) eingeführt, um solche Erscheinungsformen der Kinderzeichnung zu charakterisieren, die nach den Aufbaustadien Kritzelphase und Vorschemaphase (die damit funktionalisiert werden) entstehen. Diese Zeichnungen nach dem fünften Lebensjahr zeichnen sich dadurch aus, daß die grundlegenden (graphischen) Merkmale der Personen und Gegenstände erarbeitet sind und die Entwicklung von Motiven und Bildorganisation zu einem (vorläufigen) Abschluß gekommen ist. Nach dieser Zeit wird die Kinderzeichnung zwar noch reicher an Details und Verknüpfungen, aber es treten keine grundsätzlich neuen Ereignisse mehr auf. (Auf die Ausnahmen von dieser Regel wird im Kapitel VII hingewiesen.) Dem (interpretierenden) Beobachter wird es erst nach dieser Werkreife – die man sich natürlich als eine Übergangszone und nicht als Grenzlinie vorstellen sollte – möglich, seine Analyse auf ein stabilisiertes, im Kern ausgebildetes System von Motiven und Motivrelationen zu richten. Vorher stand er immer in der Gefahr, unausgebildete Figurationen (z. B. fehlender Hals, Hände o. ä.) als bedeutungstragende Ereignisse aufzufassen. In unserer Darstellung der Entwicklung des Zeichnens in der Schemaphase markiert die Grenzzone der Werkreife den Beginn von Darstellungs- und Ausdruckstendenzen, *die sich im weiteren Verlauf der Entwicklung fortsetzen*. Diese Tendenzen lassen sich beschreiben als:

- *Individualisierung des Bildkonzepts:* d. h. in dieser Zeit kurz vor/kurz nach dem Schuleintritt gewinnt das Zeichnen des Kindes an *Unverwechselbarkeit* – um sie dann u. U. in der Schule/durch die Schule wieder zu verlieren. Natürlich ist es den aufmerksamen Beobachtern, bei denen es sich in der Regel um die Eltern des Kindes/der Kinder handeln dürfte (vgl. SCUPIN, STERN, KLÄGER, MOSIMANN u. v. a., die in den nachfolgenden Kapiteln erwähnt werden), schon immer möglich gewesen, individuelle Züge in den beobachteten Zeichenereignissen (ihrer Kinder) zu entdecken, aber im großen und ganzen dominieren in den frühen Objektivationen doch eher allgemeine, altersspezifische, kinästhetische Aktivitäten, die den unspezifischeren Erfahrungen des kleinen Kindes entsprechen. Mit dem wachsenden Reichtum an Erfahrungen und den Möglichkeiten, diese Erfahrungen intellektuell zu sichern, entwickeln sich jetzt auch besondere Formvarianten *und* Bildkonzepte, welche als Ergebnisse *individueller Erarbeitung* zu erkennen sind.
- *Ausdruckssteigerung des Bildes:* Dieses zweite Charakteristikum des Zeichengeschehens nach der „Werkreife" erscheint als unmittelbare Folge der Individualisierung des Zeichengeschehens: Das Kind entdeckt zunehmend die Möglichkeiten der Darstellungs*mittel,* den Gegenstand (graphisch) prägnanter zu „bezeichnen" *und* in dieser Bezeichnung emotionale (motivationale) Wertungen vorzunehmen. Es verändert also den gezeichneten Gegenstand (das Motiv) *und* die Organisationsstruktur des Bildes, um gefühlsartige Befindlichkeiten auszudrücken.

R. ALSCHULER/B. HATTWICK (1969, S. 9ff.) vertreten demgegenüber die Auffassung, daß gerade die Kinderzeichnungen *vor oder um die Zeit* der Werkreife ein Höchstmaß an Individualität und Ausdruckskraft besäßen und daß diese Merkmale mit zunehmendem Alter *abnähmen:*

„Kinder von zwei, drei und vier Jahren benützen diese konventionellen Formen nur soweit, wie diese Formen künstlich angeregt oder über die anderen gelegt wurden. Sie weichen konventionalisierter Darstellung aus und malen abstrakte Zusammenhänge und Formen, wenn sie versuchen, ihre Reaktionen auf ihre eigenen besonderen tiefempfundenen (‚deep feels') Erfahrungen auszudrücken."

Die Bezeichnung „abstrakte Zusammenhänge" („abstract masses") scheint uns die besonderen, auf der Grenze zwischen Kritzelereignissen und Schemaformen angesiedelten Figurationen nicht zutreffend zu charakterisieren; es handelt sich vielmehr um *Aufbauformen* (SALBER: „Werdeformen"), die vielleicht eine entfernte Ähnlichkeit mit Formzusammenhängen in expressiv-abstrakten Gemälden aufweisen, sich aber in Richtung auf eine gegenstandsorientierte („realistische") Darstellung *fortbewegen.* Außerdem weichen Kinder dieses Alters nicht der konventionalisierten Darstellung aus, sondern sie sind erst dabei, Möglichkeiten der Darstellung zu entdecken (vgl. dazu FREEMAN 1980). Tatsächlich kann man gerade um die Zeit der „Werkreife" besonders interessante Objektivationen beobachten, die aus einem produktiven Kompromiß zwischen dem gefühlsbestimmten-motorischen Gestus und der optisch kontrollierten, *gesetzten* Figuration entstehen. Bilder dieses Typus werden dann auch in der Darstellung dieser Autorinnen bevorzugt beschrieben und analysiert. So zeigt schon das Beispiel der Hausdarstellung (vgl. Abbildung 15) des Mädchens RITA (4;1 Jahre) anschaulich eine solche produktive Verbindung von Kritzel- bzw. Schmieraktivitäten und gesetzten, intendierten Bildformen. Der Vergleich mit der Hausdarstellung von SEBASTIAN (4;8 Jahre, vgl. Abbildung 14) belegt, wie der etwas ältere Junge versucht, neue, gegenstandsanaloge Zeichen für das, was er darstellen *will,* zu finden, seinen Ausdrucksspielraum zu erweitern. Auch wenn die dynamischen, noch vom motorischen Gestus bestimmten Kinderzeichnungen das Entzücken vieler Beobachter erregen – und wer wollte bestreiten, daß gerade die Ereignisse des Überganges ihren beson-

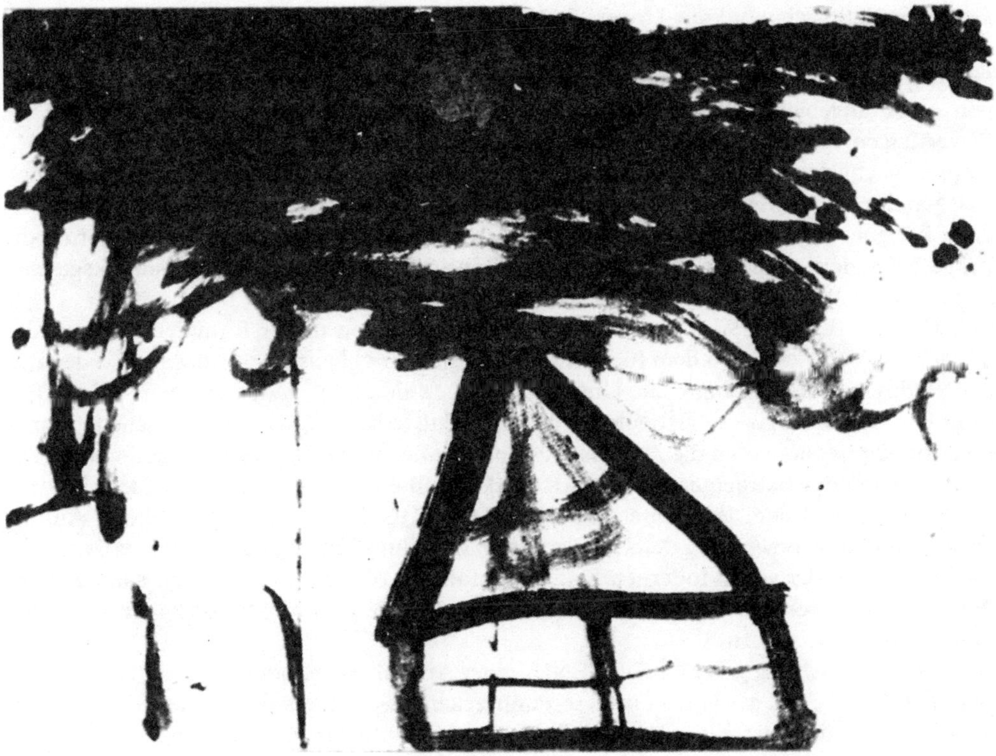

Abbildung 15

deren Reiz haben! –, sollte man nicht vergessen, daß zur erwachenden Individualität nicht nur die Möglichkeit gehört, *sich* in spontanen, „tiefempfundenen" Äußerungen *selbst* auszudrücken (vgl. ALSCHULER/HATTWICK 1969, S. 11), sondern auch die Fähigkeit, *etwas* darzustellen. Die Auffassung der Autorinnen erinnert an die Einschätzung der Kinderzeichnung in der Musischen Erziehung (HARTLAUB, HAASE, OTT u. v. a.), und sie ist sicher auch davon beeinflußt. Kunsttheoretisch gesehen ist sie den frühen Theorien über das Aufblühen und Absterben von Kunststilen (vgl. Kapitel VIII, Abschnitt 2) verwandt.

Neben dieser Haltung des reinen Entzückens und der Bewunderung läßt sich aber auch eine andere Einstellung zu den Bildlösungen dieser Phase – besonders in den empirisch-analysierenden Untersuchungen – ausmachen. C. GOLOMB (1974) z. B. kommentiert die frühen Menschdarstellungen dieser Phase so:

„Wir haben gelernt, daß das Kind ein scharfsinniger (kritischer) Betrachter seines eigenen Werkes ist . . ., es ist allerdings eher bereit, sein Werk umzudeuten (‚reinterpret') als nach einer alternativen Methode zu suchen, welche seine Figurationen näher an die ‚realistische' Konzeption der Heranwachsenden heranbrächte" (nach FREEMAN 1980, S. 278 f.).

Deutlicher läßt sich wohl das Unverständnis gegenüber oder wenigstens die Ungeduld mit den kindlichen Lösungen von Zeichenproblemen dieser Phase nicht ausdrücken. Beide Haltungen, die emphatische Bewunderung wie das (ironisch verdeckte) Mißbehagen führen von einer angemessenen, sachlichen Betrachtungsweise weg und lassen unreflektierte Bewertungen erkennen. Wir werden dieser Wertproblematik in einem eigenen (XIV.) Kapitel nachgehen (vgl. auch Kapitel VIII, Abschnitt 4). Nach diesem kleinen Exkurs, welcher die Sichtweise verdeutlichen soll, die von vielen Autorinnen/Autoren gerade an diese Ereignisse des Überganges/der frühen Schemaphase angelegt wird, soll wiederum die Frage behandelt werden, welche Veränderungen im Darstellungs- und Ausdrucksgeschehen nach der Werkreife zu erwarten sind.

D. KORZENIK hat (1972) den skizzierten Veränderungen in der formalen Struktur der Kinderzeichnung zwischen dem fünften und dem siebten Lebensjahr, also während der Zeit der Werkreife, eine umfangreiche Untersuchung gewidmet. Sie geht dabei von der Auffassung E. GOMBRICHs (1960, deutsch 1967) aus, daß jede, auch die künstlerische Kommunikation Konzessionen an die Auffassungsfähigkeit des Rezipienten zu machen habe: „Die Identifikation des Betrachters mit dem Künstler muß ihr Gegenstück in der Identifikation des Künstlers mit dem Betrachter haben“ (GOMBRICH 1960, S. 234). In dieser Auffassung kommt eine Bewertung der *künstlerischen* Mitteilung zutage, die der Subjektivität des Produzenten in der sog. Modernen Kunst wohl nicht voll gerecht wird (vgl. Kapitel VIII, Abschnitt 1), aber auf die gegenständlich orientierten Repräsentationsprozesse in der Kinderzeichnung zutrifft.

In ihrer Untersuchung gab D. KORZENIK einer Anzahl von Kindern (N = 82 Paare) einen Begriff („Brücke“ u. a.) vor, den diese dann zeichnerisch darstellen sollten. Ein anderes Kind mußte den dargestellten Inhalt/Begriff dem Bild entnehmen, ohne daß die Anweisung ihm bekannt gewesen wäre. In einem zweiten Schritt wurde dann das zeichnende Kind aufgefordert, seine erste Zeichnung in mehreren folgenden Zeichnungen so zu modifizieren, daß der Begriff erfolgreicher vermittelt werden konnte (vgl. KORZENIK 1972, S. VIf.). Die Autorin kam zu dem Schluß, daß die älteren Kinder besondere Vermittlungsstrategien („the more mature communication strategies“) entwickelten, sich also *bildnerisch* verständlicher ausdrücken konnten als die jüngeren.

Wir können damit den beiden Merkmalen der Kinderzeichnung nach der Werkreife, die wir als Erweiterung von Darstellungs- und Ausdrucksfunktion bezeichnet haben, noch ein weiteres Charakteristikum hinzufügen, das der

- *Verdeutlichung des Mitteilungsgehalts:* Das Kind reagiert nach der Werkreife zunehmend auf die Verständnisbereitschaft und die Verstehensabsicht des Betrachters mit einer Wiederholung/Verdeutlichung der Darstellungsformen. Es gibt damit eine Mitteilungsabsicht kund, die sogar zu einer Umorganisation der Motive führen kann, wenn es sich nicht verstanden fühlt („analyzing feedback“). Es weiß sich (zeichnend) in der Rolle eines Kommunikationspartners, der einem Betrachter etwas mitteilen möchte (vgl. KORZENIK 1972, S. V): Die/der Zeichnende findet von einem schwankenden („ambiguous“) Mitteilungsgehalt zu einem verständlichen („comprehensible“).

Wir haben mit diesen Bestimmungen den Begriff der „Werkreife“ erweitert und auf die *Gesamtstruktur des Bildes* ausgedehnt. Zwar hatte auch K. BÜHLER (1967, S. 164; vgl. auch Kapitel XII, Abschnitt 1) von einer Zeichnung gesagt, sie sei „werkreif“, diesen Status dann aber an Einzelmerkmalen (des Menschzeichens o. ä.) festzumachen versucht. Uns diente dieser Begriff aber darüber hinaus zur Kennzeichnung einer Entwicklung (nach dem fünften Lebensjahr), welche durch (1) eine Präzisierung/Individualisierung des Darstellungskonzepts, (2) eine Ausdruckssteigerung und (3) eine Verdeutlichung des Mitteilungsgehaltes geprägt wird. Es bilden sich damit in dieser Zeit die Funktionen/Qualitäten der Kinderzeichnung heraus, welche die Verfassung des Phänomens ausmachen (vgl. Kapitel XXI, Abschnitt 2).

3. Schemabild und Bildschema: Zeichnen in der mittleren Kindheit

a) Von den Problemen einer formalen Analyse des Bildschemas

Es ist erstaunlich, wie wenig Untersuchungen sich speziell mit den Merkmalen des entwickelten Bildschemas in der „bildermächtigen Zeit" (MEYERS) der mittleren Kindheit beschäftigen; es scheint, als ob die Beobachter nach den (zweifellos interessanten) Ereignissen der Übergangszeit zwischen Kritzelaktivitäten und vorschematischer Stabilisierung das Interesse an der (freien) Kinderzeichnung verlören. Der Eindruck täuscht zwar, weil sich das Interesse jetzt (nach der „Werkreife") auf die *deutende* Betrachtung der Kinderzeichnung verlagert, aber es überrascht dann doch, wie wenig Untersuchungen über die formale Struktur der Kinderzeichnung vorliegen. Solche Untersuchungen über die Formentwicklung würden ja Auskunft über die Zunahme/Veränderungen von Darstellungskomplexität und Mitteilungsgehalt in den Zeichnungen der mittleren Kindheit geben. So mußte H. JOHN-WINDE (1981, S. 176) noch feststellen, daß die „Aussagen zur gesamten Struktur der Zeichnung . . . zweifellos zu den schwierigsten Feststellungen (gehören), die noch nirgends so konsequent unternommen worden sind." Wir werden ihre Lösung des Problems einer Beurteilung von komplexen Bildzusammenhängen im 3. Abschnitt des IX. Kapitels ausführlicher darstellen. Als Methoden einer solchen, nicht deutenden Analyse des Bildschemas werden in der Literatur hauptsächlich vorgeschlagen:

- *Beurteilung aufgrund eines Merkmalkatalogs:* Diese Methode, die aussagt, in welchem Alter welche Merkmale des dargestellten Gegenstandes zu erwarten sind (vgl. GOODENOUGH 1926; HARRIS 1963 u. v. a.), richtet sich fast ausschließlich auf das Einzelzeichen (z. B. das Menschzeichen) und benutzt (instrumentierend) diese Aussagen zur Einschätzung von Intelligenz, Leistung o. ä. Wir werden uns in den nachfolgenden Kapiteln mehrfach mit dieser Methode beschäftigen.
- *Messung der Flächennutzung/Blattausnutzung:* Dieses quantifizierende Verfahren bedient sich eines Rasters (meist aus sechs bzw. 24 Quadraten/Rechtecken), das über das Zeichenblatt gelegt wird und das die Verteilung der figurativen Ereignisse und/oder die Strichhäufigkeit in bestimmten Quadraten/Rechtecken deutlich machen soll (vgl. SCHETTY 1974; JOHN-WINDE 1981, S. 119).
- *Analyse der Raumorganisation:* In dieser Methode werden die Beschreibungsbegriffe für das Raumkonzept der Kinderzeichnung benutzt, um die formale Konstellation zu kennzeichnen; so z. B. die Begriffe „Streuung", „Bodenlinie"/„Standlinie", „Überschneidung"/„Überdeckung", „Umklappung", „Schrägbild" (vgl. z. B. PIEPER 1958; JOHN-WINDE 1981). Tatsächlich eignet

sich das Raumkonzept noch am ehesten für eine formale Analyse kindlicher Bildnerei, während das Farbkonzept sehr viele situative und individuell-emotionale Momente enthält. Wir werden die Raumorganisation und den Farbausdruck im Kapitel V ausführlicher behandeln.

- *Beurteilung von Motivzusammenhängen:* Eine solche Methode zur Analyse von *syntaktisch-formalen* Beziehungen ist von J. KAUFMANN (1975a und b) vorgeschlagen worden. Sie geht dabei von Reihungsformen, Gruppenbildungen, Zentrierungen o. ä. der *Personen* in einer Bildstruktur aus, vernachlässigt notwendigerweise andere dargestellte Gegenstände in ihrer Beziehung zu den Personen. Was die Methode leisten *könnte,* zeigt unser Beispiel einer „deutenden Beschreibung" (in Kapitel X, Abschnitt 1). Das Beispiel macht aber auch deutlich, daß dabei eine rein formale Beurteilung überschritten wird – in Richtung auf eine Interpretation.

Zwar ließen sich diese Verfahren zur Analyse des Bildschemas z. T. kombinieren, aber auch dabei würde wohl das Unbehagen bleiben, der formalen Organisation der Kinderzeichnung in der Zeit der Schemabildung nicht gerecht zu werden, weil die qualitativen Merkmale – die Beziehung der Formen zueinander, die Massenverteilung, die kompositionellen Schwerpunkte, die Richtungsverläufe usw. – in den quantitativen nicht deutlich werden, vielleicht auch nicht deutlich werden können, wenn die inhaltliche Ebene außer acht gelassen wird. Eine hochformale, wenn auch nicht deutungsfreie Methode der Analyse von Kinderzeichnungen nach der „Werkreife" kann aus der Semiotik (CH. S. PEIRCEs) entwickelt werden. Ansätze zu einer solchen semiotischen Analyse liegen uns in den Untersuchungen von H. BRÖG (1977) und H. BEISL (1977) vor. H. BEISL hat mit der Beschreibung einer Kinderzeichnung (von UTZ BRÖG 4;6, vgl. Abbildung 16) „vor semiotischem Hintergrund" ein Beispiel für diese Form der Analyse entwickelt. Wir zitieren daraus auch deswegen, weil die *Terminologie der Semiotik* in den allgemeinen Wortschatz zur Beschreibung bildnerischer Phänomene eingegangen ist; so werden auch in unserer Darstellung Begriffe wie „Zeichen", „ikonisch" o. ä. häufig benutzt. Aus Raumgründen werden Literaturangaben und die sog. „Feinbezüge", die in dem System eine wichtige differenzierende Rolle spielen, nicht in der zusammenfassenden Darstellung des Autors wiedergegeben, sondern nur von Fall zu Fall kursiv und in Gedankenstrichen in den beschreibenden Text aufgenommen.

„Die Zuordnung, die (dem) mit einem Zeichen erklärten Etwas gegeben wird, ist triadisch: das Etwas ist als ‚Mittel' einem ‚Objekt' für einen ‚Interpretanten' zugeordnet. Wir sprechen daher zunächst von der ‚triadischen Zeichenrelation' (BENSE 1969, S. 10). Jedes Zeichen ... weist demnach einen triadischen Bezug auf: a) Mittelbezug, b) Objektbezug, c) Interpretantenbezug.
Der Umsetzung des eben Gesagten soll folgendes Beispiel dienen:
Das Kind mit dem Vornamen SIMON (Interpretant) zeichnet seinen Vater (Objekt) als gefräßigen Löwen (Mittel) ...
Zeichen haben unterschiedliche Funktionen. Für MORRIS (1975, S. 32ff.) eignen dem Zeichen drei Funktionen oder Dimensionen: syntaktische, semantische und pragmatische Funktion ... Die Syntaktik untersucht die Regeln, gemäß denen die Zeichen verbunden sind ... Die Semantik beschäftigt sich mit der Bedeutung der Zeichen; d. h. mit der Frage der Beziehung, die zwischen Objekt und bezeichnendem Mittel bestehen. Die Pragmatik befaßt sich mit dem Zeichen als Ganzem, d. h. es kommen dabei psychologische und soziologische Gesichtspunkte zum Tragen, da untersucht wird, wie der Interpretant Bezeichnungen vornimmt, sie miteinander verknüpft und benutzt ...
Weiter ist zwischen Oberflächen- und Tiefenstruktur zu unterscheiden. Mit Oberflächenstruktur ist die jeweils behandelte Thematik, die auf dem Bild visualisiert ist, gemeint ... Mit Tiefenstruktur meinen wir, daß selbst bei den divergierendsten Themen immer wieder auf bestimmte Grundmuster rekurriert wird, d. h. es liegt ein formal gleichstrukturiertes So-sein vor ...

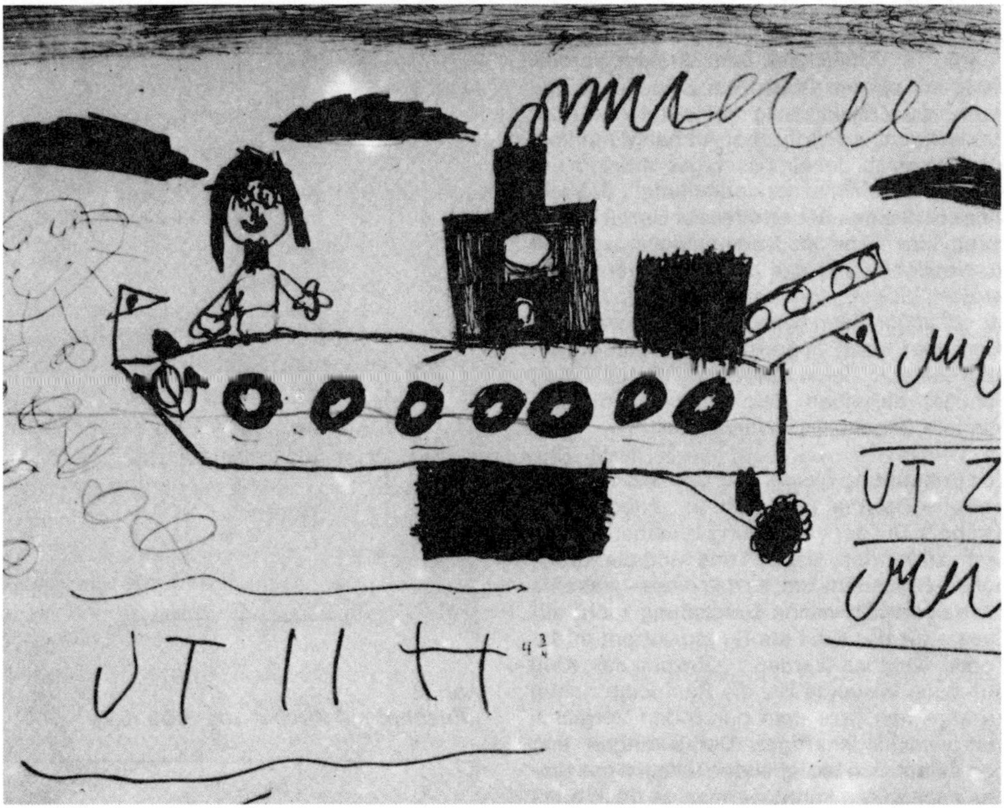

Abbildung 16

Das Legizeichen – *ein schon zur Konvention gewordenes Zeichen; d. h. es ist in jeder Realisation dasselbe* – läßt sich in der Kinderzeichnung am ehesten in graphischen Arbeiten feststellen. Zum einen ist es ein Superzeichen, dann bestimmt es die Gesamtkomposition, zum anderen begegnet es uns in Molekularzeichen (BENSE/WALTER 1973, S. 67), die die strukturellen Einzelelemente auf dem jeweiligen Bild ausmachen. Superzeichen und Molekularzeichen stehen im Verhältnis, das Ganze ist mehr als die Summe seiner Einzelteile.

Das Kind (vgl. Abbildung 16: ‚Schiff mit Kapitän') ist von seiner Vorstellung so stark geleitet, daß es für Gegenstände, die realiter nicht zu sehen sind, ebenfalls Zeichen setzt (auf dem Bilde betrifft dies die gesamte untere Hälfte des Schiffsrumpfes samt Kiel, die im Wasser sein müßten und daher nicht sichtbar sind = *Röntgenbild*). Dieses Molekularzeichen, verstanden als Teil der Gesamtkomposition, hat die Qualität eines *Legizeichens* – s. o. –, weil es allenthalben die Kinderzeichnung bestimmt ... Unter dem Aspekt Superzeichen kann in diesem Fall von einem Standlinienbild gesprochen werden. Der Himmel, durch den oberen Blattrand, mit der Farbe ‚blau' in Form eines Streifens dargestellt, ist Qualizeichen – *d. h. es gibt Auskunft über die Qualität eines Zeichens* – und hat ikonischen Charakter – *es bildet das Objekt mindestens in einem Merkmal ab.* Legizeichen – s. o. – sind Himmel und Schiff, weil sie hinsichtlich der Gesamtkomposition unter strukturellem Gesichtspunkt Standlinien (MÜHLE) bilden. Betrachten wir das Bild unter dem Gesichtspunkt des Molekularzeichens: Die Darstellung des Menschen ist Legizeichen – s. o. –, weil sie wegen seiner strukturellen Merkmale die Menschendarstellung in dieser Altersstufe repräsentiert (MÜHLE), unter dem semantischen Aspekt ikonisch – s. o. –,

weil sie mehrere Merkmale, die dem Menschen eigen sind, abbildhaft wiedergibt. Das Legizeichen – s. o. – weist auch auf die symbolische Dimension hin – *d. h. es weist keine Ähnlichkeit mit dem Objekt auf und bezeichnet das Objekt völlig frei* –, die sich vor allem in der Darstellung des Kapitäns zeigt. Folgende Indices – *hinweisende Merkmale* – sprechen dafür: Auf dem Deck des Schiffes befindet sich, obwohl es offenbar auf Fahrt ist, . . . nur ein Mann Besatzung, was real gesehen ungewöhnlich ist. Im Vergleich zu den Schiffsaufbauten ist der Mann übergroß, und sein Platz ist auf der vorderen Hälfte des Schiffes.
Die genannten Indices – s. o. – verweisen geradezu auf den symbolischen Objektbezug, denn der dargestellte Mann wird durch keinerlei Attribute, z. B. Kapitänsmütze, Uniform oder dergleichen, als Kapitän ausgewiesen; wird aber . . . durch die Indices vom Zeichner zum Kapitän ‚abgestempelt'" (vgl. BEISL 1977, S. 11 ff.).

Unsere gekürzte Wiedergabe macht die Stärken und Schwächen dieser semiotischen Analyse der Methode deutlich: Positiv machen sich die begrifflichen Differenzierungsmöglichkeiten bemerkbar, negativ die Systematisierungszwänge. So z. B. wenn zwar im Hinblick auf die Kinderzeichnung von einer ikonischen Repräsentation mit ihren Analogien zu den Personen/Gegenständen die Rede ist, diese aber wiederum als „symbolisch" bezeichnet wird, und das bedeutet in diesem Sprachgebrauch soviel wie: frei von jedem Objektbezug, ohne Ähnlichkeit/Analogie mit dem Objekt o. ä. (vgl. BEISL 1977, S. 11). Diese widersprüchliche Feststellung soll die Tatsache erklären, daß die Person auf dem Schiff keine Mütze o. ä. trägt, die sie als Schiffskapitän ausweisen würde. Offensichtlich hat der Zeichner sich aber selbst als Kapitän dargestellt (vgl. die langen Haare, die Gliederung der Figur), und der Interpret hat nicht das Bild (mit seinem biographischen Kontext), sondern die Bildunterschrift semiotisch analysiert. Wir werden im 3. Abschnitt des VIII. Kapitels fragen, ob dieser Symbolbegriff überhaupt zur *Analyse von Kinderzeichnungen,* die ja als ikonische Ereignisse (vgl. o. g. Definition des „Icons") *immer Ähnlichkeit* mit dem dargestellten Objekt aufweisen müssen, brauchbar ist.

b) Merkmale des Bildschemas

Im folgenden sollen zuerst die charakteristischen Merkmale des Bildschemas in dieser Phase der kindlichen Bildnerei einzeln dargestellt werden, ehe im nachfolgenden Abschnitt die Frage gestellt wird, ob diese Merkmale insgesamt von einem „Darstellungsprinzip" bzw. einer Relation von Darstellungsprinzipien abhängig gemacht werden können:

- *Richtungsdifferenzierungen:* Wir sahen, daß in den frühen schematischen Darstellungen das „R-Prinzip" (= Prinzip der Rechtwinkligkeit) bzw. das „Prinzip der größtmöglichen Richtungsunterscheidung" (BRITSCH) herrscht, d. h. die einzelnen Bildelemente („Molekularzeichen") werden möglichst rechtwinklig aufeinander/zueinander gesetzt (vgl. z. B. MÜHLE 1971, S. 90). Dieses „Prinzip" ist übrigens schon von FRIEDRICH FRÖBEL in der „Menschenerziehung" (1828) beschrieben worden. In der Schemaphase verliert sich diese besondere Darstellungsweise zugunsten einer relationalen Wiedergabe; d. h. die Bildelemente werden so zueinander *in Beziehung gesetzt,* wie es die Darstellungsintention und der Mitteilungsgehalt (Ähnlichkeitsbeziehungen!) erfordern und wie es die Gesamtstruktur des Bildes zuläßt; z. B. zeigt die Hausdarstellung von SEBASTIAN (4;8 Jahre, vgl. Abbildung 14) anschaulich den Übergang von starren („rechtwinkligen") Richtungsdifferenzierungen zu gegenstandsorientierten.

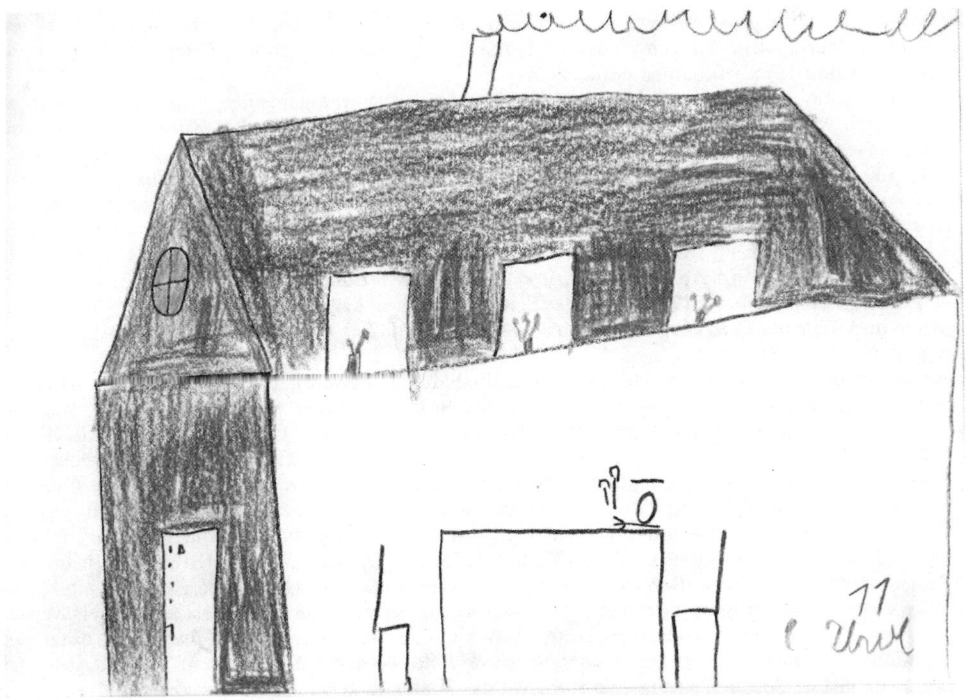

Abbildung 17

- *Röntgenbild/Transparenz:* Diese Erscheinung hat besonders die frühen Theoretiker verblüfft und zu mancherlei Spekulationen veranlaßt, und in der Tat kann das „Röntgenbild“ als ein besonderes Merkmal des „Stils“ (vgl. dazu auch Kapitel XXI) der Kinderzeichnung angesehen werden. In ihm vereinigen sich optisch erkennbare und vorhandene, aber (aktuell) nicht sichtbare Gegenstandsformen zu einem „Gesichtspunkt“. Das Röntgenbild diente vielen Theoretikern als Beleg für die These, daß das zeichnende Kind mehr vom Wissen um die Dinge als von deren visueller Erscheinung ausgehe (so vor allem LUQUET 1927; vgl. Kapitel XVIII, Abschnitt 1). Unser Beispiel eines Röntgenbildes (vgl. Abbildung 17) belegt an der Hausdarstellung von UWE (11 Jahre!), daß Transparenz auch das Zeichen einer Entwicklungsstörung sein kann, die zeichnerische Reaktion eines verhaltensauffälligen Heranwachsenden (vgl. Kapitel VII, Abschnitt 3; Beschreibung in RICHTER 1984a, S. 155f.).
- *Bedeutungsgröße/Bedeutungsperspektive:* Innerhalb der Topologie der Bildfläche, d. h. des Gefüges von horizontalen (Boden-, Himmelslinie o. ä.) und vertikalen Formen (Mensch-, Baumzeichen o. ä.) fallen immer wieder Gegenstandsformen/Motive auf, die durch ihre Größe von anderen Formgruppen unterschieden werden. Dieses Merkmal des Schemabildes übernimmt das Kind aus den vorhergehenden Phasen der Bildentwicklung, wo die Größe des einzelnen Motivs etwas Relatives, vielleicht auch Zufälliges war, weil der Zeichenakt noch nicht einer weitreichenden optischen Kontrolle unterstand. Im Bild der Schemaphase dagegen *soll* dieses Motiv/Motivelement (z. B. ein überlanger Arm) hervorgehoben werden, weil es dem Zeichner besonders bedeutungsvoll, bedeutungstragend erscheint. Daher auch der Ausdruck „Bedeutungsperspektive“, den man allerdings durch den Terminus „Bedeutungsgröße“ ersetzen sollte, da es sich nicht um ein perspek-

tivisches Darstellungssystem (wie in der Kunst), sondern um ein topologisches handelt. Beispiele für dieses Merkmal lassen sich in den Abbildungen der vorhergehenden Abschnitte (z. B. Abbildungen 14 und 16) allenthalben entdecken.

- *Exemplarisches Detail:* Dieses Merkmal ist eng mit dem vorhergehenden verwandt und hat wie dieses auch Analogien in den archaischen und mittelalterlichen Kunststilen. Zur Charakterisierung einer Person bzw. eines Gegenstandes benutzt der Zeichner ein besonders hervorgehobenes Detail, z. B. eine Pfeife für „Mann“ (bei sonst gleichartiger Kleidung) oder lange Zöpfe für Mädchen usw. (vgl. auch WIDLÖCHER 1974, S. 50). Wie in der frühen Kunst können solche Details auch Abstrakta bzw. *allegorisch* verfestigte Inhalte wie „Liebe“ (Herz), „Schmerz“ (z. B. „Bauchschmerzen“; Darstellung von Tränen bzw. Därmen o. ä.) ausdrücken. Ein besonders anschauliches Beispiel für eine komplexe Allegorisierung mittels eines exemplarischen Details findet sich in A. UDEs „Betty“ (1984, S. 75): Auf einer Selbstdarstellung kritzelt das sechsjährige Mädchen sich Mund und Teile des Oberkörpers zu, um auszudrücken, daß es in der Schule meistens stumm bleibt (vgl. Abbildung 18).
- *Prägnanztendenz:* Mit diesem Merkmal des Schemabildes bewegen wir uns auf die Darstellungsprinzipien bzw. Darstellungsgesetze zu, von denen zu Beginn dieses Abschnittes die Rede war. Der Terminus „Prägnanztendenz“ stammt aus der Gestalttheorie (vgl. CHR. v. EHRENFELS, M. WERTHEIMER, D. KATZ, W. METZGER u. a.; vgl. METZGER 1975) und bezeichnet die Zunahme an gestalthaften Qualitäten bei bestimmten optischen Konfigurationen. So sind z. B. nach dieser Auffassung „Einheiten aus in sich zurücklaufenden, geschlossenen oder ein gewisses Gebiet wenigstens teilweise umschließenden Linien . . . bevorzugt vor Einheiten mit freien Enden bzw. aus freien Verzweigungen“ (METZGER 1975, S. 219, nach WERTHEIMER). In unserem Zusammenhang soll diese Bezeichnung nur vorläufig und ohne Hinweis auf die gestaltgebende Instanz – optisch-autonom oder vorstellungsartig-ganzheitlich – in Anspruch genommen werden, um gewisse auffallende Erscheinungen des Schemabildes zu kennzeichnen, die häufig unter dem Terminus „Umklappung“ zusammengefaßt werden. So werden z. B. bei einem Wagen, Auto o. ä. der kastenartige Aufbau häufig „von oben“, die Räder dagegen als (angenäherte) Kreisformen („von der Seite“) dargestellt (vgl. Abbildung 99), und viele Schemabilder bestehen aus einer *Kombination solcher Prägnanzformen.* Wir werden in den nachfolgenden Abschnitten und besonders im V. Kapitel näher auf die theoretischen Einschätzungen dieser Erscheinungen eingehen.

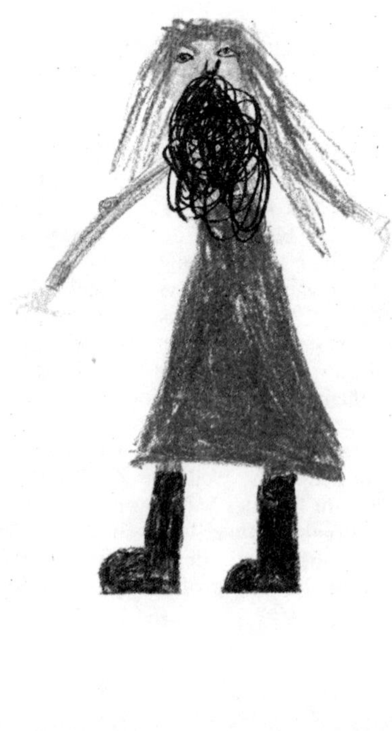

Abbildung 18

c) Gibt es ein Darstellungsprinzip für das Schemabild?

Die vorangehende summative Aufzählung von Merkmalen des Schemabildes verlangt geradezu nach einem übergeordneten Grundsatz, welcher die Organisationsform des Bildschemas bestimmt, und so wird denn auch in den meisten Gesamtdarstellungen ein solcher Grundsatz implizit oder explizit ausgewiesen. So sprach z. B. D. KATZ schon 1906 (S. 252 ff.) von der „Zweckmäßigkeit" jeglicher Repräsentation; sie gestatte es dem Menschen, sich in der Außenwelt zurechtzufinden. Diese Zweckmäßigkeit solle auch im Zeichen des Kindes sichtbar werden, weil sie Ausdruck der *gestaltbildenden* physischen und psychischen Instanzen sei. Dieser Grundgedanke der Gestaltpsychologie fand/findet ja seinen Niederschlag auch in der Auffassung von der „Prägnanz", d. h. von der Bevorzugung bestimmter optischer Gestalten im Darstellungsvorgang. Die Bildorganisation wäre demnach ein Resultat der (produktiven) Gestaltfindung, Gestaltveränderung (ARNHEIM: „apperzeptive Spontaneität"). Im Gegensatz dazu sieht J. PIAGET (z. B. in 1969, S. 170 ff.) das Bildschema in dieser Zeit der mittleren Kindheit von „Juxtapositionen" (= einer bloßen *Nebeneinanderstellung* von Elementen) geprägt; es mangele den Zeichnungen an Integration, Synthese, an einer Struktur, welche den komplexen visuellen Gegebenheiten adäquat wäre. Auch der Begriff der „Juxtaposition" und viele ähnliche Kennzeichnungen lassen sich als eine Art Darstellungsprinzip betrachten, welches die Art der Schemabildung charakterisiert – auch wenn dieser Grundsatz nur das „Unvermögen zur Synthese" (PIAGET) kennzeichnen würde.

In einer wenig beachteten umfangreichen Untersuchung „über die Wirkung eines Darstellungsprinzipes auf das zeichnerische Gestalten des Kindes" hat H. PIEPER (1958) wesentliche wissenschaftliche Auffassungen über die Verfassung der Kinderzeichnung übersichtlich, wenn auch formelhaft zusammengefaßt – er kommt dabei zu neun Gruppen von theoretischen Ansätzen –, ehe er experimentell die Frage zu beantworten versucht, ob den verschiedenartigen „Bildcharakteristika" (1958, S. 36) ein einheitliches „Darstellungsprinzip" zugrunde liege. Wir geben seine Hypothesen samt der Versuchsübersicht hier wieder, weil sie sich wohltuend von anderen Untersuchungen jener Zeit unterscheiden und weil sie uns in der Frage nach dem übergeordneten Grundsatz weiterführen. Es gelte, so der Grundgedanke von H. PIEPER (1958, S. 35 f.; erläuternde Zusätze in Kursivschrift vom Referenten), folgendes zu überprüfen,

„wenn eine Determination der formalen Momente im Sinne eines formalen oder kompositionellen Prinzips angenommen werden darf . . .:

1. Es ist aufzuzeigen, daß verschiedene Darstellungsmomente der rein formalen oder kompositorischen Erarbeitung eines bestimmten Motivs oder einer Motivart dienen.
2. Es ist zu prüfen, ob die Kombination der verschiedenen formalen Momente in einer Bilddarstellung im Sinne eines Prinzips erfolgt.
3. Wir müssen dieses übergeordnete, formale Prinzip, dem verschiedene formale Momente unterstellt sind, aufzeigen können.
4. Es bleibt zu prüfen, welche Momente diesem Prinzip dienen.

Zur Klärung dieser Fragen führen wir folgende vier Experimente durch:

I. 1. Darstellungsversuch mit verschiedenen Themen.
II. Exploration; *Bilder werden zum Vergleich dargeboten.*
III. Wahlversuche; *Auswählen von vorgelegten Bildern mit verschiedenartigen Darstellungsmodellen.*
IV. 2. Darstellungsversuch – Wiederholung desselben Themas mit Instruktion".

Die Untersuchung mit einer hohen Anzahl von Zeichnungen, die im wesentlichen nach kompositionellen und räumlichen Merkmalen beurteilt wurden, kommt zu dem Schluß, daß die ‚Umklappung', d. h. also die Anordnung von Konfigurationen nach oben *und* unten um eine Standlinie (z. B. Häuser um eine Straße „geklappt"), immer dann angewendet wird, wenn das *Motiv* eine Überschneidung zwingend vorschreibt, wie z. B. bei der Darstellung sich überdeckender Häuserzeilen oder von Kindern beim Reigenspiel (vgl. auch MÜHLE 1971, S. 94ff.). Zur *Vermeidung* dieser Überschneidung wählt das Kind die Umklappung, weil es die Personen oder die einzelnen Gegenstände *deutlich* darstellen möchte; aus demselben Grunde kommt es auch häufig zu Vergrößerungen bzw. Verkleinerungen von Einzelfigurationen. Als Schlußfolgerung aus diesem bildnerischen Verhalten formuliert H. PIEPER dann (1958, S. 152ff.) das sog. „Darstellungsprinzip":

„Die Wahl und Anwendung der verschiedenen Darstellungsmomente wird bestimmt werden durch die *Tendenz* zur *größtmöglichen Deutlichkeit* der *Komposition* wie der *Konfiguration.*"

Dieses Ziel wird seiner Auffassung nach durch ein „abwägendes Bewerten" verschiedener erprobter Darstellungsmodelle/Konzepte erreicht, von denen das Kind dann dieses einsetzt, welche dem o. g. Prinzip dient. Generell könnte man dieses Charakteristikum des Schemabildes auch als *Wiedererkennungstendenz* bezeichnen: Das Kind, das nicht nur darstellen, sondern sich auch mitteilen will, muß die Bildelemente so organisieren, daß die einzelnen Motive *und* die Gesamtstruktur des Bildes *wiederholbar* und *identifizierbar* („lesbar") werden. Diese Wiedererkennungstendenz, die man mit E. KORZENIK (1972) auch *Verständigungstendenz* nennen könnte, unterscheidet, wie in vorhergehenden Abschnitten schon angedeutet, die Bilder der Schemaphase von den Kritzelereignissen und den Objektivationen der Vorschemaphase mit ihrem motorisch-expressiven Charakter; sie könnte als ein Resultat (Kompromiß?) aus Formverdeutlichungen („Prägnanztendenzen") *und* Erzählabsichten angesehen werden. Allerdings würde diese Wiedererkennungstendenz/ Verständigungstendenz nicht ohne weiteres alle Merkmale der Schemaphase erklären können. So handelt es sich z. B. bei der „Bedeutungsgröße" wohl um ein affektiv gefärbtes Ereignis, das (unbewußt?) eine *Rangordnung* unter den Motiven herstellen soll; d. h. die Wiedererkennungstendenz/Verständigungstendenz müßte auch von der affektiven Befindlichkeit der/des Zeichnenden abhängig gemacht werden. Zur Erklärung des Röntgenbildes werden wir im folgenden Abschnitt auf die Auffassungen vom (inneren) Schema, Plan o. ä. hinweisen.

4. Zusammenfassung: Zu einer Theorie des Schemabildes

Alle Betrachtungen über die Natur des Schemabildes leiden darunter, daß die Untersuchungen über die Objektwahrnehmung und/oder den Charakter der internen Bilder/Vorstellungen an abstrakten, meist zweidimensionalen und statisch dargebotenen Konfigura-

tionen durchgeführt werden, die mit realen Wahrnehmungsgegebenheiten wenig zu tun haben (vgl. CHURCH 1971, S. 7). Besonders die Vertreter kognitivistischer Psychologien wetteifern (aus methodologischen Gründen) geradezu darin, die „Reizmuster" möglichst abstrakt und damit künstlich zu halten. Dabei zeigen Versuche, daß Kinder schon mit wenigen Wochen auf das Reizmuster „Gesicht" – sei es auf Pappe schablonenhaft gemalt, sei es das wirkliche – mit Lächeln reagieren, also bedeutungshaft wahrnehmen, das Reizgebilde als *sinnvolles* Ereignis „ansehen". Später spielt die Sprache als formidentifizierendes Instrument offenbar eine besondere Rolle; so benannten einige der von PIAGET und INHELDER beobachteten Kinder geometrische Figuren, die sie ertasten und als Form identifizieren sollten, mit Ausdrücken bekannter Objekte, z. B. ein Dreieck als „Grabholz" (vgl. VERNON 1976, S. 29f.). Allerdings befinden sich die Wahrnehmungspsychologen auch in einer mißlichen Situation. Schaffen sie für die zu untersuchende Problemstellung eine möglichst natürliche (ökologische) Reizsituation, hapert es an den Möglichkeiten kontrollierter Versuchsanordnungen, und die Ergebnisse bleiben pauschal; wird das Reizmuster möglichst abstrakt gehalten, so mutet das Untersuchungsergebnis künstlich an, und die Rückschlüsse auf das reale Wahrnehmungsverhalten sind eher zweifelhaft. Zudem dienen viele dieser Untersuchungen dem Nachweis von Gesetzmäßigkeiten in der Entwicklung der *operativen Intelligenz,* die sich in den (begriffs-)sprachlichen Repräsentationen äußert, und sie lassen sich nur schwer auf zeichnerisch-bildnerische Äußerungen übertragen. Vieles spricht aber dafür, daß im Alter des frühen Schemabildes die *inneren* ikonischen Repräsentationen noch in den Vorstellungsaktivitäten dominieren, bestimmenden Einfluß auf die begrifflichen Operationen und die Handlungsvollzüge haben, ehe sich dann im späteren Schulalter (etwa nach dem neunten Lebensjahr) die begrifflich-operatorischen Schemata vollends etabliert haben und ihrerseits eine dominierende Rolle in allen Formen der Repräsentation übernehmen (vgl. BRUNER 1971, S. 47ff.; PAIVIO 1978).
Für eine theoretische Bewertung der Schemabilder bietet sich die „Zwei-Code-Theorie" („duale Codierungstheorie") von A. PAIVIO (vgl. z. B. 1978, S. 812ff.; vgl. dazu auch PIAGET 1969; BRUNER et al. 1971) an. Sie geht einerseits von der „Unabhängigkeit der bildhaften Repräsentationen vom verbalen Repräsentationssystem" aus und löst damit auch die zeichnerischen Repräsentationen aus der *unmittelbaren* Abhängigkeit von den begrifflich-sprachlichen Operationen (vgl. z. B. PIAGET 1969, S. 103), in die sie (auch aus forschungsmethodischen Gründen) immer wieder gebracht werden. Sie erweitert damit auch die Auffassung von Bewußtsein um *bildhafte Ereignisse,* die nicht in Form verbaler Begriffe operational definiert werden können. Sie setzt andererseits aber auch eine „*mannigfaltige,* aber nur *teilweise Verknüpftheit* zwischen den beiden Systemen" voraus:

„Die Idee, daß Verknüpfungen nur teilweise vorhanden sind, hat zur Folge, daß der Zugang von einem System zum anderen (und umgekehrt) begrenzt ist. Ein System kann nur an den Punkten Aktivitäten im anderen System auslösen, wo Verknüpfungen hergestellt worden sind. Wenn jedoch einmal ein System aktiviert worden ist, kann eine weitere Verarbeitung mit ziemlich wenigen Einschränkungen *innerhalb dieses Systems ablaufen,* obwohl sie potentiell durch die Aktivität des anderen Systems modifizierbar ist" (PAIVIO 1978, S. 814; Hervorh. v. H.-G. R.).

Als wesentlicher, qualitativer Unterschied der beiden Systeme kann die *Art der Organisation* von Informationen und ihrer Verarbeitung angesehen werden. A. PAIVIO (1978,

S. 281 f.) weist dabei der bildhaften Vorstellung eine Spezialisierung auf „synchrone (simultane) Organisation und für parallele Verarbeitung komplexer Informationen" zu, „während das verbale System für sequentielle Organisation spezialisiert" erscheint. Der Begründung dieser These durch die Interpretation empirischer Versuche kann hier nicht weiter nachgegangen werden, uns interessiert nur die Möglichkeit einer Übertragung dieser internen Organisations- und Verarbeitungsmechanismen auf die externen bildhaften bzw. sprachlichen Repräsentationsformen. Es zeigt sich, darauf wird das Kapitel VI über die „Erzählstruktur" noch näher eingehen, daß auch die Bildschemata dieser Entwicklungsphase in einer komplexen Organisation von *synchronischen* Ereignissen formuliert werden können. Im Gegensatz zum („sequentiellen") Nacheinander im Beziehungsgefüge sprachlicher Äußerungen (de Saussure: „Linearität") werden die Konfigurationen des Schemabildes *komplex,* d. h. in einer medienspezifischen *Gleichzeitigkeit* von Formen/Motiven, organisiert. Diese Synchronizität muß medienspezifisch genannt werden, weil die einzelnen Formen/Motive natürlich nacheinander gezeichnet werden und erst das Resultat des zeichnerischen Prozesses eine simultane Repräsentation aufweist.
Nach der „Zwei-Code-Theorie", das sei hier noch kurz referiert, weil es für das Verständnis *und* die Interpretation bildhafter Darstellungen von Bedeutung sein könnte, werden die Stimulusinformationen auf verschiedenen Stufen kodiert bzw. elaboriert, und zwar (1.) auf einer *ikonischen* Stufe, die als *präkategorial* und flüchtig angesehen wird, weil die visuellen Objekte auf dieser Stufe nur eine vorübergehende Beständigkeit besitzen, die sie für einige Zeit verfügbar macht (vgl. NEISSER 1974, S. 376 f.); dann auf (2.) einer *repräsentionalen* Stufe, welche die uns vertrauten Vorstellungsbilder („images") bzw. die sprachlichen Repräsentationen (MORTON: „Logogene") im Langzeitgedächtnis zur Verfügung hält. Es folgt (3.) die *referentielle* Stufe, auf der die Verknüpfungen zwischen nicht verbalen und verbalen Repräsentationen hergestellt werden: „Die Bezeichnung ‚referentiell' erzeugt die Idee einer semantischen Relation zwischen Wort und vorgestelltem Bezugsobjekt (Referent), aber die Verknüpfung ist eine kognitive". Auf der *assoziativen* Stufe erfolgt (4.) die Elaboration zwischen Repräsentationen *innerhalb* der Klassen. Als Modell für solche Elaborationen werden die verbalen Assoziationen angesehen, aber Ähnliches wird auch für bildhafte Assoziationen angenommen: So kann „das wahrgenommene Objekt uns durch die wechselseitigen Beziehungen innerhalb des Systems der bildhaften Vorstellung direkt an ein anderes Objekt erinnern" (PAIVIO 1978, S. 813). Diese Form der assoziativen Kombination von (inneren) bildhaften Repräsentationen könnte auch als Modell zur Erklärung des Röntgenbildes u. ä. Erscheinungen in der Kinderzeichnung dienen; denn diese Kombination erfolgt ja nicht willkürlich, sondern nach „Plänen", „kognitiven Landkarten" o. ä., welche die Verbindungen regulieren. Analog zu den bildhaften (inneren) Assoziationen würden auch auf dem Zeichenblatt Konfigurationen entstehen, welche *assoziativen* Charakter hätten. So würden z. B. die Kombinationen „Zimmer" (im) „Haus" als sinnvoll empfunden (vgl. Abbildung 17), *obwohl* sie nicht zusammen gesehen werden können.
Während A. PAIVIO für den Zusammenhang zwischen inneren Repräsentationen und sprachlichen Äußerungen (Objektivationen) viele Hinweise gibt, fehlen diese für den Bereich der bildhaften Objektivationen, also der *zeichnerischen Darstellung,* fast völlig. Man kann also über die Art der Verbindung von inneren und äußeren Repräsentationen nur spekulieren. Allerdings gibt er in der Frage der Beziehung von Wahrnehmungsbild und

Vorstellungsbild einen (ziemlich vagen) Hinweis, wenn er (1978, S. 827) von der „wahrnehmungsmäßig analogen Natur von Vorstellungsbildern" spricht. Man darf also wohl zu Recht davon ausgehen, daß auch zwischen innerer Repräsentation und zeichnerischer Darstellung ebenfalls *analoge* Verhältnisse herrschen. Es scheint, daß A. PAIVIO Vorstellungsbilder als ziemlich genaue *Kopien* von visuellen Objekten – wissenschaftstheoretisch präziser müßte man von Wahrnehmungsrepräsentanzen sprechen, weil damit keine Aussage über die Natur des Objekts „an sich" gemacht würde – ansieht, während z. B. für J. PIAGET (z. B. 1969, S. 103f.) diese inneren Repräsentationen eher als *Zeichnungen* aufzufassen sind, in die bestimmte *sensomotorisch* vermittelte Merkmale des Objekts eingegangen sind und die sich zu umfassenden „Plänen", „Strukturen" („Schemata") zusammenschließen. Diese Zusammenschlüsse können durchaus den Charakter von Gestalten annehmen, weil sie einer Tendenz zum Gleichgewicht, zu *übersummativen* Ganzheiten unterliegen (vgl. MEILI 1978).

Die zweifache Analogie – einmal die zwischen Wahrnehmungsrepräsentanzen und Vorstellungsbildern, zum anderen die zwischen internen Repräsentationen und zeichnerischer Darstellung – würde auch den *Verlust an Deutlichkeit* erklären, den die zeichnerische Darstellung gegenüber den Wahrnehmungsrepräsentanzen aufweist: Trotz des Nachahmungsbogens, der dabei auftritt – und der im frühen Jugendalter, wenn das empirische Objekt direkt „abgezeichnet" wird, zum Zirkel wird –, kann das gezeichnete Objekt nur in *einigen Merkmalen* Ähnlichkeit mit dem Wahrnehmungsinhalt aufweisen, weil die Analogiekette auch immer mit einem Verlust von Ähnlichkeit verbunden ist.

Außerdem verkennen Auffassungen, die von einem Vergleich von „statischen" Bildern (Wahrnehmungsrepräsentanzen/Vorstellungsbildern einerseits und gezeichneten Bildern andererseits) ausgehen, den dynamischen Charakter sowohl der Wahrnehmungsaktivitäten und der inneren Kodierung/Elaboration sowie des Zeichengeschehens. Es handelt sich also nicht um analoge *Zustände,* sondern um analoge *Prozesse* mit emotionaler Beteiligung. Leider lassen uns die genannten Autoren in der Frage nach der emotionalen Färbung von internen (wie externen) Repräsentationen im Stich; da ist höchstens noch von „früheren Erfahrungen" (PAIVIO), etwa im Hinblick auf die Verknüpfung von Bildern, die Rede, aber nicht von früheren *Erlebnissen.*

Fassen wir unsere theoretische Skizze der Merkmale des Schemabildes und seiner internen Korrelate zusammen, so lassen sich folgende Festlegungen formulieren:

1. Die bildnerische Darstellung besitzt eine *relative Unabhängigkeit* von den sprachlich-begrifflichen Äußerungen. Diese Unabhängigkeit hat ihre Wurzeln in den jeweils eigenen und eigenartigen Verarbeitungs- und Speicherungsformen für die sprachlich-auditiven bzw. figurativ-bildhaften Informationen.
2. In einer ersten Altersphase (ca. fünftes bis neuntes Lebensjahr) dominieren in den Bildschemata *anschaulich-bildhafte Lösungen* vor abstrakt-begrifflichen. In einer zweiten Phase (ab dem neunten Lebensjahr) hängt die Bildstruktur zunehmend von *intellektuell-operatorischen* Organisationsformen ab. Dieser Wechsel im Organisationsstil innerhalb der Schemaphase würde erklären, warum die ersten Schemabilder anschaulich-expressiven Charakter haben, die späteren „gebaut", „ausformuliert" und daher „schematisch" wirken.
3. Das Bildschema besitzt *analog* den internen Repräsentationen eine *komplex synchronische Struktur* (vgl. auch NEISSER: „zyklisch"), während die Sprache sequentiell organi-

siert ist. Natürlich muß diese Struktur im zeichnerischen Vollzug (nacheinander) aufgebaut werden. Wie man sich diese Komplexität/Synchronizität im Nacheinander vorzustellen hat, zeigen schon ältere Untersuchungen von P. LAMPARTER (1932) und H. MÄRTIN (1939), in denen die Art, die Abfolge des Zeichenaktes (MÄRTIN) und die Zusammenstellung von vorgesehenen Formen (Weintraube, Blumenstrauß u. ä.) dokumentiert werden. Diese Untersuchungen zeigen z. B., daß Kinder bei der Organisation des Bildschemas „springen", d. h. etwa auf der linken Bildseite beginnen, das Gegenstück des Motivs auf der anderen Bildseite zeichnen und dann wiederum auf die linke Bildseite wechseln (vgl. Abbildung 19 aus MÄRTIN 1939).

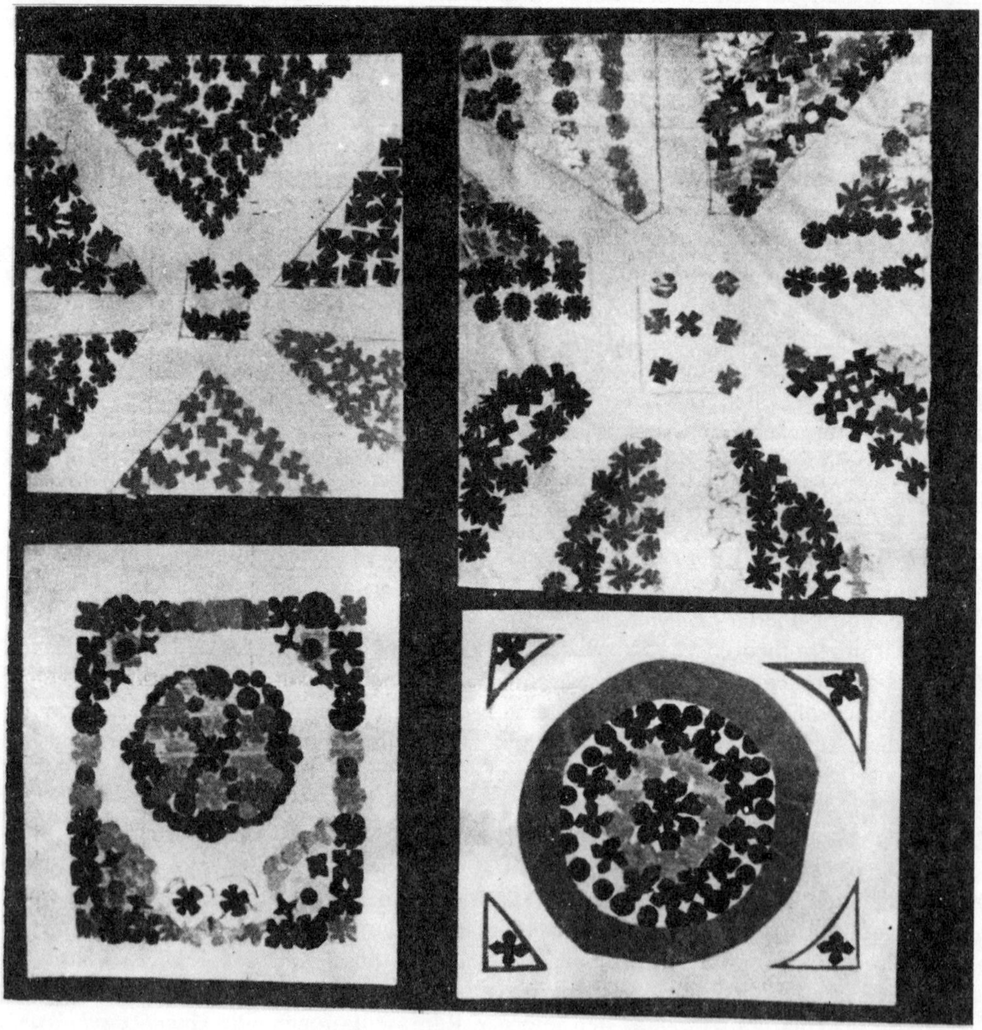

Abbildung 19

Zwar kommt es vor allem P. LAMPARTER darauf an, bestimmte Organisationsmuster mit bestimmten Persönlichkeitstypen (Formbeachter versus Farbbeachter) in Beziehung zu setzen, aber die interessante Untersuchung zeigt doch, daß das Zusammenlegen (etwa der Blütenelemente) bestimmten „Plänen" gehorcht, die als Achsensymmetrien, Spiralformen, Schwerpunktbildungen gekennzeichnet werden können.

4. Einige Merkmale des Schemabildes (wie Röntgenbild) lassen sich als *bildnerische Konstrukte* (vgl. NEISSER 1978) deuten: Die in Schemata organisierten inneren Repräsentationen können als eine Art „Formvorschrift" angesehen werden, die es der/dem Zeichnenden erlaubt, bestimmte Konfigurationen *assoziativ* zu kombinieren, analog zu den Assoziationsmöglichkeiten im verbalen Speicher.

5. Die Figurationen des Bildschemas und die internen Repräsentationen stehen in einem *Analogieverhältnis* zueinander; d. h. sie sind (in einzelnen Merkmalen) ähnlich, aber nicht identisch.

6. Die *Zeichenaktivitäten* verändern das Bildschema in Richtung auf einheitliche Lösungen; d. h. die/der Zeichnende bevorzugt Gleichgewichtszustände und andere integrative, prägnante o. ä. Lösungen. Schemabilder sind also nicht elementarisch (BÜHLER: „resultativ", PIAGET: „Juxtaposition"), sondern integrativ/gestalthaft („übersummativ") aufgebaut.

7. Die zeichnerischen Aktivitäten unterliegen sicher auch einer *emotional gefärbten Dynamik;* d. h. sie entsprechen nicht nur kognitiven Erfahrungen, sondern auch einer „Tiefe des Erlebens" (KRÜGER, WELLEK u. a.). Dieses Merkmal des Schemabildes läßt sich besonders am Beispiel der „Bedeutungsgröße" ablesen. Leider lassen die kognitiv orientierten psychologischen Theorien den Betrachter von Kinderzeichnungen im Stich, wenn es darum geht, bei der Interpretation einer *Kontinuität des Psychischen* zu folgen.

IV. Zeichnen am Ende der Kindheit und Ausblicke auf das Zeichnen im Jugendalter

1. Zur Visualisierung des Bildschemas in der späten Kindheit

Unsere Analyse der bildnerischen Ereignisse in der Schemaphase (der mittleren Kindheit) und die Darstellung der Auffassungen über die psychischen Korrelate legen uns die Vermutung nahe, daß diese Phase nicht kontinuierlich verläuft, sondern daß am Ende der mittleren Kindheit (also im achten/neunten Lebensjahr) mit einer Veränderung im zeichnerischen Verhalten zu rechnen ist. Dieser Veränderung entspricht auf der intellektuellen Ebene die zunehmende Beherrschung konkreter, *un*anschaulicher Operationen. Man hat diese Form des Denkens auch als „voradoleszent“ (MUUSS) bezeichnet, weil sie den *hochformalen* Denkoperationen, die erst in der Adoleszenz ausgebildet werden, vorausgeht. Wir beziehen uns für die Grenzziehung zwischen mittlerer Kindheit und später Kindheit einerseits und später Kindheit und Adoleszenz andererseits auf die Markierungen der kognitiven Psychologie, weil die Angaben in den vorliegenden Entwicklungspsychologien (MUSSEN et al., HURLOCK, AUSUBEL u. a.) uneinheitlich und z. T. widersinnig sind. So wird in manchen Entwicklungspsychologien von vierzehnjährigen, ja sechzehnjährigen Kindern (!) gesprochen, und die mittlere Kindheit geht bei MUSSEN et al. (1976) unmittelbar in die Adoleszenz über, wobei die Grenze zwischen den beiden Phasen durch den Beginn des Längenwachstums, der in der Regel in das 13. Lebensjahr fällt, markiert wird. Folgen wir den Angaben in der kognitiven bzw. genetischen Psychologie (etwa J. PIAGETs), dann fällt der Übergang von der mittleren zur späten Kindheit ins neunte Lebensjahr, der Wechsel zum Jugendalter vollzieht sich um das 12. Lebensjahr.

Nach diesen Vorbemerkungen sollte es nicht mehr zu sehr verwundern, daß auch in der speziellen Literatur zur Kinderzeichnung dieser Spätphase wenig Aufmerksamkeit geschenkt wird, und wenn, dann eher die „schönen“ Zeichnungen vorgeführt werden (vgl. z. B. LOWENFELD/BRITTAIN 1967, S. 182) und die „unschönen“, wie sie z. B. in R. LIMBERG (1981) wiedergegeben sind, unterschlagen werden. In der älteren Literatur wird das Bekenntnis zu und die Auswahl von „schönen“ Kinderzeichnungen noch „moral-anthropologisch“ (HOCHHEIMER) begründet, z. B. mit dem Hinweis darauf, daß das Kind heute schon früh „aus seiner Mitte herausgestoßen und damit auch die alte Mensch-Kunst-Einheit gesprengt“ werde (MEYERS 1971, S. 31). Wann mag diese Einheit je bestanden haben (vgl. dazu auch den Abschnitt „Historische Kinderzeichnung“ im Kapitel XIX)? Jedenfalls steht eine erneute Vermessung und Bewertung der Zeichnungen *nach* der „Fernsehkindheit“ (v. HENTIG) noch aus, und wir müssen uns bei unserer Darstellung darauf beschränken, in einem Vergleich von Bildern dieser späten Schemaphase Entwicklungstendenzen und besondere Merkmale am Phänomen aufzuzeigen. Tendenzen und Merkmale dieser „zweiten Schemaphase" sind z. B.:

- *Zunahme an gegenstandsanalogen Details:* Die Zeichentests in der Nachfolge von F. L. GOODENOUGH (1926), die in den Teilen 2 und 3 dieses Handbuches ausführlich dargestellt werden, zeigen deutlich, daß zwischen dem neunten und 11./12. Lebensjahr eine besondere Binnendifferenzierung des Menschzeichens stattfindet und daß diese sich in Richtung auf eine gegenstandsanaloge Darstellung bewegt (vgl. z. B. HARRIS 1963). Diese zunehmende Detaillierung erstreckt sich natürlich auch auf die übrigen Bildzeichen, z. B. das Haus, den Baum, das Tier, auch wenn diese Formdifferenzierungen nicht so genau dokumentiert sind (vgl. z. B. MEYERS 1971, S. 59ff.; KOCH 1972; HAMMER 1980). Diese *Detailfreude* läßt sich auch an „freien" Zeichnungen nachweisen – wenn man die Zeichenereignisse dieses Alters, die ja offensichtlich bereits stark von Einflüssen der sekundären Sozialisation (Schule, Gruppe) beherrscht werden, noch „frei" nennen darf.

  Als Beispiel für diese Detailfreude wird mit der Wiedergabe einer Serie von drei Bildern der Schülerin NICOLA (11 Jahre) begonnen, die im Abstand von etwa zwei Jahren ein ähnliches Motiv (Baum, Haus, Mensch) darstellte. Im ersten Bild (vgl. Abbildung 20) dieser Serie sind typische Merkmale der Bildorganisation dieser zweiten Schemaphase

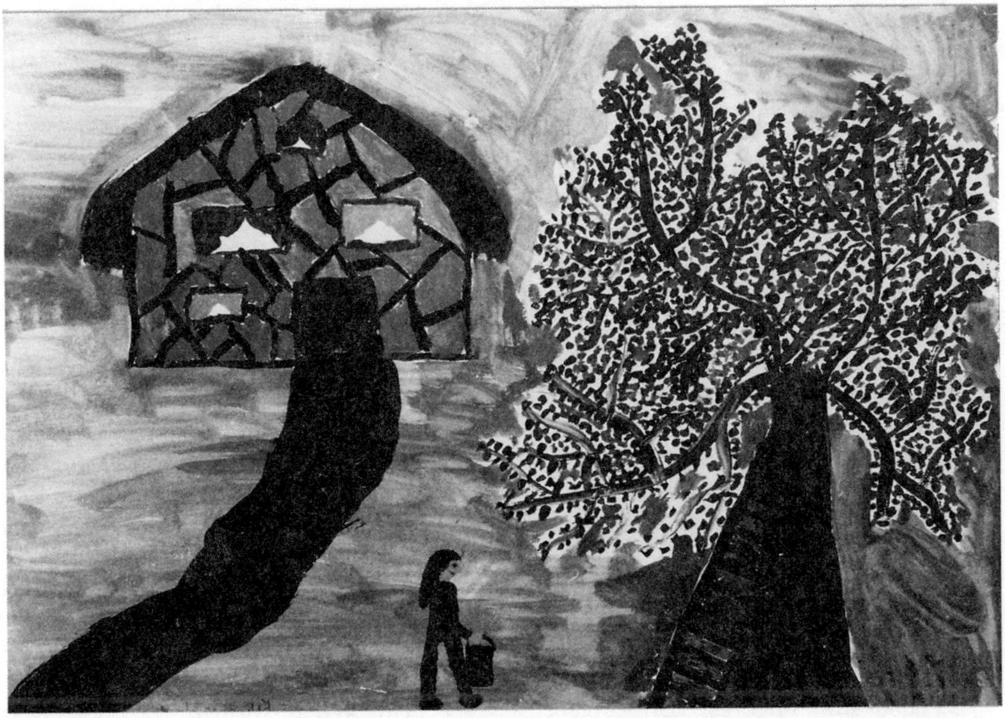

Abbildung 20

wie Detailgenauigkeit, Beachtung der Größenrelationen, Steilbild (vgl. Kapitel VI) o. ä. festzustellen.

Am Ende dieser Phase, mit der sich ja auch die „Kinderzeichnung“ ihrem Ende nähert, explodiert diese Lust am Detail geradezu: Es tauchen jetzt hochformale Zeichnungen mit z. T. grundriß- bzw. querschnittartigem Charakter auf, welche akribische bildhafte und sprachliche Beschreibungen von Objekten, wie Festungen, Schiffe o. ä. enthalten (vgl. z. B. das Bild „Panzer-Kriegsschiff“ von ULRICH, 11;6, Abbildung 21).

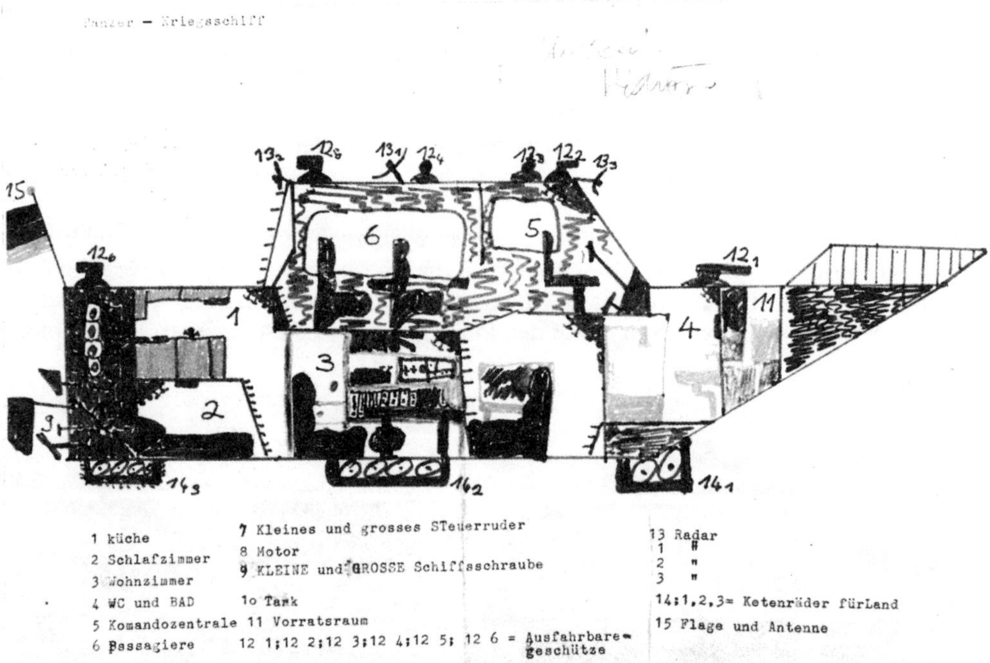

Abbildung 21

- *Umstrukturierung des Bildschemas:* Der Detaillierung des einzelnen Zeichens entspricht nicht unbedingt eine Erhöhung der Komplexität des gesamten Bildschemas. Vielmehr scheint die Entwicklung in (mindestens) zwei Richtungen zu verlaufen: Einmal stehen differenzierte Bildzeichen innerhalb eines weniger differenzierten bzw. weniger komplexen Bildschemas; zum anderen wird der Versuch des Kindes deutlich, das gesamte Bild gegenstandsanalog-visuell zu organisieren und sich nicht nur mit „realistischen“ Inseln in relativ schematischen Bildgefügen zu begnügen. Im ersten Falle könnte man von einer *selektiven* Bildkonzeption sprechen, im zweiten von einer *ökologischen.* Die Auswahl des Konzepts kann von verschiedenen Faktoren abhängig sein: Das „Prinzip der größtmöglichen Deutlichkeit“ (PIEPER) verlangt ja u. U. nur die Differenzierung eines bestimmten (intendierten) Motivzusammenhanges, der im Zentrum der Aufmerksamkeit, der Erzählabsicht oder gar der Aufgabenstellung steht; andere Motive des Bildgefüges können demgegenüber vernachlässigt werden. Andererseits machen sich in diesem Alter bestimmte Persönlichkeitsmerkmale der/des Zeichnenden deutlicher in der zeichnerischen Repräsentation bemerkbar als in den vorhergehenden Phasen. Ängstlichkeit/Angst kann als Beispiel für ein dominantes Persönlichkeitsmerkmal, das sich auch in der Struktur der zeichnerischen Repräsentation ausdrückt, angesehen werden. So konnte z. B. R. LIMBERG (1981, S. 146 ff.) „Ausweichtendenzen" in den Zeichnungen von hochängstlichen Schülern (12./13. Lebensjahr) feststellen: „In einer Gruppe von Hochängstlichen fanden sich gehäuft Anzeichen eines regressiven Rückgriffs auf genetisch frühe Gestaltungsmerkmale ... In der zweiten Gruppe der Hochängstlichen traten Merkmale auf, die auf ein ‚Aus-dem-Felde-Gehen' schließen lassen, und zwar in Form von Auslassungen wichtiger, zur Aufgabenstellung gehörender Details, die einen partiellen Verzicht auf das Gestaltungsziel anzeigten" (vgl. Abbildung 22, welche die Ballspielszene eines 13;4 Jahre alten Schülers mit einem IQ von 110 wiedergibt). Dagegen waren in den Zeichnungen von Schülern mit niedriger Angstbereitschaft und wenig Streßmerkmalen „Differenzierungsmerkmale" bei den einzelnen Bildzeichen sowie die „Ausgewogenheit" der Bildorganisation zu beobachten.

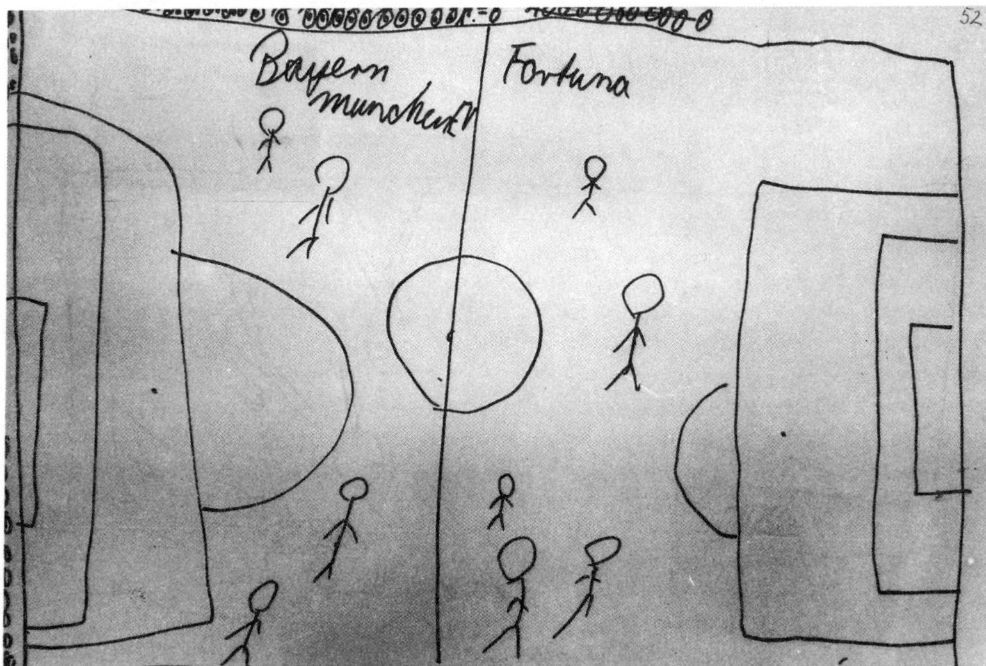

Abbildung 22

- *Veränderungen in der Motivstruktur:* Während die bisher untersuchten Merkmale der zunehmenden Detaillierung (gegenstandsanalogen Differenzierung) und Komplexität (Ausbau des „realistischen" Bildschemas) durchaus eine *konsequente* Weiterentwicklung des Schemabildes in die skizzierte Richtung einer Visualisierung suggerieren könnten, zeigt der Wandel in der Motivwahl etwas von der neuen sozio-emotionalen Situation der/des Zeichnenden am Ende der Kindheit. In „heileren" Zeiten konnte man die Veränderung in den Motiven als Wechsel von Märchenphantasien (in der mittleren Kindheit) zu Robinsondarstellungen (vgl. MEYERS 1971, S. 28) am Ende der Kindheit/zu Beginn des Jugendalters beschreiben. In Zeiten der „Fernsehkindheit" treten neben diese bzw. an die Stelle der Robinsonaden auch Weltraumphantasien, Autoträume, Adaptionen von Comic-Darstellungen und andere (massen-)medial vermittelte Motive. Aber auch die Medien können wiederum Vor*bilder* für Robinsonaden liefern: So zeichnete ein Sohn des Referenten, nachdem er eine Verfilmung von R. STEPHENSONs „Schatzinsel" im Fernsehen begeistert verfolgt hatte, wochenlang „Seeräuberschiffe" mit und ohne „Kapitän Silver". Auch in der Literatur gibt es (etwa bei GRÜNEWALD 1980) Beispiele dafür, daß auch heute solche Motivzusammenhänge wie Seeräuberfahrten, Urwalderoberungen, Cowboyromantik, aber auch Szenen aus Mythologien (vgl. BUSHOFF 1984 und Abbildung 23) noch nicht ausgestorben sind. In der umfangreichsten psychologischen Längsschnittuntersuchung von Schulkindern nach dem Zweiten Weltkrieg (seit 1952) in Deutschland, in die auch freie Zeichnungen einbezogen wurden (vgl. die Darstellung des Auswertungsschemas im X. Kapitel, Abschnitt 1b) finden sich in der Bildbiographie von „GÜNTHER KR." zwei Schiffsdarstellungen (vgl. Abbildungen 55 und 56), von denen die erste des fast elfjährigen

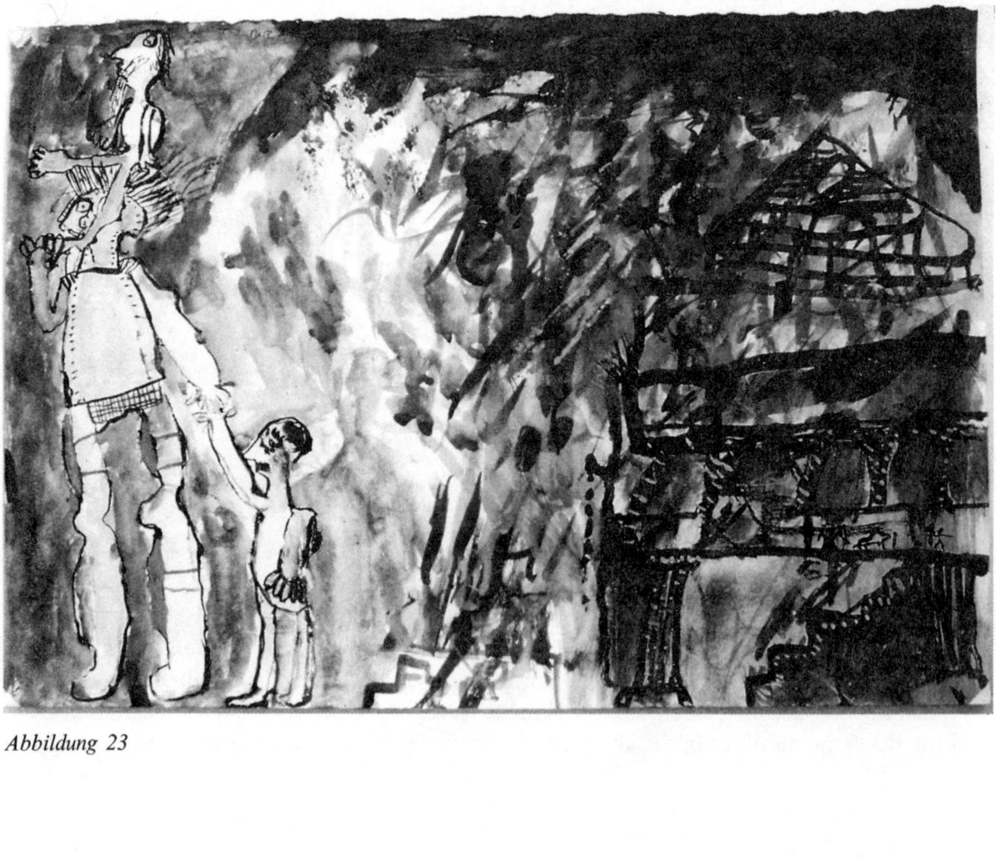

Abbildung 23

Schülers ein typisches Seeräubermotiv zeigt, während die zweite des vierzehnjährigen Jugendlichen die Wende zu einer tiefenräumlich organisierten „quasi-künstlerischen“ Gestaltung markiert, von der im nächsten Abschnitt die Rede sein wird.
Neben diesen neuerarbeiteten exotischen Motiven, Abenteuer-Darstellungen, die heute von den irdischen bis zu galaktischen Robinsonaden reichen, dringen jetzt aber auch zunehmend Inhalte aus der politischen Kultur in die Kinderzeichnung der späten Phase ein. Damit erhält die Motivstruktur der Schemabilder in ihrer späten Phase ein Moment von *Geschichtlichkeit:* Sie spiegelt Diskussionen, Meinungen, Darstellungen von Erwachsenen wider, und die Zeichnungen von Heranwachsenden reflektieren, betrachtet man die Dokumente aus hundert Jahren Forschungsgeschichte, Ereignisse, die von den Burenkriegen bis zu Umweltdebatten reichen.

- *Momente von Karikatur und Ironisierung:* Neben der Tendenz zur gegenstandsadäquaten Detaillierung macht sich in den Zeichnungen der späten Kindheit auch eine Tendenz zur Übertreibung, Karikierung, Ironisierung bemerkbar, die häufig mit einer Vergröberung des Einzelzeichens einhergeht. In vielen Beschreibungen der Spätphase wird diese Tendenz schon als ein Auflösungsmerkmal angesehen, und in der Tat setzt diese *intendierte* Karikierung von Personen und Gegenständen (Beispiele bei LIMBERG 1981, S. 194 und LOWENFELD/BRITTAIN 1967, S. 218) in den Zeichnungen der späten Kindheit im Gegensatz zur ungewollten in der frühen und mittleren Kindheit eine gewisse Beherrschung der Darstellungsmittel voraus. Allerdings läßt sich diese Tendenz zur Übertreibung auch als Angst vor einer unzulänglichen „realistischen“ Wiedergabe, als Unsicherheit gegenüber den eigenen Darstellungsfähigkeiten interpretieren. So ist z. B. für E. WESTRICH (1968, S. 46f.) die karikierende Darstellung auf dieser Altersstufe eher eine „Notlösung“ oder gar eine „Depression“, als mit „Bewußtheit und Absicht geschaffen“. Wie unsere theoretischen Bemerkungen zu dieser Phase der Kinderzeichnung (im 4. Abschnitt dieses Kapitels) belegen sollen, schließen sich diese beiden, scheinbar gegensätzlichen Erklärungen nicht einmal aus. Diese Abkehr von der Visualisierung des Bildschemas, welche sich in den karikierenden Übertreibungen bemerkbar macht, kann so weit gehen, daß jetzt statt bildhaft dargestellter Motive Sprachelemente in die Bilder eingefügt werden. Auf einer anderen Stufe, aber aus ähnlichen Motiven wie am Ende der Kritzelphase (drittes/viertes Lebensjahr) kommt es damit wieder zu einem *Konzeptrealismus,* d. h. zu sprachlich formulierten Elementen, die nicht mehr bildnerisch realisiert werden (vgl. Abbildung 22).

2. Die Auflösung des Schemabildes am Beginn des Jugendalters

Wenn im Titel dieses Abschnittes von „Auflösung“ des Schemabildes gesprochen wird, so ist das nur als unzulängliche, pauschale Kennzeichnung der verschiedenartigen Erscheinungsformen anzusehen, die das *Ende der Kinderzeichnung* um das 12./13. Lebensjahr

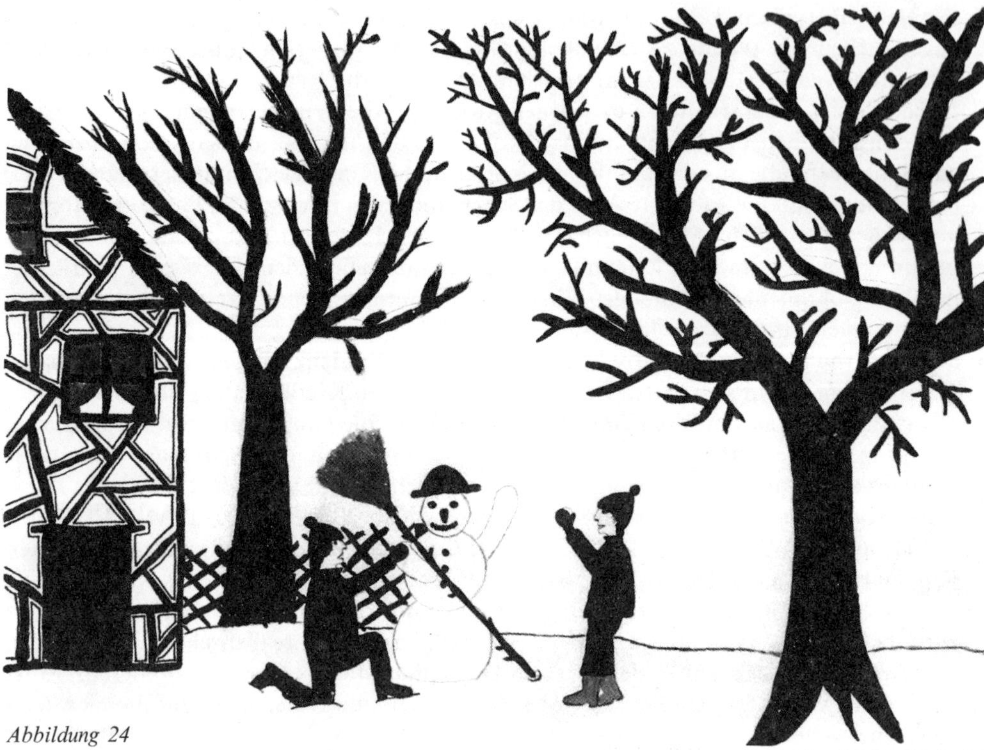

Abbildung 24

markieren. Einige dieser Erscheinungsformen sind in der voranstehenen Beschreibung der Endphase des Schemabildes schon angeklungen, z. B. die *Serienproduktion,* also die Wiederholung bestimmter interessierender Motive (wie Robinsonaden), dann die karikierende *Übertreibung* sowie die neuen *Darstellungsinhalte,* welche als Reflex, etwa auf die politisch-sozialen Themen, in den Zeichnungen auftauchen. Insgesamt, so darf man aufgrund von Beobachtungen des zeichnerischen Verhaltens von Heranwachsenden in Schulklassen vermuten – und von Vermutungen muß hier ausgegangen werden, weil sich u. W. bisher noch nie jemand die Mühe gemacht hat, in einer Längsschnittuntersuchung an einer großen Gruppe von Heranwachsenden den genauen Verlauf der Entwicklung nachzuzeichnen – daß sich diese Auflösung in Form einer *Integration* in künstlerische Gestaltungskonzepte vollzieht. Man würde besser von „quasi-künstlerischen" Konzepten sprechen, da natürlich auch der Heranwachsende dieses Alters sich noch in einem *Vorfeld* künstlerischer Gestaltung bewegt. Der Heranwachsende wird aber am Beginn des Jugendalters Präferenzen (vgl. LOWENFELD/BRITTAIN 1967, S. 217) für bestimmte künstlerische Ausdrucksformen entwickeln und versuchen, das bisher entwickelte gegenstandsadäquate, visualisierte Zeichenrepertoire diesen bevorzugten künstlerischen Gestaltungstendenzen anzunähern bzw. in solche Tendenzen zu integrieren.

Eine solche Integration gelingt wohl am ehesten in ein *realistisches* Gestaltungskonzept. So zeigt uns das Bild (vgl. Abbildung 24) von NICOLA (13;7), von der wir schon ein früheres

Bild (vgl. Abbildung 20) vorstellten, wie die gegenstandsadäquate, „visualisierte" Bildorganisation des Schemabildes der späten Kindheit, die auf dem ersten Bild in typischer Weise zu erkennen war, in Richtung auf einen Quasi-Realismus weitergeführt wird. Bei aller Ähnlichkeit von Personen und Gegenständen über die Zeit von zweieinhalb Jahren (!) hinweg lassen sich doch auch charakteristische Unterschiede ausmachen, die alle dem Aufbau eines realitätsnahen Bildkonzepts dienen: So wird z. B. die Horizontlinie auf eine Ebene verlagert, die Tiefenräumlichkeit wiedergeben soll; die handelnden Figuren treten in Beziehung zueinander und erhalten mehr Volumen, die Bäume werden differenziert und der visuellen Gestalt angeglichen. (Das falsch konstruierte Fachwerk auf beiden Bildern läßt vermuten, daß dem Erfahrungsgegenstand „Fachwerk" und seiner inneren Repräsentation ein unzureichender, d. h. nicht an dem Gegenstand überprüfter, kognitiver Plan entspricht.) Auch der Vergleich der beiden Schiffsdarstellungen von „GÜNTHER KR." im vorhergehenden Abschnitt (vgl. Abbildungen 55 und 56) zeigte ja, daß in der späteren Zeichnung eine Hinwendung zu einem realitätsorientierten Bildkonzept zu beobachten ist: Dem Zeichner kam es offensichtlich im zweiten Bild darauf an, die Dynamik der Meereswellen, welche das Schiff „durchpflügen" muß, bildnerisch zu gestalten.

Diese Form der Integration von Bildelementen der hoch schematisierten Kinderzeichnung in ein realitätsnahes Bildkonzept zu Beginn des Jugendalters haben LOWENFELD/BRITTAIN (1967, S. 214) im Auge, wenn sie diese Phase der zeichnerischen Entwicklung vom 11. bis zum 13. Lebensjahr als „pseudonaturalistisches Stadium" kennzeichnen. Diese Formulierung der Autoren, die sich ja als einige wenige auch mit dem Zeichnen des Jugendlichen beschäftigt haben, soll ausdrücken, daß am Anfang jeder weiterführenden, über das kindliche Zeichnen hinausgehenden bildhaften Ausdrucksweise ein „naturnahes" Darstellen/Gestalten stehen müssen. Allerdings erscheint uns diese Bezeichnung mißverständlich, und sie ist wohl auch von falschen Prämissen abgeleitet: Offensichtlich sind die Autoren bei der Formulierung dieser Bezeichnung von Beobachtungen an Schwachsichtigen und Blinden ausgegangen (vgl. MÜNZ/LÖWENFELD 1934), die erst im Erwachsenenalter anfingen, zu zeichnen und zu plastizieren, und nun (scheinbar plötzlich und am Anfang ihrer Ausdrucksentwicklung) „naturalistisch" darstellten. Untersuchungen an meinem Arbeitsbereich (MUNDT 1971) zeigen demgegenüber, daß auch Sehbehinderte eine regelrechte, noch nicht einmal besonders stark verzögerte Zeichenentwicklung durchlaufen, und auch die Folienzeichnungen von Geburtsblinden weisen die Entwicklung eines regulären Menschen*schemas* auf, das *haptisch* aufgebaut wurde (vgl. SPITZER/LANGE 1982).

Neben dieser Integration der Elemente des Schemabildes in ein realitätsnahes Bildkonzept lassen sich Übergangsformen zwischen der Kinderzeichnung und der Jugendzeichnung beobachten, die von *anderen Präferenzen* des Jugendlichen zeugen: Besonders am Ende dieser Altersphase bevorzugen Heranwachsende auch Bildkonzepte, die eine Annäherung an moderne, meist allerdings eher modische Vorbilder aus der Erwachsenenkunst aufweisen. Im Augenblick sind diese Vorbilder in den Spielarten des Surrealismus zu finden, was zu dem Schlagwort vom „pubertären Surrealismus" geführt hat; sie waren aber auch vom Expressionismus bestimmt (vgl. die Beispiele bei HARTLAUB 1922; PFLEIDERER 1930; OTT 1949; besonders aber die auch direkt als „expressionistisch" gekennzeichneten Bilder bei READ 1962) oder gar von den Stilrichtungen der abstrakten Kunst. Ich erinnere mich an eine Zeit, in der viele meiner Schüler in diesem Alter „einen Picasso" probierten. Meist

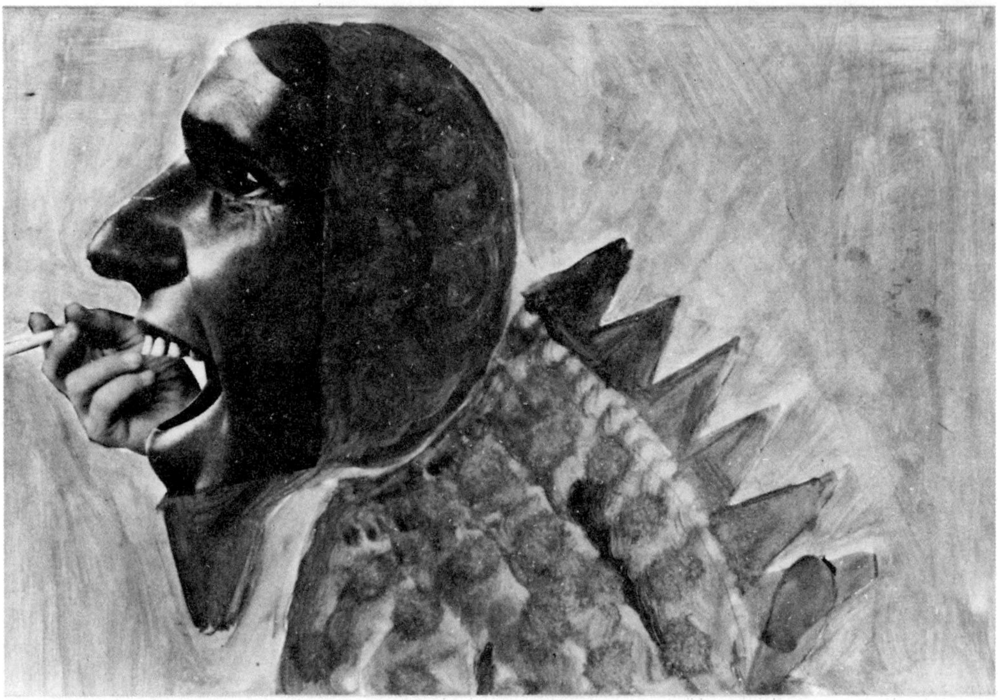

Abbildung 25

werden diese Versuche rasch wieder aufgegeben, aber ab dem 13./14. Lebensjahr kommen doch immer mehr Bilder mit „Formenspiel“ vor, wie schon G. SCHEER (1934) herausfand, oder es dominieren Gestaltungen mit „formal-ästhetischen Lösungen“ des Bildkonzepts, wie E. WESTRICH noch (1968, S. 12 ff.) diese Art der *nicht gegenstandsgebundenen,* „abstrakten“ Bildlösungen nennt. In diesen Formulierungen zeigt sich, wie die Charakterisierung dieser Gestaltungstendenzen auch von der Kunstauffassung des Betrachters geprägt wird.
Während die realistischen Darstellungskonzepte sich auf traditionelle Darstellungstechniken wie Bleistift, Kohle, Rötel o. ä., Aquarellfarben u. ä. und traditionelle Darstellungsmittel (tiefenräumliche Organisation, gegenstandsgebundene Farbgebung o. ä.) stützen, beziehen nicht gegenstandsgebundene Konzepte auch Gestaltungstechniken/-mittel ein, die typisch für die sog. Moderne Kunst sind: Collage, Frottage u. a. kombinatorische Verfahren werden aufgegriffen und ausprobiert (vgl. Abbildung 25). Es läßt sich natürlich kaum auseinanderdividieren, wo die Grenze zwischen individuell intendierter Übernahme solcher Verfahren – angeregt etwa durch Fernsehen und Kunstbücher – und didaktisch induzierter Hinwendung zu solchen Gestaltungsmitteln verläuft: der Kunstunterricht ist/war ja auch eine Schule für Moderne Kunst (PFENNIG 1964; vgl. RICHTER 1981). Gegenüber den realistischen Bildkonzepten besitzen die „modernen“ Bildlösungen, als deren Gemeinsamkeit eine (relativ) gegenstandsferne Gestaltung angesehen werden kann,

ein sehr *unterschiedliches Gesicht* – je nach eingesetzten Gestaltungsmitteln und je nach Nähe zu bestimmten Stilrichtungen der zeitgenössischen Kunst. Beide Konzepte können aber durchaus *nebeneinander* existieren, etwa wenn der Heranwachsende das eine privat, das andere als Schüler realisiert oder zwischen den „Stilen“ wechselt.

3. Adaption und Ablehnung: Ein Ausblick auf die Jugendzeichnung

Ohne einen Ausblick auf die Bildnerei des Jugendlichen erschiene uns dieses Kapitel über die Entwicklung der Zeichnung am Ende der Kindheit unvollständig, obwohl die Untersuchungen und die veröffentlichten Dokumente über diesen Zeitraum der Darstellungsentwicklung mehr als dürftig sind. Diese Untersuchungen sind aber nicht nur, wie unsere Skizze zeigen wird, an den Fingern einer Hand abzuzählen, sie gehen häufig auch von so dogmatischen Standpunkten aus, daß eine sachliche Argumentation schwer zu entdecken ist. Wo die Informationen über den tatsächlichen Verlauf der Entwicklung in den verschiedenen sozialen Gruppen/Schichten fehlen, wuchern die Gerüchte. Allerdings erscheint uns das gängige Methodenrepertoire, wie es z. B. in den Untersuchungen von G. MÜHLE (1971, S. 14ff.) und E. WESTRICH (1968) vorgeführt wird, ungeeignet, die speziellen Erscheinungsweisen der Jugendzeichnung sichtbar zu machen: die Jugendzeichnung ist eben kein Anhängsel der Kinderzeichnung, sondern etwas qualitativ Andersartiges.
Nach der Auffassung von G. MÜHLE (1971, S. 18), einem der wenigen Autoren, der sich mit der Bildnerei des Jugendlichen beschäftigt hat, läßt sich zwischen vorpubertärem und pubertärem zeichnerischem Verhalten folgende Unterscheidung treffen.

„Während die bildnerische Intention des Jugendlichen in der Vorpubertät noch ganz auf das Abbilden im Sinne einer erscheinungsgetreuen Wiedergabe des ‚Gegenstandes‘ zielt, tritt mit fortschreitender Pubertät immer deutlicher eine neue Form des Bezugs zum bildnerischen Schaffen in den Vordergrund: der (bewußte oder noch öfter unbewußte) Versuch, in dem nachgestalteten Gegenstand sich selbst zum Ausdruck zu bringen.“

Erst in diesem Alter entwickeln sich im Jugendlichen also für G. MÜHLE, dessen theoretischen Ansatz wir im XVIII. Kapitel, Abschnitt 3 auf dem Hintergrund ganzheitspsychologischer Positionen ausführlich darstellen werden, die Fähigkeiten (Begabung!), *sich selbst* auszudrücken, weil er sich erst jetzt in künstlerische Darstellungsmittel und traditionelle Motive einzudenken und einzuarbeiten vermag. Die „selbsterarbeiteten“ Figurationen der Kindheit haben weder Ausdrucksqualität noch – im vollen Sinne des Wortes – Darstellungscharakter. Diese Auffassung, die dem (begabten) Jugendlichen alles, dem Kind nichts zuweist, erscheint uns ein später Ausläufer des sog. „naturalistischen Mißverständnisses“ zu sein; d. h. sie verrät eine *Kunstauffassung,* welche den künstlerischen Rang *und* die Mitteilungsmöglichkeiten eines Bildes von der erscheinungsgetreuen (=naturalistischen) Darstellung abhängig machen möchte. Wir haben demgegenüber die Auffassung vertreten (und sie mit theoretischen Positionen vieler Autorinnen und Autoren zu belegen versucht),

daß auch in der *Kinderzeichnung,* spätestens um die Zeit der „Werkreife“, kommunikative Strukturen aufgebaut werden, d. h. daß den Mitteilungsabsichten des Kindes seit dieser Zeit ein System von Formen und Inhalten zuwächst, das auch Momente von Repräsentation (Darstellung) *und* Selbstausdruck gestattet: Die Ausdrucksmomente müssen allerdings *in* den Darstellungselementen aufgesucht werden, sie können nur im Zusammenhang mit den Darstellungsmomenten gesehen werden.
Auch die wiedergegebenen Beispiele zeigen, daß mit dem beginnenden Jugendalter nicht unvermittelt Versuche einsetzen, die Naturformen nachzuahmen, der Natur *künstlerisch* auf die Spur zu kommen. Das mag in anderen Jahrzehnten/Jahrhunderten durchaus so gewesen sein – man denke an die aquarellierenden „höheren Töchter“ –, aber heute hat der Jugendliche andere Vor*bilder* vor Augen, und der „Strukturwandel“, von dem in dem o. g. Zitat die Rede ist, wird sich in der Regel nicht im Übergang von „erscheinungsgetreuen *Wiedergaben*“ zu künstlerisch-realistischen *Gestaltungen* vollziehen, sondern er wird in dem Versuch bestehen, die „selbsterarbeiteten“ Darstellungs- und Ausdrucksmöglichkeiten in Gestaltungskonzepte zu *integrieren,* die bestimmten „Vorbildern“ nahe zu kommen versuchen; d. h. die/der Heranwachsende wird bestrebt sein, seine Wiedergabefähigkeiten, die er im Verlauf der Kindheit entwickelt hat, in den Dienst der *Nachahmung von vorgegebenen Bildern* zu stellen. Diese Bilder liefern ihm die Medien in Form von Plakaten (etwa der jeweils modernen Pop-Gruppen), Videoclips, Comics, bevorzugten Filmen o. ä. Weder die Naturformen sind ihm (in der Regel!) nachahmenswerte Vorbilder noch die Beispiele der „großen“ Kunst, sondern der umfassende Bereich von künstlerischen „Derivaten“, wie H. BRÖG (1974) das Feld von *sekundären* künstlerischen Erscheinungen genannt hat, die dem Zwecke der Vermarktung von Produkten wie Schallplatten, Filmen, Moden o. ä. dienen.
Die Jugendzeichnung ist also (nach unseren Beobachtungen) eben nicht durch die *Nachahmung* von empirischen („natürlichen“) Gegebenheiten, sondern durch die *Übernahme* von vorgegebenen („künstlerischen“) Bildern gekennzeichnet; ich habe daher auch (1984a, S. 53) von einer *adaptierten Repräsentation* gesprochen. Unser Beispiel einer Horrorfiguration (vgl. Abbildung 26) von MARKUS (13 Jahre) zeigt, wie man sich eine solche Adaption vorzustellen hat: Das Medium (Video) stand Pate, aber wer möchte ausschließen, daß sich hinter dem vorgegebenen Gruseln nicht auch individuelle Ängste verbergen. Ein anderes Beispiel (vgl. Abbildung 27), das dritte Bild aus einer Serie von Zeichnungen des Mädchens NICOLA (zu dem Zeitpunkt 15;3 Jahre alt), zeigt, daß es neben dem Versuch der unmittelbaren Adaption vorgegebener Bilder/Bildelemente auch eine weniger direkt von den Medien beeinflußte Entwicklung zur Jugendzeichnung gibt. Zwar lassen sich auch in diesen Objektivationen die Einflüsse der Massenmedien, der Erwachsenenkunst, der wechselnden kulturellen „Moden“ nachweisen, aber sie können doch eher als *Fortsetzung* der „selbsterarbeiteten“ Figurationen (der Kinderzeichnung) mit neuen, quasi-künstlerischen Mitteln angesehen werden.
Der Charakter dieser adaptierten Repräsentationen wird auch geprägt von den Inhalten und den Zielen der jeweiligen Gleichaltrigengruppe („Peergroup“), dem Stand der Ausbildung/Bildung und dem sozio-*kulturellen* Niveau des Elternhauses, das nicht unbedingt identisch sein muß mit dem sozialen (ökonomischen) Status. Daher ist es so schwierig, aus einzelnen Fallbeispielen allgemeine Aussagen über *die* „Jugendkultur“ zu treffen, auch

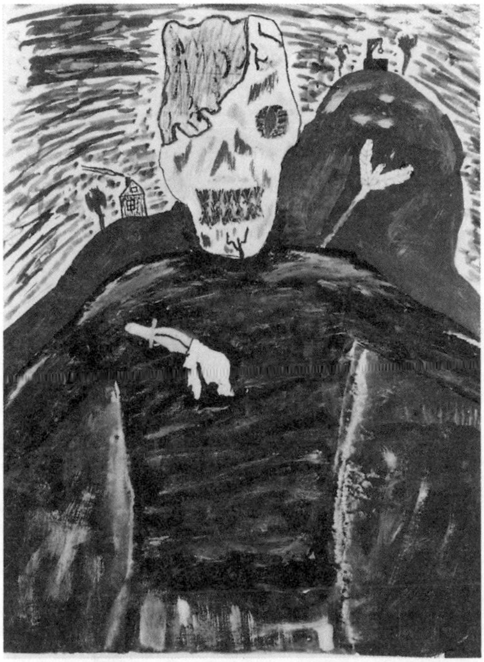

Abbildung 26

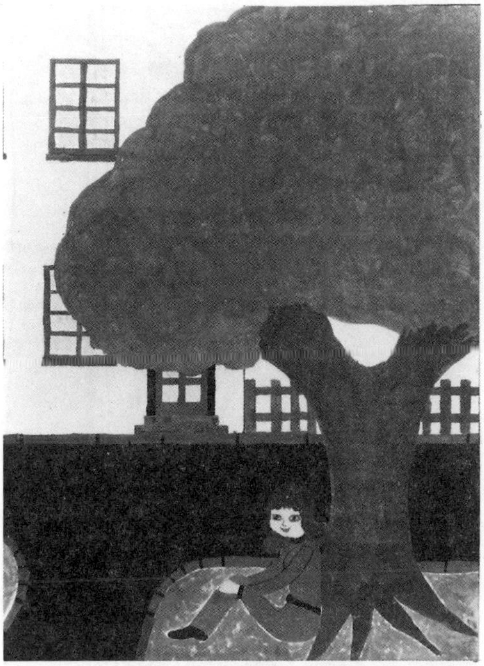

Abbildung 27

oder gerade, wenn diese schicht-spezifisch relativiert werden (vgl. HARTWIG 1980): Manche Adaptionen gehen quer durch die sozialen Gruppen/Schichten, manche sind eher auf (sub-)kulturelle Inseln beschränkt, und der gesamte Adaptionsvorgang ist einem permanenten Prozeß der Veränderung unterworfen. Bei aller Veränderlichkeit weisen die Bildkonzepte der Heranwachsenden, besonders zu Beginn des Jugendalters, aber starke Züge von *Konventionalität* auf: die Art der Darstellung soll sich zwar von „Kinderzeichnungen" *und* von den Gestaltungen, welche die Erwachsenen präferieren, abheben, aber sich gleichzeitig möglichst wenig von den Zeichnungen Gleichaltriger unterscheiden. Diese Angleichung verschafft der/dem Zeichnenden Sicherheit, die Anerkennung ihrer/seiner „künstlerischen" Talente und die Genugtuung, die kulturellen Vorstellungen der Erwachsenen ablehnen zu können. Nach unseren Beobachtungen läßt allerdings (in bestimmten Gruppen) dieser Affekt gegen die „Ästhetik" der Erwachsenenwelt am Ende des Jugendalters nach.

Am Ende dieses Abschnittes über das Gestalten Jugendlicher soll ein Ausschnitt aus einem Tagebuch der achtzehnjährigen Schülerin ELISABETH stehen, samt den gleichzeitig entstandenen Bildern (vgl. Abbildung 28). Text und Bildbeispiele dokumentieren diese widerstreitenden Vorgänge: einerseits den Widerstand gegen die vorgefertigten (Kunst-) Auffassungen von Erwachsenen und andererseits die Anfänge einer Auseinandersetzung mit den kulturellen Traditionen:

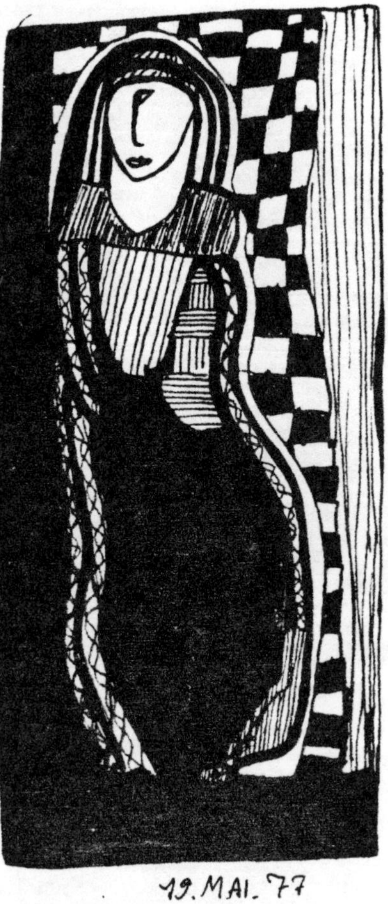

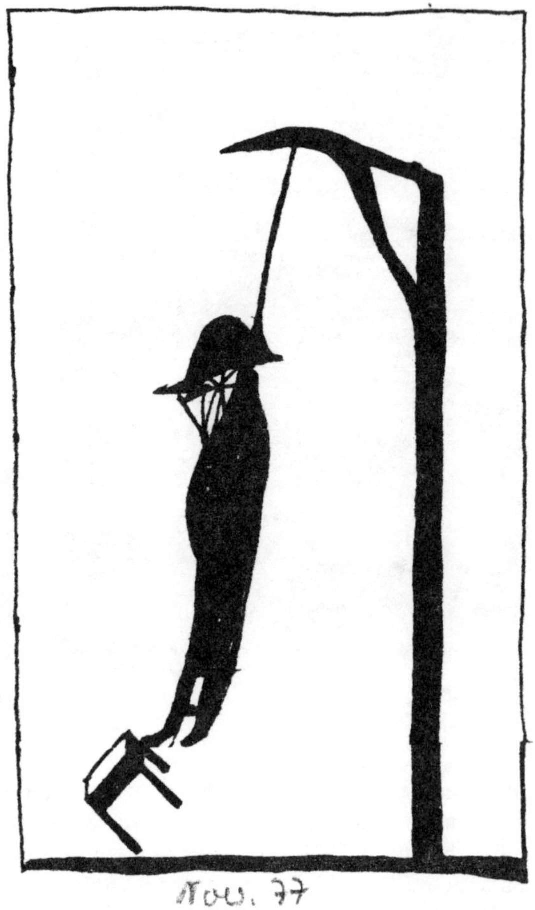

Abbildung 28

„17. Mai
Ich habe mir gekauft:
R. M. Rilke: Malte Laurids Brigge!!!
Dostojewski: Schuld und Sühne
Brecht: Kalendergeschichten
Und bestellt: Baudelaire: Gedichte in Prosa! Böll: Im Tal der donnernden Hufe
Außerdem habe ich mir ... einen Bildband vom Impressionismus gekauft, mit einem Bild, um dessentwillen ich das ganze Buch überhaupt kaufte: von Degas: Kindermädchen kämmt die Haare des Mädchens oder so ähnlich. Im Vordergrund die Haare und das kleine Mädchen sind ganz graphisch gemacht, fast wie ein Plakat, und der Hintergrund ist warm und verschwommen, impressionistisch. Eben deshalb gefällt es mir so gut. Ja, ich habe Geld! in Massen!
Außerdem bin ich schön.
...
16. Juni
Die angemessene Reaktion auf die Schönheit ist ihre Verweigerung. Entweder man spricht dem Schönen die Schönheit ab, oder man leugnet die Schönheit (man sieht weg). Sie ist unerträglich: Leben in der Schönheit. Der Tod ist unerträglich: Ein Nichts ohne Schönheit oder noch unerträglichere Schönheit.“

4. Zu einer Theorie des Zeichnens am Ende der Kindheit und am Beginn des Jugendalters

In den älteren Darstellungen endet die Phase der kindlichen Bildnerei in der (Vor-)Pubertät mit einer *Krise,* welche durch den „Verlust des gestalterischen Potentials" der Kindheit (vgl. MÜHLE 1971, S. 20) gekennzeichnet ist. Diese kindliche *Darstellungs*fähigkeit – zu dem schwankenden Sprachgebrauch bei MÜHLE, der dem Kind ja gerade jede *Gestaltungs*fähigkeit abspricht vgl. auch Abschnitt 3 des Kapitels XVIII – haben wir als eigenartige Leistung des figurativen Kodes, seiner Verarbeitungsstufen und Äußerungsformen (PAIVIO) zu charakterisieren versucht (vgl. Kapitel IV, Abschnitt 1). Dieser figurative Kode äußert sich in den bildhaften Konfigurationen („Schemata"), welche am Ende der Kindheit mit gegenstandsanalogen Merkmalen angereichert werden („Visualisierung").

Im Sinne der Stadientheorie der Genfer Schule gedeutet, ist diese Visualisierung das Resultat eines „dreifachen Fortschrittes" (vgl. PIAGET 1969, S. 104f.): (1.) einer *„Nachahmung des Details,* mit einer intelligenten Analyse und Rekonstruktion des Modells"; die/der Heranwachsende verfügt also zunehmend über Kenntnisse von Objektzusammenhängen, vermag zu differenzieren, und die zeichnerischen Repräsentationen nehmen immer mehr Züge des nachgeahmten Objekts an („Rekonstruktion"); (2.) verlaufen diese zeichnerischen Aktivitäten in einer größeren *Distanz zum „Lebensgeschehen"* der/des Zeichnenden einerseits und den Objektzusammenhängen andererseits als in den sensomotorisch gestützten „egozentrischen" Akten der frühen Stufen. Diese Distanz ist das Ergebnis einer „Trennung dessen, was von außen kommt, von dem, was dem Ich angehört"; (3.) ist die/der Zeichnende jetzt in der Lage, *zwischen den* einzelnen *Darstellungsmethoden auszuwählen;* d. h. verschiedene Darstellungsmöglichkeiten können gegeneinander abgewogen und „reflektiert" eingesetzt werden. Die/der Heranwachsende an der Schwelle zum Jugendalter verfügt also über einen individualisierten Darstellungscode, den sie/er zunehmend bewußter einzusetzen vermag.

Die Darstellungskrise – von der bei G. MÜHLE und anderen Autoren die Rede ist –, die sich nach dem Beginn des Jugendalters einstellen soll, entstünde aber gerade als Folge der Visualisierung, der bewußten Nachahmung und der Auswahl zwischen Darstellungsmethoden. Was aber für die ganzheitstheoretisch ausgerichteten Beobachter (wie G. MÜHLE, H. MEYERS, E. WESTRICH u. v. a.) als *Verlust* (von *kindgemäßen* Darstellungs- und Ausdruckstendenzen) erscheint, läßt sich auch und mit besseren Argumenten als *Implikation* dieser Fähigkeiten in die zeichnerischen Operationen des Jugendlichen deuten. Denn, wenn überhaupt, so erfolgt der „Strukturwandel" mit seinen krisenhaften Erscheinungen, den diese Autoren in das frühe oder sogar mittlere Jugendalter verlegen, schon während der Darstellungsphase der späten Kindheit – mit den beschriebenen Merkmalen der Detaillierung, Karikierung, Umstrukturierung o. ä. Zwischen den zeichnerischen Repräsentationen der späten Kindheit und denen des frühen Jugendalters dagegen besteht nach unseren Beobachtungen eine ähnlich integrative Beziehung, wie wir sie bisher im gesamten Ablauf der Entwicklung beobachten konnten. Die krisenhaften Erscheinungen in den Zeichnungen der späten Kindheit wären demnach nur als (vorübergehende) Folge von plötzlichen Detaillierungsversuchen, von abruptem Motivwandel o. ä. anzusehen, und sie würden immer dann verschwinden, wenn die/der Zeichnende zu einem neuen stabilen Bildkonzept gefunden hätte (zu den Veränderungen in der Vorstellungsarbeit, die diesen Erscheinungen zugrunde liegen könnten, vgl. Kapitel III, Abschnitt 4).

Die Auffassung von der *integrativen Umstrukturierung* fände auch im „Implikationsgesetz" (PIAGET/INHELDER; vgl. INHELDER 1959, S. 148) eine Stütze. Es geht davon aus, daß die kognitiven Operationen der jeweils vorangehenden Entwicklungsphase zu einem Bestandteil der nachfolgenden werden. Dieses Gesetz läßt sich aber auch in der Entfaltung der zeichnerischen Operationen anschaulich verfolgen; so z. B. bei der Integration der Kritzelereignisse in die ersten stabilen Ereignisse des Überganges, bei der Aufnahme dieser frühen stabilisierten Formen in differenziertere Schemagebilde usw. Zwar endet die „Stadientheorie" der Genfer Schule, an der dieses Gesetz entwickelt wurde, mit dem Erreichen der Stufe von hochformalen logischen Operationen (nach dem 11./12. Lebensjahr), aber in neueren Ansätzen werden diese Operationen um eine weitere Stufe, die des *„dialektischen Denkens"* (MEACHAM/RIEGEL 1978, S. 181), erweitert, weil den Autoren „die von PIAGET gelieferte Beschreibung der Periode formaler Denkoperationen nicht genügt, um das reife Denken des Erwachsenen vollständig zu charakterisieren". Dieses fünfte Stadium wird von den Autoren als Periode *fortgesetzter Veränderung* beschrieben; zu ihr gehört vor allem „das Schaffen, Dulden und Lösen von Widersprüchen sowie das Spiel mit ihnen".

Dieser theoretische Ansatz könnte sich, würde er weiter verfolgt, auch als Modell für das zeichnerische bzw. künstlerische Verhalten des Heranwachsenden in/nach der Pubertät erweisen: Zwar werden nach unserer Auffassung die zeichnerischen Repräsentationsweisen der späten Kindheit/Vorpubertät in das Darstellungskonzept des Jugendlichen *integriert,* aber die Phase der Jugendzeichnung selbst kann als eine in sich widersprüchliche, antagonistische Periode quasi-künstlerische Gestaltung angesehen werden. Sie ist geprägt vom *Wechsel* der Darstellungskonzepte und der *Suche* nach einem *individuellen Darstellungsstil* – und diese Suche kann noch das Erwachsenenalter bestimmen, ja sie kann sogar als das Prinzip künstlerischer Gestaltung in Zeiten „moderner Kunst (vgl. RICHTER 1975) gelten. Natürlich läßt sich diese Entwicklung nur bei den Jugendlichen/Erwachsenen verfolgen, welche an ihrer Repräsentationsfähigkeit weiter arbeiten (können), sie in dieses Stadium überhaupt hineinretten (können). Aber diese Einschränkung gilt ja wohl auch für den Umgang mit den genannten Denkoperationen, die sich ja erst in einem Studium oder in einem ähnlichen Ausbildungsgang entfalten können.

Diese Auffassung von einem *entwicklungsnotwendig widersprüchlichen* („dialektischen", wechselhaften) Geschehen im Repräsentationsverhalten des Jugendlichen/jungen Erwachsenen würde diese Periode endlich von der Suche nach den „Krisen", „Trennungen", „Verlusten" (oder wie die kennzeichnenden Vokabeln alle lauten) befreien, und sie würde auch Auffassungen relativieren, welche das wechselhafte, inhomogene „Gestalten" im Jugendalter auf bestimmte Persönlichkeitstypen zurückführen wollen (vgl. LOWENFELD/BRITTAIN 1967, S. 252), etwa auf den „visuell-realistischen" Typus bzw. den „haptisch-expressiven". Zwar werden sich in dieser Zeit auch schon solche „künstlerischen" Persönlichkeitsmerkmale entwickeln, aber sie werden sich erst nach einer langen

Periode wechselhafter, widersprüchlicher *Probehandlungen* in einem Individualstil niederschlagen.
Die skizzierte Auffassung würde sich auch in ein sozialpsychologisches Konzept des Jugendalters einfügen lassen, das von der „Kontinuität in der Persönlichkeitsentwicklung" (AUSUBEL 1968, S. 183) geprägt wird. Die Reifungsvorgänge im Jugendalter sind nach diesem Konzept *qualitativ* von denen der Kindheit unterschieden, aber nicht durch krisenhafte Erscheinungen von ihnen abgetrennt, wie es andere, etwa psychoanalytisch orientierte Beobachter sehen. Viele Merkmale in der Entwicklung des Jugendalters, die hier nur angesprochen werden können, lassen sich auch mit den skizzierten bildnerisch-künstlerischen Verhaltensweisen dieser Altersstufe in Verbindung bringen, so z. B. die Fähigkeit zur Selbstkritik (vgl. AUSUBEL 1968, S. 20) oder der Aufbau von politisch-sozialem Bewußtsein (vgl. ADELSON 1977, S. 272ff.), der mit einer „Erweiterung des Zeithorizontes" verbunden ist: „Es zeigt sich allmählich ein Bewußtsein von der Vergangenheit" und „eine intensive Vorstellung von der Zukunft". Auch der Aufbau einer Distanz zu sich selbst und dem „naiven" Darstellungssystem der Kindheit/des frühen Jugendalters und die Aufnahme von Themen und Motiven aus dem politisch-sozialen Umfeld waren Merkmale, die wir an den Jugendzeichnungen beobachten konnten. Die Bildung von Gruppen gleichaltriger Jugendlicher (in Subkulturen) mit all ihrem Konformitätsdruck wird ihren Niederschlag in der Jugendzeichnung finden. Dieser Druck macht sich vor allem in dem bemerkbar, was wir die „Konventionalität" der Bildnereien genannt haben. Andererseits ermöglichen es diese Gruppen dem einzelnen Jugendlichen, *seine* (kulturellen) Erfahrungen im Schutz von anderen, von Gleichgesinnten zu machen. Die jeweils besondere Subkultur begünstigt also den Aufbau einer *Zwischenwelt* – jenseits der Kindheit und diesseits der Erwachsenenkultur –, die widersprüchliche, antagonistische Züge aufweisen kann. Sie gestattet es der/dem Jugendlichen, Erwachsenwerden zu probieren – in Abhängigkeit allerdings von der umfassenderen Gruppe oder der sozio-kulturellen Schicht, in welche die Subkultur eingebettet ist (vgl. AUSUBEL 1968, S. 330). Auch die wechselhaften künstlerischen Objektivationen Jugendlicher ließen sich daher – in Analogie zu den besonderen Lebensformen dieser Zeit – als kulturelle *Probehandlungen* charakterisieren.

V. Zu Raumorganisation und Farbausdruck in der Kinderzeichnung

Wir haben auch in den vorhergehenden Kapiteln von Zeit zu Zeit schon auf die Entwicklung der Raumorganisation und – wesentlich seltener – des Farbausdruckes in der Kinderzeichnung hingewiesen. In diesem Kapitel sollen diese beiden dominanten Merkmale der kompositionellen Struktur dieser Zeichnungen/Malereien im Zusammenhang dargestellt werden, wobei der Schwerpunkt unserer Betrachtungen eindeutig auf der Analyse der räumlichen Beziehungen liegen wird, während die Darstellung des Farbausdruckes demgegenüber zurücktreten muß. Diese Festlegung des Schwerpunktes hat innere und äußere Gründe: In der Literatur, die wir ja referieren wollen, überwiegen bei weitem die Erörterungen über die Entwicklung und die Struktur der räumlichen Beziehungen, weil sie einer beobachtbaren Abfolge unterliegen und sich leichter mit den „kognitiven Plänen“ und „internen Schemata“, d. h. den psychischen Korrelaten des zeichnerischen Geschehens, in Beziehung setzen lassen, während der Farbausdruck auch (und vielleicht hauptsächlich) aus emotionalen Quellen gespeist wird und situativen Bedingungen wie den (schwer zu rekonstruierenden) „Lokalfarben“ der darzustellenden Gegenstände, aber auch den zur Verfügung stehenden Farben/Farbmaterialien unterliegt. Außerdem haben wir im Rahmen dieses Handbuchs nur wenig Möglichkeiten, die farbigen Zeichnungen/Malereien auch farbig zu reproduzieren. Allerdings darf die Farborganisation in den Kinderzeichnungen auch nicht als Accessoire der bildnerischen Repräsentation angesehen werden, aber sie ist begrifflich schwer zu fassen und technisch schwieriger wiederzugeben als die Organisation räumlicher Beziehungen.

Wir gebrauchen hier die Kennzeichnung „räumlich“ als allgemeine Formulierung (mit dem Charakter eines Oberbegriffes) auch für solche Objektivationen, welche auf der Fläche realisiert werden und keine (illusions-)räumliche Darstellung aufweisen. Im übrigen füllen die Erörterungen über das „Raumproblem“, etwa die psychologischen Auffassungen über die Entwicklung der Raumerfahrung oder die philosophischen Theorien über die Bedingungen der Möglichkeit einer solchen Erfahrung, ganze Bibliotheken (zur Übersicht vgl. GOSZTONYI 1976). Auch die Darstellungen über die Entwicklung der zeichnerischen Repräsentation enthalten fast immer ausführliche Überlegungen über die Genese und die Struktur des dargestellten Raums, so z. B. die von H. MEYERS (1971, S. 66ff.), der auch wesentliche Beschreibungsbegriffe (mit-)prägte. Daneben liegen aber auch noch viele Untersuchungen vor, die speziell der Raumdarstellung in der Kinderzeichnung gewidmet sind (z. B. STERN 1909; VOLKELT 1929/1968; LASSEN 1943; PIAGET/INHELDER 1971; DUBORGEL 1976; FREEMAN 1980; SELFE 1983).

1. Die Entwicklung des Bildraumes

„Gleich zu Beginn dieses Kapitels möchte der Verfasser gestehen, daß nichts in den Zeichnungen der Kinder ihn so viel Arbeit und Kopfzerbrechen gekostet hat als die Frage der Perspektive und kein Punkt seiner Untersuchungen hat ihm so wenig Befriedigung gebracht" (LEVINSTEIN 1904, S. 25).

a) Bewegungsrepräsentationen und frühe Ordnungsprinzipien

Mit den ersten Schmieraktivitäten beginnt das Kind, vorgegebene Flächen wie Tischplatten, Wandstücke (seltener auch Papierbahnen o. ä.) in Anspruch zu nehmen, um seine Objektivationen zu *plazieren*. Diese Ereignisse beginnen in einer Zeit (um den achten/neunten Monat), in der die kinästhetischen Abläufe noch dominieren und erst allmählich unter die Kontrolle der visuellen Wahrnehmung geraten. Am Ende dieser Zeit (zu Beginn des dritten Lebensjahres) steht, wie wir im Kapitel II, Abschnitt 3 zu beschreiben versucht haben, das isolierte (Kreis-)Kritzelgebilde, das von einer zunehmenden Beeinflussung der motorischen Abläufe durch die visuelle Wahrnehmung und die sich bildenden inneren Repräsentationen zeugt.

Die Organisationsformen dieser frühen Ereignisse sind bisher kaum untersucht worden, weil sie als „gebärdenhaft-zufällig" (Ganzheitspsychologie) oder rein „tunsqualitativ" (MÜHLE u. a. Gestaltpsychologen) angesehen wurden und ihnen eine Formstruktur zu fehlen schien. Eine Untersuchung dieser Struktur müßte von dem Verhältnis der schmierenden bzw. kritzelnden Geste, des Gestenkonzeptes zu den Realisierungsflächen ausgehen. Dabei müßten in die Dokumentation dieser Flächen auch die „cliffs", d. h. die Abbrüche an den Gegenstandskanten, etwa den Ecken eines Tisches, einbezogen werden. Solche Untersuchungen könnten auch Auffassungen erhärten, daß es bei der Organisation der frühen Schmier- und Kritzelobjektivationen schon zu Formbeziehungen kommt, wie sie von J. PIAGET/B. INHELDER (1971, S. 24ff.) für die Entwicklung der *Raumwahrnehmung/Raumvorstellung* beschrieben worden sind: Als „elementarste räumliche Relation, welche die Wahrnehmung erfassen kann", wird dort das *Benachbartsein* genannt. Diese Relation korrespondiert mit einer anderen, welche als *Trennung* bezeichnet wird; d. h. benachbarte Gegenstände verschmelzen nicht miteinander, durchdringen sich nicht, wie das noch für die nicht koordinierte Raumwahrnehmung der ersten Phase (bis etwa zum vierten Monat) anzunehmen ist.

Schon H. VOLKELT, der den „Prinzipien der Raumdarstellung des Kindes" eine großangelegte Untersuchung gewidmet hatte, die nur zum Teil erhalten ist und (1968) veröffentlicht wurde, hatte von den Kritzelereignissen („Strichflecken") gesagt, daß sie „ziemlich isoliert auf freiem Grunde" stünden und sich voneinander „absetzten" (S. 77). Aber alle diese Charakterisierungen (wie „Benachbartsein" bzw. „Nähe" und „Trennung" bzw. „Absetzung") sagen noch wenig über die Struktur des graphischen Raums aus, also über die

Organisation der *Ereignisse* auf der *Fläche*. Aus Beobachtungen kann man schließen, daß das Kind sich tatsächlich, jedenfalls in den späten Phasen des Kritzelns, bemüht, die Gebilde nicht ineinander oder gar übereinander zu zeichnen, daß es also „Trennungen" einhält und „Nachbarschaften" aufbaut. Für die frühesten Bewegungsrepräsentationen, die Schmierspuren, liegen ähnliche Beobachtungen nicht vor. Dieser Feststellung widerspricht es auch nicht, daß auslaufende Linien nachfolgender Aktivitäten in vorhandene Gebilde hineingeführt werden bzw. sie berühren: In diesem Alter (bis zum Ende des zweiten Lebensjahres) kann die spurgebende Gebärde der optischen Kontrolle noch davonlaufen und die Bewegungsspur *ungewollt* in andere Ereignisse geraten. H. MEYERS hat (1971, S. 78) diese Art der Raumorganisation „Streubild" genannt, andere Autoren nennen sie „Lückenbild" (LEVINSTEIN), aber diese Bezeichnungen befriedigen kaum, weil sie die Art der Flächenorganisation nur sehr ungenau charakterisieren. Typische Merkmale dieser frühen Raumorganisation lassen sich im „Streubild" von ULRICH (1;8 Jahre alt) verfolgen (vgl. Abbildung 29).

Wie bei der Entwicklung des Kritzelgeschehens überhaupt, hinken auch in der zeichnerischen Entfaltung der Raumorganisation die graphischen Ereignisse den Wahrnehmungsaktivitäten bzw. Wahrnehmungsrepräsentanzen hinterher. So ist der graphische Raum der Zeichnungen des zweijährigen/dreijährigen Kindes noch „topologisch" (PIAGET), d. h. in den genannten Beziehungen „Benachbartsein" und „Getrenntsein" sowie „Offenheit" und „Geschlossenheit" strukturiert, während in den wahrnehmungsgeleiteten Explorationen und Manipulationen sich schon „euklidische Raumvorstellungen" durchsetzen; d. h.

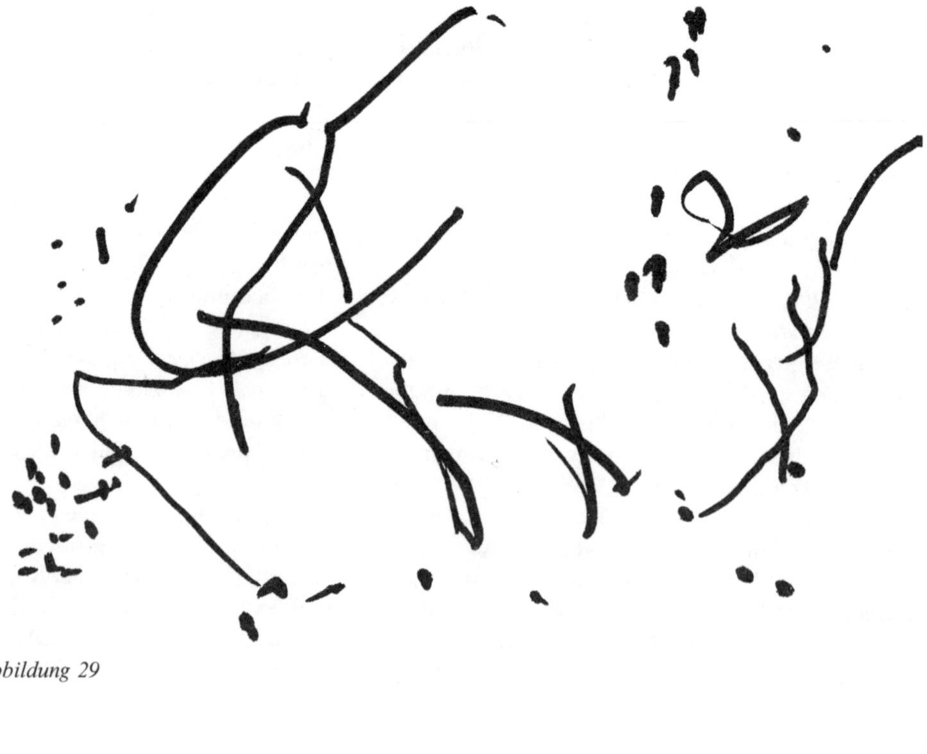

Abbildung 29

Strecken/Abstände, Entfernungen, Winkelfiguren o. ä. *stereognostisch* erfaßt werden. Allerdings sind die Untersuchungsmethoden J. PIAGETS/B. INHELDERs (1971), die der Frage gewidmet sind, wann und in welcher Form der Übergang von den topologischen zu den euklidischen bzw. projektiven Raumkonzepten erfolgt, besonders umstritten. Im Falle der Analyse von kindlichen Zeichnungen, die ein Teil dieser Methoden darstellen, stützen sich die Autoren z. B. auf die Untersuchungsergebnisse von H. G. LUQUET (1927!; vgl. Kapitel XVIII, Abschnitt 1) und bleiben auch innerhalb der dort entwickelten Terminologie.

Am Ende der Kritzelphase/zu Beginn der Vorschemaphase entwickeln sich die ersten festen Organisationsformen des Bildraumes, und zwar in Form einer Trennung von Oben und Unten – wohl als erste Differenzierung – und Links und Rechts. Von manchen Autoren wird die Strukturierung der Umwelt in Horizontale und Vertikale auch als „endogen vorprogrammierte Leistung" (OERTER 1977, S. 333) angesehen. In den zeichnerischen Objektivationen des Kindes dauerte es allerdings bis zum fünften Lebensjahr, bis sich dieses Programm vollends etabliert hätte, vorher werden zwar Form*elemente* schon (recht-)winklig zueinandergesetzt („R-Prinzip"), das Gesamtgefüge des Bildes kann aber durchaus noch andere Gruppierungen der Formen ausweisen, so z. B. eine „rotierende" oder „zentrierende" Anordnung, die durch das Drehen des Blattes erzeugt wird, aber durchaus auch eine Parallele zu den Wahrnehmungsaktivitäten haben könnte: So berichtet R. OERTER (1977, S. 333) über Versuche von ELKIND/KOEGLER/GO (1964), die belegen, daß Vorschulkinder einen Objektzusammenhang vom Zentrum aus („fokal") wahrnehmen. Eine ähnliche Fokalisierung könnte sich auch in den frühen räumlichen Organisationen der Kinderzeichnung niederschlagen, ohne daß sie bisher nachgewiesen wäre.

Wenn sich im fünften Lebensjahr die „Aufrichtungstendenz" (MÜHLE u. a.) endgültig etabliert hat und die Bildelemente in einer Art Koordinationssystem (von Oben und Unten, Links und Rechts) eingefügt sind bzw. dieses Koordinationssystem der Raumorganisation *zugrunde* liegt, stabilisiert sich die Raumdarstellung für eine lange Zeit und die Kinderzeichnung erhält den Charakter, der uns so vertraut ist. Jedermann könnte das (unterliegende) Raumschema „verstehen" – d. h. mit den ihm bekannten Raumvorstellungen vergleichen –, wären da nicht die Erscheinungen des „Umklappens", welche in den Untersuchungen für Irritation und gewaltige theoretische Anstrengungen sorgen. Von diesen Umklappungen abgesehen, erfüllt die stabilisierte Raumdarstellung aber erst einmal die Erwartungen des Betrachters – und wohl auch der Zeichnenden – an ein darstellendes und lesbares graphisches Repräsentationssystem. Auch die Raumdarstellung trägt also dazu bei, daß die Entwicklung der Kinderzeichnung um das fünfte Lebensjahr das Stadium der „Werkreife" erreicht.

b) Die Raumkonzepte der Schemaphase

Eine Aufrichtung der Motive/Motivelemente des Bildes erfolgt zuerst auf der unteren *Blattkante,* die damit zur beherrschenden Grundlinie des graphischen Systems wird, wenig später auch auf der sogenannten *Bodenlinie,* die als Standlinie/Grundlinie oberhalb bzw. parallel zur unteren Blattkante eingezogen werden kann. Dieser Bodenlinie entspricht die *Himmelslinie,* und beide zusammen bilden eine Art Rahmen für das Geschehen zwischen diesen Grenzen. Boden- und Himmelslinie werden zunehmend deutlicher als Flächen oder Zonen ausgebildet – besonders wenn den Zeichnenden/Malenden pastose Realisationsmaterialien zur Verfügung stehen. Zusammen mit dem Gegenstandsbereich *zwischen* den beiden Rahmenzonen erhält die Darstellung den Charakter eines *Raumschichtenbildes/ Streifenbildes* (vgl. Abbildung 30, Hausdarstellung von JONATHAN, 6;2 Jahre alt). Wenn die Darstellungs- und Erzählintentionen es erfordern, kann die Bodenzone verdoppelt oder gar verdreifacht werden, um z. B. Szenen „hinter" der Hauptszene als Standlinie zu dienen; natürlich können diese Intentionen auch dazu führen, daß die Himmelszone nicht ausgeführt wird.

Das Raumkonzept „Streifenbild" – ein vergleichbares Konzept ist uns ja aus der Kunst des frühen Mittelalters bekannt – gibt dem zeichnenden Kind eine Reihe von Möglichkeiten, Gegenstände zu arrangieren, in einem Raummodell zu präsentieren. Die topologischen Relationen, welche die frühen Organisationsformen bestimmten, werden dabei integriert in ein System von räumlichen Beziehungen, welche auch bereits *euklidische* und *projektive* Relationen umfassen: So stellt schon die Rahmung eine (euklidische) geometrische Grundform dar; auch die Plazierung der Gegenstände in der Mittelzone in Form von Gruppierungen mit bestimmten Abständen, Reihungen, Ballungen, Distanzen entspricht einem metrisch fundierten Raum*plan*. Der Aufbau einer Zeichnung in ein Vorne und Hinten(zeichne-

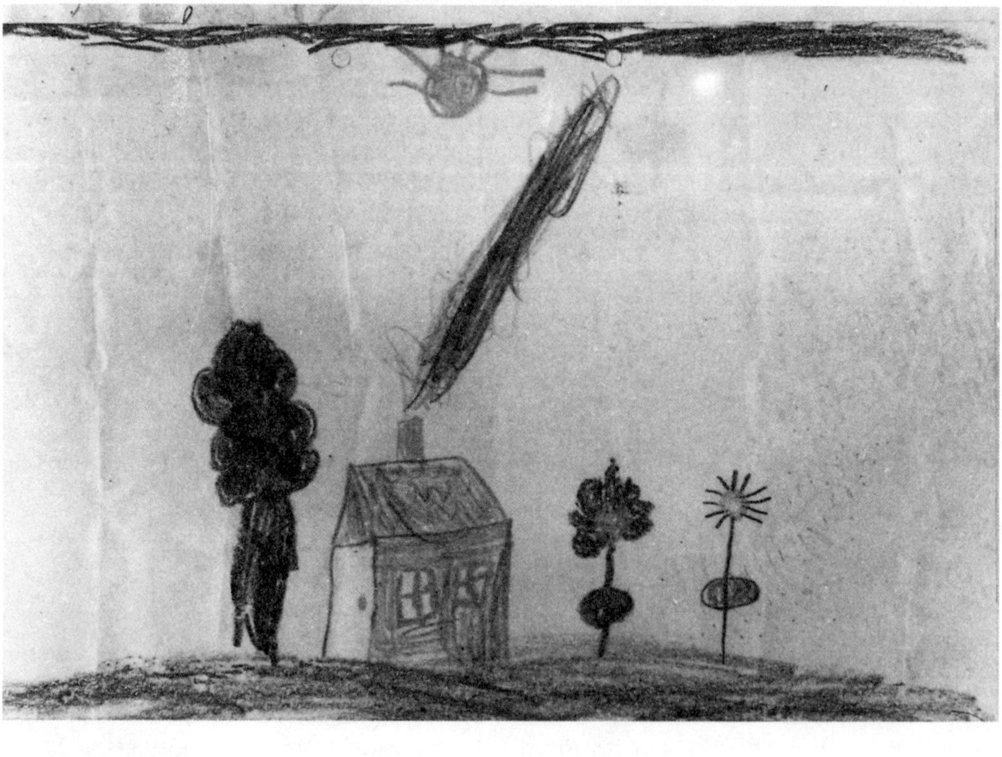

Abbildung 30

risch hauptsächlich arrangiert in einem Unten und Oben) verrät zudem den Beginn projektiver Koordination (vgl. PIAGET/INHELDER 1971, S. 504ff.). Wenn J. PIAGET/B. INHELDER dennoch eine projektive *perspektivische* Gesamtkoordination in den Zeichnungen dieser Altersphase vermissen, dann scheinen sie zu übersehen oder zu bedauern, daß es der/dem Zeichnenden auf die bildhafte Darstellung einer umfassenden gegenständlichen („ökologischen") Szenerie ankommt und nicht auf die Wiedergabe von geometrischen bzw. stereometrischen *Modellen*.

Dieser Darstellung einer gegenständlichen Szenerie dienen auch die sogenannten „Umklappungen" (PIAGET: Pseudoumlegungen), die vor allen Dingen den frühen Autoren so große Schwierigkeiten bereitet haben (s. Abbildung 31 aus DUBORGEL 1976, der die angesprochenen Raummodelle diskutiert und interpretiert; vgl. dazu auch Kapitel XI, Abschnitt 3). So heißt es in einer der frühesten Spezialuntersuchungen zum Raumproblem in der Kinderzeichnung (STERN 1909, S. 514f.):

„Besonders häufig sind Raumverlagerungen bei kindlichen Zeichnungen dort, wo die Dimensionen auf der Fläche dargestellt werden sollen. Es finden sich dann zuweilen die senkrechten Objekte (Bäume, Menschen usw.) im Bilde umgeklappt nach beliebigen Seiten, offenbar ohne daß der jugendliche Zeichner sich dadurch irgendwie gestört fühlte."

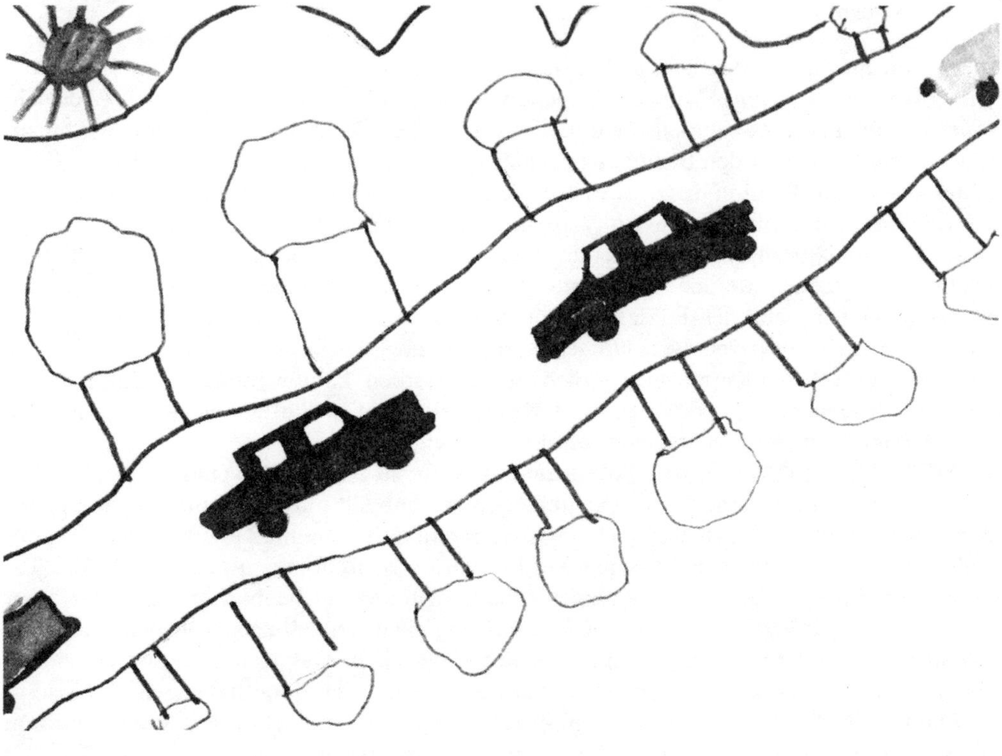

Abbildung 31

STERN deutete diese Erscheinung (S. 522) so, daß beim Kind – anders als beim Erwachsenen – noch eine relative Unabhängigkeit „zwischen den *optischen Vorstellungen* der Raumform und der *Raumlage*“ im Bild bestehe. Die Abhängigkeit zwischen diesen beiden Faktoren werde erst im Laufe der (phylogenetischen wie ontogenetischen) Entwicklung durch einen Lernvorgang hergestellt.
Diese frühe Deutung des Phänomens findet ihre Fortsetzung in den Auffassungen J. PIAGETs/B. INHELDERs (1971) u. a. von der *mangelnden Koordination* der Blickwinkel in dieser Zeit der (mittleren) Kindheit. Die Bemühungen um Koordination führten zwar zu einer zweidimensionalen Organisation mit ihren speziellen Formen wie „Ballungen“, „Reihungen“, „Abstände“ oder auch „Verkleinerungen“, „Vergrößerungen“, aber nicht zu einer Gesamtkonstruktion dreidimensional-räumlicher Beziehungen; daher seien die Umklappungen u. a. Erscheinungen dieser Phase auf eine Vermischung der Blickwinkel zurückzuführen, welche von einer mangelnden Abstraktionsfähigkeit zeugten. H. LASSEN hatte aber schon (1934, S. 160 ff.) bemerkt, daß in diesen (zutreffenden) Feststellungen das Phänomen lediglich *negativ* beschrieben bzw. gedeutet werde, daß die/der Zeichnende, positiv betrachtet, zu sinnvollen Lösungen eines *Darstellungsproblems* komme:

„. . . die Zeichenebene wird ihm zu einem Teil des *Darstellungsraumes*. Nur so, als Darstellungsfläche, kann ihm überhaupt die *zweidimensionale* Ebene zum *Repräsentanten* des vollen, *dreidimensionalen* Raumes werden“ (S. 171).

Der Autor macht also deutlich, daß es sich bei *jeder* Raumkonstruktion auf der Fläche um eine *Übersetzungsleistung* von der (angenommenen?) Dreidimensionalität der Wahrnehmungsinhalte in die Zweidimensionalität der Bildfläche handelt, die, so möchten wir hinzufügen, *beim Kind* unter den Bedingungen einer *sich erst entwickelnden Abstraktionsfähigkeit* (Blickwinkelkoordination bzw. Konstruktion tiefenräumlicher Beziehungen) steht und dem Prinzip der größtmöglichsten Verdeutlichung (PIEPER) von Erzählinhalten unterliegt. Die Umklappungen können demnach als eine produktive Lösung seines Darstellungsproblems angesehen werden, bestimmte Mitteilungsinhalte mit den jeweiligen Darstellungsfähigkeiten – hier den Fähigkeiten zur Konstruktion von Flächenrelationen und sich entwickelnden projektiven Beziehungen – zu vereinen. Diese Darstellungsfähigkeit, das wird im übernächsten Kapitel ausführlich erörtert werden, kann wohl auch nicht unabhängig von Persönlichkeitsmerkmalen, z. B. dem intellektuellen Status und der emotionalen Befindlichkeit der/des Zeichnenden, gesehen werden.
H. MEYERS hat (1971, S. 66 ff.) die Raumkonzepte zu unterteilen versucht in „Streifenbild“ (ohne Umklappungen) und „Steilbild“/„Flächenbild“ mit dominanten Umklappungen. Da diese beiden Konstruktionen aber selten rein auftreten, muß er auch noch „Raumzwitter“, also Mischformen zwischen den beiden Konstruktionen, annehmen. In der Tat lassen sich diese *drei* Raumdarstellungen (phänomenologisch) beobachten; man darf aber bei dieser Einteilung/Kategorisierung die Abhängigkeit des Modells von den jeweiligen Darstellungs- und Mitteilungsintentionen nicht übersehen: Das Raumkonzept entwickelt sich in einer aktiven Auseinandersetzung des Kindes mit den darzustellenden Gegenständen und ihren Bedeutungsdimensionen; es ist nicht *vor* der zeichnerischen Repräsentation da, sondern entsteht in der graphischen Realisation von bestimmten Motiven und Themen (vgl. die ähnliche Terminologie und Charakterisierung bei DUBORGEL 1976, S. 75 ff.).

c) Tiefenfläche und Tiefenraum

Nach dem neunten Lebensjahr erfolgt eine Umstrukturierung der Raumkonzepte der Schemaphase, die meist mit einer neuen Organisation des Vorne und Hinten im Bild beginnt. Wir sahen, daß in den Raumkonzepten bis zu dieser Zeit das Problem des Hintereinanders von Gegenständen (in den meisten Fällen) so gelöst wird, daß diese Gegenstände übereinander gestaffelt oder (um eine Standlinie) umgeklappt werden. Zwar lassen sich die Umklappungen noch bis in die Jugendzeichnung hinein nachweisen, aber sie bleiben dann doch auf Motive wie z. B. „Fußballplatz mit Spielern" o. ä. beschränkt, die sich für solche Lösungen geradezu anbieten. Im Zusammenhang mit der Ausweitung der Motivskala, der Detaillierung o. ä., von denen im vorhergehenen Kapitel, Abschnitt 1 die Rede war, ist auch eine Umorganisation der Plazierung von Motiven zu sehen: Die Bodenzone dehnt sich aus und wird damit z. B. in die Lage gesetzt, diagonal verlaufende Wege, Baumreihen o. ä. aufzunehmen; die Himmelszone wird der Bodenfläche erst angenähert, dann angegliedert; es kommt dann auch zur Ausbildung einer Grenzzone (Horizont) zwischen den beiden Bereichen (vgl. die Abbildung 20 und 24, welche die Entwicklung deutlich veranschaulichen). Häufig wird jetzt der „Himmel" nicht ausgeführt, sondern die obere Zone des (weißen) Blattes erhält die Aufgabe, den „Himmel", die „Luft", die Atmosphäre zu repräsentieren. Diese Art der Himmelsdarstellung erleichtert der/dem Heranwachsenden die Konstruktion der Raumbeziehungen (darstellungstechnisch), weil der dominierende Vordergrund zuerst ausgeführt werden kann und die Himmelszone nicht „über" bzw. „hinter" die Gegenstände des Vordergrundes gemalt werden muß. Auch die Bodenzone selbst dehnt sich aus, und es kommt zur Differenzierung eines Vorder-, Mittel- und Hintergrundes. Insgesamt bilden sich also Raumpläne/Flächenpläne mit unterscheidbaren, aber ineinander übergehenden Zonen.

Wollte man dieses Stadium der Raumorganisation während der späten Schemaphase charakterisieren, dann könnte man von der Ausbildung einer *„Flächentiefe"* sprechen. Diese Formulierung würde veranschaulichen, daß sich das Koordinatensystem *in die Tiefe staffelt,* ohne daß die projektiven Beziehungen in Form von perspektivischen Verkürzungen schon voll ausgebildet wären. Zwar treten raumschaffende Kompositionselemente wie schräggeführte Wege, Zäune o. ä., Bergketten im Hintergrund, in die Tiefe verlaufende Wolkenketten usw. auf, aber die Gesamtkonstruktion der räumlichen Beziehungen basiert weiterhin auf euklidisch-geometrischen Relationen. Das zeigt sich vor allen Dingen darin, daß die einzelnen Bildmotive wie Mensch, Haus, Baum o. ä. nicht *plastisch* ausgebildet sind, sondern weiterhin als Flächenelemente in das gestaffelte System von Distanzen, Gruppierungen, Relationen gesetzt werden. Nur bei der Darstellung von „kubischen" Gegenständen wie Haus, Auto o. ä. beginnt das Kind um diese Zeit erst mit dem Versuch einer plastischen Konstruktion, indem es diese Motive „schräg" in die Flächentiefe zeichnet, d. h. so darstellt, daß zwei Seiten des Gegenstandes zu sehen sind und daher der Eindruck einer begrenzten Tiefenräumlichkeit entsteht. H. MEYERS charakterisiert (1971, S. 83ff.) aus diesem Grunde das Raumkonzept dieser Phase auch als „Schrägbild". Er sieht dieses *Zwischenstadium* auf dem Wege zum (tiefenräumlich organisierten) „Horizontbild" verwirklicht in den Zeichnungen, bei denen die Bodenzonen den „Charakter einer Schräge" annehmen; häufig wird diese in die Tiefe führende Schräge durch Wege, Baumreihen o. ä.

markiert. Insgesamt entsprechen die Raumkonzepte dieser Phase u. E. aber eher dem *Modell* eines „*Aufklappbildes*", wie sie aus alten Märchenbüchern, Krippendarstellungen bekannt sind und heute wieder in Mode kommen. Besonders deutlich kommt diese Flächenstaffelung/Art des „Aufklappens" in dem Bild „Obsternte" (vgl. Abbildung 32) eines Mädchens von ca. 10 Jahre zum Ausdruck.

J. PIAGET/B. INHELDER beschreiben (1971, S. 510ff.) dieses Raumkonzept der „Tiefenfläche" als das einer *beginnenden* Gesamtstrukturierung bzw. einer *elementaren Perspektive,* die dadurch entsteht, daß eine „Gesamtansicht unter einem bestimmten Blickwinkel (der so weit entfernt ist, daß die Blicklinien parallel zueinander verlaufen)" verwirklicht wird. Auch bei der Konzeption dieses Modells ist die Raumvorstellung und die (begriffliche) Raumerkenntnis „natürlich etwas weiter fortgeschritten als die grafische Darstellung und zeugt vom Forschen nach den Relationen, deren Ausdruck die Zeichnung nachträglich liefert". So vermag das neunjährige/zehnjährige Kind seine verschiedenen aufeinanderfolgenden Blickwinkel zu koordinieren und in *eine* Ansicht des Gegenstandszusammenhanges zu integrieren. Darüber hinaus hat es auch ein operatorisches (inneres) Schema entwickelt,

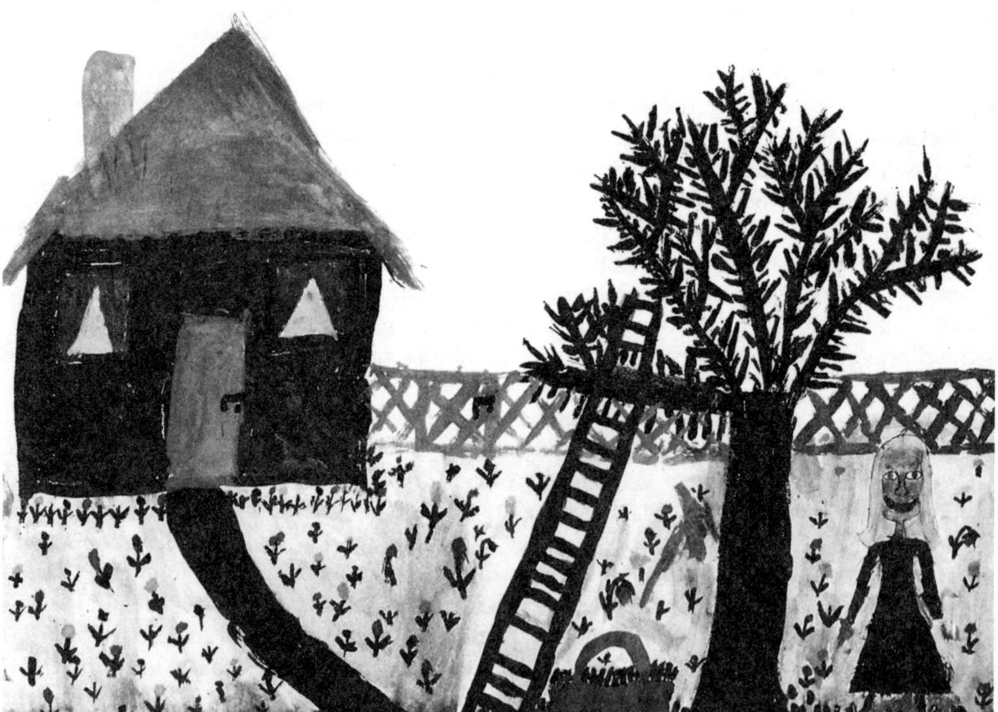

Abbildung 32

das es ihm möglich macht, projektiv räumliche Beziehungen zu antizipieren: Es *denkt* sozusagen von einem Standpunkt aus und kann die räumlichen Zusammenhänge zu diesem Standpunkt in Beziehung setzen. Aber auch in diesem Falle sehen die Autoren die Raumdarstellung in einer direkten Abhängigkeit von der Raumvorstellung bzw. Raumerkenntnis, ohne daß die Bedingungen der graphischen Realisation innerer oder vorgegebener Modelle ins Kalkül gezogen würden: „Zeichnerische Faßbarkeit" (VOLKELT) und Erzählabsicht beispielsweise verschaffen aber u. E. den Raumkonzeptionen der späten Schemaphase ein Eigenleben gegenüber den inneren Raumplänen und der Raumwahrnehmung.

d) Perspektive als „symbolische Form"

Diese (relative) Freiheit bei der Übersetzung von inneren Raumbeziehungen in bildhafte Raumkonzepte wird vor allem in der letzten Phase der Entwicklung des Bildraumes deutlich, auf die wir abschließend noch einen Blick werfen wollen. Fast alle älteren Autoren – von J. SULLY (1895) über G. KERSCHENSTEINER (1905) bis G.-H. LUQUET (1935) – sehen wie viele jüngere – so auch N. F. FREEMAN (1980) und L. SELFE (1983) – die Entwicklung einer (linear-)perspektivisch aufgebauten Raumkonzeption als *notwendig* und *unabdingbar* an; d. h. diese Autoren zweifeln nicht daran, daß am Ende (?) der Entwicklung des kindlichen Bildens Formen der realistischen Darstellung (SELFE: „photographischer Realismus") stehen müssen, und die Fähigkeit zur Konstruktion (linear-)perspektivischer Bildräume stellt nun einmal die Grundlage jeglicher realistischer Bildorganisation dar. Verfolgt man die Entwicklung perspektivischer Wahrnehmung/innerer Repräsentation, so läßt sich in der Zeit der späten Schemabilder/frühen Jugendzeichnungen der Übergang zur Antizipation *perspektivischer* Relationen aufgrund von Einsichten in die Gesetzmäßigkeiten der projektiven *Transformationen* feststellen; d. h. die/der Heranwachsende ist jetzt mittels (kognitiver) Operationen in der Lage, Blickwinkel zu vereinheitlichen, Linien zu verkürzen, Grundflächen von Körpern in Richtung auf ellipsoide oder parallelogrammähnliche Formen zu verändern o. ä. und damit *perspektivische* Relationen planvoll zu konzipieren. Gelangte sie/er wenige Jahre zuvor nur bis zur „Ausformung der charakteristischen perspektivischen *Hauptformen*", so gelingt es ihr/ihm jetzt, die Perspektive als Teil allgemeiner logischer Gesetzmäßigkeiten operational zu konstruieren (vgl. PIAGET/INHELDER 1971, S. 227). Raumvorstellungen und Raumbewußtsein sind also in dieser Zeit des frühen Jugendalters so ausgebildet, daß die/der Heranwachsende *fähig wäre,* tiefenräumliche Relationen zu verstehen und zu konzipieren.

Diese Fähigkeit zur Konzeption tiefenräumlicher Bildorganisationen muß nun aber vom Jugendlichen nicht in jedem Falle *planmäßig* und *vollständig* ausgenutzt werden: Unsere Betrachtung der Entwicklungstendenzen der Jugendzeichnung (vgl. Kapitel IV, Abschnitt 3) zeigte, daß sich die Bildorganisationen in dieser Zeit rasch in die Abhängigkeit von künstlerischen Ereignissen/Moden in der Erwachsenenwelt begeben und der/die Jugendliche sich nicht automatisch in einer (photographisch-)realistischen Darstellung/Gestaltung versucht. Ob die/der Jugendliche tiefenräumliche Darstellungen *wählt,* hängt von kulturspezifischen, vielleicht auch gruppen- und schichtspezifischen Bedingungen ab. Außerdem legen Raumvorstellung und Raumbewußtsein sie/ihn ja nicht auf *ein* Konzept tiefenräumlicher Konstruktion, etwa das der Linearperspektive (vgl. SELFE 1983, S. 40f.) fest, sondern sie/er kann eines der möglichen Konzepte präferieren, verschiedene Raumkonstruktionen ausprobieren – je nach Darstellungsintention und Mitteilungsinhalten: Kunst und Medien stellen ihm ja eine reiche *Auswahl* von kulturspezifischen Lösungen des Raumproblems zur Verfügung. Wenn in den Untersuchungen von N. FREEMAN (1980, S. 254ff.) u. a. von einer „korrekten" perspektivischen Darstellung die Rede ist, dann entspringt diese Ausdrucksweise – die dann ja noch an den verschiedenartigen Modellen tiefenräumlicher Wiedergabe von Objekten demonstriert wird – dem „naturalistischen Mißverständnis", von dem schon die Rede war und von dem in unserer Darstellung der Forschungsgeschichte noch häufig die Rede sein wird: Tiefenräumliche Darstellung/Gestaltung in der Jugendzeichnung kann sich doch nicht unabhängig von (zeitgenössischen/historischen) künstlerischen Raumkonzepten entwickeln; die/der Jugendliche wird sich bemühen, dem Raumkonzept gerecht zu werden, das seinen Darstellungs- und Mitteilungs*intentionen* entspricht. Dieses Konzept kann „realistisch" konstruiert sein – es wird dann in der Nähe von Raumdarstellungen angesiedelt sein, wie sie auch der „photographische Realismus" aufweist –, es kann aber auch von anderen (z. B. autonomen, nicht gegenstandsgebundenen) Raumauffassungen beeinflußt sein.

In den genannten Auffassungen von N. FREEMAN, L. SELFE u. a. wird die Perspektive vorwiegend als ein technisch-mathematisches Problem angesehen, während sie doch ein „künstlerisches Problem" darstellt, ein „Stilmoment" (unter anderen); und „es ist in diesem Sinne für die einzelnen Kunstepochen und Kunstgebiete wesensbedeutsam, nicht nur, ob sie Perspektive haben, sondern auch welche Perspektive sie haben" (PANOFSKY 1964, S. 108). So ist es auch für die Jugendzeichnung bedeutsam, *daß sie in (wechselnden) perspektivischen Konstruktionen konzipiert ist.* Diese Konstruktionen werden ja gewählt, um einen „Bedeutungsinhalt an ein konkretes sinnliches Zeichen" zu knüpfen (CASSIRER, in: PANOFSKY 1964, S. 108), und sie lassen sich daher schon als Vorstadien von „symbolischer Form" (CASSIRER) ansehen, d. h. als *kulturspezifische, konventionalisierte* Ereignisse. Erst wenn man die Raumkonzeptionen der Kinderzeichnung *und* der Jugendzeichnung von einem gleichsam vorherbestimmten Ziel – etwa der Illusionsräumlichkeit des „photographischen Realismus" o. ä. – löst, gewinnen sie die Eigenständigkeit und Eigentümlichkeit, die ihnen als jeweils spezifische Lösungen eines Darstellungsproblems zukommen. Der Stoßseufzer von S. LEVINSTEIN, den wir eingangs zitierten, wäre dann nur als anrührender Ausdruck eines Mißverständnisses zu werten.

2. Die Entwicklung des Farbausdrucks

Während über die Entfaltung der Raumkonzepte eine schier unübersehbare Literatur vorliegt, muß man den Auffassungen über die Entwicklung des Farbausdrucks in einzelnen Textabschnitten oder gar Nebensätzen nachspüren. Das hat seinen Grund nicht zuletzt darin, daß die Farbe kein konstitutioneller Faktor der Kinderzeichnung ist; benutzt die/der Zeichnende *auch* farbige Ausdrucksmittel, dann erst wird sie zu einem integrativen Moment der bildnerischen Repräsentation. Aber es gibt genügend Beispiele, auch in diesem Handbuch, für ausdrucksstarke Kinderzeichnungen, welche nur mit graphischen (schwarz-weiß) Mitteln realisiert worden sind.

Am Beginn der Entwicklung des Farbausdrucks steht der Umgang mit breitartigen Materialien, den Kotsubstituten wie Speiseresten, Erden o. ä., welche in den Schmieraktivitäten benutzt werden (vgl. Abbildung 2). Wir haben in unserer Darstellung des Kritzelgeschehens (vgl. Kapitel III) schon darauf hingewiesen, daß diese Art von „Farbauftrag" bisher nur ungenügend untersucht und dokumentiert ist. Im Hinblick auf das Thema der Entfaltung des Farbausdrucks kann aber davon ausgegangen werden, daß in diesen Schmieraktivitäten die Konsistenz (Kläger: „Farbmaterie") dominiert und nicht der Farbcharakter des Materials, obwohl Kinder im „Alter von zwei Monaten (!) die Farben Rot, Orange, Grün und Blau unabhängig von der Leuchtdichte einwandfrei von Weiß unterscheiden" und schon ab drei Monaten Vorlieben für bestimmte Farben entwickeln (vgl. PIEPER 1979; CHURCH 1971; OERTER 1977, S. 346ff.). Es läßt sich also nicht ganz ausschließen, daß auch in den Schmieraktivitäten, die ja bis ins zweite/dritte Lebensjahr andauern – und damit, wie wir zu zeigen versuchten, zur Grundlage expressiv-motorischer Akte im bildnerischen/künstlerischen Prozeß werden – schon bestimmte Helligkeiten/Farben bei der Auswahl von Schmiermaterialien präferiert werden.

In den graphischen Kritzelaktivitäten, welche sehr bald das (sozial unerwünschte) Spurschmieren ablösen, dominieren *Bewegungsabläufe,* welche in einzelnen (bevorzugten?) Farben realisiert werden können. Diese Aktivitäten sind also weder von der Form – noch von der Farbauffassung geprägt und fallen daher aus den gängigen Untersuchungsansätzen heraus, welche sich seit dem Ende des 19. Jahrhunderts (A. BINET, O. KÜLPE, D. KATZ u. v. a.; vgl. VOLKELT 1926; ENGEL 1935; KLEINSCHMIDT 1972; SHARPE 1981) intensiv mit der Beachtung/Bevorzugung von Farbe oder Form im Kindesalter beschäftigen. Diese Untersuchungen belegen – vorsichtig interpretiert –, daß in den ersten Lebensjahren Veränderungen zwischen Form- und Farbbeachtung stattfinden und daß man von Stadien der Formbeachtung und solchen der Farbbeachtung sprechen muß: So soll (nach TOBIE 1926; vgl. KLEINSCHMIDT 1972) bis in das vierte Lebensjahr hinein die Farbbeachtung dominieren, um dann von der Bevorzugung der Form abgelöst zu werden. Allerdings spielt bei der Bevorzugung des einen oder des anderen Merkmals offensichtlich schon recht früh die Persönlichkeitsstruktur (der Konstitutionstypus) eine bestimmte Rolle; d. h. man müßte zwischen „Formseher" und „Farbseher" unterscheiden. Unser Beispiel einer Farbkritzelei mit eingeklebtem Formelement von „SASKIA" (5;6 Jahre alt) zeigt (vgl. Farbtafel 1), daß noch in diesem Alter die Freude an der *bunten* Bewegungsspur vorherrschen kann – bis auf Violett tauchen in dem Gebilde alle dominanten Farben auf –, und daß die Farbe gleichzeitig dazu dient, die Ereignisse zu verdeutlichen, sie voneinander abzuheben (vgl. auch KLÄGER 1974, S. 11).

Nach der „Werkreife" (vgl. Kapitel III, Abschnitt 2) nimmt diese verdeutlichende Funktion der Farbe in den Zeichnungen/Materien noch zu. Das Farbkonzept – so läßt sich in Analogie zum „Raumkonzept" die Präferenz für bestimmte Farbdarstellungen bezeichnen – orientiert sich jetzt zunehmend an der

- *Lokalfarbe;* d. h. an der Farbe, welche dem Gegenstand zugeordnet wird bzw. (psychologisch gesehen) als Merkmal des Gegenstandes gespeichert worden ist: So werden z. B. die Wiese grün, der Baumstamm braun o. ä. dargestellt. Die Farbe übernimmt hier die Funktion eines Darstellungsmerkmales (JANTZEN: „Darstellungswert“) neben anderen, und die Gegenstandsform sowie die Gegenstandsfarbe verbinden sich zu einem „prägnanten“ Repräsentationskonzept (vgl. Farbtafel 2).

- *Ausdrucksfarbe;* also an der emotional/affektiven Qualität von Farben. Sie dient dabei der Ausdruckssteigerung auf dem Hintergrund einer persönlichkeitsbestimmten Farbwahl, wie sie auch in den projektiven Farbtests (z. B. im „Farbpyramidentest“ von PFISTER; vgl. SCHAIE/HEISS 1964) vorausgesetzt wird (vgl. Farbtafel 3).

Auch im Farbkonzept stellt sich – wie in der vergleichbaren Raumkonzeption – im Laufe der Schemaphase ein Lerneffekt ein, der sich vorwiegend in der zunehmenden Erfahrung mit dem Mischen verschiedener Farbtöne, aber auch im Farbauftrag (deckend, transparent o. ä.) zeigt. Die typisierende Farbwahl der frühen Schemaphase – alle Wiesen sind grün, alle Dächer braun/rot – weicht einer differenzierten, z. T. durch Mischen erzielten *Chromatik* (vgl. MOSIMANN 1979, S. 118f., der das Mischen als altersspezifische Verhaltensweise untersucht hat). Damit nimmt mit dem achten/neunten Lebensjahr der Darstellungswert des Farbausdrucks zu und trägt zu den Visualisierungs- und Detaillierungstendenzen bei, die allgemein um diese Zeit zu beobachten sind (vgl. Kapitel IV, Abschnitt 1). Der Farbe fällt jetzt zunehmend die Funktion zu, die „Dinge der Umwelt im *Raumzusammenhang*“ zu charakterisieren (vgl. JANTZEN 1951, S. 61f.).

Das Farbkonzept der Schemaphase wird damit von einem „objektiven“ (gegenstandsorientierten) und einem subjektiven Faktor bestimmt, d. h. es überlagern sich in der Farbdarstellung dieser Zeit gegenstandsanaloge Merkmale und individuelle „Farbsyndrome“ (SCHAIE/HEISS). Wie man sich eine solche Überlagerung (in der bildnerischen Realisation) vorzustellen hat, zeigt das Bild „Pferd“ von „SASKIA“ (vgl. Farbtafel 3), das sie mit 6;3 Jahren gemalt hat: In der oberen Bildzone dominieren mit dem Grün der Wiese, dem Grün-Rot des Blumenfeldes, dem Braun des Pferdes eindeutig die gegenstandsanalogen (Lokal-)Farben, während in der unteren Zone mit dem Blau des Hauses, dem Violett-Rosa des Feldes und des eingeklebten Bonbon-Papiers eine individuelle Farbauswahl und Farbkombination zur Ausdruckssteigerung des Gesamtbildes beitragen. Mit großer Vorsicht sind dabei allzu enge Verknüpfungen von „Color and Personality“, wie sie z. B. bei R. ALSCHULER/B. HATTWICK (1969, S. 15ff.) vorgenommen werden, zu betrachten, vernachlässigen sie doch sowohl die situativen Bedingungen (z. B. die vorgegebenen Farbmittel) als auch die momentanen Stimmungen und Empfindungen der/des Malenden. Erst *überdauernde* Farbpräferenzen, wie sie z. B. von J. P. GUILFORD/P. C. SMITH (1950) u. a. untersucht worden sind, geben Anhaltspunkte für eine persönlichkeitsorientierte Interpretation der Farbwahl in der Kinderzeichnung/Kindermalerei. Wie die verschiedenen Autoren die emotionale Qualität der einzelnen Farben beurteilen, zeigt die Tabelle (vgl. Schema 2) aus U. WOELKI (1976, S. 226). Allerdings beschränkt sich diese Auswahl auf Ansätze, die (i. w. S.) der Psychoanalyse verpflichtet sind.

Am Ende der Schemaphase, zu Beginn der Jugendzeichnung, gerät auch das Farbkonzept unter den Einfluß der widerstreitenden Bestrebungen, die wir mit den Begriffen „Adaption und Ablehnung“ zu kennzeichnen versuchten (vgl. Kapitel IV, Abschnitt 3): Der Heranwachsende präferiert jetzt entweder den Darstellungswert der Farbe, und die Farb*gestaltung,* wie man jetzt sagen kann, tendiert zu einer naturnachahmenden Kolorierung – vgl. das Bild „Obsternte“ von OLIVER, 14;5 Jahre alt (Farbtafel 2) –, oder er entdeckt, angeregt von (zeitgenössischen) Kunstrichtungen, den „Eigenwert“ (JANTZEN) der Farbe als

Schema 2: Gegenüberstellung von Farbinterpretationen verschiedener Autoren

Farbe	NAUMBURG MARGARET (1944)	BIERMANN GERD (1960)	BACH SUSAN (1966)
Schwarz	Depression	abgestorbene Entwicklung, das Ende, Tod	verminderte Lebenskraft, Ohnmachtsanfälle, Migräne
Weiß	Furcht, Unglück	grell, aktiv, grenzenlos, unbestimmt	(blaß) Verlust an Lebenskraft
Rot	Ärger, Mut, Affekt	Aufruhr, Triebleben; aktiv. Lobondig Vorwärtsstreben Besitzergreifen	Aktiv, brennend, krebsrot; akutes Krankheitsstadium
Gelb	glücklich, positive Stimmung	klare, wache Intelligenz	Himmelskörper, goldene Werte (am falschen Objekt = gefährdete Lebenssituation)
Braun	bräunlich = Furcht	Erdennähe, Körperlichkeit, solide Realität	dunkelbraun = erdbraun = gesund; hellbraun = Verfall
Violett	–	unentschlosssen, labil, unruhig, Ängstlichkeit = Depression = Melancholie	„Ergriffen sein“ Epilepsie oder spastische Symptome, unwiderstehliches Gepacktsein (Metastase)
Blau	glückliche Behaglichkeit	Passivität, Hingabe, Sehnsucht nach dem Unendlichen und mütterlicher Geborgenheit	Dunkelblau = gesund; hellblau = Ferne (in Kombination mit hellgelb = Endstadium verschiedener unheilbarer Krankheiten)

Element eines autonomen Gestaltungskonzepts. Elemente einer „autonomen“ Farbgestaltung – in einem durchaus „realistischen“ Bildkonzept – können wir in der Darstellung des Motorradfahrers von MICHAEL (13 Jahre alt) verfolgen (vgl. Farbtafel 4): Das Farbkonzept versinnbildlicht hier den *Wunsch* nach Geschwindigkeit, „Freiheit“, Davon-Fahren o. ä. Beide Tendenzen, die wir auch in der Realisierung der Raumkonzeption verfolgen konnten, können durchaus nebeneinander existieren oder auch intermittierend den Gestaltungsstil der Bildnerei des Jugendlichen prägen. Sie sind dann Teil des antagonistischen („dialektischen“) Ausdrucksgeschehens im Jugendalter, das wir im letzten Abschnitt des vorhergehenden Kapitels zu charakterisieren versuchten. Aber es lassen sich auch schon während der Kindheit, besonders unter den Bedingungen, die wir (im Kapitel XIX, Abschnitt 4c) unter dem Stichwort „Kinder von Künstlern“ ansprechen werden, Formen von „autonomen“, gegenständlich nur schwach angebundenem Farbausdruck beobachten. Wir wollen diese Beobachtung mit dem Bild von JONATHAN (ca. 6 Jahre alt) belegen (vgl. Farbtafel 5). In einem fahnenartigen Gebilde werden die Grundfarben eingetragen – als klar voneinander abgegrenzte, autonome Farbfelder.

VI. Erzählformen und Motivstruktur

Schon den frühen Beobachtern war aufgefallen, daß Kinderzeichnungen häufig den Charakter von „Erzählungsbildern“ (LEVINSTEIN 1904) annehmen. Diese Einsicht führte u. a. zu den frühen Großversuchen, eingeleitet z. B. von E. BARNES, S. PARTRIDGE u. a. (vgl. Kapitel XV, Abschnitt 2), in denen die Kinder Märchenszenen/Sagenereignisse (z. B. im „Schlaraffenland-Versuch“ seit 1905, vgl. WAGNER 1913) darstellen oder die bekannte Episode „Hans-Guck-in-die-Luft“ aus dem Struwelpeter von HEINRICH HOFFMANN zeichnerisch wiedergeben sollten. Besonders diese Episode wurde in einem „interkulturellen“ Versuch großen Gruppen von Kindern in Amerika, England und Deutschland vorgelegt mit der Aufforderung, sie zu „malen“ (vgl. LEVINSTEIN 1904, S. 33ff.). Diese Autoren bemerkten auch bereits, daß es große Unterschiede in der Wiedergabe der einzelnen Themen gibt. Die Streubreite reicht von der Darstellung *einzelner* Szenen, die *ein* Ereignis des themativen Zusammenhanges wiedergeben, bis zu Bild*komplexionen,* in denen *mehrere* Ereignisse des Geschehens/der Erzählung *ineinandergeschachtelt* oder *nacheinander* (in mehreren Bildern aufgelöst) dargestellt werden. Zeichnungen mit *Bilderfolgen* treten also schon vor der Zeit der allgemeinen Verbreitung von Comics auf. Unser Beispiel (vgl. Abbildung 33) zeigt eine solche Bilderfolge aus S. LEVINSTEINs (1905, Taf. 42) Darstellung des Großversuches „Hans-Guck-in-die-Luft“ („Johney-look-in-the-air“) mit einer geradezu klassischen Auflösung eines Erzählvorganges in eine Reihe von Einzelbildern.

Die Art und Weise der zeichnerischen Realisation von Erzählung ist nach den Untersuchungen dieser frühen Autoren, die u. W. nie mehr in dieser Breite wiederholt wurden, hauptsächlich vom Alter der/des Zeichnenden abhängig, d. h. von den Faktoren der psycho-physischen Reifung. Zu diesem allgemeinen Faktor gesellen sich aber wohl in allen Lebensaltern noch andere Faktoren wie Intelligenzniveau, affektive/emotionale Bedingungen, u. U. auch Persönlichkeitstypen (wie „Formseher“ oder „Farbseher“ o. ä.); dazu kommen noch die spezifischen Gegebenheiten wie Papierformate und zeichnerisch/malerische Realisationsmittel und nicht zuletzt die Struktur der darzustellenden Erzählung selbst. Nun läßt sich nicht nur in solchen Kinderzeichnungen ein erzählendes Geschehen identifizieren, die eine *vorgegebene* Geschichte darstellen sollen/wollen, sondern der Mitteilungsinhalt der Kinderzeichnung, von dem wir in den vorhergehenden Kapiteln gesprochen haben, kann überhaupt als *Bilderzählung* aufgefaßt werden; d. h. der thematische Zusammenhang, der Inhalt der Motivabfolge wird als „narrativer Wert“ (WIDLÖCHER) verstanden, den es in der Betrachtung/Interpretation der Zeichnung zu erschließen gilt. Bei dieser Erschließung spielen, wie wir gesehen haben, die verbalen Aussagen der/des Zeichnenden zu

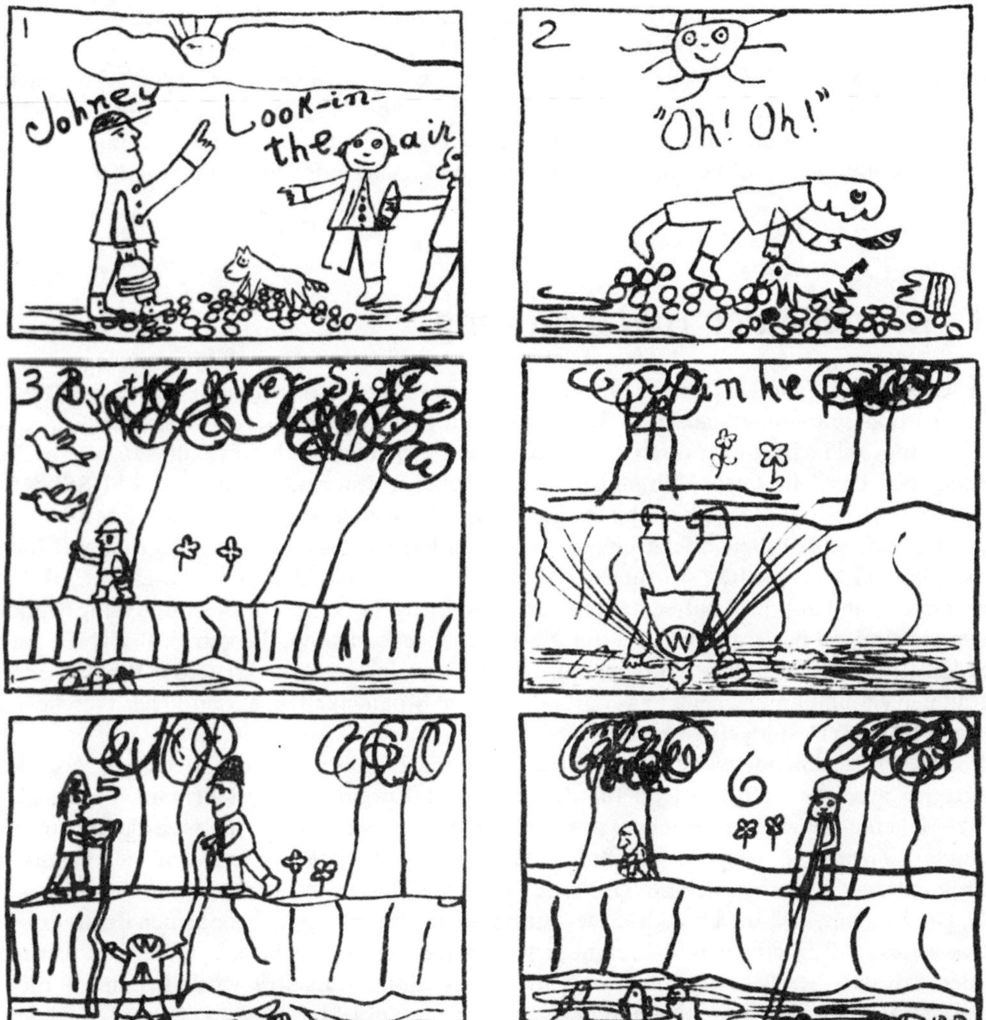

Abbildung 33

seinem Bild, die Titelgebung o. ä. eine bedeutende oder gar entscheidende Rolle. Häufig ist eine solche Rekonstruktion aber nur dann möglich, wenn Beobachtungsprotokolle über den Zeichenvorgang vorliegen (vgl. MORGENSTERN 1937; ALSCHULER/HATTWICK 1947; BETTELHEIM 1967; WINNICOTT 1973; KLÄGER 1974; MOSIMANN 1979; LESKE 1979; RICHTER 1984a u. a.). Bei diesen Fallbeispielen handelt es sich dann wiederum in der Regel um die Dokumentation von Sonderentwicklungen und Strukturveränderungen aufgrund intellektueller und/oder affektiv-emotionaler Besonderheiten.

Berichte über solche Sonderergebnisse werden uns im nächsten Kapitel beschäftigen, und sie werden im Zweiten Teil des Buches wiederholt angeführt werden, weil in den interpretierenden Zugängen die Bildthematik/Motivstruktur eine bedeutende Rolle spielt. Außerdem betrachten wir in einem besonderen Abschnitt (des Kapitels XIX) Probleme der geschichtlichen Ausprägung der Motivstruktur/Thematik. Wir können uns also in den nachfolgenden Abschnitten darauf beschränken, allgemeine Merkmale der Bilderzählung herauszuarbeiten.

1. Modelle der Bilderzählung

H.-G. LUQUET hat (1924 bzw. 1927, S. 205ff.) das Problem der „graphischen Erzählung" („narration graphique") als das der Übersetzung eines sukzessiven Geschehens in ein simultanes Bildgefüge charakterisiert; d. h. die/der Zeichnende überträgt die *Abfolge* realer Ereignisse bzw. die lineare Organisation sprachlicher Informationen (DE SAUSSURE: Linearität) in die *Gleichzeitigkeit* bildnerischer Beziehungen. Für dieses Problem gibt es nun in der sog. Naiven Kunst/Kinderzeichnung wie in der Hochkunst (etwa in der Kunst des frühen Mittelalters) verschiedene Lösungsmöglichkeiten, die besonders von G.-H. LUQUET untersucht und auf die Analyse der thematischen Struktur der Kinderzeichnung angewandt worden sind. Er bezieht sich dabei auf die zeichnerischen Daten, die von E. BARNES und S. LEVINSTEIN erhoben worden sind, und fügt sie in einen modifizierten theoretischen Rahmen ein und unterscheidet zwei grundsätzliche Möglichkeiten, ein zeitliches Geschehen in ein simultanes Bildgefüge zu übersetzen:

1. Die/der Zeichnende wählt aus dem sukzessiven Zusammenhang ein wichtiges, zentrales Ereignis aus, das stellvertretend für den gesamten Vorgang dargestellt wird. G.-H. LUQUET nennt diesen Darstellungstypus (1924, S. 188) „symbolisch"; man würde ihn zutreffender *repräsentativ* nennen, weil damit das Moment des Stellvertretenden, der Fokusierung auf *ein* Geschehen der Ereigniskette begrifflich deutlicher gefaßt würde.
2. Die Ereignis*folge* bleibt auch in der graphischen Erzählung in irgendeiner Form erhalten, sei es, daß in einem Bild Ereignisse/handelnde Figuren mehrfach aufgeführt werden oder daß das Geschehen sequenzartig in eine Bildfolge aufgelöst wird. Im ersten Falle werden also Ereignisse in einem Bild „vereinigt, die, objektiv gesehen, zu verschiedenen Zeitpunkten auftreten . . ., letztlich also nur sukzessiv dargestellt werden dürften". G.-H. LUQUET nennt Bilder mit dieser Form (simultaner/synchroner) Darstellung von Ereignisfolgen in *einem* Bild den *sukzessiven Bildtypus,* während er Zeichnungen mit unterscheidbarer (distinguierter) Aufgliederung der Ereignisse in *mehrere* zeichnerische Sequenzen als *Bilderbogentypus* („type d'Epinal") bezeichnet. Diese beiden Typen der Bilderzählung können wiederum Untergliederungen aufweisen, je nachdem, wie oft die handelnden Personen/sinntragenden Gegenstände auf einem Bild wiederholt werden bzw. ob die Abfolge von Bildern einfach oder komplex strukturiert ist. Stellt man die beiden grundsätzlichen Modelle von Bilderzählungen gegenüber (vgl. Schema 3), so zeigt sich, daß dem Modell „repräsentatives Erzählbild" ein differenziertes Gefüge von Typen mit sukzessiver Darstellung des Geschehens gegenübersteht.

Schema 3: Gliederungsmöglichkeiten von Bilderzählungen (nach G.-H. LUQUET)

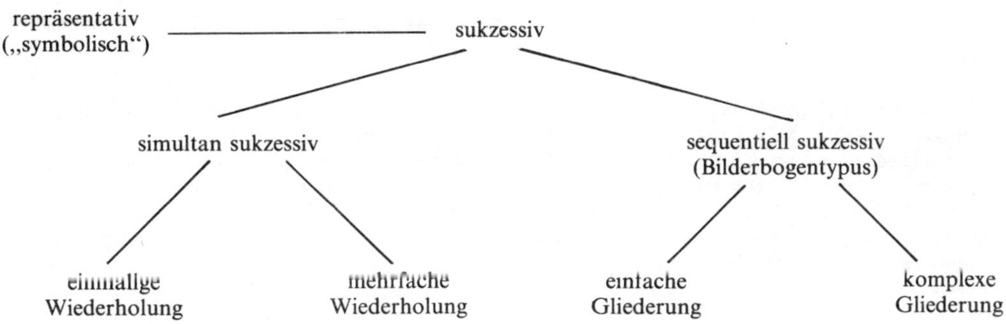

2. Besonderheiten der frühen Bilderzählung

Erst am Ende der Kritzelphase/zu Beginn der Vorschemaphase kann u. E. der einzelnen Kinderzeichnung ein Thema, ein inhaltlicher Zusammenhang entnommen werden. Allerdings ist dieser Status, den man „Erzählreife" nennen könnte, nicht immer gleichzusetzen mit der „Werkreife", weil die/der Zeichnende bereits *vor* der Ausbildung der darstellenden Merkmale um das fünfte/sechste Lebensjahr versucht, inhaltliche Ereignisse zeichnerisch zu realisieren. Wir haben im II. Kapitel zu zeigen versucht, daß schon am Ende der Kritzelphase, besonders in den (von uns) so genannten „Konzeptkritzeln", narrative Momente angedeutet werden, daß dem Beobachter aber häufig diese Inhalte entgehen, weil er den gebärdenhaften Ereignissen keinen „Sinn" zuzuordnen vermag und auf die verbalen Informationen („Sinnunterlegungen") der/des Zeichnenden angewiesen ist. Diese verbalen Mitteilungen sind aber zu dieser Zeit wohl konnotativ organisiert, d. h. sie stehen nur in einem *bedingten, indirekten* Zusammenhang mit der zeichnerischen Realisation: Das Kind teilt dem Beobachter verbal mit, welchen besonderen thematischen Zusammenhang aus dem größeren Feld innerer Repräsentationen es im Augenblick der Mitteilung bevorzugt, welche Inhalte die/der Zeichnende gerade „meint". Wir sprachen in diesem Zusammenhang auch von der mitgemeinten Bedeutungsstruktur der Übergangsereignisse. In der Vorschemaphase dagegen wird der thematische Zusammenhang zunehmend auch bildnerisch realisiert, er wird also mitgegeben.

Wenn sich also in der Vorschemaphase die *Darstellungs*organisation der Kinderzeichnung stabilisiert – und dies heißt ja nichts anderes, als daß die äußeren Repräsentationen eine festere Beziehung (nicht zu verwechseln mit einer eindeutigen) zu den inneren aufnehmen –, dann wird auch die Bilderzählung (potentiell) lesbar. Ob sie tatsächlich vom Betrachter verstanden wird, hängt davon ab, über welche (zusätzlichen) Informationen aus dem Lebensgeschehen des Kindes er verfügt. Diese Beziehung von Bilderzählung und Lebensgeschehen sei an zwei Beispielen von frühen Erzählbildern erläutert: Im ersten Bild genügt das

Wissen um einen relativ einfachen situativen Kontext, um den Erzählgehalt der Zeichnung verstehen zu können; im zweiten müssen die Kenntnisse über diesen situativen Kontext noch durch Informationen aus dem unmittelbaren Lebensgeschehen des Kindes ergänzt werden, damit der Betrachter einen „Sinn“ in der hochkomplexen Bildstruktur entdecken kann:

1. „Mammi, Vati krank im Bett. Lisa bringt ihm Fische.“ Über die Inhalte dieser Zeichnung (vgl. Abbildung 34) des Mädchens LISA (5;5 Jahre) sind wir durch die Beobachtungen des Vaters der kleinen Zeichnerin (vgl. KLÄGER 1974, S. 45) unterrichtet. Wir wissen also, daß der „Vater zu dieser Zeit längere Zeit ans Bett gefesselt (war). Während dieser Periode trat der nahegelegene Fluß über die Ufer und schwemmte Fische in die neuentstandenen Tümpel. Diese wurden von den Kindern zum Teil gefangen und später wieder freigegeben. In Wirklichkeit brachte die Tochter dem Vater keinen Fisch.“ Dieses Beispiel zeigt deutlich, daß die bildhafte Erzählung sich auf äußere Ereignisse stützen kann, diese aber keinesfalls einfach reproduziert, sondern daß dieses Geschehen in eine bildhafte Wirklichkeit übertragen wird, die nur Züge mit den tatsächlich erlebten Ereignissen gemeinsam zu haben braucht: In diesem Falle wird z. B. der Wunsch zum Vater der Erzählung. Ob mit dieser Beobachtung des Autors zum situativen Kontext diese Bilderzählung tatsächlich erschöpfend wiedergegeben wird, sei dahingestellt. Hier kommt es uns (und sicher auch dem Autor) darauf an, herauszustellen, welcher Inhalt in diesem Erzählbild vom repräsentativen Typus realisiert wird und welcher darstellerischen Mittel sich das Kind dabei bedient. Der mögliche „Nebensinn“ würde sich nur einer umfassenderen Interpretation erschließen.

2. *„Vater schießt die Hexe tot.“* In dieser Zeichnungsserie des Jungen DANIEL (5;2 Jahre) wird das Sukzessive einer Erzählung nicht in einem „repräsentativen“ Bild zusammengefaßt, sondern in eine

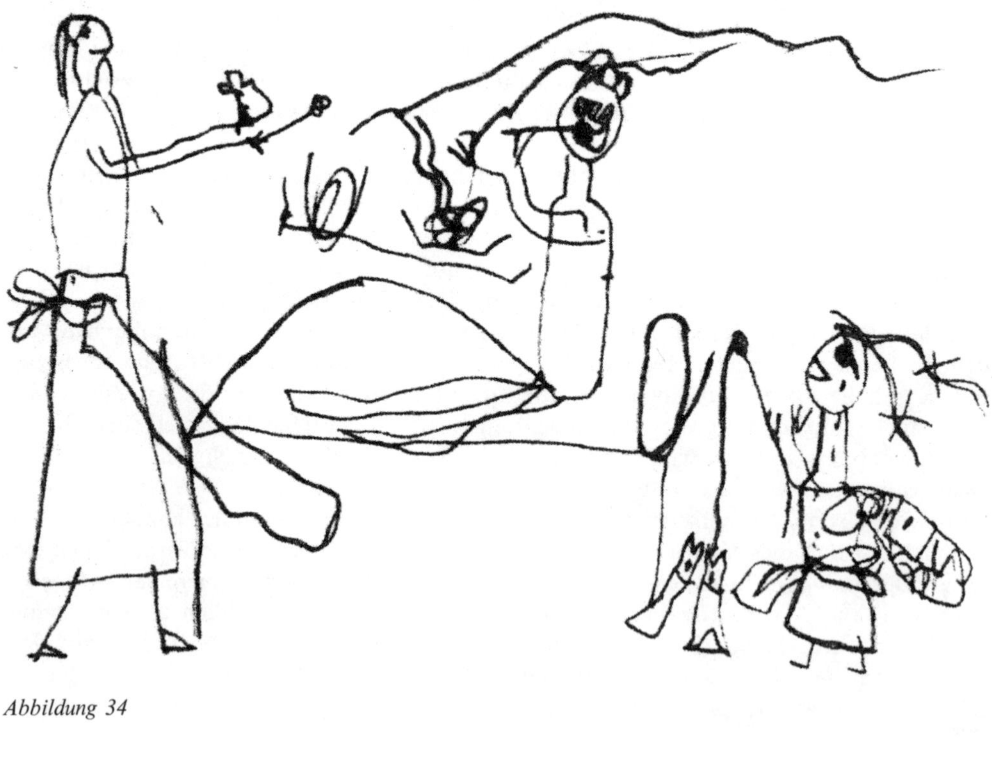

Abbildung 34

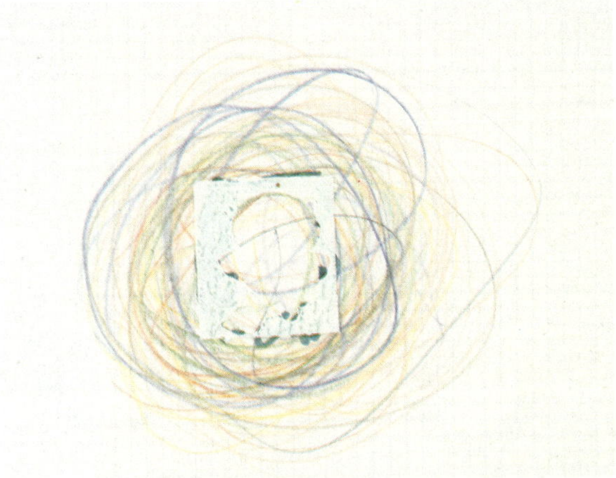

Farbtafel 1

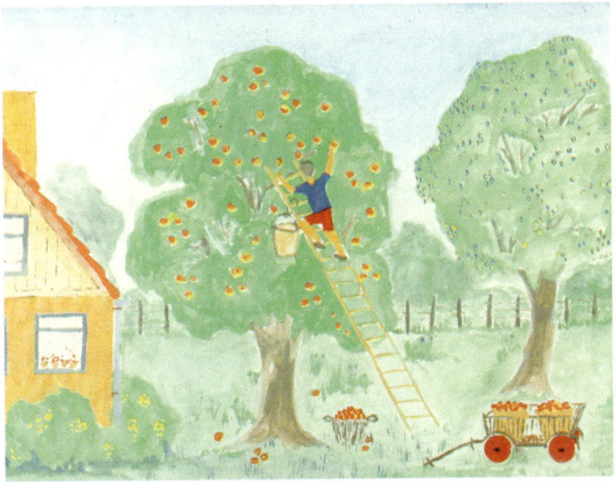

Farbtafel 2

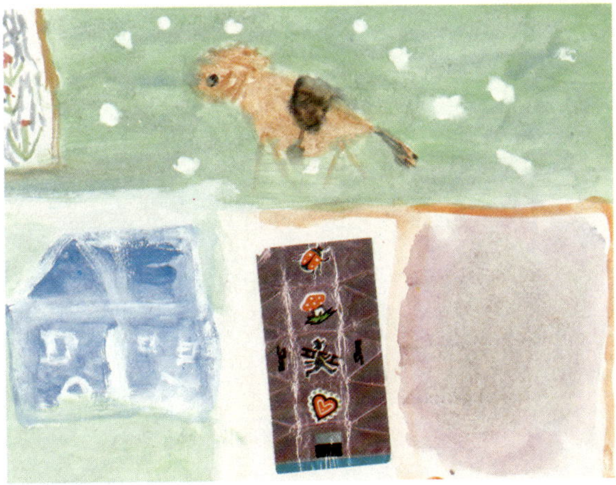

Farbtafel 3

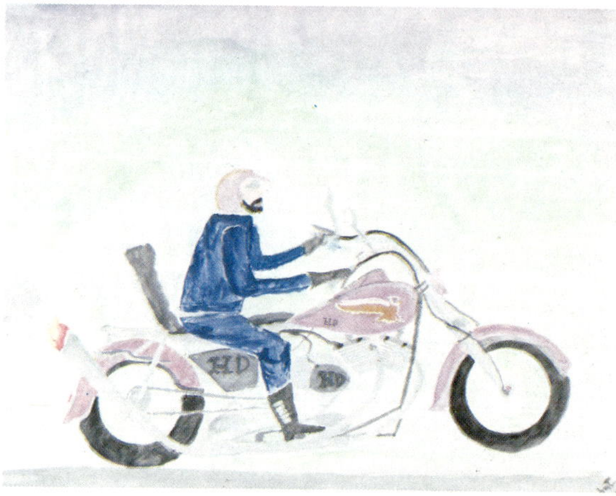

Farbtafel 4

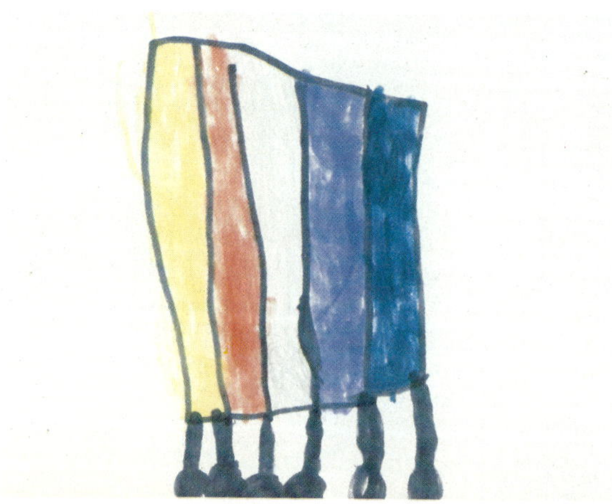

Farbtafel 5

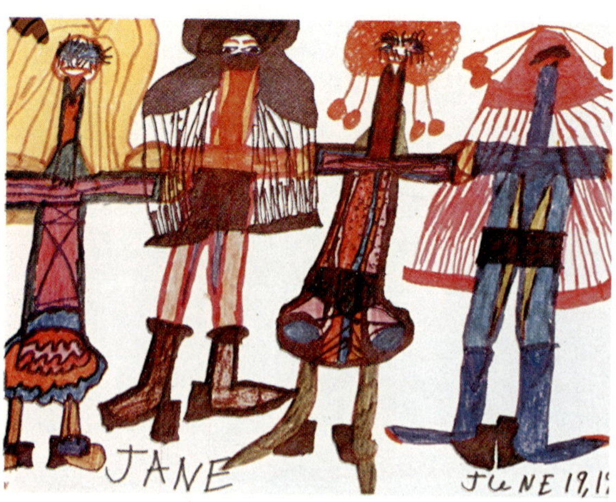

Farbtafel 6

Reihe von Bildern aufgelöst, die den Ablauf der Ereignisse sukzessiv wiedergeben. Der Autor (und Vater von DANIEL) spricht dann auch von einer Darstellungsweise, die einer Filmsequenz ähnlich sei (vgl. MOSIMANN 1979, S. 59f.). Zu der sequentiell-sukzessiven Auflösung kommt aber dann in den zwei letzten Bildern dieser Serie noch eine simultane Darstellungsform; wir haben es also mit einer hochkomplexen Erzählstruktur zu tun. Es ist natürlich nicht auszuschließen, daß gerade das Medium Fernsehen mit seinen Bildfolgen oder auch das Medium Comics mit der charakteristischen Aufteilung des narrativen Geschehens in Serien von Einzelbildern in der jüngeren Zeit auf die Erzählstruktur der Kinderzeichnung einwirken. Im Falle der vier Zeichnungen von DANIEL (vgl. Abbildung 35) kann es aber auch das Ereignis selbst sein, was zu einer solchen „filmischen" Differenzierung zwang: Er versuchte nämlich, die Bildfolge eines Traums zeichnerisch zu fixieren. Der Vater schreibt darüber: „Eines Morgens, als ich mich gerade aus dem Haus stürzen wollte, um noch den Bus zu erwischen, kam DANIEL aus seinem Zimmer und rief, er hätte einen bösen Traum gehabt und wollte diesen unbedingt erzählen. Wir wissen, wie wichtig es in diesem Augenblick ist, daß man dem Kind in aller Ruhe zuhört. Sie wissen aber auch, daß der Chauffeur nicht warten darf. Ich rief DANIEL zu, er solle doch den Traum zeichnen, er könne mir dann am Mittag darüber berichten. Hier ist die Zeichnung. Ohne Kommentar ist sie nicht lesbar. Als Linkshänder beginnt DANIEL mit der Zeichnung rechts außen. *1. Szene, Ausgangssituation* (172): Im oberen Stock sind zwei Kinderzimmer, im unteren Stock rechts schlafen wir Eltern. Die Stockwerke sind durch eine Treppe verbunden. Die Familie schläft. *2. Szene, DANIEL träumt* (173): Eine Hexe steigt die Treppe hinauf und will ihn holen. *3. Szene* (174): Der Vater erwacht, streckt den Kopf aus der Tür, sieht die Hexe (angedeutet mit einem ‚Sehstrahl') und holt das Gewehr. *4. Szene* (175): Der Vater zielt und schießt die Hexe tot. Es stört das Kind offensichtlich nicht, daß der Vater in die falsche Richtung zielt. Für DANIEL steht der Vater noch immer am ursprünglichen Ort, nämlich unter der Tür des Elternschlafzimmers."

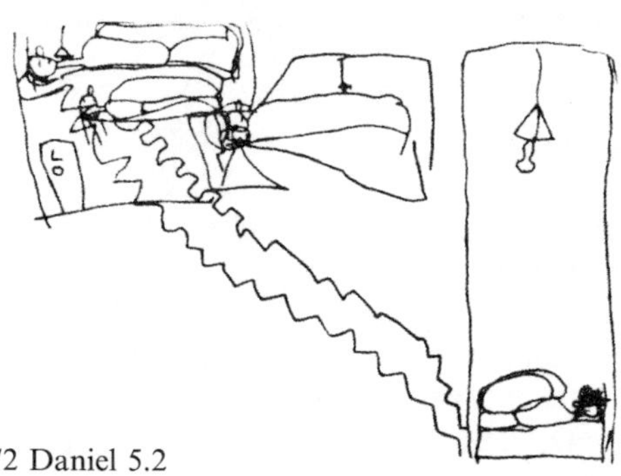

172 Daniel 5.2

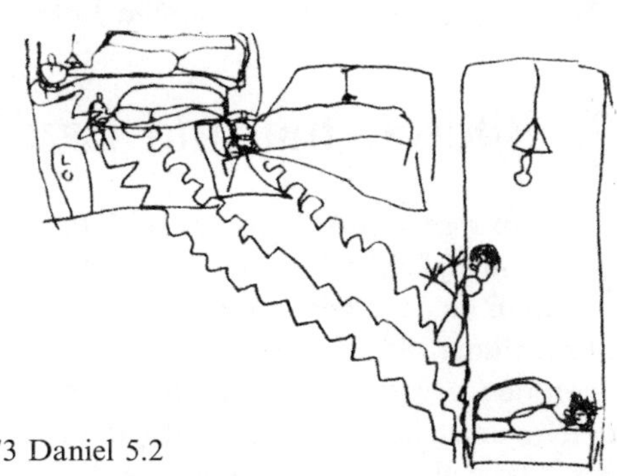

173 Daniel 5.2

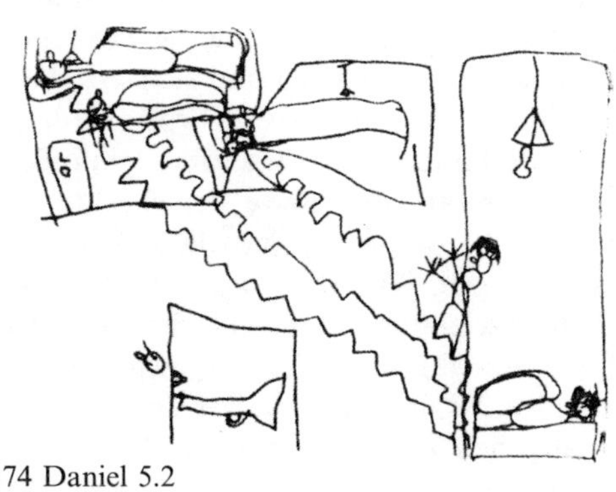

174 Daniel 5.2

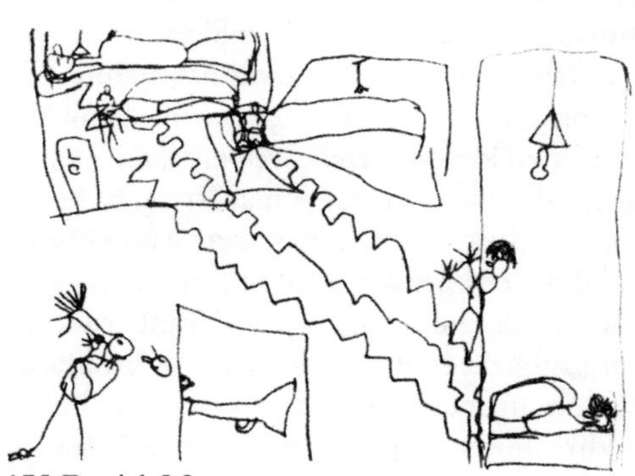

175 Daniel 5.2

Abbildung 35

Die Analyse dieser Serie bestätigt u. E. die vorgetragene Auffassung (vgl. Kapitel III, Abschnitt 3), daß die Bildstruktur der *Verdeutlichung* des inhaltlichen Zusammenhanges dient. Das hochkomplexe Traumgeschehen erforderte hier sowohl *simultane* Darstellungsmomente (das Gewahrwerden der Hexe, der Griff nach dem Gewehr und der Schuß) als auch die *sequentielle* Auflösung des Ablaufes in einer Bildfolge.
Wenn wir die Ergebnisse unserer Darstellung der frühen Erzählkonzepte in den Kinderzeichnungen zusammenfassen, dann läßt sich sagen, daß wir nirgendwo den „Fragmentbildern" begegnet sind, von denen bei S. LEVINSTEIN (1904, S. 42f.) u. a. die Rede ist. Diese Charakterisierung der frühen Erzählbilder hat sich auch in der Literatur hartnäckig gehalten (vgl. MÜHLE 1971, S. 102ff.), auch wenn relativierende Bemerkungen den negativen Gehalt dieser Kennzeichnung abschwächen sollten. Tatsächlich haben wir es in den frühen Zeichnungen lediglich mit Bilderzählungen von *geringerer Komplexität* zu tun; oder positiv ausgedrückt: Die Dichte (Relationalität) der bildhaften Erzählung nimmt mit der wachsenden Komplexität der Darstellungsstruktur zu. Die zunehmende Darstellungsfähigkeit macht es dem Kind möglich, szenische Beziehungen aufzubauen, „handelnde Personen" im Umgang mit bedeutungstragenden Gegenständen wiederzugeben, also eine Dramaturgie der Bilderzählung zu entwickeln. Natürlich kann diese szenische Repräsentation nur mit den zeichnerischen Mitteln präsentiert werden, über die das Kind zu der Zeit verfügt, in der das Erzählbild entsteht. Kopffüßler-Elemente o. ä. sind aber keine Fragmente, sondern „Werdeformen" eines bestimmten Entwicklungsabschnittes.

3. Bildschema und Erzählkonzept

Mit dem weiteren Aufbau der Bildorganisation in den folgenden Abschnitten der Schemaphase entwickelt sich auch die Erzählstruktur der Kinderzeichnung weiter; es entsteht das, was man das *Erzählbild im engeren Sinne* nennen könnte (LEVINSTEIN, MÜHLE u. a.: „Erzählungsbild"). Diese Erzählbilder lassen sich nun ebenfalls den genannten Kategorien zuordnen, welche wir in unserer schematischen Übersicht (vgl. Schema 3) angegeben haben; d. h. es entstehen um diese Zeit nach der „Werkreife" keine grundsätzlich neuen Konzepte zur Darstellung von Ereignissen/Erzählinhalten mehr. Nach unseren Beobachtungen dominieren bei den Erzählbildern in der Schemaphase allerdings eindeutig die Zeichnungen, bei denen aus dem Zusammenhang der Ereignisse eins ausgewählt und stellvertretend („repräsentativ") dargestellt wird. Manchmal sind Bilder des sukzessiven Typs allerdings schwer zu identifizieren, weil etwa die mehrfache Wiederholung *eines* Gegenstandes im Bild nicht als solche zu erkennen ist; d. h. besonders die simultan-sukzessive Verschachtelung von Motiven entgeht dem Betrachter. In diesem Falle kann nur der verbale Kommentar der/des Zeichnenden Klarheit in die Erzählstruktur bringen. Wir sehen an diesem Beispiel, daß gerade die Analyse der Erzählstruktur der Kinderzeichnung kommentarbedürftig ist, auf Einblicke in die biographische Situation und/oder das allgemeine Lebensgeschehen der/des Zeichnenden angewiesen ist. Jede Betrachtung, welche über die Analyse der formalen Bildrelationen hinausgeht, muß sich erst des inhaltlichen Zusammenhanges, der Erzählweise und Motivstruktur vergewissern, ehe Aussagen über die Bedeutung des Dargestellten möglich werden.

Wir waren bei der Analyse des Schemabildes zu der Auffassung gelangt, daß die kompositionelle Struktur des Bildschemas nicht einem „resultativen" (stückhaften, „fragmentarischen", „synkretistischen", aneinanderreihenden, undhaften) Organisationsprinzip unterliege, sondern als Ergebnis eines Zusammenspieles von optisch-anschaulichen (Prägnanz-) Tendenzen *und* narrativ-inhaltlichen (Verdeutlichung-)Tendenzen anzusehen ist. Um es anders auszudrücken: Das Bildschema der Kinderzeichnung in der mittleren Kindheit stellte sich uns als *produktive Synthese* aus Darstellungsmöglichkeiten und Erzählabsichten dar. Die Schemabilder dieser Phase sind also *auch* immer Erzählbilder, wie sie Darstellungsbilder, d. h. Wiedergabe von Gegenständen/Gegenstandszusammenhängen, sind. Die Bilderzählungen sind auf die gegenstandsadäquaten Repräsentationen angewiesen, und die Repräsentationen wiederum wären ohne erzählende Inhalte „sinnlos", d. h. bedeutungsarm oder gar bedeutungsleer.

Die angesprochene produktive Synthese aus Darstellungsmöglichkeiten und Erzählabsichten darf man sich nun keinesfalls als automatische Kombination der beiden Momente (etwa im Sinne eines „Halbe-Halbe-Kompromisses") vorstellen, sondern diese Synthese kann außerordentlich vielfältig ausfallen – je nach dem „Gewicht", der Bedeutung, welches der darzustellende Inhalt, die Ereignisfolge im Lebensgeschehen des Kindes einnimmt: Diese Bedeutung kann von einem vorübergehenden Interesse an einer Person/einer Sache, einem neugierigen Erkunden über die zeichnerische Veröffentlichung traumatisierender Erlebnisse bis zu zwanghaften Äußerungen von wahnartigen Vorstellungen reichen. Die Dichte der narrativen Struktur ist also *auch* abhängig von der sozio-affektiven Befindlichkeit des zeichnenden Individuums, und es ist überhaupt nicht ungewöhnlich, daß in manchen Zeichnungen/Zeichensequenzen die Freude an der Darstellung eines erlebten Ereignisses – wie das einer „Obsternte" (vgl. Abbildung 32) – im Mittelpunkt der Darstellung steht, während in anderen quälende, angstbesetzte Vorstellungen, ja Wahnbilder mit ganz ähnlichen (aber nicht identischen) Darstellungsmitteln realisiert werden.

Die Spannbreite dieser narrativen Inhalte wird sichtbar, wenn man z. B. die Zeichnung „Mammi, Vati Krank im Bett. Lisa bringt ihm Fische" (vgl. Abbildung 34) mit der nachfolgenden Darstellung des „elektrifizierten Indianerkindes Connecticut" des Jungen JOEY vergleicht (Abbildung 36). Dieser Junge litt an psychosenahen Störungen (ASBERGER) und wird uns von B. BETTELHEIM (1984, S. 401) vorgestellt, um uns die besonderen Abwehr- und Einkleidungsmechanismen eines Kindes mit autistischen Zügen vor Augen zu führen: Das „elektrifizierte Indianerkind ist eine Person in einer Glasröhre mit Essen", erläuterte der Zeichner diese Darstellung. Für ihn waren offensichtlich Maschinen und Motoren zuverlässiger als Menschen, denen er sich nicht anzuvertrauen wagte, und so schuf er sich um sein Bett ein kompliziertes System von mechanischen Vorrichtungen, die ihn abschirmten und einschlossen und ihn mittels elektrischer Energie am Leben erhielten. Auch in seinen Zeichnungen stellt er sich (in der Person eines vorgestellten „Indianerkindes") zu dieser Zeit in käfigartigen Räumen (Aufzug?) dar, die von Seilwinden gehalten werden. Im Gegensatz zu den Zeichnungen eines autistischen Kindes, die wir im nachfolgenden VII. Kapitel, Abschnitt 6, wiedergeben, weisen die Darstellungen von JOEY keine Neubildungen auf, obwohl er sprachliche Neologismen prägte. So soll der Beiname „Connecticut", den er sich zulegte, aus connect (verbinden) und cut (abschneiden) entstanden sein (vgl. BETTELHEIM 1984, S. 399ff.).

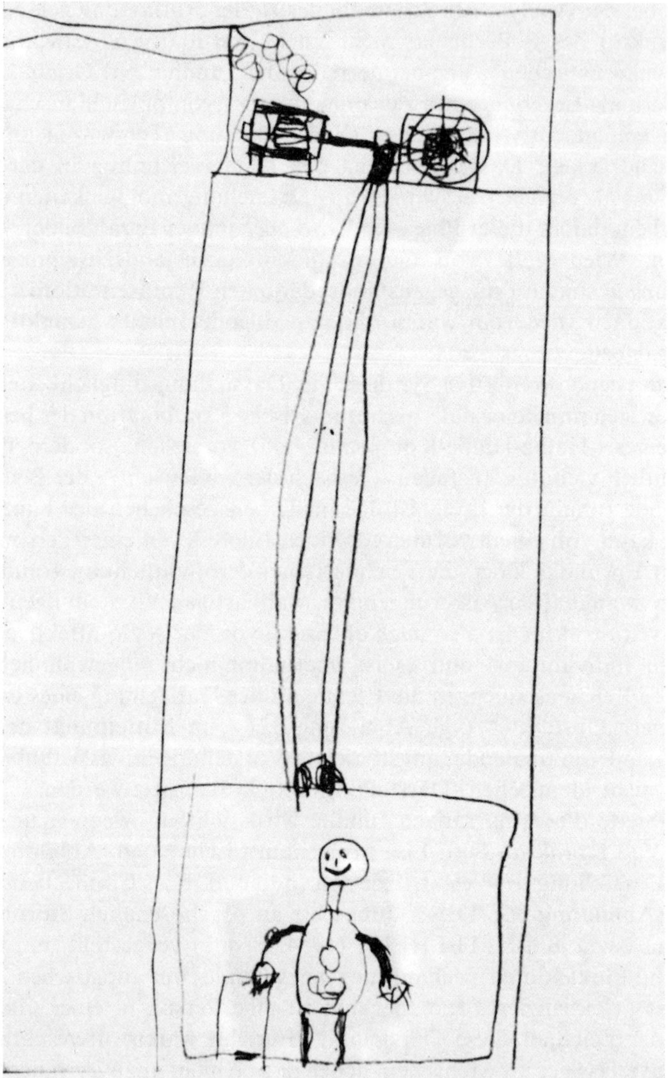

Abbildung 36

Am Ende dieses Abschnittes, in dem die Gliederungsmöglichkeiten und die besondere Erzählstruktur der Erzählbilder in der Schemaphase erörtert wurden, muß auf ein terminologisches Problem aufmerksam gemacht werden, das Anlaß zu Mißverständnissen geben könnte: auf die Verwendung der Kennzeichnung „sequentiell“ für die Bildfolgen vom „Bilderbogentypus“. Wir haben mit A. PAIVIO (1978) zwischen einer sequentiellen (=sprachlich-begrifflichen) und einer synchronen (=bildhaften) Organisation von Vorstellungsinhalten unterschieden und diese Unterscheidung als Beleg für unsere These von der Eigenständigkeit beider Repräsentationsformen angesehen. Wenn nun im Hinblick auf einen bestimmten Typus von Bilderzählungen von einer „sequentiellen" Struktur gesprochen wird, dann ist darunter die Aufteilung des Geschehens/des Erzählinhaltes auf mehrere Bilder zu verstehen, die ihrerseits dann wiederum „synchron" organisiert werden. Allerdings stehen die Erzählbilder vom „Bilderbogentypus" der sprachlichen Erzählweise wesentlich näher als die Bilder vom „repräsentativen" Typus. Aus diesem Grunde erscheint auch die terminologische Kennzeichnung „sequentiell" – trotz der Möglichkeiten einer Verwechslung – für die Erzählbilder vom Typus „Bilderbogen" gerechtfertigt.

4. Erzählkonzepte in der Bildnerei der späten Kindheit und des frühen Jugendalters

Wir haben als Kennzeichen der späten Schemaphase und der Jugendzeichnung (im Kapitel IV, Abschnitt 2) u. a. die Erweiterung des Motivbereiches angegeben: Die/der Zeichnende setzt sich in der Vorpubertät zunehmend mit Ereignissen seiner Zeit *und* mit vorgegebenen Motivzusammenhängen auseinander, die ihm von der Kunst (der Zeit) und/oder den Medien angeboten werden. Er stellt diese sozio-kulturellen Inhalte zuerst mit dem „selbsterarbeiteten" Repertoire an Bildformen dar und geht dann (im Verlauf des Jugendalters) dazu über, dieses Repertoire in adaptierte Gestaltungsformen zu integrieren. Wir haben in diesem Zusammenhang von einer „quasi-künstlerischen" Struktur der Jugendzeichnung gesprochen. Unsere Beispielserie von Darstellungen der Schülerin NICOLA, die im Abstand von etwa zwei/drei Jahren entstanden (vgl. Abbildungen 20, 24 und 27) zeigt aber, daß mit der Umstrukturierung der Bildorganisation in Richtung auf eine künstlerische Gestaltung durchaus eine *Abnahme des Erzählinhaltes* verbunden sein kann. Diese Vernachlässigung der inhaltlichen Ebene bildnerischer Repräsentation ist leicht zu deuten, beschäftigt sich doch die/der Gestaltende jetzt so intensiv mit „künstlerischen Problemen", daß demgegenüber die Erzählintention in den Hintergrund tritt. Sie kann vollends vernachlässigt werden, wenn die/der Jugendliche sich mit Problemen „autonomer", nicht gegenstandsgebundener Kunst auseinandersetzt: Wie in bestimmten Ausdrucksformen der Modernen Kunst wird dann das Gestaltungsproblem selbst zum Inhalt des produktiven Prozesses.

Diese erzählarmen Bildkonzepte sind aber nur als *eine* Spielart der quasi-künstlerischen Gestaltungen in dieser Phase des Jugendalters anzusehen. Gleichzeitig entwickeln (andere) Jugendliche Bildkonzepte mit hohem narrativen Anteil. Sie bedienen sich dabei traditioneller Darstellungsmittel und Motive, die jetzt in einer spezifischen Weise eingesetzt werden, d. h. der Selbstaussage dienen, „der Wendung nach Innen" (MÜHLE) zum Ausdruck verhelfen sollen. Wie diese Inhalte, die bei dieser Introspektion entdeckt werden, in formelhaften Wendungen veröffentlicht werden (können), zeigt das Bild (vgl. Abbildung 37) „Memento mori" von DANIEL (14 Jahre). Es weist Kombinationen zwischen Elementen christlicher Bildmotive (der Tod als Sensemann) und solchen einer germanischen Mythologie (Wotan?) auf und ist mit traditionellen Darstellungsmitteln als schwarz-weiße Bleistiftzeichnung realisiert. Es *erzählt in adaptierten Gestaltungsformen* von der Erfahrung des Todes – wobei eine ironische Verkehrung des Erzählinhaltes nicht auszuschließen ist.

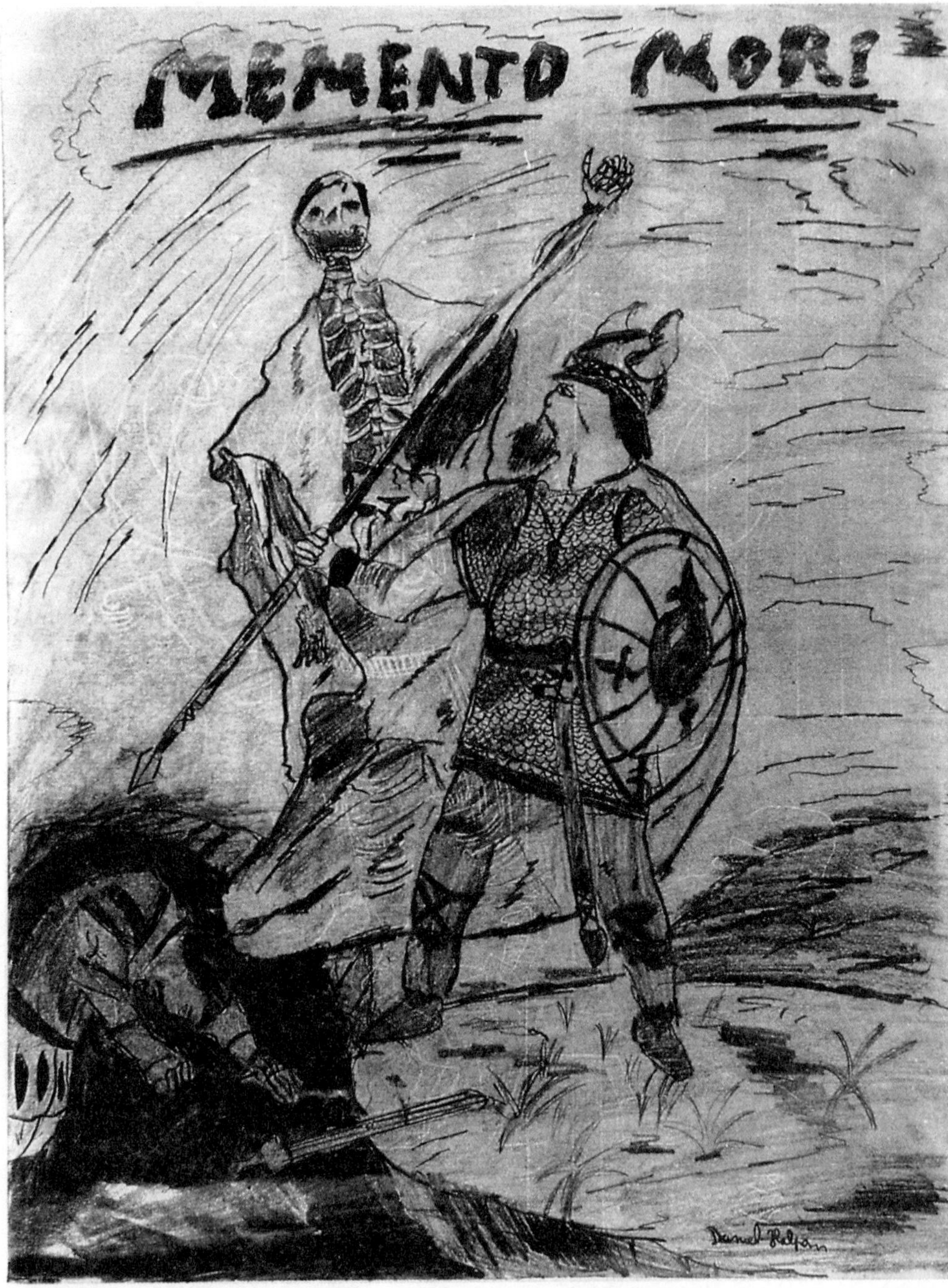

Abbildung 37

VII. Sonderentwicklungen und Strukturveränderungen

1. Individuelle Bildensembles und Sonderentwicklungen – Eine Einführung in den Problemzusammenhang

Die Betrachtungsweise vieler Autoren ist so auf die allgemeinen Abläufe in der Entwicklung der Kinderzeichnung („Werdeformen") festgelegt, daß es kaum Beobachtungen über den Aufbau individueller Form- und Motivzusammenhänge gibt (Beispiele bei KLÄGER 1974; MOSIMANN 1979). Den ersten Autoren, deren Auffassungen in den Kapiteln über die Forschungsgeschichte referiert werden, ging es ja gerade um den Nachweis von allgemeinen (formgenetischen, wahrnehmungsgenetischen o. ä.) Zügen in der individuellen Entwicklung. Besonders die strukturellen Analysen (z. B. KELLOGG 1959; 1970) mit ihrer Suche nach den Grundmustern, Tiefenstrukturen, underlying forms o. ä. übersehen häufig, daß ja das *einzelne* Kind diese Grundformen „erarbeitet" und zu *seinen* Zeichnungen kombiniert. Wenn im vorhergehenden Kapitel von der „Übersetzungsfähigkeit" (LASSEN) der/des Zeichnenden (z. B. von der Raumvorstellung in das bildhafte Raumkonzept) die Rede war, die es zu untersuchen gilt, so sollte in ähnlicher Weise einmal die *Kombinationsfähigkeit* des zeichnenden Individuums in Augenschein genommen werden. Wir konnten am Beispiel der Baumdarstellungen der Zwillinge MARTIN und NICOLAS (vgl. Abbildungen 12 und 13) schon auf solche individuellen Unterschiede oder – anders ausgedrückt – *individuelle Varianten* in der Darstellungsstruktur hinweisen. Aber natürlich müßten spezielle Untersuchungen zeigen, ob und wann ein solches *individuelles Ensemble* identifiziert werden könnte und ob diese individuellen Kombinationen relativ stabil erhalten bleiben oder von Zeit zu Zeit (völlig) umstrukturiert werden. Solange solche Untersuchungen fehlen, können wir nur von der Vermutung ausgehen, daß das einzelne Kind im Rahmen seines altersspezifischen Zeichenrepertoires besondere Varianten von Formen und Motiven entwickelt.

In unserer nachfolgenden Darstellung der Sonderentwicklungen sollen solche Zeichenereignisse beschrieben und analysiert werden, die von diesen individualisierten, aber *regelrechten* Zeichenkombinationen *abweichen* und ungewöhnliche Formkombinationen und Motivstrukturen aufweisen. In vielen Darstellungen (vgl. z. B. KERSCHENSTEINER 1905; ROUMA 1913; GOODENOUGH 1926; MORGENSTERN 1937; ALTSCHULER/

HATTWICK 1947; MACHOVER 1949; HARRIS 1963; KOPPITZ 1972; SELFE 1983) werden einzelne Aspekte solcher Sonderentwicklungen, z. B. Retardierungen (Entwicklungsverzögerungen), Perseverationen (Verharrungen über einen langen Zeitraum), Motivveränderungen u. ä. behandelt; es fehlt aber eine Gesamtdarstellung solcher *irregulären* Werdeformen und Werdemotive. Allerdings ist es leicht einzusehen, warum eine solche Gesamtdarstellung nicht vorliegt, sind doch die Ursachen für diese irregulären Entwicklungen so vielfältig, daß sie immer nur von Einzelfall zu Einzelfall ermittelt werden können – falls sie sich überhaupt mit einiger Sicherheit angeben lassen. Die Darstellung von Sonderentwicklungen und Strukturveränderungen ist daher nicht zu trennen von der Betrachtung der Bedingungen, unter denen solche irregulären Verläufe, Formkombinationen und Motivzusammenschlüsse entstehen. Außerdem lassen sich die meisten dieser besonderen Verläufe nur auf dem Hintergrund regelrechter Formentfaltungen und Motiventwicklungen erkennen; d. h. nur der *Vergleich* mit der regulären (oder auch idealtypischen) Entwicklungs- und Strukturhöhe bringt das Auffällige, Besondere von einzelnen Verläufen, bestimmten Bildern/Bildserien an den Tag.

Unsere Kenntnis dieser Sonderentwicklungen und Strukturveränderungen setzt sich (notwendigerweise) aus einem Mosaik spezieller Untersuchungen zusammen, die z. T. mit traditionellen, testartigen Methoden (etwa dem GOODENOUGH-DAM-Test), z. T. aber auch mit neu entwickelten Verfahren entwickelt wurden. In den folgenden Abschnitten sollen die – nicht immer eindeutigen oder widerspruchsfreien – Ergebnisse dieser Untersuchungen unter bestimmten Fragestellungen zusammengefaßt und referiert werden.

Eine der bekanntesten Fragen ist die nach dem Zusammenhang von Intelligenz (-höhe) und zeichnerischem Verhalten; aber auch das Verhältnis von Verhaltensauffälligkeit (also von „gestörten“ Verhaltensformen) und bildnerischem Ausdruck ist häufig behandelt worden. Diese Fragestellungen werden uns ja im Zweiten Teil des Buches, in dem interpretierende Ansätze auf dem Hintergrund bestimmter Persönlichkeitstheorien dargestellt werden, erneut begegnen. Sie können also hier relativ kurz behandelt werden. Bei der Reihenfolge der Fragestellungen orientiert sich die Erörterung an einem Modell (vgl. Schema 4; RICHTER 1984a, S. 173), in dem ich den *Versuch* unternehme, Gruppen von Einwirkungen auf die Entwicklung und die Struktur der Kinderzeichnung mit Gruppen von Auswirkungen in Verbindung zu bringen, *ohne* daß kausale Beziehungen zwischen Einwirkungsbedingungen und Auswirkungen auf die zeichnerische Struktur angenommen würden. Allerdings ist auch das Verhältnis zwischen diesen beiden Polen nicht als zufällig anzusehen, sondern es handelt sich nach meiner Auffassung um eine (näher zu bestimmende) „Wenn-dann-möglich-Beziehung“. Das Modell geht von den veränderten Erscheinungsformen der Kinderzeichnung aus (vgl. unter Ebene), die von einer „temporären Verfestigung“ bis zu „qualitativer Andersartigkeit“ reichen können, und es versucht, die *Zunahme* von irregulären Entwicklungen und die Strukturveränderungen *stufenweise* zu ordnen *und* mit bestimmten Verursachungsformen in Beziehung zu setzen (vgl. obere Ebene). Im Vorgriff auf unsere Darstellung der Verfassung des Mediums „Kinderzeichnung“ (vgl. Kapitel XXI) werden in dem Modell auch bereits die Funktionen/Qualitäten des Mediums („Darstellung“, „Mitteilung“, „Ausdruck“) angegeben, weil sich die Sonderentwicklungen und Strukturveränderungen besonders auf eine dieser Funktionen auswirken können. Diese drei Funktionen des Mediums waren ja in der Analyse von Kinderzeichnungen der Vorschemaphase (vgl.

Schema 4

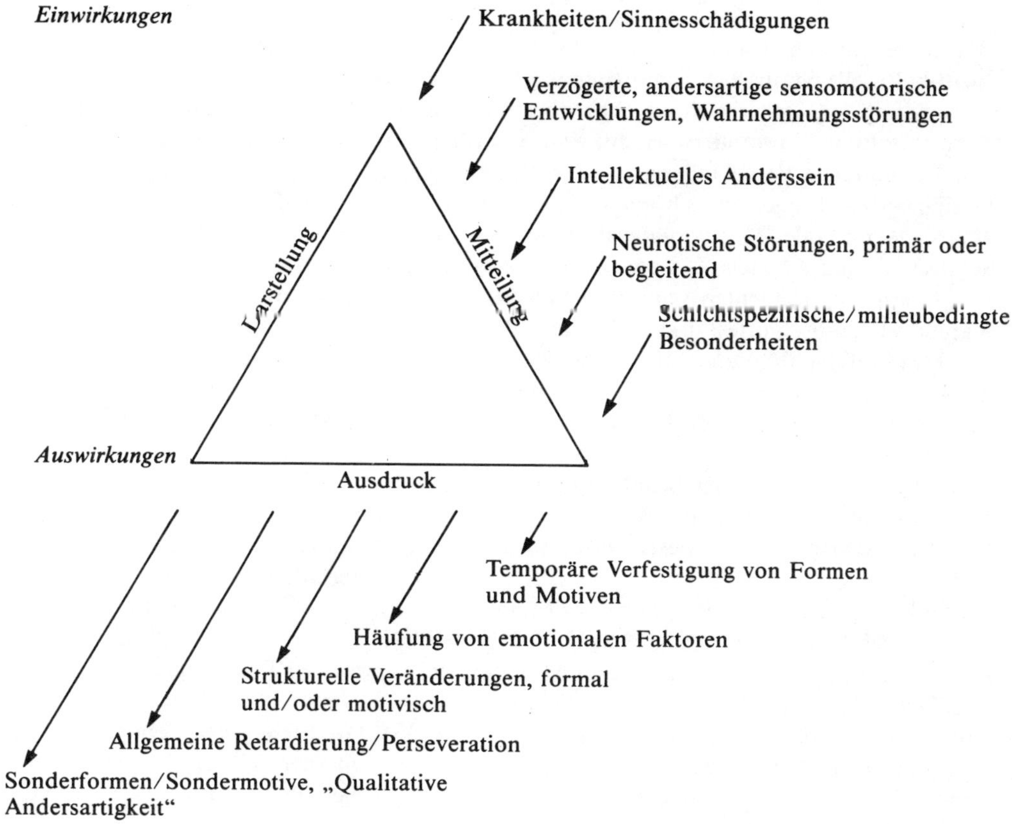

Kapitel III, Abschnitt 2) angesprochen worden; es wurde dort von einem Mitteilungsinhalt *in* der beginnenden stabilen Darstellung gesprochen und über die Ausdrucksqualität dieser Ereignisse reflektiert.
Natürlich können in den nachfolgenden Abschnitten nicht alle relevanten Untersuchungen referiert werden – das würde ein Buch gleichen Umfanges erfordern –, sondern es kommt uns darauf an, einige repräsentative Sonderentwicklungen und Strukturveränderungen auf dem Hintergrund von Bedingungen zu erörtern, welche als Ursache für die irregulären Bildvarianten anzusehen sind.

2. Formentwicklung und sozio-kultureller Status

Wir wollen in dem nachfolgenden Abschnitt der Frage nachgehen, ob der soziale bzw. sozio-kulturelle Status der Eltern/Familie/Erziehungspartner o. ä. Einfluß auf die *Formentwicklung* der Kinderzeichnung hat, ob sich also z. B. eine – gegenüber der idealtypischen Formentfaltung – veränderte (reduzierte, retardierte, restringierte o. ä.) Formstruktur in den Zeichnungen von Kindern aus der Unterschicht nachweisen läßt. Auf die ungleich kompliziertere Frage, ob sich ein sozio-kultureller bzw. *kulturspezifischer* Einfluß in der *Motivwahl* und/oder Motivorganisation der Kinderzeichnung entdecken läßt, gehen wir im 3. Abschnitt des Kapitels XIX ein. Unter Formentwicklung verstehen wir dabei die Genese von *Darstellungs*elementen *samt* ihrer Gegenstandsbedeutung/ihres Phänomensinnes (vgl. Kapitel VIII, Abschnitte 3 und 4). Ich habe (1977, S. 145f.) diese Ebene der Repräsentation mit J. PIAGET (1969) auch als Ebene des „einfachen Bildes" bezeichnet, um deutlich zu machen, daß *in diesem Falle* alle weitergehenden Überlegungen nach der („symbolischen") Bedeutung der dargestellten Gegenstände vernachlässigt oder gar ausgeschlossen werden können.

Die Schwierigkeiten bei der Beantwortung der Frage nach dem Einfluß des sozio-kulturellen Status auf die Formentwicklung der Kinderzeichnung fangen schon an, wenn man festzustellen versucht, wie dieser Status zu definieren ist. A. STAUDTE, der wir eine umfangreiche Untersuchung (1977) über das „ästhetische Verhalten von Vorschulkindern" verdanken, geht bei der „Bestimmung des Sozialstatus . . . ausschließlich (von) der Berufsposition des *Vaters*" aus (vgl. S. 92); H. JOHN-WINDE geht (1981, S. 200ff.) ähnlich vor, differenziert aber (nach KLEINING/MOOSE 1972) zwischen fünf Schichten, während A. STAUDTE sich mit einer Zuordnung der Zeichnenden zu zwei Schichten („Unter- bzw. Mittelschicht") begnügt. L. SELFE fragt (1983, S. 206ff.) in ihrem großen Diagnosebogen zwar nach dem Beruf beider Eltern, zieht diese Information aber in ihren weiteren Überlegungen kaum zu Rate, sondern geht von *intra*individuellen Bedingungen (Krankheiten, Behinderungen o. ä.) aus.

Obwohl A. STAUDTE in ihrer Untersuchung von der Hypothese ausgegangen war, daß in „Analogie zu schichtspezifischen Formen des Sprachverhaltens . . . schichtspezifische Unterschiede im ästhetischen Verhalten" zu erwarten seien, und obwohl sich solche Unterschiede in der Bereitstellung von (Zeichen-)Materialien, im Vorhandensein von Kinderbüchern, Kalendern o. ä. durchaus nachweisen ließen, fand die Autorin generell „keine Zusammenhänge zwischen dem Sozialstatus der Kinder und ihrem zeichnerischen Verhalten" (1977, S. 194ff.). Lediglich in der Farbwahl zeichneten die Unterschichtkinder signifikant häufiger mit nur einer der bereitgestellten Farben. Auch in der (verbalen) Farbunterscheidung zeigten die Unterschichtkinder niedrigere Trefferquoten, wie sie überhaupt in nahezu allen von der Untersuchung erfaßten *Wahrnehmungsaktivitäten* niedrigere Leistungen aufwiesen. Weiter fand die Autorin, daß die Mädchen länger an ihren Zeichnungen arbeiteten und „buntere", z. T. nichtgegenständliche („dekorative") Zeichnungen anfertigten, daß aber generell – und wiederum entgegen der Ausgangshypothese! – *keine* geschlechtsspezifische Differenzierungen des *Formniveaus* möglich waren.

Dagegen zeigten sich in den Untersuchungen von H. JOHN-WINDE (1981, S. 200ff.) im ersten Schuljahr zumindest tendenziell eine Abhängigkeit zwischen dem Differenzierungsgrad der Einzelformen (zur Terminologie vgl. Kapitel IX, Abschnitt 3) und dem sozialen Status der Eltern. Allerdings geht dieser Zusammenhang schon bei der Variable „Integration“ (= Beziehungsdichte von Einzelelementen innerhalb eines Gesamtzeichens) wieder verloren, und so kommt die Autorin zu dem Schluß, daß sich nur ein schwach ausgebildeter signifikanter Zusammenhang ($R = 0.21$) zwischen dem Status der Eltern und der Gesamtbeurteilung des Formniveaus in dieser Altersphase nachweisen lassen. Drei Jahre später, im vierten Schuljahr, ist der Zusammenhang zwischen Beurteilungskriterien und Formniveau etwas höher, aber:

„trotz der Signifikanz bleibt das Ausmaß der Abhängigkeit bescheiden . . . Die extremen Statusgruppen allein weichen deutlich ab . . . Dies bedeutet: je höher der Status der Eltern ist, um so größer ist die Wahrscheinlichkeit, daß Kinder der vierten Klasse eine höhere Wertpunktzahl der Kriterien erreichen“ (JOHN-WINDE 1981, S. 331 f.).

Die vorsichtige Ausdrucksweise der Autorin macht deutlich, daß der genannte Zusammenhang auch von anderen, untersuchungsimmanenten Kriterien abhängig sein könnte, zumal ihre Ergebnisse den Beobachtungen von D. KORZENIK (1972) widersprechen, daß bestehende Unterschiede in der Darstellungsfähigkeit (von Themen/Signalwörtern; vgl. Kapitel III, Abschnitt 2) sich im Laufe der Schulzeit ausgleichen. Allerdings besteht kein direkter Widerspruch zwischen den beiden angeführten Untersuchungen von A. STAUDTE und H. JOHN-WINDE, weil die erste Autorin nur den Status von solchen Elterngruppen in ihren Untersuchungsansatz aufnahm (Unter- und Mittelschicht), welcher in der Untersuchung der zweiten Autorin kaum in einen Zusammenhang mit dem Formniveau zu bringen war; d. h. *wenn* überhaupt Einflüsse vom Status der Eltern auf das Formniveau der Kinderzeichnung zu erwarten sind, dann von den *extremen* sozialen Schichten/Gruppierungen und evtl. von den kulturellen Bedingungen, die ja nicht gleichzusetzen sind mit den sozio-ökonomischen. Vorläufig lassen uns die Untersuchungen aber noch im Stich, wenn es um eine deutlichere Antwort auf die Frage geht, ob sich ein Zusammenhang zwischen der Formentwicklung in der Kinderzeichnung und dem sozio-kulturellen Status belegen läßt.

3. Bildstruktur und Verhaltensauffälligkeiten

Unter Verhaltensauffälligkeiten sollen im folgenden (psychogene) Störungen im Verhalten des Kindes aufgrund eines aktuellen Konflikts oder einer sich fixierenden neurotischen Persönlichkeitsentwicklung verstanden werden (vgl. NISSEN 1971; SCHMIDT 1981; POHLMANN 1981). Als Ausdruck solcher Störungen werden Zwänge, Kontaktstörungen, Kohärenzstörungen (wie Weglaufen, Vagabundieren, Flucht vor der Übernahme von Aufgaben und Pflichten), Aggressivität, aber auch Ängste, Verschlossenheit, Depressivität u. ä. angesehen (vgl. KOBI 1977; BITTNER/ERTLE/SCHMID 1974; KLUGE 1976). Die Ätiologie dieser Verhaltensauffälligkeiten ist, wie nicht anders zu erwarten, sehr umstritten. Für die „psycho-reaktiven“ Verhaltensauffälligkeiten, d. h. für solche Auffälligkeiten, die nicht von einer *zerebralen* Dysfunktion verursacht/begleitet sind, werden von den Autoren näher zu definierende Störungen in den frühen Beziehungsstrukturen in Anspruch genommen.

Auf der Grundlage der empirischen Untersuchungen von F. L. GOODENOUGH (1926) bzw. D. B. HARRIS (1963) und R. KELLOGG (1959) sowie den projektiv-hermeneutisch orientierten Auffassungen von K. MACHOVER (1949, 11. Aufl. 1980) und E. F. HAMMER et al. (1958, 6. Aufl. 1980), über die in den nachfolgenden Kapiteln noch berichtet werden soll, hat E. KOPPITZ (1968, deutsch 1972) den Versuch unternommen, die Ergebnisse des ZEM (=Zeichne-einen-Mensch/Mann-Test) als Ausgangsmaterial zur Beurteilung von Entwicklungsabläufen *und* zur Deutung projektiver Motive zu benutzen. Mit R. KELLOGG ist sie der Auffassung, daß in der Kinderzeichnung die *Struktur* (=Entwicklungshöhe) der Zeichnung durch das Alter und den Grad der psychophysischen Reife (KOPPITZ: „normative Daten"), der *individuelle Stil* aber durch die „Gemütsverfassung" bestimmt sei (KOPPITZ 1972, S. 20). Über den Aufbau und die Validierung dieses Beurteilungssystems wird im Kapitel XII, Abschnitt 2 berichtet werden; an dieser Stelle sollen nur die „außergewöhnlichen Einzelheiten" im Entwicklungsverlauf und der Struktur zur Sprache kommen. Diese außergewöhnlichen Ereignisse weisen ja u. U. auf *psycho-reaktive* Verhaltensweisen hin.

Zur Methode der Autorin gehörte es, alle Kinder, bei denen sich diese Ergebnisse des ZEM deutlich von den IQ-Erhebungen unterschieden, einer „genaueren Prüfung" zu unterziehen:

„Dabei wurde festgestellt, daß alle Kinder, deren Ergebnis beim IQ-Test durchschnittlich oder überdurchschnittlich ausgefallen war, dagegen beim ZEM-Test unter dem Durchschnitt lag, an *schweren seelischen* und *Persönlichkeitsproblemen* litten . . . In diesen Fällen zeigt das Niveau des ZEM die tatsächlichen geistigen Leistungsmöglichkeiten des Kindes, während das IQ-Test-Ergebnis auf sein *intellektuelles Potential* deutet, das zu verwirklichen das Kind vielleicht, aber nicht mit Sicherheit fähig ist. In den Fällen, in denen das Niveau der ZEM-Ergebnisse höher als das des IQ war, besaßen die Kinder offenbar eine normale Intelligenz, hatten aber Lernschwierigkeiten infolge von kultureller oder sozialer Benachteiligung oder von Störungen des Gehörs . . . oder des Gedächtnisses" (KOPPITZ 1972, S. 53).

In den Zeichnungen drücken sich die im Zitat angesprochenen seelischen Probleme – auf die sozio-kulturelle Benachteiligung, die im zweiten Abschnitt des Zitats angesprochen wurde, sollte nur der Vollständigkeit halber hingewiesen werden (vgl. vorhergehender Abschnitt) – in drei Gruppen von Merkmalen aus: (1.) in der besonderen *zeichnerischen Beschaffenheit* wie Kritzelresten (=Schattierungen), (2.) in besonderen *Merkmalen der menschlichen Figur,* (3.) im *Weglassen* von Merkmalen, die dem Alter nach ausgebildet sein müßten, z. B. Händen und Füßen. Die ZEM-Zeichnungen, so faßt die Autorin (1972, S. 104ff.) ihre Auffassung zusammen, lassen sich nach drei Grundregeln („Prinzipien") deuten:

1. Die Zeichnungen stellen in der Form, in der sie realisiert werden (im „Wie" der Darstellung) eine Art „inneres Selbstportrait" dar, auch wenn das Kind eine weitere Figur als sich selbst zeichnet. Der Zeichnende realisiert sich dann z. B. in der Gestalt der Mutter, des Freundes/der Freundin usw.
2. Diese projektive Darstellung umfaßt zwei Momente: Die ZEM-Zeichnung kann Ausdruck der kindlichen Einstellung seiner Umwelt gegenüber sowie seiner Konflikte mit den Personen dieser Umwelt *und/oder* Darstellung eines Wunschtraumes sein.
3. Zeichnet das Kind eine andere Person als sich selbst, so gilt dieser zur Zeit der Zeichnung seine höchste Aufmerksamkeit.

Sozio-emotionale Befindlichkeit und Zeichnung

(KOPPITZ 1972)

Wir versuchen im folgenden, an einem Ausschnitt aus der Interpretation einer Zeichnung des zehnjährigen ERIC (KOPPITZ 1972, S. 128f.) die Anwendung dieser Grundregeln und die Analyse der zeichnerischen Besonderheiten zu demonstrieren. Wir wählen dieses Beispiel, weil es mit vielen Zeichnungen korrespondiert, die mir aus Untersuchungen über die zeichnerischen Darstellungen Verhaltensauffälliger bekannt wurden (vgl. RICHTER 1984a, S. 155ff.). Ich habe für diese Form zeichnerischer Repräsentation den Begriff der Outsider-Art (CARDINAL) zu adaptieren versucht, weil die Zeichnungen dieser gesellschaftlichen Outsider (BECKER u. a.) viele Züge mit der *Bildnerei der Außenseiter* gemeinsam haben (vgl. CARDINAL 1979):

„ERIC (vgl. Abbildung 38) gehörte zu (der) negativistischen und feindseligen Gruppe von Kindern. Er sehnte sich danach, der Kindheit zu entrinnen. ERIC hatte ... ein WISC-Gesamt-IQ-Ergebnis von 103, ... hatte Lernschwierigkeiten und vertrug sich schlecht mit Gleichaltrigen ... ERICs Familie (fristete) eine dürftige, unsichere Existenz in einer Gegend mit niedrigeren Einkommensverhältnissen. Sein ganzes Leben durch war ERIC körperlich und seelisch stark vernachlässigt worden und hatte schon früh gelernt, was es heißt, sich durchzuschlagen. Er verbrachte seine freie Zeit meistens damit,

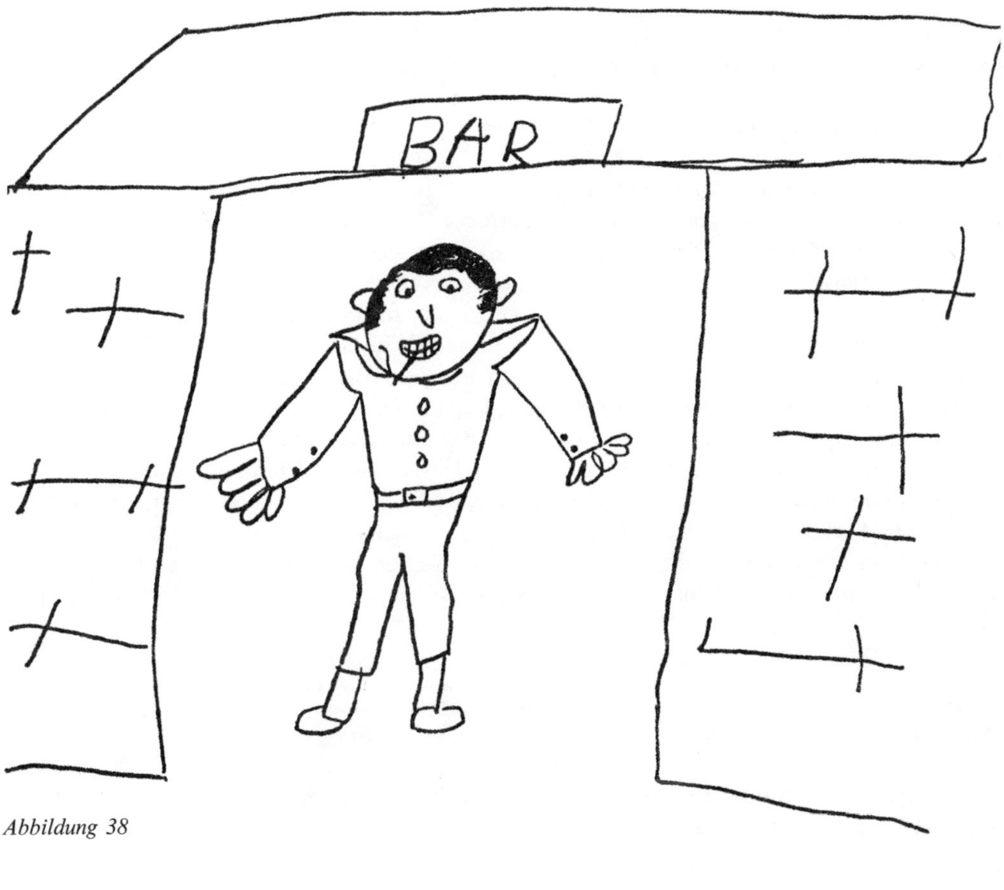

Abbildung 38

mit älteren Jungen an Straßenecken herumzustehen. Für ihn war es eine Frage des Überlebens, widerstandsfähig und ein guter Kämpfer zu sein. Aber auch ein ausgezeichneter Kämpfer fühlt sich unbedeutend und ausgeliefert in einer Welt von Halbwüchsigen, wenn er erst zehn Jahre alt ist. Es war also nur natürlich, daß ERIC davon träumte, 18 oder 20 Jahre alt und ein noch besserer Kämpfer und noch härterer Bursche zu sein, als er jetzt schon war . . . ERIC brachte seine Verachtung für die Schule durch häufige, abfällige Bemerkungen in der Klasse zum Ausdruck und auch durch seine Weigerung, sich am Schulleben zu beteiligen. Kein Wunder, die Lehrer von ERIC hatten es schwer, ihn für den Lehrplan der vierten Klasse zu interessieren. ERICs wahre Interessen und Ideale kommen eindrucksvoll in seinem ZEM . . . zum Ausdruck. Die Zeichnung verrät klar ERICs Traumbild: er möchte ein erwachsener harter Bursche sein, der großspurig und prahlend in Bars ein- und ausgeht und auf seine Männlichkeit erpicht ist. Die emotionalen Faktoren in der Zeichnung, die Zähne, das Fehlen des Halses und die langen mächtigen Arme drücken ERICs Impulsivität und Feindseligkeit aus, aber auch seine aggressive Haltung sich selbst und der Welt gegenüber."

Das Beispiel wurde auch deswegen ausgewählt, weil es deutlich zeigt, daß psycho-reaktive Störungen – im angegebenen Falle handelt es sich ja wohl um relativ leichte *sozio*-emotionale Auffälligkeiten ohne erkennbare zerebrale Dysfunktionen – sich im *Formniveau* (z. B. *fehlender* Hals), aber auch in einer *veränderten Motivstruktur* (z. B. *ausgeprägte* Zahndarstellung) niederschlagen können. Diese Einsicht müßte auch bei der Aufstellung der Kriterienkataloge (vgl. etwa JOHN-WINDE; STAUDTE u. a.) berücksichtigt werden, welche einen Zusammenhang zwischen Kinderzeichnung und sozio-kulturellem Status der Eltern erfassen sollen.

4. Zeichnerische Repräsentation und Intelligenzstatus

Die Bedeutung der Kinderzeichnung und da vor allem der Menschdarstellung für die Messung/Einschätzung der Intelligenz der/des Zeichnenden wurde vor allem von F. L. GOODENOUGH (1926) erkannt. Sie selbst sah sich, wie wir in der Darstellung ihrer Auffassung (vgl. Kapitel XVIII, Abschnitt 2) referieren werden, allerdings schon zu diesem Zeitpunkt in einer Tradition von Autoren, welche der messenden Beurteilung von Kinderzeichnungen ihre Aufmerksamkeit gewidmet hatten. Welche Wirkung das von ihr entwikkelte Verfahren ausübte, drückt sich auch in der fast unüberschaubaren Literatur zum ZEM aus (zu den frühen Veröffentlichungen BRILL 1935; Gesamtübersicht in HARRIS 1963). Diese Wirkung beruht nicht zuletzt auf der einfachen Durchführung und Auswertung, der hohen Motivation, mit der die Kinder der Test-Aufforderung nachkommen, und dem besonderen, *nicht verbalen* Material, welches dem Test zugrunde liegt. Schon früh zeigte sich allerdings auch, daß die Veränderungen in den Zeichnungen ihre Ursache auch/besonders in affektiven Reaktionen – von neurotischen Störungen bis zu psychotischen Erkrankungen – haben können: H. C. GUNZBURG vertritt denn auch (1955) die Auffassung,

„daß die Werte im Mensch-Test nur dann eine Auskunft über das geistige Niveau geben, wenn die mentalen Funktionen nicht durch neurotische oder psychotische Faktoren beeinträchtigt sind" (nach ABRAHAM 1978, S. 16; dort auch die Diskussion weiterer Auffassungen zu diesem Problem).

Nun dürfte aber gerade die Frage schwer zu entscheiden sein, ob einem (zeichnerisch nachweisbaren) Intelligenzrückstand generalisierte Lernstörungen und/oder psychoreaktive

Störungen zugrunde liegen und wie das Ursache-Wirkung-Verhältnis in diesem Bedingungsfeld überhaupt festzulegen ist (vgl. KANTER 1977, S. 57). Viele Untersuchungen, die bei A. ABRAHAM (1978, S. 16ff.) dargestellt werden, legen die Auffassung nahe, daß die zeichnerischen Repräsentationen von Kindern mit Lernstörungen *über* oder *unter* ihrem (mit Hilfe von Tests ermittelten) Intelligenzniveau liegen, je nachdem, ob sie sich in einem „affektiven Gleichgewicht" mit ihrer Umgebung oder in einer konfliktträchtigen Situation befinden. Diese Auffassung wird auch von Untersuchungen, die ich angeregt habe, gestützt (vgl. RICHTER 1984a, S. 143ff.). Im folgenden sollen Sonderentwicklungen und Strukturveränderungen in den Zeichnungen von (a) Geistigbehinderten und (b) sog. Lernbehinderten beschrieben werden.

a) Zeichnerische Entwicklung und geistige Behinderung

In einer Untersuchung an 150 Geistigbehinderten im Alter von sechs bis einundzwanzig Jahren einer westdeutschen Großstadt hat H. GIETZ (1975) versucht, den Sonderentwicklungen dieser Gruppe von Heranwachsenden mit massivem Intelligenzrückstand empirisch nachzugehen. Der genannten Population wurde im Abstand von einem Jahr zweimal eine kurze anschauliche Geschichte vorgetragen, in der in einer märchenähnlichen Situation ein Haus, ein Kind, ein Wald und ein Hund eine Rolle spielen. Anschließend wurden die Heranwachsenden aufgefordert, von dieser Geschichte ein Bild zu malen. Da die Autorin in einer Voruntersuchung festgestellt hatte, daß die Bewertungskategorien nach GOODENOUGH/ZILER zur Beurteilung der Zeichnungen Geistigbehinderter nicht ausreichten, weil sie „nach unten", d. h. in den Frühphasen zeichnerischer Entwicklung, nicht genügend Differenzierungsmöglichkeiten bieten, entwickelte sie einen differenzierten Bewertungskatalog mit 61 Items, in den generelle zeichnerische Repräsentationen (Spur, Kritzeln, sinnunterlegte Zeichen, Schemaformen u. ä.), räumliche Organisationsformen (Grundlinie, Himmelslinie o. ä.) *und* Merkmale der Gegenstände von Mensch, Tier, Haus, Baum aufgenommen wurden. Über die, notwendig unvollständigen, Validitätsuntersuchungen mit Hilfe des Lehrerurteils soll hier nicht berichtet werden. Im Vergleich mit den in der Literatur (ABRAHAM 1978) angegebenen Untersuchungen ist das Datenmaterial dieser Erhebung jedenfalls ungewöhnlich groß und differenziert.

Rund ein Viertel der Zeichnungen zwischen sechs und 21 Jahren (!), so können die Ergebnisse der Untersuchung zusammengefaßt werden, entsprach den verschiedenen Stadien der Kritzelphase. Werden Kopffüßler, Rumpf- und Profildarstellungen mit Richtungsurteil – vgl. unsere Darstellung der frühen Raumkonzepte, Kapitel V, Abschnitt 1 – zusammengenommen, so entsprechen die Zeichnungen Geistigbehinderter zu zwei Drittel den Darstellungen von fünf- bis sechsjährigen Kindern mit altersadäquater Intelligenz; der Rest liegt noch darunter (vgl. GIETZ 1975, S. 95ff.). Die Zeichnungen der (25) Heranwachsenden mit Down-Syndrom („Mongoloide") wurden von der Hauptstichprobe abgetrennt und gesondert untersucht. Dabei zeigt sich entgegen den Erwartungen, daß diese Zeichnungen weit unter (!) den Ergebnissen der übrigen Geistigbehinderten lagen, *obwohl* die Probanden dieser Gruppe insgesamt einer sozial höheren Schicht entstammten (vgl. auch HUYGEN/KLEINMEYER 1970). Wie sich diese Entwicklungsverzögerungen noch in den Bildnereien von Erwachsenen auswirken, zeigt eine Untersuchung von G. THEUNISSEN (1984, S. 9ff.), die das bildnerische Verhalten von geistigbehinderten Erwachsenen zum Gegenstand hat. In dieser Pilotstudie berichtet G. THEUNISSEN u. a. über die Objektivationen des schwer geistigbehinderten Herrn C. (22 Jahre alt). Aus der intensiven Beschreibung der bildnerischen Struktur dieser Objektivationen zitieren wir zwei Abschnitte, welche die Analyse der Entwicklungstendenzen ergänzen sollen:

„Die Abbildung 39 zeigt ein sehr charakteristisches, frei gemaltes Bild von Herrn C. Denn jedesmal, wenn er Zeichenblätter, Filzstifte oder auch Wasserfarben erhält, entstehen Serien von Bildern, immer nach ein und demselben Prinzip gemalt: Zunächst zeichnet er mit zumeist schwarzen Farben zwei große Rechtecke, deren Seiten er dann mit senkrechten und waagerechten Linien verbindet, so daß kleine Quadrate entstehen. Diese Linien sind frei aus der Hand gezeichnet, er arbeitet hier mit großer Sorgfalt und äußerst exakt. Das Ausmalen bzw. Ausschraffieren erfolgt demgegenüber von Bild zu Bild immer oberflächlicher; nach etwa 5 Bildern wird das Ausmalen quasi nur noch mit wenigen, flüchtig gemalten Querstrichen angedeutet. Zumeist bevorzugt er hierbei die Farben rot oder gelb. Ein auffälliges Merkmal, dem wir bei schizophrenen Patienten wie aber auch bei geistig behinderten Erwachsenen mit autistischen Verhaltensweisen begegnen, ist die Geometrisierung des Bildes: gleichlange Linien, Parallelität und Rechtwinkligkeit. Folgt man der Argumentation NAVRATILs (1975), so ist denkbar, daß die geometrischen Formen der Verdrängung von Gefühlen oder des Ausdruckshaften wie aber auch der „Beherrschung der Angst" (ebenda, S. 96) oder der Aggression dienen – und das trifft wohl auch bei Herrn C. zu. Andererseits muß aber auch gesagt werden, daß uns die Geometrisierung an ein Gitter eines Gefängnisses erinnert und damit in gewisser Weise die Situation einer Anstalt widerspiegelt. Zum Beispiel ist für Herrn C. der Weg nach außen ‚verschlossen', weil er sich selbst und andere gefährden würde; jahrelang wurde er in seinen Entwicklungs- und Lernmöglichkeiten eingeengt, er mußte sich unter isolierenden Bedingungen in der Psychiatrie zurechtfinden.
Neben der geometrisierenden Gestaltungsweise, die nach MÜHLE (1971, S. 28) Kindern im (Vor-) Schulalter in der Regel widerstrebt, scheint Herr C. auch zu einer sog. Schließungstendenz (MÜHLE) zu neigen, die wir im Zusammenhang mit verschiedenen Malübungen mehrfach beobachten konnten. Die Abbildung 40 zeigt zwei Figuren, die nach einer einfachen Strichmännchenvorlage gemalt wurden. Bemerkenswert ist, daß Herr C. manche Merkmale wie Hals, Arme oder Finger weggelassen sowie Merkmale wie Auge, Nase, Mund sowie Knöpfe auf dem Bauch verändert oder vervielfacht hat. Die Tendenz, Formen zu schließen, kann ein Zeichen des ‚Umschlossenseins' (ebenda, S. 34) wie aber auch des ‚Einkapselns' sein, welches der Lebenssituation von Herrn C. voll entspricht."

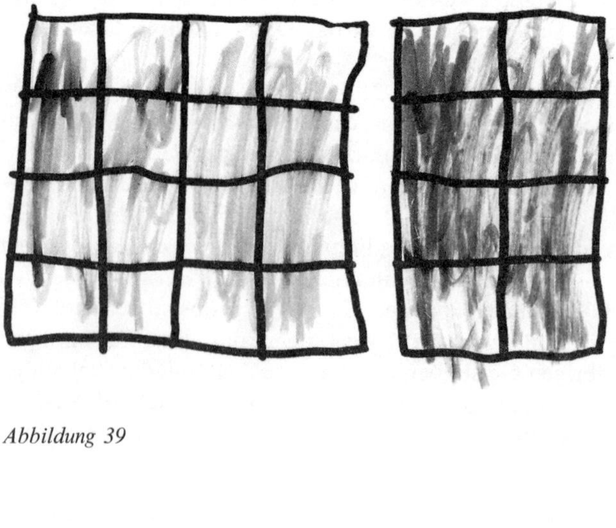

Abbildung 39

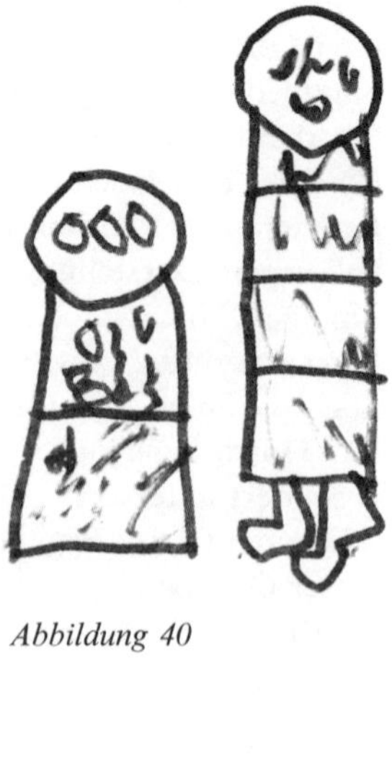

Abbildung 40

b) Strukturveränderungen in den Zeichnungen von sog. Lernbehinderten

A. LANG hatte schon 1931 bei einer Untersuchung von ca. 700 „Hilfsschülern" der Städte München, Nürnberg, Erlangen eine Verzögerung in der zeichnerischen Entwicklung von „einigen Stufen" diagnostiziert, allerdings auf dem Hintergrund der Stufentheorie G. KERSCHENSTEINERs (1905; vgl. Kapitel XVI), welche ja die Kritzelphase/Vorschemaphase kaum berücksichtigt. Auch ist die Gruppe seiner „Hilfsschüler" sicher nicht mit der identisch, welche heute als Heranwachsende mit *erheblich reduzierten* Intelligenzleistungen (IQ 55/60 – 70/75) beschrieben wird (KANTER). Dennoch kommt der Untersuchung mehr als nur historischer Wert zu, weil u. W. nie mehr eine Erhebung an einer ähnlich großen Gruppe von Heranwachsenden mit reduzierten Intelligenzleistungen durchgeführt wurde. Der folgende Versuch, die strukturellen Besonderheiten der Zeichnungen von Kindern mit Intelligenzrückstand zu beschreiben, stützt sich auf spezielle (unveröffentlichte) Untersuchungen (JAHNKE 1971; KUHLMANN 1974; STÜBNER 1977; SCHREIBER 1978; LAHMANN 1978; ANDERL 1981) im Rahmen von Examensarbeiten, die ich angeregt habe (vgl. RICHTER 1984a, S. 144ff.). Zur Veranschaulichung, aber auch zur

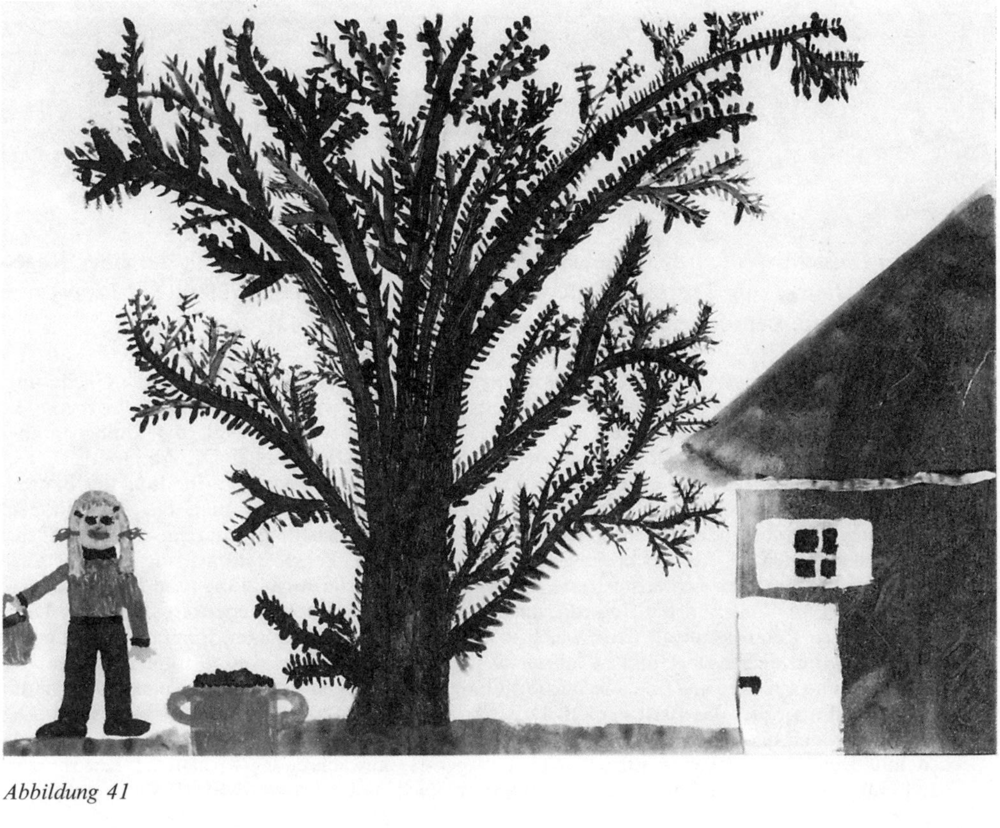

Abbildung 41

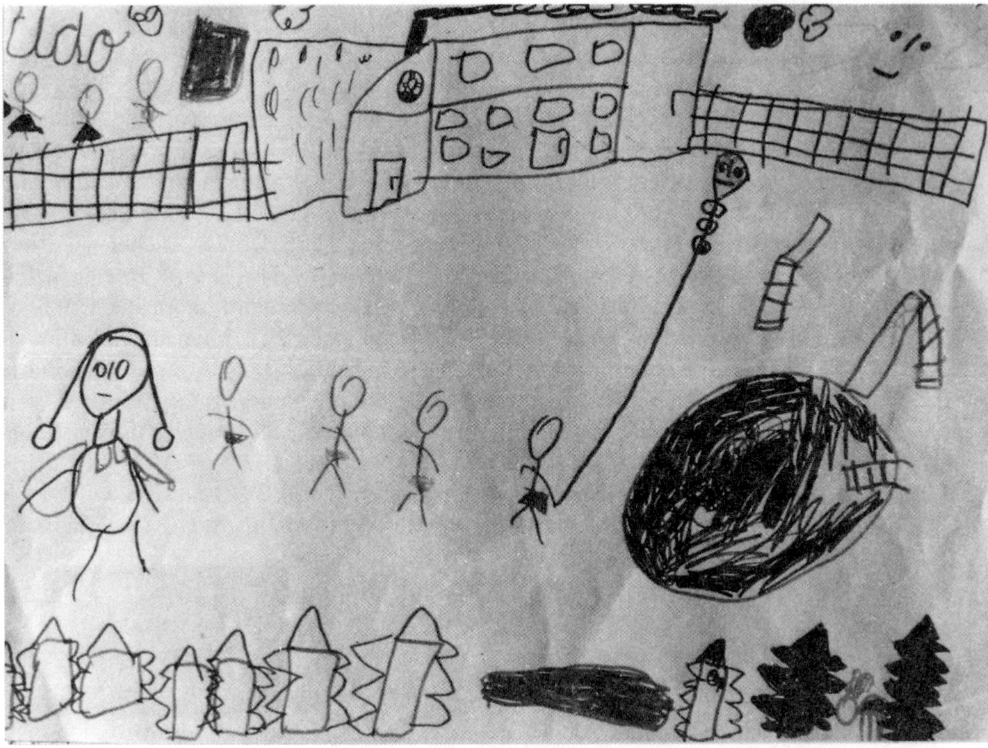

Abbildung 42

(visuellen) Einsicht werden den Thesen zwei repräsentative Zeichnungen, die einer Regelschülerin (11 Jahre) zum Thema „Obsternte“ und die einer Sonderschülerin (12 Jahre) zum Thema „Streit auf dem Spielplatz“ (vgl. Abbildungen 41 und 42), vorangestellt:

- *Zum Grad der Differenzierung und Strukturierung:* Während unter Differenzierung die Gliederung, Binnenstrukturierung des einzelnen Bildzeichens verstanden wird, soll die Strukturierung die kompositionelle Gesamtorganisation des Blattes/Objektes bezeichnen (vgl. die ähnliche, aber differenzierter angelegte Kategorisierung bei H. JOHN-WINDE, Kapitel IX, Abschnitt 3). Der Vorteil (und Nachteil) dieser (formalen) Kennzeichnung liegt in der geringen Bindung der Beurteilungskriterien an Alter, Entwicklungsstand, Motivstruktur. Betrachtet man die Zeichnungen/Objekte sog. Lernbehinderter unter diesem Aspekt der Beurteilungskriterien, so zeigen sich „Schablonisierungen“, „Klischeebildungen“ (MÜHLE), d. h. Perseverationstendenzen auf allen Altersstufen. Dazu lassen sich Kritzelreste, verzögerte motorische Ausbildung (von Kreis-, Kreuz-, Kastenformen usw.), allgemeine Retardierungen innerhalb des Formenrepertoires rechnen. Diese Perseverationen/Retardierungen wirken sich in einer nicht altersadäquaten Binnendifferenzierung des einzelnen Bildzeichens aus, und sie führen zu Veränderungen in der kompositionellen Organisation in Richtung auf leere *und* füllende Wiederholungen, Reihungen – so wurde z. B. das Schema für Ball etwa 120 mal über das Blatt gereiht. Differenzierung und Strukturierung des Bildes/Objektes verweisen auf den bildnerischen Ausdruck jüngerer Kinder, ohne ihm zu entsprechen; d. h. verglichen mit dem bildnerischen Ausdruck gleichaltriger Heranwachsender wirken die Zeichnungen sog. Lernbehinderter nicht nur retardiert, sondern auch andersartig (BLEIDICK: „qualitatives

Zurückbleiben"): Sie enthalten Bruchstellen, Unstimmigkeiten, sind von anderer bildnerischer Konstanz und Repräsentanz (= Darstellung von empirischen Objekten).

- *Raumdarstellung:* Als Indikator für die Altersadäquatheit eines bildnerischen Gefüges kann die Raumdarstellung angesehen werden, während die Farbdarstellung häufig situativ-affektive und zufällige Momente enthält. Alle Anzeichen (z. B. in den genannten Untersuchungen) deuten darauf hin, daß die Raumdarstellung/Flächenorganisation in der Zeichnung Rückschlüsse auf das Lernniveau, die intellektuellen Verhaltensweisen zulassen. In den Zeichnungen sog. Lernbehinderter finden sich gehäuft frühkindliche Raumschemata, z. B. topologische und neutralzonenartige Organisationen, d. h. Schemata, in denen noch die *elementaren* räumlichen Beziehungen vorherrschen (vgl. Kapitel V, 1, Abschnitte a und b). Auch die streifenartige Schichtung (MEYERS: „Streifenbild") der Flächenzonen, die in den Zeichnungen von Heranwachsenden ohne Lernstörungen nach der Vorschemaphase zu erkennen ist, entwickelt sich bei sog. Lernbehinderten später und undifferenzierter. Zur Ausbildung von steilbildartigen Organisationen, d. h. zur Entwicklung von Raumformen mit tiefenräumlichem Charakter, kommt es in den Zeichnungen sog. Lernbehinderter auffällig selten. Insgesamt bestimmen die undifferenzierte Raumorganisation und die Kritzelreste die formale Ebene dieser zeichnerischen Darstellungen.
- *Motivstruktur:* In mehreren der genannten Untersuchungen ergaben sich aber auch Anzeichen dafür, daß in der inhaltlichen Schicht, der Motivstruktur, Veränderungen (gegenüber dem bildnerischen Ausdruck von Regelschülern) zu beobachten sind. So ließen sich Gefühle des Verlassenseins und der Enttäuschung, der Trennungsängste, aber auch des positiven Erlebnisses, einmal allein sein zu können (LAHMANN 1978, S. 79ff.), feststellen. Weiter zeigten sich Aggressivität, Distanzlosigkeit, Mißerfolgserlebnisse. Viele dieser affektiven Einstellungen/Inhalte können sich zu neurotisierten Verfestigungen zusammenschließen. Wie schwierig es allerdings ist, diese Merkmale den Zeichnungen selbst (und nicht nur der Anamnese) zu entnehmen, soll die Zeichnung von MARK (10 Jahre) zeigen (vgl. Abbildung 43): Auffallend ist die Breite von Armen und Händen, die auf „aggressives und sich abreagierendes Verhalten" (KOPPITZ 1972, S. 90) schließen läßt, sowie das Fehlen des Halses, die Asymmetrie von Figur und Gliedmaßen, die nicht altersadäquate Differenzierung überhaupt. Die Figur ist nach links gerichtet (= Indiz für rückwärts gewandtes, „pessimistisches" Verhalten; vgl. u. a. SCHETTY 1974; s. a. Kapitel XII, Abschnitt 3) und weist auf ein aus Rechtecken zusammengesetztes, horizontal aufgerichtetes Objekt, das eine Rakete darstellen soll. Formale und inhaltliche Elemente/Teilstrukturen indizieren Unreife, Aggressivität u. a. Auch eine testorientierte Nachprüfung durch den „Hamburger-Persönlichkeits- und-Extraversionsfragebogen für Kinder" (HAPEF-K) bestätigt die interpretierende Einschätzung dieser Zeichnung.

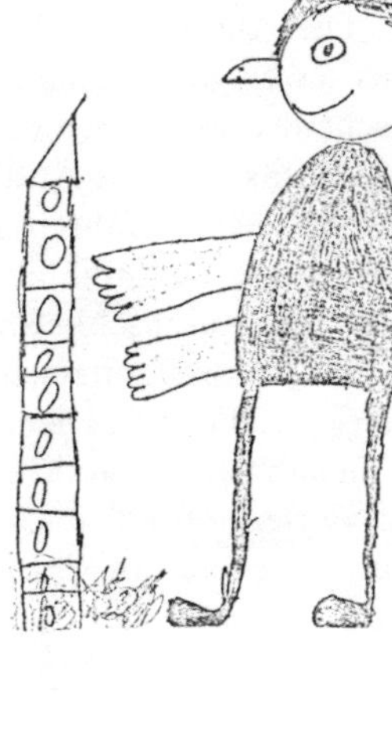

Abbildung 43

5. Veränderungen in der Bildstruktur bei Kindern mit Hirnfunktionsstörungen

Eine ausführliche empirische und statistisch gut abgesicherte Untersuchung (POHLMANN 1981) gibt uns Gelegenheit, über die Veränderungen in der Bildstruktur bei Kindern mit einer genau definierten hirnorganischen Funktionsstörung zu berichten, ehe wir die Interpretation der Zeichnung eines Mädchens wiedergeben (vgl. RICHTER 1984a, S. 171f.), das an einer spastischen Hemiplegie (=Halbseitenlähmung) leidet. Wir geben also Beispiele für die *Auswirkungen* hirnorganischer Erkrankungen samt ihrer Wahrnehmungs- und Bewegungsstörungen auf das zeichnerische Verhalten der betreffenden Heranwachsenden. Die Untersuchung von POHLMANN ist auch deswegen bemerkenswert, weil als Kontrollgruppe die Zeichnungen von *verhaltensauffälligen* Kindern *ohne* Hirnfunktionsstörungen (psycho-reaktiv gestörte Heranwachsende) herangezogen wurden. Die Heranwachsenden der Kontrollgruppe boten also „eine ähnliche Symptomatik wie die meist sekundär neurotisierten Hirnfunktionsgestörten“ (POHLMANN 1981, S. 9). Differentialdiagnostisch ist die Untersuchungsanordnung deswegen wertvoll, weil sie die *relative Distanz* zwischen den zeichnerischen Darstellungen der beiden Gruppen von verhaltensauffälligen Heranwachsenden deutlich macht. Andererseits lassen die erhobenen Daten keine Rückschlüsse auf den *absoluten Abstand* zwischen den Zeichnungen dieser Gruppen und den Darstellungen von (organisch) gesunden und psychisch nicht auffälligen Heranwachsenden zu. Als Untersuchungsmaterial dienten Zeichnungen von 48 hirnfunktionsgestörten und 53 psycho-reaktiv auffälligen Heranwachsenden von 7 bis 9;11 Jahren mit einem Mindest-IQ von 87, die in einer Erziehungsberatungsstelle im Rahmen des „Familie-in-Tieren“ (BREM-GRÄSER 1957)-Zeichentests (FIT) angefertigt wurden. Da wir im Kapitel XII, Abschnitt 4 die Grundlagen dieses Zeichentests skizzieren, genügt hier der Hinweis, daß dieser Test für B. POHLMANN (1981, S. 18) einen „gesicherten Platz in der psychologischen Diagnostik verhaltensauffälliger Kinder“ hat, weil er sich eine „gesicherte Beziehung des heutigen Menschen – insbesondere des Kindes – zum Tier“ zu Nutze mache und weil die gezeichnete Tierfamilie ein „gesicherter Projektionsträger der erlebten Familienverhältnisse“ (BREM-GRÄSER) darstelle. Die Auswertung erfolgte mittels einer dichotomisch aufgebauten Merkmalsliste, d. h. das jeweilige Merkmal mußte entweder *vorhanden sein oder noch nicht vorhanden sein,* Zwischenwerte wurden damit ausgeschlossen. Allein diese Dichotomisierung gestattet nach der Auffassung des Autors eine Anwendung der Vierfeldertafel, der Faktorenanalyse u. a. statistischer Verfahren! Die ausführliche Liste von 120(!) Items zeigt allerdings, daß die „subjektive Variabilität“, welcher der Autor entgehen möchte, in der Bewertung doch nicht völlig auszuschließen ist, weil auch solche Variablen wie „blattausfüllende Darstellung“, „Bevorzugung einer Bildseite“, „phantasievolle Darstellung“ u. a. eingebracht werden, welche man eher in einer *qualifizierenden* Analyse erwarten würde. So wird die letztgenannte „phantasievolle Darstellung“ operational definiert als „Auswahl seltener Tiere“, orientiert an einer (von BREM-GRÄSER ermittelten) Häufigkeitstabelle der einzelnen Tierspezies im FIT (POHLMANN 1981, S. 105); es handelt sich also tatsächlich um eine *individuelle Motivauswahl.*

Im folgenden versuchen wir eine Zusammenfassung der eindrucksvollen Ergebnisse zu geben, die der Autor besonders sorgfältig nach dem Alter der Versuchspersonen differenziert hat, so daß also Fehlinterpretationen aufgrund altersspezifischer Besonderheiten so gut wie möglich ausgeschlossen wurden:

- *Räumliche Strukturierung und Ordnungstendenzen:* Obwohl in der Literatur (z. B. SCHMIDT 1981) häufig Störungen der räumlichen Wahrnehmungskonstanz, der Figur-Grund-Erfassung u. ä. bei hirnfunktionsgestörten Kindern beschrieben werden, konnte POHLMANN (1981, S. 77ff.) nur wenige Merkmale der FIT-Zeichnungen feststellen, welche Unterschiede in der räumlichen Strukturierung zwischen den hirnfunktionsgestörten (HS) und den psycho-reaktiv auffälligen Kindern (RS) markieren: Die HS-Kinder bevorzugten z. B. offensichtlich eine geordnete und durchgegliederte Anordnung, welche sich an der Grundlinie orientierte, während die RS-Kinder mehr das Raummodell „Streubild" präferierten.
- *Graphomotorik:* In den Zeichnungen von HS-Kindern tauchten hochsigifikant mehr zittrig-wackelige Strichführungen und mehr Linienüberschneidungen auf als in den Bildern von RS-Kindern – wohl aufgrund allgemeiner Bewegungsstörungen dieser Gruppe. Die RS-Kinder benutzten dagegen viel häufiger den abgesetzten Strich („Strick-Strich").
- *Differenzierung:* Der Kontrollgruppe (RS) gelang, ohne daß hier jedes einzelne Merkmal aufgezählt werden könnte, eine differenziertere Kopfgestaltung; sie stellte den Hals plastisch und als fließenden Übergang zu Rumpf und Kopf dar, löste sich dabei von frühen Rumpf- und Beinschemata. Die HS-Kinder verzichteten in den meisten Fällen auf Detaillierung einzelner Körperteile und kamen so nur zu vergleichsweise einfachen Ergebnissen in ihren FIT-Zeichnungen (S. 81). Diese Gruppe ließ auch überdurchschnittlich häufig einzelne „Körperteile" der Tiermotive weg.
- *Proportionen:* Als besonderes Diskriminationsmerkmal in den Zeichnungen der beiden Gruppen erwiesen sich die Proportionsverhältnisse der dargestellten Tiere. So war z. B. das Kopf-Rumpf-Verhältnis in den Zeichnungen von HS-Kindern auffällig „schlecht proportioniert" (= nicht in Analogie zu den „realen" Proportionen!). Auch die Dysproportion des Rumpfes (Verhältnis Länge-Breite) war signifikant höher in den Zeichnungen von HS-Kindern – höchstwahrscheinlich als Folge einer insgesamt gestörten Gestaltauffassung/Gestaltwiedergabe und einer behinderten Visomotorik. Für diese besonderen Behinderungen führt der Autor (S. 86f.) auch eine Reihe von Belegen an.
- *Stereotypien und Perseverationen:* In den FIT-Zeichnungen der HS-Kinder fanden sich hochsignifikant häufiger Wiederholungen, nicht unterschiedene/unterscheidbare Tierformen, sowie Klischeeformen und „Etwas-Lösungen", d. h. frühe Darstellungsmuster (wie Kreis, Linie, Kasten o. ä.), die noch dem Alter des „sinnunterlegten Kritzelns" angehören.
- *Deformationen:* Unter diesem Begriff summiert der Autor (S. 89ff.) Merkmale *undifferenzierter* Darstellung wie „Zahnwurzelbeine", „asymetrisch verzerrte Rümpfe" und *nicht integrierte* Glieder zum Rumpf o. ä. Sie alle kommen in den Zeichnungen von HS-Kindern häufiger vor.
- *Bewegung, Ausdruck, Originalität:* Nach Auffassung des Autors (vgl. POHLMANN 1981, S. 93) stehen skurrile, originelle Details, die in den Bildern der HS-Kinder häufig

vorkommen, oft im Gegensatz zu den stereotypen Gesamtdarstellungen. Hier mache sich eine Unfähigkeit, Wichtiges von Unwichtigem zu unterscheiden, bemerkbar. Uns scheint dies eher ein Merkmal für die *nicht altersgemäße* Darstellung überhaupt zu sein, das sich in vielen Zeichnungen von Behinderten nachweisen läßt: Die *Bruchstelle* zwischen altergemäßen Intentionen und behinderungsspezifischen Fähigkeiten in den Darstellungen wird hier besonders deutlich.

a) Beurteilung der FIT-Zeichnung eines Mädchens (8;5) mit Hirnfunktionsstörungen

(POHLMANN 1981)

Um die Auswertung des Autors (POHLMANN 1981, S. 70ff.) an einem Beispiel zu demonstrieren, sei am Ende dieses Abschnittes die Beurteilung der Zeichnung eines Mädchens von 8;1 Jahren aus der Gruppe der hirnfunktionsgestörten Kinder vorgestellt (vgl. Abbildung 44). Die besprochenen Variablen, die beim Autor in abgekürzter Form wiedergegeben sind, wurden, wenn notwendig, aus der Gesamtliste ergänzt:

„Hier fallen sofort die vielen Fehlversuche (Variable 69) ins Auge: Überall durchgestrichene Figuren, dadurch Neuanfänge, Neuansätze. Eindrücklich perseverieren (V 77 = Stereotypen im Ganzen) die skurril anmutenden Tierfiguren. Die Köpfe erscheinen wieder fast von Rumpf geschluckt (V 25), sind nur als ‚Ausbeulungen' des Rumpfes zu erkennen, haben keine Ohren (V 30) und zeigen stereotyp nur

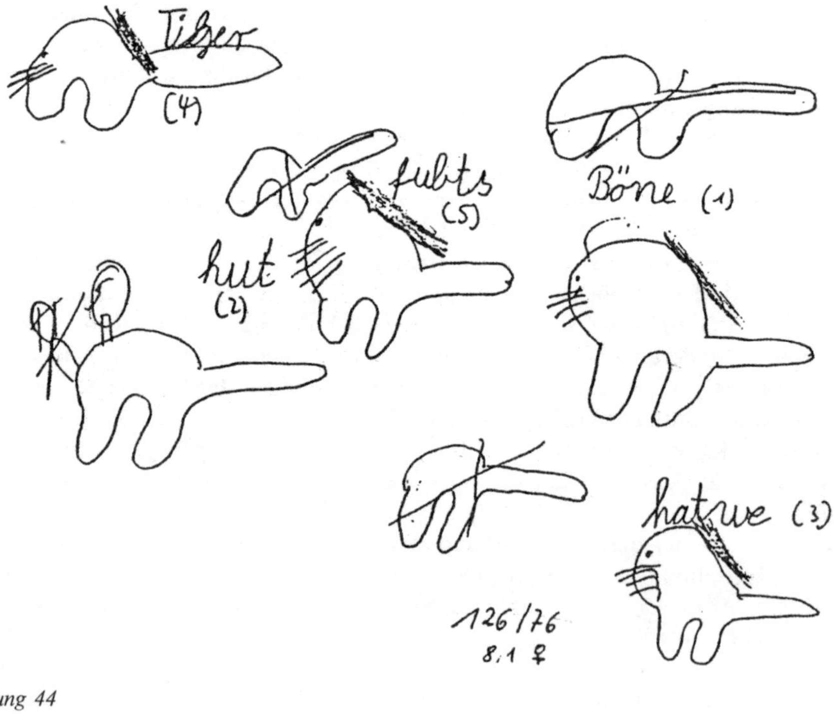

Abbildung 44

eine Differenzierung in Form von Schwanzhaaren. Ganz besonders deutlich erkennt man die Tendenz zur Dysproportion an dem relativ viel zu großen Schwanz und an der Kopf-Rumpf-Einheit; wobei nicht mehr auszumachen ist, ob alles Kopf ist oder ob der Rumpf wie bei einem Luftballon zu einer Kopfform aufgebläht ist; jedenfalls nicht miteinander integriert und für sich verselbständigt (V 74), besonders die zahnwurzelartigen Beine (V 110). Eine Identitfizierung der Beine ist unmöglich (V 72); die Darstellung ist . . . grob-simplifiziert (V 75), zeigt wieder auch eine zittrig-wackelige Strichführung (V1), wirkt insgesamt sehr unreif und auffällig."

b) Interpretation der freien Zeichnung eines Mädchens (11 Jahre) mit Hemiplegie

Während B. POHLMANN (1981) aus methodischen Gründen seine Untersuchung an Zeichnungen mit vorgegebener Thematik und testartigen Auswertungsmöglichkeiten (Dichotomie!) durchführte, lassen sich natürlich auch die „freien" Zeichnungen von Kindern mit Hirnfunktionsstörungen interpretieren – falls über das Kind und den Zeichenvorgang ausreichende Informationen vorliegen. Ich habe auf der Grundlage eines ausführlichen Protokolls (OSTER 1977, S. 44ff.) die Interpretation einer solchen Zeichnung (vgl. Abbildung 45) vorgelegt, in der die formalen und strukturellen Beziehungen mit den individuellen biographischen Ereignissen in Verbindung gebracht werden sollen. Im Vorgriff auf die Zugriffsmethoden, welche in den Kapiteln des Zweiten Teils vorgestellt werden, und besonders auf den strukturell-biographischen Ansatz des Referenten (vgl. Kapitel XV) soll diese

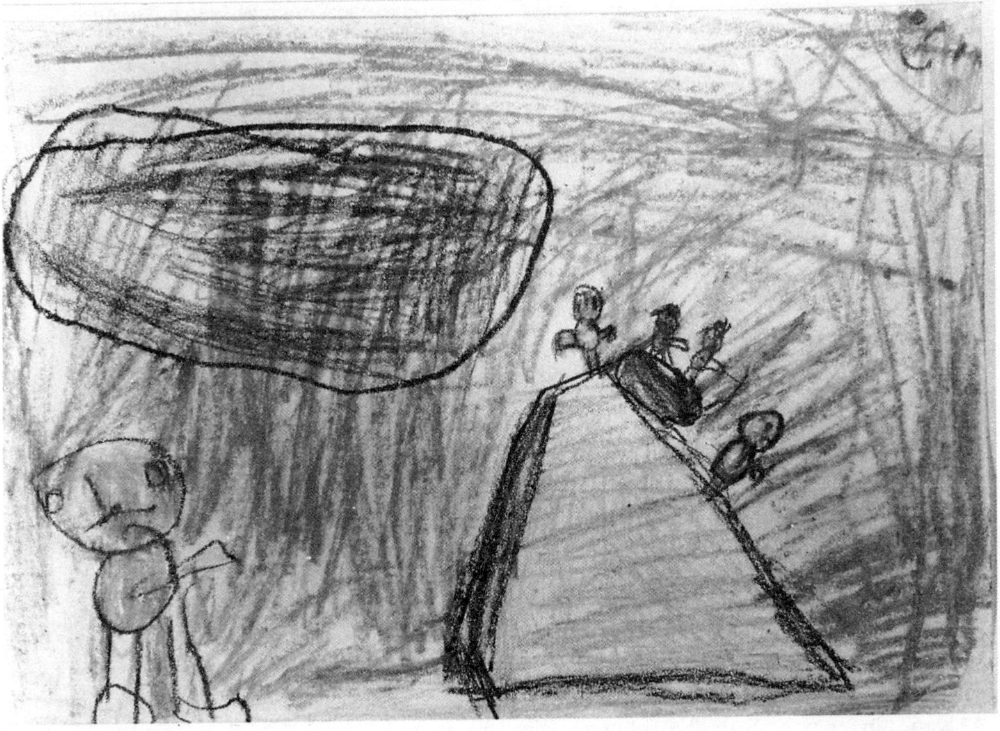

Abbildung 45

Analyse hier vorgestellt werden, weil sie eine Kontrastdarstellung zu den Beurteilungen B. POHLMANNs versucht:
Die (Teil-)Regression von etwa fünf Jahren (!) in bestimmten Formkonstellationen macht sich in dem Bild auf den ersten Blick kaum bemerkbar, weil der kompositionelle Zusammenhang differenziert und geschlossen wirkt. Erzählt wird (ohne thematische Anleitung) die Geschichte einer Schlittenfahrt, die sich auf einem Hügel auf der rechten Bildseite abspielt. Der Hügel selbst ist etwas von der deutlich ausgebildeten Standlinie abgesetzt und vermittelt dadurch den Eindruck von Tiefe. Durch Doppelkonturen und schraffurartige Strichführungen (Kritzeln) gewinnt der Hügel an Plastizität. Auch die vier schlittenfahrenden Kinder sind kleiner gezeichnet als die Figur links im Vordergrund, in der sich die Zeichnerin selbst dargestellt hat. Über ihr hängt eine große rote „Schneewolke“ (Selbstaussage), die von einer schwarzen Linie umrandet wird. Zwischen Bodenlinie und Himmelslinie – markiert durch die Sonne – spannt sich ein kräftig getönter blauer Luftbereich, der dem Wintertag entspricht. Soweit eine Kinderzeichnung wie viele andere, aber: Unübersehbare Auffälligkeiten geben (im Zusammenhang mit den Erläuterungen des Mädchens und anamnestischer Daten) ein ganz anderes Bild. Die haarlose, einarmige Figur am linken Bildrand weist handlos auf das Treiben der anderen Kinder, die in Aktion gesehen werden, wobei sich das Kind auf der Spitze des Berges wie ein Vogel zu erheben scheint. „Abgeschnittene Hände“ drücken nach E. KOPPITZ (1972, S. 91) „das Gefühl der Unzulänglichkeit aus . . . oder Unfähigkeit, überhaupt zu handeln.“ Die Zeichnerin leidet an einer spastischen Hemiplegie, von der ihr linker Arm (mit Klumphand-Stellung) und ihr linkes Bein betroffen sind. Sie hat ihre Krankheit im Alter von sechs Jahren durch einen Gehirngefäßverschluß erworben, und eine generelle Gefäßerkrankung des Gehirns führt auch heute noch zu Kopfschmerzen. Als sie ihre Zeichnung beendet hatte, sagte sie zu der Lehrerin: „Die Kinder fahren Schlitten . . . den Berg hinunter. Ich gucke zu, wie sie fahren. Ich kann nicht mitmachen.“ Dieses Gefühl der Isolierung, aber auch das einer Bedrohung (Wolke), Belastung durch unerklärbare Vorgänge in sich und an sich teilen sich dem Betrachter durch die Gesamtkomposition mit: Die Zeichnerin hat sich aus dem rechten, als positiv empfundenen, in die Zukunft weisenden Teil der Darstellung (vgl. SCHETTY u. a.) ausgeschlossen und verharrt unter einer andauernden Belastung „von oben“, d. h. in diesem Falle: aus dem Kopf. Trotz dieser Belastung gibt das Bild in der Darstellung der freundlichen Sonne, der stabilen Bodenlinie u. ä. auch Hinweise auf die mögliche Verarbeitung der Leidenserlebnisse. So sind z. B. im Gegensatz zu anderen Beispielen von Zeichnungen Körperbehinderter (vgl. RICHTER 1984a, S. 150) in diesem Bild kaum aggressive/autoaggressive Momente zu entdecken.

6. Neubildungen (Neoikonismen) in den Zeichnungen von Kindern mit „frühkindlichem Autismus“

In unserem Modell von Schema 4 der Sonderentwicklungen und Strukturveränderungen (vgl. S. 107) bewegen wir uns auf ein Feld von Erscheinungen zu, auf das die Kennzeichnungen „unstrukturiert“, „undifferenziert“, „nicht detailliert“ o. ä. (POHLMANN: deformiert, stereotyp o. ä.) nicht mehr genau zutreffen, weil diese Charakterisierungen ja immer noch auf bestimmte *Sonderfälle* von regulären Werdeformen/Werdemotiven verweisen. In den nun zu betrachtenden Beispielen geht es um die (wenigen, aber eindrucksvollen) Fälle von „qualitativen Andersartigkeiten“ (BLEIDICK), welche die Grenze zu *Neubildungen* berühren oder überschreiten. In Anlehnung an die Bezeichnung „Neologismen“ bzw. „Neoglossien“ zur Kennzeichnung von Wortneubildungen bzw. Umformungen und Abwandlungen von Sprache schlagen wir für diese Formen von Sonderentwicklungen/Strukturveränderungen die Bezeichnung Neoikonismen bzw. Neoikonologismen vor.

Wir begeben uns mit der Beschreibung solcher Phänomene in ein völlig unbekanntes Gebiet. Nicht, daß es an einzelnen Hinweisen auf solche Erscheinungen mangelte (vgl. ROUMA 1908; GOODENOUGH 1926; BERRIEN 1935; HAFTER 1967; SCHACHTER 1968; SELFE 1983 u. a.), aber der Zusammenhang zwischen den zeichnerischen Auffälligkeiten/Andersartigkeiten und dem Feld möglicher Ursachen wird bei manchen Autoren so unscharf beschrieben, daß keine zusammenfassende Darstellung möglich erscheint: Da ist z. B. von „Feeble-Minded-Subjects" (YEPSEN), von „Border-line-defiency" (BERRIEN), von „Psychopatic Children" usw. die Rede, und das Erscheinungsbild der Zeichnungen ist so vielfältig, wie die Ätiologie unbestimmt ist. Wir folgen daher unserer bisherigen Vorgehensweise und stellen die Längsschnittuntersuchungen der zeichnerischen (und sprachlichen) Äußerungen *eines* Kindes/Jugendlichen vor, dessen Krankheitsbild „Frühkindlicher Autismus" einigermaßen gesichert erscheint (LESKE 1979), auch wenn nach neueren Auffassungen (z. B. MARTINIUS 1982, S. 85ff.) diese Bezeichnung nur als ein „*Name* für eine Reihe von *Syndromen* (steht), die aufgrund des Zusammentreffens bestimmter Verhaltensauffälligkeiten (unter denen das autistische Verhalten nur eines ist) mit großer Verläßlichkeit definierbar sind und deren Manifestationen sich eindeutig altersgebunden" ereignen. Die Kontroverse zwischen den Anhängern der (psychoanalytischen) Auffassung, nach welcher der frühkindliche Autismus in den ersten Lebenswochen und Monaten durch das ablehnende Elternverhalten verursacht wird (BETTELHEIM 1967), und den (psychiatrisch orientierten) Lehrmeinungen, die eine endogene/exogene *zentrale* Entwicklungsstörung als Ursache der Verhaltensauffälligkeiten annehmen (KANNER u. a., vgl. LESKE 1979), ist für J. MARTINIUS (1982) überflüssig, weil noch zu viele Argumente in der Beweiskette fehlten bzw. hochspekulativ seien.

In der Untersuchung von T. LESKE (1979) wird zur Beschreibung der Besonderheiten im Verhalten eines autistischen Jungen die zeichnerische Produktion – neben der sprachlichen – gewürdigt, weil sich darin die „psychopathologischen Einzelsymptome . . . unmittelbar" ausdrücken und die Eigenart der Erkrankung auch für außenstehende Beobachter zugänglich wird. Der Autor verweist zur Fundierung dieser Aussage auf die Untersuchungen von H. PRINZHORN (1922) und L. NAVRATIL (1965), auf die wir im nachfolgenden Abschnitt kurz eingehen wollen. Die generelle zeichnerische Entwicklung – und damit auch die Sonderentwicklungen/Strukturveränderungen – beschreibt er fast ausschließlich im Sinne der Auffassungen von G. MÜHLE (1955, 3. Aufl. 1971), die in diesem Handbuch im Kapitel XIX, Abschnitt 3 dargestellt werden. Das zeichnerische Material aus zwölf Lebensjahren (!) ist so umfangreich, daß wir uns (in Anlehnung an die Darstellungen des Autors) mit einer typologisierenden Charakteristik begnügen müssen:

1. *Neoikonismen/Neoikonologismen:* Viele der Zeichnungen aus allen Lebensphasen dieses Heranwachsenden zeigen Merkmale, die vom Autor als „skurril", „absurd", „deformiert" beschrieben werden und die er „Fabelwesen" (LESKE 1979, S. 122ff.) nennt. Er charakterisiert sie als Formen von „Bildverschmelzungen", d. h. als *Aggregationen* (KRETZSCHMAR: Agglutionationen) von Elementen des Menschzeichens mit Merkmalen von Objektdarstellungen. Die Bezeichnung „Bildverschmelzung" stellt eine neutrale Kennzeichnung dieser ungewöhnlichen Zeichenereignisse (vgl. Abbildung 46) dar – verglichen etwa mit dem Begriff der Deformation. Tatsächlich zeichnet sich diese Gruppe von Zeichnungen durch eine *Kombinatorik* aus, wie sie in der sog. Modernen Kunst als Ergebnis von

Abstraktionsprozessen (PICASSO u. a.) entwickelt wurde. Auch die Verbindung von Wortzeichen und Bildsymbolen, die in den Zeichnungen des autistischen Jungen gehäuft auftreten, ist uns aus der neueren Kunst bekannt.
Der radikale Egozentrismus (LESKE: „magisches Denken“), der in dieser Gruppe von Zeichnungen deutlich wird, prägt auch andere Verhaltensweisen dieses Heranwachsenden, dessen Intelligenzniveau als durchschnittlich (je nach Testelement sogar etwas darüber) anzusehen ist. So beschreibt der Autor ausführlich das abweisende Verhalten, das Vermeiden sozialer Kontakte, die eigentümlich veränderte Sprachproduktion in Form von Abbreviaturen, Neologismen u. ä. sowie die motorischen Stereotypien. T. LESKE sieht (1979, S. 140) diese zeichnerischen und sprachlichen Produktionen bestimmt von dem „Streben nach Gleicherhaltung der Umwelt“ und dem Versuch der Angstbewältigung. Das „Stilmittel“ der *Deformation* (vor allem in den Formen der Dysproportion und Dyslokation) hält er allerdings auch für einen „Ausdruck aggressiver Phantasien“.

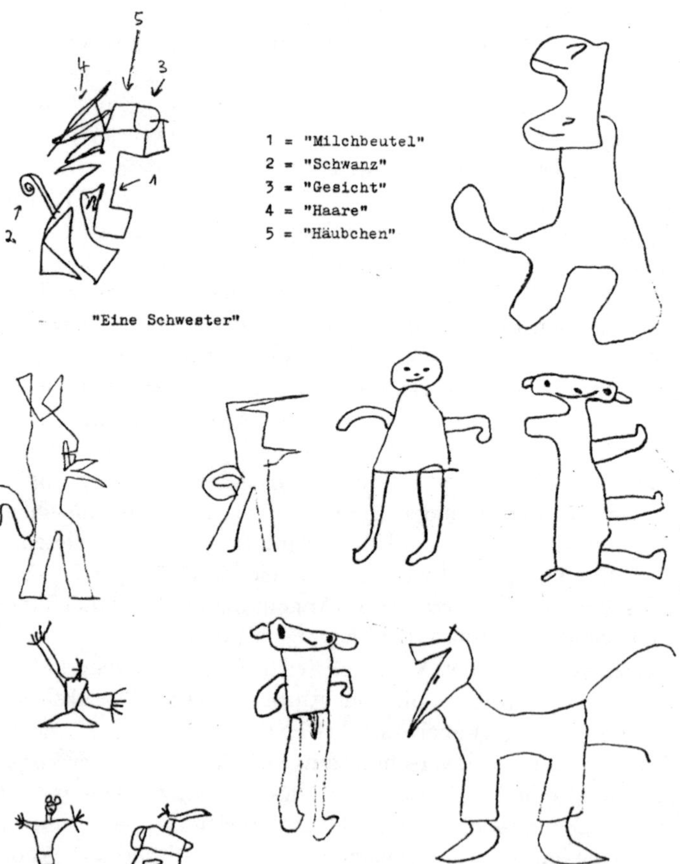

Abbildung 46

2. Schematisiert-realistische Darstellungen: Eine zweite Gruppe von Zeichnungen (vgl. Abbildung 47) läßt sich deutlich von diesen Formen der Bildverschmelzung unterscheiden. Es handelt sich um puppenartig dargestellte Menschzeichen von realistischem Charakter. Sie tauchen *gleichzeitig* mit den Bildverschmelzungen auf, sind also nicht als das Resultat einer Weiterentwicklung anzusehen. Diese realistisch konkreten Zeichnungen heben sich in ihrem Bemühen um eine genaue Wiedergabe von Bewegungsabläufen und Körperfunktionen so sehr von den aggregativen ab, daß sie von einem uneingeweihten Betrachter einem anderen Zeichner zugeordnet würden; d. h. dieser autistische Junge vermag schon im Alter von ca. acht Jahren die „Stilmittel" zu wechseln, er drückt sich in einem Spektrum von Darstellungsmitteln aus, das von abstrakt-geometrisierenden Formen auf der einen und von realistisch-schematisierender Wiedergabe auf der anderen Seite begrenzt wird.

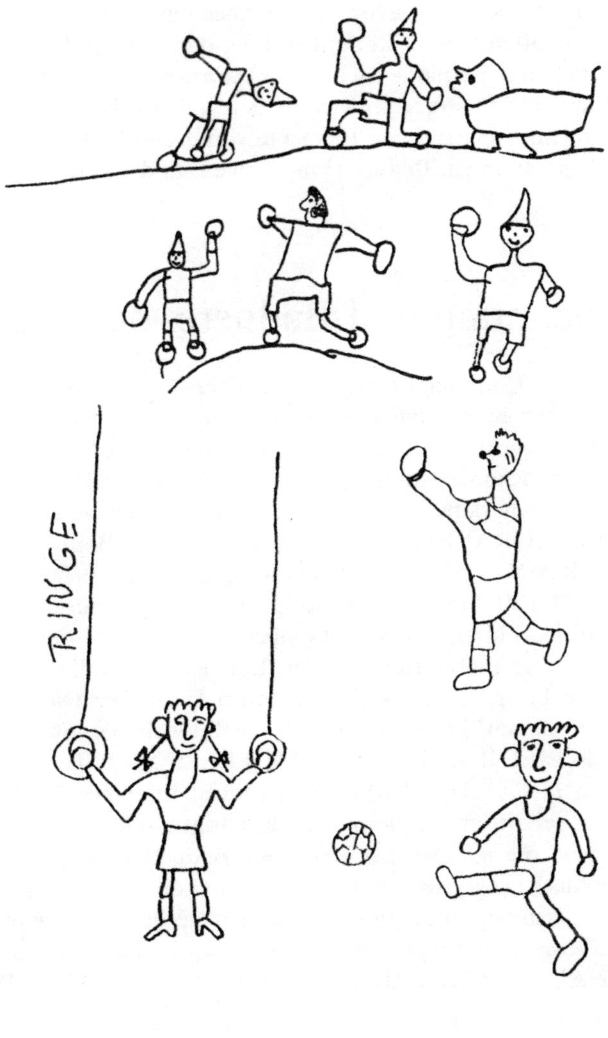

Abbildung 47

T. LESKE beschreibt (1979, S. 119ff.) die Versuche des Jungen, in Schulheften o. ä. *beide* Formkonzepte zu vervollständigen, d. h. einmal möglichst „häßliche" (haßerfüllte?) Menschfiguren darzustellen – teilweise sogar im bewußten Rückgriff (!) auf bereits zurückliegende Zeichenereignisse –, ein andermal realistische Figuren in sportlicher Tätigkeit wiederzugeben. Diese realistischen Figurationen sind der altersadäquaten Darstellungsweise um einiges voraus. Da er wegen seiner grobmotorischen Störungen nicht am Sportunterricht teilnehmen konnte, dürften diese Darstellungen der Wunscherfüllung dienen. Insgesamt stehen die Zeichenereignisse dieses Jungen nicht nur im Widerspruch zu den Auffassungen von der „bewußtseinsnotwendigen" (MÜHLE) Tendenz zur realistischen Repräsentation in der Kinderzeichnung, sondern auch zu allen Beobachtungen von der einheitlich-stringenten Entwicklung der Darstellungweise des einzelnen Kindes – *innerhalb* des kollektiven Zeichenrepertoires. Wir werden im Kapitel XIX, Abschnitt 4 über einen ähnlich rätselhaften Fall („NADIA") von „Zeichenbegabung" bei einem Kind mit autistischen Zügen berichten. Offensichtlich kommt es unter dem Einfluß bestimmter *psychosenaher* Erkrankungen auch in der Kindheit schon *ausnahmsweise* zum Aufbau von Bildvarianten, welche den Rahmen der Sonderentwicklungen und Strukturveränderungen, die wir bisher beschrieben haben, sprengen und Elemente von grundsätzlich anderen Repräsentationsformen (z. B. Aggregationen/Bildverschmelzungen) in die kindliche Bildnerei einbringen.

7. Kinderzeichnung und Bildnerei der Außenseiter

In diesem Schlußabschnitt unserer Betrachtungen über Sonderentwicklungen und Strukturveränderungen soll nur eine Anmerkung zu dem Verhältnis von Kinderzeichnung und Bildnerei der Außenseiter gemacht werden – der Versuch einer umfassenderen Darstellung würde den vorgegebenen Rahmen sprengen (vgl. RICHTER 1984b). Unter „Bildnerei der Außenseiter" verstehen wir dabei die bildhaften Äußerungen von nicht ausgebildeten, „selbstgebildeten" (MUSGRAVE) Produzenten, wie sie uns z. B. in Werken des Katalogs „Outsiders" (vgl. CARDINAL 1979) vorgestellt werden. Häufig stehen diese Objektivationen der Art brut (DUBUFFET) nahe, und häufig haben ihre Produzenten Krankheiten mit psychotischen Zügen durchlitten. Es ist erstaunlich, wie selten bisher der Versuch unternommen worden ist, diese Bildnereien mit den Entwicklungsverläufen der Kinderzeichnung in Beziehung zu bringen, sie als *Sonderformen* kindlicher Darstellungs- und Ausdrucksverhältnisse anzusehen. Dabei böten sich die Bildnereien von ADOLF WÖLFLI, JOHANN HAUSER, HEINRICH ANTON MÜLLER, ALOISE, SCOTTIE WILSON u. v. a. (Abbildungen in G. PRESLER 1981) geradezu für einen solchen Vergleich an. Natürlich müßte man bei diesem Vergleich berücksichtigen, daß diese Objektivationen von Erwachsenen stammen, die *mit Mitteln* kindlicher Bildnerei agieren; d. h. der „Bruch" zwischen Alter und Ausdruckssystem, von dem schon in den vorhergehenden Abschnitten die Rede war, müßte in diese Betrachtung einbezogen werden. Zwar haben viele Autoren die Bildnerei der Außenseiter häufig in eine Richtung mit der Kinderzeichnung gestellt (vgl. z. B. MORGENTHALER 1921; PRINZHORN 1922; NAVRATIL 1975 u. a.) – der

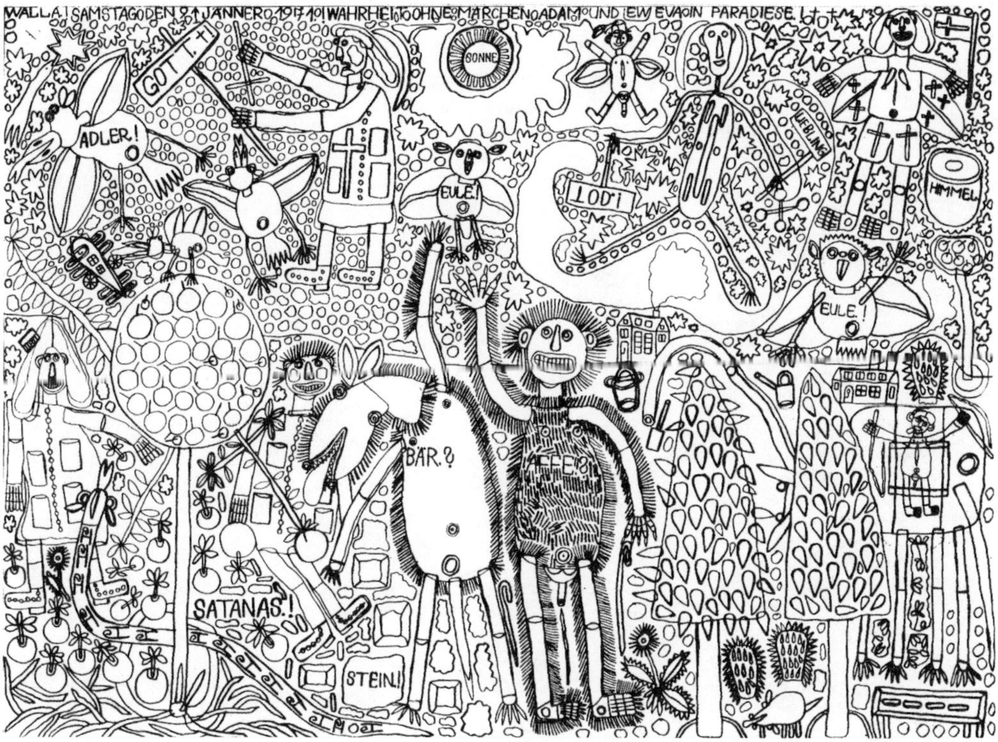

Abbildung 48

Referent hat (1984b) nachzuweisen versucht, daß die Entdeckungsgeschichte der Bildnerei der Geisteskranken (PRINZHORN) parallel zu der Erforschung der Kinderzeichnung verlief –, aber eine konsequente Übertragung der Einsichten in die Genese und Struktur der Kinderzeichnung auf die Bildnerei der Außenseiter ist u. W. bisher nirgends erfolgt; dabei läßt sich z. B. die Organisation der Zeichnung „Adam und Eva im Paradies“ (1971) von AUGUST WALLA (vgl. Abbildung 48) u. E. nur analysieren, wenn man die verschiedenartigen, aus verschiedenen Altersphasen stammenden Schemaphasen der Kinderzeichnung dem Formrepertoire der Bilder dieses Außenseiters zugrunde legt.

ZWEITER TEIL: Interpretation

VIII. Zum Verstehen der Kinderzeichnung

1. Vorbemerkungen zum Problem des Zuganges zu nicht kulturgebundenen Objektivationen

Wir haben es bei der Kinderzeichnung mit einer „Bildsorte" zu tun, deren Bindungen an kulturelle Ereignisse und deren geschichtliche Voraussetzungen nur sehr schwach ausgebildet sind. Zwar läßt sich auch in der Kinderzeichnung – und da besonders, wenn nicht ausschließlich in der Teilstruktur der Themen und Motive – ein Reflex sozial-kultureller Konstellationen und Bedingungen wahrnehmen (vgl. dazu Kapitel XIX, Abschnitt 3), denn schließlich sind auch Kinder „Kinder ihrer Zeit". Aber dieser inhaltliche Widerschein begründet keine motivgeschichtliche Tradition, sie hat nur über die kulturelle Welt der Erwachsenen Beziehungen zu (kultur-)geschichtlichen Ereignissen: Jedes Kind fängt gleichsam wieder bei einem kulturellen Nullpunkt an und schafft sich seine eigene individuell-biographische Tradition in der dargestellten Auseinandersetzung mit Naturgestalten *und* sozial-kulturellen Vorgaben. Zu Recht spricht G. MEILI-DWORETZKI (1957, S. 131) deswegen auch von einer „selbsterarbeiteten Symbolik" in der Kinderzeichnung; wir haben von „selbsterarbeiteten Konfigurationen" gesprochen, um den Begriff des Symbols, der erst im nächsten Abschnitt in unsere Betrachtung eingeführt werden soll, nicht in Anspruch nehmen zu müssen.

Diese Distanz zu den kulturellen Phänomenen *und deren Tradition* scheint uns ein charakteristisches Merkmal der Kinderzeichnung überhaupt zu sein; sie teilt es allerdings mit verwandten Darstellungs- und Gestaltungsformen. So sind sowohl die sog. Naive Kunst wie die „Kunst der Außenseiter" in hohem Grade immun gegenüber den kulturellen Einwirkungen der jeweiligen Zeit, sie tragen „keine Erinnerung an Kunst" (DUBUFFET) zur Schau, ja sie leisten Widerstand gegen jegliche künstlerischen Einflüsse, gegen die Einbindung in kulturelle Systeme. Während das professionell erarbeitete Kunstwerk (tendenziell) für „die Öffentlichkeit/den Zuschauer" bestimmt ist und ihn anzusprechen, einzubeziehen versucht, behalten Objekte der genannten Gattungen (tendenziell) den Charakter des Privaten, Hermetischen, weil sie auf die Vermittlungs- und Zugangsmöglichkeiten tradierter kultureller Themen und Motive sowie auf bekannte Gestaltungsverfahren verzichten. Allerdings verwischt sich dieser Unterschied zwischen der professionellen Kunst und den Ausdrucksweisen von sog. Naiven und Außenseitern seit geraumer Zeit immer mehr, weil sich „die Professionellen" schon lange der Produktionsverfahren und der Motivstruktur von Außenseitern bedienen. Die Art und Weise, wie nicht professionelle Bildner – in diesem Falle besonders sog. Schizophrene (vgl. Kapitel VII, Abschnitt 7) – gestalten, wie sie künstlerische Verfahren einsetzen, Themen und Motive verändern, wirkte spätestens seit dem Erscheinen von H. PRINZHORNs Schriften zur „Bildnerei der Geisteskranken" (1922f.) auf die professionellen Künstler ein. Schon früher hatten sich ja die Künstler der sog. Modernen Kunst gegen traditionelle Gestaltungsformen und gegenständliche Darstellungskonzepte aufgelehnt – was ihre Werke aber nicht völlig traditions- und voraussetzungslos machte, sondern nur kompliziertere Formen von Aneignung und Nachahmung zur Folge hatte. Auch der „Stil" der Kinderzeichnung hat ja bekanntlich auf viele Künstler der Moderne eingewirkt. Wir werden am Beispiel des Werkes von P. KLEE zu zeigen haben (vgl. Kapitel XIX, Abschnitt 4b), wie dieser moderne Künstler selbst eine Linie von seinen Kinderzeichnungen zu seinen späteren Werken zu ziehen versuchte.

Der Widerstand gegen kulturelle Einflüsse und geschichtliche Bindungen führt bei allen Formen nicht professioneller (oder auch „professionell unprofessioneller") Bildnerei zu einer *Dekommunikation*, einem erschwerten Zugang zu der Bedeutung der formalen Strukturen. Manche Gestalter unternehmen nach Meinung von R. CARDINAL (1979, S. 30) sogar besondere „Anstrengungen, um komplizierte linguistische und ikonische Codes zu entwickeln, in denen sie ihre Ideen *verbergen* können". Diese Absicht darf man den Bildnern im Kindes- und Jugendalter nicht unterstellen, im Gegenteil: Sie wollen sich mitteilen, zielen mit manchen bildhaften Äußerungen direkt auf ein Gegenüber, einen „Ansprechpartner" (oder mehrere); mit anderen üben sie sich in einem „Zu-sich-selbst-Sprechen", wie wir es aus den Anweisungen für Schauspieler kennen: leise, damit es jeder hören kann. Die Schwierigkeiten des Verstehens von Kinderzeichnungen (wie der verwandten Ausdrucksformen Kinderplastik, Kindermalerei, Kinderdichtung o. ä.) sind struktureller Art, liegen in der Natur des Mediums „Kinderzeichnung" selbst – wie ein Vergleich mit dem Medium (gegenständliches) Kunstwerk und seinen Zugangsmöglichkeiten belegen soll.

2. Kunstwerk und Kinderzeichnung

Faßt man die vielen speziellen kunstwissenschaftlichen/kunstgeschichtlichen Ansätze zum Verstehen des Kunstwerkes (vereinfachend) zusammen, so lassen sich (mindestens) sieben Wege ausmachen, auf denen ein Zugang zu dem Sinn/der Bedeutung von künstlerischen Objektivationen möglich erscheint. Diese Wege sollen im folgenden unter einem kennzeichnenden Oberbegriff kurz skizziert werden und auf ihre tatsächliche oder mögliche Übertragung auf die analoge Mitteilungsform „Kinderzeichnung" überprüft werden (vgl. dazu auch die beiden Schemata 5 und 6, welche die jeweiligen Zugangsmöglichkeiten veranschaulichen sollen).

- *Materielle Basis:* Bis auf wenige Phänomene in Randzonen der Modernen Kunst (z. B. der Konzept-Art), die in unsere Überlegungen nicht einbezogen werden, läßt sich vom Kunstwerk sagen, daß es objektiviert, vergegenständlicht ist; d. h. daß die Vorstellungen des Produzierenden („Ideen") in einem sinnlich-materialen Gebilde aus Leinwand/Holz u. a., aus Farbmaterialien, Ton/Bronze usw. „erscheinen". Aus diesem „Doppelgesicht" (N. HARTMANN) des ästhetischen Gegenstandes, der etwas Inneres, Erdachtes, etwas „Scheinbares" also, sinnlich faßbar zu machen, zur „Erscheinung" zu bringen

Schema 5

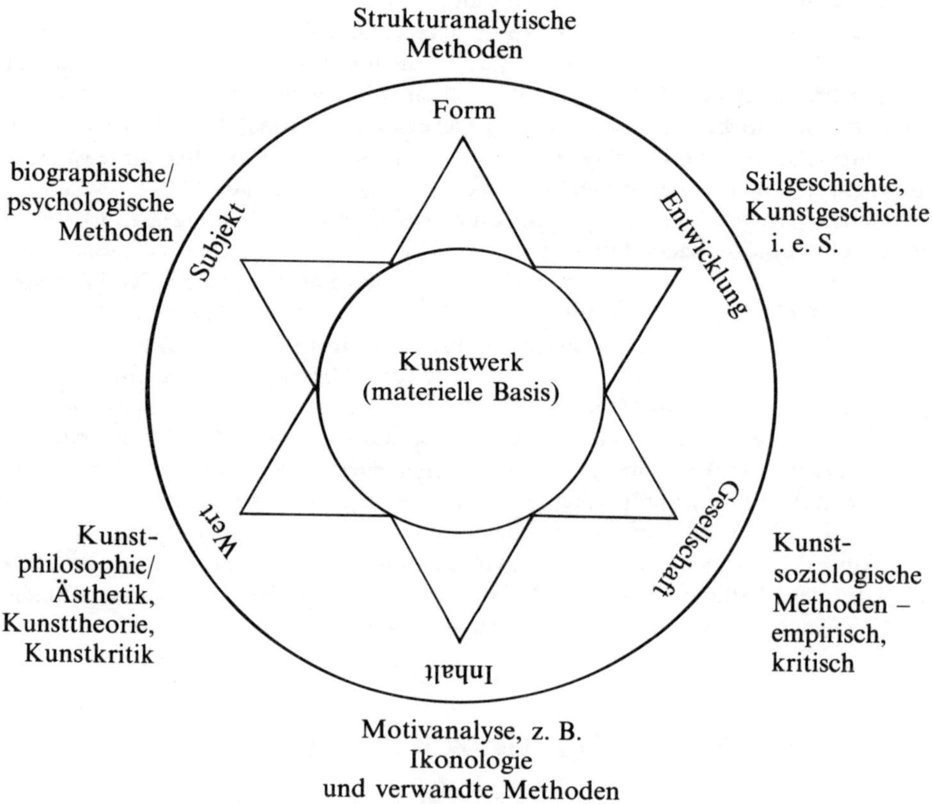

versucht, lassen sich konkrete Hinweise auf die Absichten des Künstlers/Auftraggebers ablesen. So weisen z. B. die Auswahl und Behandlung der Materialien, aber auch die Art der Retusche, der Übermalung o. ä. auf das künstlerische Konzept und seine Veränderungen im Laufe des Herstellungsprozesses hin. Kunsttheoretiker des 19. Jahrhunderts haben sogar „von der physischen *Bedingtheit* des Kunstwerkes" gesprochen; die künstlerische Objektivation wäre demnach nur ein „Resultat des bei der Produktion benutzten Stoffes und der angewendeten Werkzeuge und Prozeduren" (SEMPER, vgl. SCHÜTZ 1975, S. 41 ff.). Auch wenn man diese Auffassung als positivistische Übertreibung betrachten muß, so sind doch die Einsichten in die Funktion und Wirkung von bildnerisch wirksamen Materialien und Gestaltunsprozessen grundlegend für die Interpretation von *Kunstwerken.*
Für das Verstehen von *Kinderzeichnungen* (und verwandter Ausdrucksmedien) genügen Kenntnisse über die Wirkung „einfacher", alltäglicher Materialien, um die materielle

Schema 6

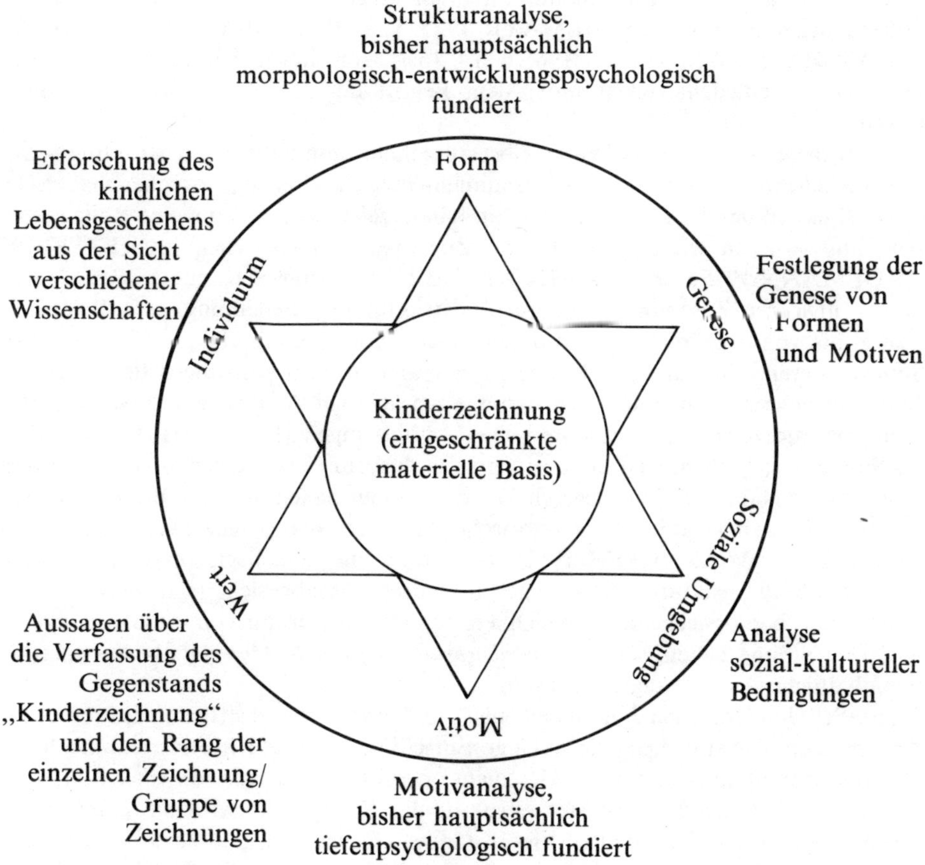

Basis des Ausdrucksgeschehens beurteilen zu können. Wir haben z. B. (im Kapitel II, Abschnitte 2 und 3) von den frühen spurgebenden Materialien „Hand und Wand“ bzw. „Bleistift/Farbe und Papier“ gesprochen und mit P. NAVILLE (1950) diese Materialien als Ereignisse zu würdigen versucht, die am Anfang jeglicher künstlerischer Expression stehen. Bei aller *Reduzierung* der materiellen Basis in der Kinderzeichnung bleibt u. E. die Doppelnatur des Phänomens („Doppelgesicht“) aber erhalten: Auch hier „erscheint“ in der Realisation (einfacher Materialien) etwas Inneres (Gedankliches, Affektives), Immaterielles.

- *Form:* Unter diesem Gesichtspunkt fassen wir die Interpretationsansätze zusammen, die von den speziellen Farb-Form-Beziehungen, der Verteilung von Gegenständen/Formen, der Raumorganisation o. ä. des Werkes ausgehen, die also den „Bildgehalt der Bilder“ (PÄCHT 1977, S. 249) über die Rekonstruktion formal-struktureller Beziehungen („Bildmuster“/„Bildtypen“ o. ä.) erschließen wollen. In der Kunstwissenschaft haben sich seit den zwanziger Jahren eine Reihe von Ansätzen herausgebildet, welche solche Bildmuster im Hinblick auf ihre individuelle und/oder epochale Bedeutung untersuchen (vgl. z. B. E. SEDLMAYR 1925; v. LORCK 1926/1965; DROST 1927; v. KASCHNITZ-WEINBERG 1965 u. a.). Insgesamt lassen sich diese Zugriffsweisen bei aller Verschiedenartigkeit unter dem Begriff der „Strukturanalyse" zusammenfassen.

Obwohl diese Ansätze vom Werk selbst ausgehen, unmittelbar von strukturell-sinnlichen Gegebenheiten auf sinnhafte Zusammenhänge zu schließen versuchen, haben sie in der Diskussion um die Interpretation von Kinderzeichnungen kaum eine Rolle gespielt. Allerdings werden wir eine Reihe von Zugriffsweisen vorstellen (SCHETTY 1974; KAUFMANN 1975a und b; JOHN WINDE 1981 u. a.), welche mit *analogen* Vorstellungen über den Zusammenhang von Bildstruktur und Bedeutung, so z. B. über das Verhältnis von links-rechts, oben-unten, über Schwerpunktbildungen o. ä. *und* deren Sinn operieren, ohne direkt auf diese strukturanalytischen kunsttheoretischen Ansätze Bezug zu nehmen. Außerdem gehen einige Ansätze zur Analyse von Kinderzeichnungeen von *verwandten* gestalttheoretischen Auffassungen (R. ARNHEIM, W. METZGER) aus – sicherlich, weil diese psychologisch formuliert wurden/werden und daher eine größere Nähe zum Lebensgeschehen des Kindes bieten. Auch in der Kunstwissenschaft trifft man ja auf interpretatorische Analysen, denen eine „Gestalttheorie des Ausdrucks" (vgl. ARNHEIM 1951 bzw. 1982) zugrunde liegt. Insgesamt läßt sich feststellen, daß strukturanalytische/gestalttheoretische abgesicherte (i. w. S.) Zugriffsweisen eine hervorstechende Möglichkeit der Objektivierung von Aussagen über die Kinderzeichnung bieten, weil sie das *überprüfbare formale Material* als Ausgangsbasis für inhaltliche Ausdeutungen benutzen.

- *Inhalt:* Seit den zwanziger Jahren bedienen sich Kunstwissenschaftler einer Methode der Analyse von Kunstwerken, die auf der Entschlüsselung von Motivzusammenhängen und Bildprogrammen und deren Geschichte beruht. Ausgehend von einer („ikonographischen") Beschreibung der Motivstruktur der Kunstwerke wird die *Inhaltsdeutung* („Ikonologie") der dargestellten Gegenstände, Gegenstandskomplexe zur Grundlage interpretatorischer Aussagen über den Sinnzusammenhang des Werkes/der Werkzyklen gemacht. Es kann hier nicht darum gehen, der Entstehungsgeschichte dieser bedeutenden kunstwissenschaftlichen Methode nachzugehen (zur Übersicht vgl. KAEMMERLING 1979), uns genügt es, den o. g. strukturanalytischen Ansätzen solche zur Seite zu stellen, welche von der (stufenweisen) Ausdeutung der *Motivstruktur* ausgehen, wie sie z. B. von E. PANOFSKY (1932/1964) u. a. in den Rang einer hermeneutischen Theorie erhoben worden ist.

  Einer Motivanalyse *analog* zu den kunstwissenschaftlichen Methoden stehen in den Zugangsweisen der Kinderzeichnung die Probleme entgegen, die wir schon zu Beginn dieses Abschnittes angesprochen haben: Es gehört zur Leistung des Künstlers, vorliegende Motive, kulturelle Muster, Bildprogramme o. ä. aufzugreifen, zu individualisieren und künstlerisch zu realisieren. Jedes Kind dagegen fängt von vorne an, Bildgegenstände, Motive in einer aktiven Auseinandersetzung mit Naturgegenständen und sozialkulturellen Gegebenheiten zu entwickeln. Während gerade die kunstgeschichtliche *Ableitung* eines Bildgegenstandes der Motivanalyse (Ikonologie) als wichtiges Indiz und

Korrektiv für die spezielle Bedeutung, den Sinn des Motivs dient, kann diese Form der Absicherung in der Interpretation der Kinderzeichnung nicht in Anspruch genommen werden. An die Stelle der kunstgeschichtlichen Herleitungen von Motiven tritt in der Interpretation von Kinderzeichnungen der Nachweis *individueller* Motiventwicklungen in einer bestimmten Lebensepoche der/des Zeichnenden *auf dem Hintergrund kollektiver Entwicklungen.* Leider sind aber die Entwicklung von Motiven in der Kinderzeichnung, das Entstehen und Vergehen von Motiven, ihr zeitliches Auftauchen o. ä. besonders mangelhaft dokumentiert, weil im Vordergrund des Interesses der Untersuchungen häufig die „Werdeformen" (SALBER), d. h. die Entwicklung der Formen gestanden hat und sich die Motiventwicklung nicht ähnlich kartographisch genau wie die Formentwicklung darstellen läßt.
Nun liegt der Gedanke nahe, daß *Strukturanalyse und Motivanalyse* komplementäre Zugriffsweisen auf das *Kunstwerk* darstellen; aber da die Vertreter der jeweiligen Methode von sehr verschiedenen wissenschaftstheoretischen Voraussetzungen ausgingen – so war E. PANOFSKY einer historisch-transzendentalphilosophischen Position (des Neokantianismus) verpflichtet, während die verschiedenen Vertreter des strukturanalytischen Ansatzes eher zu einer autonomen, nicht philosophisch abgeleiteten Kunstwissenschaft neigten –, erscheint eine Verknüpfung oder gar eine Synthese der beiden Ansätze nicht ohne weiteres möglich und sinnvoll (Hinweise dazu bei PÄCHT 1977). Sie würde die Protagonisten der jeweiligen Schulen auch um ihre Lieblingsbeschäftigung bringen: die Geltung „ihrer" wissenschaftlichen Positionen zu verteidigen. Aber auch die Verknüpfung, Synthetisierung der beiden Zugriffsweisen *Strukturanalyse* und *Motivanalyse* für eine Interpretationstheorie der *Kinderzeichnung* ist mit einer vergleichbaren wissenschaftsmethodischen Problematik belastet, stehen doch die Vertreter einer morphologisch-formgeschichtlichen (= strukturanalytischen) Betrachtungsweise der personalistischen Psychologie (BÜHLER, STERN u. a.), der Gestaltpsychologie (ARNHEIM, METZGER u. a.) oder auch der kognitivistischen Psychologie (PIAGET u. a.) nahe, während die Motiv*analytiker* fast ausschließlich im Lager der Tiefenpsychologie zu finden sind. Bei allen Problemen, die bei der Verbindung der beiden angesprochenen Interpretationsansätze zu erwarten sind, sollte aber nicht übersehen werden, daß eine Sinnerschließung auch in der Kinderzeichnung als *Resultat* von *Formanalyse und Motiventschlüsselung* anzusehen ist.
Wir werden zu zeigen versuchen, daß die vorliegenden Ansätze zum Verstehen kindlicher Bildnerei die eine oder die andere dieser beiden letztgenannten Zugriffsweisen favorisieren oder doch auf einer (häufig ungleichgewichtigen) Verbindung beider Ansätze beruhen. Erst eine synthetisierende Betrachtungsweise könnte aber dem Phänomen u. E. insgesamt gerecht werden.

- *Entwicklung:* Diese älteste kunstwissenschaftliche Methode, die in vielgestaltigen Ausprägungen (als „Kunstgeschichte") auch heute noch Grundlage des Kunstverstehens ist, sucht die geschichtlichen Bedingtheiten eines Kunstwerkes/einer Kunstentwicklung freizulegen, seine/ihre Stellung in einer historischen Abfolge zu bestimmen. Sie kann ihren (neuzeitlichen) Ursprung auf J. J. WINCKELMANNs „Geschichte der Kunst des Altertums" (1764) zurückführen und hat vor allem im 19. Jahrhundert – häufig in der Nähe zu philosophischen Positionen: vom Idealismus G. W. F. HEGELs bis zum

Positivismus M. SCHLICKs – die kunstwissenschaftlichen Arbeitsweisen beherrscht. Während für die älteren Kunsthistoriker (WINCKELMANN, KUGLER, SCHNAASE u. a.) der Stilverlauf Anfang, Hochzeiten („Blütezeiten") und Niedergang hatte, die Kunstgeschichte also durch ein wellenförmiges Auf und Ab von Höherentwicklung und Verfall einzelner Stile geprägt war, entwickelt sich um die Wende zum 20. Jahrhundert, beeinflußt von A. RIEGLs Schrift „Spätrömische Kunstindustrie" (1901), die Auffassung, daß die Kunstentwicklung linear-kontinuierlich verlaufe und die einzelnen Epochenstile *gleichrangig* zu behandeln seien.
Gerade die stilgeschichtliche Methode hat auf vielerlei Weise das Verständnis für die Phänomene der kindlichen Bildnerei und die Interpretationsmethoden selbst beeinflußt, obwohl sich keine *unmittelbaren* Parallelen zwischen Kunststilen und kindlichen „Zeichenstilen" entdecken lassen. Wir werden in den Kapiteln über die Forschungsgeschichte und die Systemansätze zeigen, wie latente und formulierte stilgeschichtliche Auffassungen auf die Bewertung des Phänomens (bis in die Wortwahl hinein) Einfluß genommen haben. Im deutschen Sprachbereich haben vor allem die „Kunstgeschichtlichen Grundbegriffe" (1915) H. WÖLFFLINs, welche charakteristische Erscheinungen von Epochenstilen mit Begriffspaaren wie „das Malerische und das Lineare" oder „das Offene und das Geschlossene" darzustellen versuchten, auf die Interpretationsansätze der Kinderzeichnung eingewirkt: Man suchte in den Zeichnungen/Malereien von Kindern nach verwandten Erscheinungen.

- *Gesellschaft:* Interpretationsansätze, die sich soziologischer Methoden bedienen, gehen von der Voraussetzung aus, daß

> „Kulturgebilde ... soziale Gebilde (sind) ... Sie mögen im Laufe ihrer Entwicklung Merkmale annehmen, die nicht aus ihrem sozialen Ursprung stammen und von diesem aus unzugänglich sind, sie bewahren jedoch, wie immer sie sich auch gestalten, ihren Charakter als Symptome des gleichen gesellschaftlichen Seins als Ausdruck der gleichen Interessen" (HAUSER 1970, S. 293 f.).

Die Problematik dieser Methoden, die hier nur kurz angesprochen werden sollen, weil sie für das Verständnis kindlicher Bildnerei nur in sehr engen Grenzen in Anspruch genommen werden können, sollte mit dem Zitat aus dem Werk eines führenden Kunstsoziologen deutlich gemacht werden. Solche monokausalen, häufig materialistisch fundierte Sichtweisen führen zu Generalisierungen – wo sind z. B. im Kubismus die „Symptome gesellschaftlichen Seins" zu entdecken? – und entwerten die Entscheidungen und Möglichkeiten des produktiven Individuums, wie an der denkwürdigen Formulierung von den Kulturgebilden, die sich offenbar selbst produzieren („wie immer *sie sich* auch gestalten") abzulesen ist. Vertreter einer empirischen Soziologie wie A. SILBERMANN sprechen (1973, S. 48 f.) demgegenüber von einer „Vielfalt von Ansatzpunkten, die dazu führen mußte, daß der Entwurf eines scharfen gesamtsoziologischen Bildes der ... Kunstform bisher nicht durchgeführt werden konnte" und geben als Zentralthemen einer empirischen Soziologie der bildenden Kunst u. a. an: „die bildende Kunst als soziale Erscheinung ..., die Typologie der Kunstwelt ..., der Einfluß der bildenden Kunst auf die Gesellschaft". Dieser Ansatz, in dem die Wirkung sozialer Faktoren auf die Kunst und die Wirkung der auf die Gesellschaft empirisch erfaßt werden, bedarf aber, „wenn sie nicht gänzlich begriffslos bleiben will, des Typus von

Reflexion und Spekulation, der in der Philosophie entstanden" ist (ADORNO).
In der Motivstruktur der kindlichen Bildnerei lassen sich zwar, wie wir im 3. Abschnitt des XIX. Kapitels belegen werden, Widerspiegelungen „gesellschaftlicher Interessen" entdecken – so z. B. in den Kriegsmotiven, welche die verschiedenen kriegerischen Auseinandersetzungen europäischer Völker seit 1870/71 reflektieren, in den induzierten Themenstellungen der nationalsozialistischen Zeit, des „sozialistischen Realismus" usw. –, aber ob diese Motive und Themen auch schichtspezifisch geprägt sind, konnte bisher nicht eindeutig belegt werden. Die Auseinandersetzung über den Einfluß sozialer Faktoren auf die Kinderzeichnung, welche in der Literatur geführt wird, ist im Kapitel VII, Abschnitt 2 angesprochen worden: Wenn sich überhaupt „Symptome gesellschaftlichen Seins" in der Kinderzeichnung nachweisen lassen, dann wohl solche von mikrogesellschaftlichen Konstellationen wie Familie, Kleingruppe o. ä.

- *Wert.* Wir haben schon davon gesprochen, daß verschiedene kunstwissenschaftliche Schulen eine Anlehnung an philosophische (erkenntnistheoretische) Positionen suchen, andere einer Autonomie der Kunstwissenschaft das Wort reden. Aber auch die Autonomisten kommen nicht ohne grundsätzliche Überlegungen über die Verfassung des Kunstwerkes, den Erkenntniswert der Kunst, ihre Funktion in der Gesellschaft o. ä. aus; sie suchen diese Fragen mit empirischen, sachanalytischen Methoden zu beantworten, sind aber bei (wissenschaftsmethodischen) Fragen nach dem Geltungsbereich ihrer Methoden und der Gültigkeit ihrer Aussagen auf die Ästhetik/Kunstphilosophie angewiesen, weil nur eine philosophische Reflexion wissenschaftstheoretischen Ansprüchen genügen kann (zur Problematik vgl. WOLANDT 1977, S. 189ff.). Auch *stilkritische* Probleme, wie sie bereits in den Auffassungen von einer wellenförmigen, linearen, zyklischen o. ä. Kunstentwicklung angesprochen wurde, lassen sich nur mit philosophischen Methoden angehen.
  Für die Hermeneutik der Kinderzeichnung sind beide Fragestellungen wichtig: die Frage nach der *Verfassung,* der theoretischen Zuordnung des Phänomens als Ausdrucksmedium unter anderen, seiner Funktion im Leben des Kindes, und die nach dem *Rang* der einzelnen Zeichnung/einer Gruppe von Zeichnungen. Wir werden mit diesem Problem des Ranges, der Bewertung von Zeichnungen auf dem Hintergrund anderer Zeichnungen/Objektivationen den Teil des Buches beschließen, welcher der „Interpretation" gewidmet ist, weil Fragen nach der Ausdrucks*höhe* einzelner Zeichnungen/Gruppen von Zeichnungen noch unter die Problematik von verstehenden Zugängen fallen. Die Probleme der Verfassung des speziellen Mediums der Kinderzeichnung sollen im letzten Kapitel des dritten Teils erörtert werden.
- *Subjekt:* Deutungsversuche von Kunstwerken auf der Grundlage biographischer Ereignisse haben zwar eine ehrwürdige Tradition – erinnert sei an die Künstlerbiographien G. VASARIs (1550) u. v. a. –, aber auch einen schlechten Ruf, schwanken sie doch zwischen Mythenbildung und Ausforschung, Anekdote und (Heiligen-)Legende, Geniekult und Pathographie. Zwar kommt kaum eine Analyse eines Werkes ohne Hinweise auf die biographische Situation des Künstlers aus, aber dennoch kann die „Biographik" allein nicht als wissenschaftlich gesicherte Zugangsmethode angesehen werden, weil sich kaum selbständige Ansätze einer Lebensgeschichtsforschung abzeichnen. Schon früh waren daher Zugänge dieser Art (naiv) psychologisierend; d. h. bestimmte Zustände der

Erregung, der Betroffenheit, des Schmerzes, der Lust o. ä., die aus Ereignissen des Lebensgeschehens erst erschlossen werden mußten, wurden mit Ausdrucksweisen des produktiven Geschehens in Verbindung gebracht, das schicksalhaft sich Ereignende diente zur Erklärung von bildhaften Ereignissen. Erst mit der Ausformung von Beschreibungsbegriffen für die „Gemütskräfte . . ., deren Vereinigung (in gewissem Verhältnisse) das *Genie* ausmachen“, „nämlich Einbildungskraft und Verstand“ (KANT 1963, S. 171), am Ende des 18. Jahrhunderts wurde es möglich, innere Vorgänge und äußere Ereignisse in Beziehung zu setzen. Im 19. Jahrhundert wurden dann immer neue Belege für die Auffassung gesucht, daß und wie ein Werk die Persönlichkeit des Künstlers abbilde. Die Affekttheorie der Psychoanalyse brauchte dann eine erneute Steigerung von Versuchen, Konzeption und Ausführung eines Kunstwerkes von psychischen/psychodynamischen Determinanten abhängig zu machen. Schon für O. RANK und H. SACHS gehört es (1913) zum einzig Feststehenden, daß es sich beim künstlerischen Agieren um eine „Flucht aus der Realität und um eine Regression auf infantile Lustquellen“ handle (1965, S. 91). Seitdem ist eine schier unübersehbare Zahl von (psychologisch orientierten) Künstlerbiographien bzw. Werkbeschreibungen erschienen, angefangen mit den psychoanalytischen Betrachtungen S. FREUDs über Motive in Literatur und Kunst (1900; 1907; Übersicht in KRAFT 1984) bis zu den psychiatrisch ausgerichteten Pathographien eines W. LANGE-EICHBAUMs (1927) u. a.

Schon seit den frühesten Darstellungen des kindlichen Bildens (SULLY, BURNES, LEVINSTEIN u. a.) wird auch nach solchen Beziehungen zwischen der Persönlichkeitsentwicklung und der Bildgenese gefahndet, die über den sichtbaren Zusammenhang zwischen der Formentfaltung und den psychophysischen Reifungsprozessen hinausgehen und individuelle Persönlichkeitsmerkmale wie biographische Ereignisse einbeziehen. Wir werden in den Kapiteln XVI und XVII des Dritten Teiles die Anfänge einer persönlichkeitsorientierten Deutung von Kinderzeichnungen (z. B. in KIK 1909/1915; WULFF 1927 u. v. a.) aufzuspüren versuchen und nach ihrer (methodologischen) Berechtigung fragen. In einigen Kapiteln des Zweiten Teiles werden Ansätze von interpretierenden Zugriffen vorgestellt, die, analog zu den Künstlerbiographien, als biographisch-semantisch charakterisiert werden können; d. h. ihnen liegen Analysen von Motivzusammenhängen zugrunde, die im Rückgriff auf die Persönlichkeitsstruktur des Individuums unternommen werden. Es soll gezeigt werden, daß solche „primär semantsichen“ Analysen (KAUFMANN) aus vielerlei psychologischen Quellen gespeist werden können und nicht nur tiefenpsychologisch fundiert sein müssen. Unsere weitere Darstellung wird zeigen, wie es auch die interpretatorischen Streifzüge in den vorhergehenden Kapiteln schon deutlich machten, daß eine Deutung der inhaltlichen Ebene der Kinderzeichnung ohne Kenntnisse von biographischen Ereignissen, situativem Geschehen, sozialen Konstellationen und/oder Persönlichkeitsmerkmalen fragmentarisch bleiben muß.

Zum Abschluß dieses Abschnittes sollen noch einmal mit einem Hinweis auf die Schemata 5 und 6 die Ergebnisse der Gegenüberstellung von Interpretationsmöglichkeiten des Kunstwerkes und Zugriffsformen auf das spezielle, nicht kulturgebundene Medium „Kinderzeichnung“ zusammengefaßt werden: Im Mittelpunkt des Interpretationsgefüges steht jeweils das materielle Realisat als Voraussetzung jeden Verstehens, von dem sternförmig die verschiedenen Deutungsmethoden ausgehen; im Falle der Interpretation des Kunstwerkes stehen sich jeweils drei Paare von Deutungsansätzen gegenüber, die für die Interpretation der Kinderzeichnung umformuliert und bewertet wurden. Zwar bleiben diese sechs Aspekte auch in der Analyse von Kinderzeichnungen *grundsätzlich* erhalten, sie verlieren z. T. aber an Selbständigkeit und Bedeutung. Die größten Erwartungen sind an eine Verknüpfung von strukturanalytischen, auf die „Werdeform“ (SALBER) gerichteten Methoden und Verfahren der Motivanalyse zu richten. Allerdings müßte im Falle der Interpretation von Kinderzeichnungen u. E. immer auch die Kenntnis individuell-biographischer Inhalte in den Verständnisprozeß eingebracht werden. Damit werden die Deutungsansätze, wie die nachfolgenden Kapitel auf vielfältige Weise vor Augen führen werden, von unterschiedlichen wissenschaftlichen Auffassungen über das „Lebensgeschehen“ (PIAGET) abhängig gemacht. Als Resultat unserer Darstellung dieser Ansätze stelle ich im Kapitel XV ein Interpretationsmodell vor, das ich „strukturanalytisch-biographisch“ genannt habe.

3. Zu den Begriffen Zeichen und Symbol – Ein Exkurs zur Terminologie und zur Methode

Aus methodischen Gründen wird in den folgenden Darstellungen an der Zweiteilung der Mitteilungsarten in verbale und bildhaft-nonverbale festgehalten, die wir in den theoretischen Betrachtungen (des Kapitels III, Abschnitt 4) über die Entwicklung des Schemabildes (psychologisch) zu skizzieren versuchten. Zur Begründung verwiesen wir dabei auf die „Zwei-Code-Theorie“ von A. PAIVIO (z. B. 1978), die ja in vielerlei Beziehungen zu den Auffassungen J. PIAGETs (bes. 1969) über die verbalen und figurativen Repräsentationen steht. Wir waren dabei von der These ausgegangen, daß diese beiden Formen der Informationsverarbeitung und Speicherung eigenständig und auf vielfache Weise miteinander verknüpft seien. Diese Verknüpfung zeigt sich um so deutlicher, je näher man dem (ontogenetischen) Ursprung von Mitteilung in Sprache und bildhaftem Ausdruck kommt und sich nicht nur auf die Betrachtung von ausgebildeten Satzmustern (und Mustersätzen) sowie von realistischer Erwachsenenkunst beschränkt. Diese Zweiteilung soll unserer weiteren Darstellung eine (relativ) einheitliche Terminologie sichern – ein Vorteil, der für eine Untersuchung, die sich ständig in einem Grenzgebiet zwischen verschiedenen Psychologien, sprachwissenschaftlichen und erziehungswissenschaftlichen Disziplinen bewegt, nicht hoch genug eingeschätzt werden kann. Wir ordnen dem Teil der semiotischen (d. h. zeichenbenutzender) Verständigung, der sich der Worte bedient, den Begriff des Zeichens zu und dem Teil, der sich im Medium des Bildes vollzieht, den des Symbols. Wir grenzen uns damit von vielen Autoren ab, die undifferenziert von symbolischer Verständigung, symbolischer Sozialisation o. ä. sprechen und dabei das eine und/oder das andere Medium ansprechen. Als Differenzierungsmerkmal zwischen der verbalen und der bildhaften Ausdrucks- und Verständigungsweise soll das Prinzip der Beliebigkeit bzw. Motiviertheit dienen: Wir gehen also davon aus, daß in der Sprache die Beziehung zwischen der materiellen (d. h. phonischen bzw. graphischen) Realisation eines Wortes – „Lautbild“, „Ausdruck“ oder „Signifi-

kant" (= Bezeichnendes) genannt – und seinem Inhalt – „Bedeutung", „Sinn" oder „Signifikat" (= Bezeichnetes) genannt – *beliebig* ist (vgl. zur Terminologie WELTE 1974, S. 736; zur sprachphilosophischen Problematik dieser These vgl. u. a. FRANK 1977). Die Verbindung zwischen der graphischen, malerischen, plastischen u. a. Realisation eines Gegenstandes und seinem empirischen Korrelat kann dagegen *nicht beliebig* genannt werden; denn bei ihr „besteht bis zu einem gewissen Grade eine natürliche Beziehung zwischen Bezeichnung und Bezeichnetem" (DE SAUSSURE 1967, S. 80). Diese „natürliche", noch näher zu kennzeichnende Verbindung hat DE SAUSSURE bekanntlich „motiviert" genannt, und er hat diese Art von Beziehungen unter dem Begriff des Symbols zusammengefaßt. Es ist häufig darauf hingewiesen worden, daß dem sprachsystematischen Prinzip der Beliebigkeit, das DE SAUSSURE (1967, S. 158) ein „irrationales" (!) nennt, wohl weil es selbst nicht mehr abzuleiten ist, auf der Ebene der Sprachverwendung das Prinzip der Obligation gegenübersteht; d. h. dem einzelnen Sprecher ist es durchaus nicht freigestellt, welchen Inhalt er mit welchem Lautbild verknüpft, sondern er ist auf die Verwendung bestehender, „obligater" Beziehungen angewiesen.
In bildhaften Systemen – und um deren Interpretation ist es uns ja zu tun, auch wenn wir dabei auf die Sprache als „Musterbeispiel" (DE SAUSSURE) kommunikativer Beziehungen angewiesen sind – hat das bildhafte Realisat *Ähnlichkeit* mit dem empirischen Gegenstand. Trotz/wegen der Ähnlichkeit/Analogie zwischen dem materiellen Realisat und dem bezeichneten Gegenstand ist die Beziehung selbst nicht so obligat wie in der sprachlichen Verständigung; das Bild als Komplexion solcher Beziehungen ist mehrdeutig und interpretationsbedürftig. Dieses Moment der Mehrdeutigkeit zieht auch in die sprachliche Verständigung ein, wenn anstelle deskriptiver, „obligater" Festlegungen die poetische Rede tritt, anstelle des Arguments die Metapher. Dann herrschen auch im Sprachgebrauch „symbolische" Beziehungen zwischen Bezeichnendem und Bezeichnetem:

> „Die Metaphorizität der symbolischen Sprachverwendung untergräbt nämlich die konventionalisierten Bedeutungen . . . der Wörter durch einen wohl kalkulierten semantischen Schock" (FRANK 1977, S. 39).

Mit dieser Terminologie, welche den Begriff des Zeichens der begrifflich-sprachlichen Ausdrucksform vorbehält und den Begriff des Symbols zur Kennzeichnung bildhafter Aktivitäten und Verständigungsformen benutzt, schließen wir uns einer Untersuchung von semiotischen Funktionen an, die über E. CASSIRER (1964 bzw. 1965), G. F. W. HEGEL (1955, bes. S. 312ff.), F. CREUZER (1810) u. v. a. weit in die neuzeitliche Philosophie zurückreicht (vgl. A. KIRCHERs „disciplina symbolica" 1672). Schon bei F. CREUZER wird mit Hilfe der gesamten Begriffe zwischen zwei „Darstellungsarten" unterschieden: In der einen trägt der „sondernde und sammelnde Verstand in sukzessiver Reihe . . . einzelne Merkmale zur Bildung eines Begriffes" zusammen, während in der zweiten eine „metaphorische und bildliche Bezeichnung in den Brennpunkt eines einzigen Eindrucks zusammengedrängt" wird (1810, S. 65f.; vgl. auch SCHLESINGER 1912, S. 101ff.). In dieser (um wesentliche Teile gekürzten) Feststellung von F. CREUZER werden Bestimmungsstücke einer Theorie des Symbolischen dargestellt, welche – in modifizierter Ausdrucksweise – psychologische (BÜHLER, PIAGET u. a.) und sprachwissenschaftlich/

zeichentheoretische Auffassungen (DE SAUSSURE u. a.) bis heute beeinflußt haben. Als Merkmale des Symbolischen werden angegeben:

- das Bildhaft-Anschauliche („Eindruck"),
- die Verdichtung („Brennpunkt"),
- die Bedeutungsübertragung.

Dieses letztere Merkmal ergibt sich zugleich aus dem der Verdichtung. Wenn z. B. die Darstellung eines absterbenden Baumes (bei C. D. FRIEDRICH) als Bild für das Altern, das Sterben *und* die Hoffnung auf ein Jenseits angesehen wird, dann ist der *Darstellung* des Baumes etwas beigelegt, wird etwas auf sie übertragen, was ihr in einer „reinen", analogen Form (wenn es sie gäbe) nicht zukäme. Bedeutungsübertragung ist nach F. SCHLEIERMACHER (1931, S. 107ff.) und H. COHEN (1869) Prinzip jeder sprachlichen und bildhaften „Vergleichung" und darum eigentlich das dominante Merkmal des Symbolischen, sie wird heute allerdings eher mit der „Verdichtung" gleichgesetzt. Verdichtung/Bedeutungsübertragung geschieht durchaus nicht willkürlich, sondern die Konzentration von Bedeutungen muß in der Darstellung von Gegenstandsmerkmalen ihre Entsprechung finden. So ist z. B. die Darstellung eines blühenden Baumes (z. B. bei VAN GOGH) durchaus ein „Lebenszeichen", und erst unsere Kenntnis der Biographie dieses Künstlers kann ihm eine *Nebenbedeutung* von Todessehnsucht und Jenseitserwartung beifügen.
Erst in der psychoanalytischen Theorie tritt zu diesen genannten Bestimmungen noch die der

- Substitution oder „Verschiebung" (vgl. FREUD 1900 bzw. 1961),

d. h. nach den Regeln der Traumarbeit bzw. der (hysterischen/neurotischen) Symbolbildung wird ein unzugänglicher, verborgener (latenter) Inhalt durch einen zugänglichen (manifesten) ersetzt (substituiert). Wir werden diese Ausweitung der Symboltheorie – aus psychoanalytischer Sicht handelt es sich natürlich um eine präzisierende Festlegung – im Zusammenhang mit den tiefenpsychologisch fundierten Auffassungen D. WIDLÖCHERs darzustellen versuchen.
Wir schließen uns dieser begrifflichen Differenzierung von Repräsentation in (mindestens) zwei Mitteilungssysteme („Codes" o. ä.) an, weil wir mit den genannten Autoren essentielle Unterschiede zwischen dem sprachlichen und dem bildhaften Code sehen *und* weil wir der babylonischen Sprachverwirrung entgehen wollen, die immer dann droht, wenn der Begriff des Symbols zur Kennzeichnung beider Mitteilungssysteme verwendet wird. Mit dieser Unterscheidung haben wir aber nur *eine* terminologische Schwierigkeit abzuwenden versucht, denn die nachfolgenden Kapitel, in denen es um das „symbolische" Medium „Kinderzeichnung" geht, werden zeigen, wie unterschiedlich die einzelnen Deutungsansätze den *Grad an Symbolizität* – d. h. an Bedeutungsübertragung, Verdichtung, Verschiebung u. ä. – des kindlichen Bildens einschätzen.

4. Beurteilen, Interpretieren, Werten

In den nachfolgenden Kapiteln werden Deutungsansätze des kindlichen Bildens vorgestellt, die sich den drei im Titel dieses Abschnittes genannten Einstellungen zuordnen lassen. Zwar ist eine solche Aufgliederung der verstehenden Zugriffe auf die Gesamtstruktur dieser Bildnerei recht künstlich – nimmt man die „Kunst des Verstehens“ ernst, so sind die genannten Einstellungen allenfalls Abschnitte eines „unendlichen“ hermeneutischen Prozesses (SCHLEIERMACHER) –, aber diese Einteilung wird uns von den vorliegenden theoretischen Ansätzen zum Verstehen der Kinderzeichnung, denen wir uns anschließen müssen, vorgegeben. Wir unterscheiden also in den Kapiteln des Zweiten Teiles zwischen:

- *Beurteilungsmethoden,* die sich auf die Formentwicklung (Morphogenese) *samt* der Entwicklungen der Abbildungsbedeutungen/Gegenstandsbedeutungen richten. Diese Einstellungen sollen unter dem Begriff der Beurteilung zusammengefaßt werden, weil dabei (meist testartig, aber auch systematisch-verstehend) über die Form-Inhalt-Struktur der Zeichnung(en) ein Urteil gefällt wird – häufig im Hinblick auf die Schulreife, die kognitiven Fähigkeiten des Zeichners oder auch *nur* über das (altersspezifische) Darstellungsniveau seiner Zeichnungen („Mann-Zeichen-Alter“). Dieses Darstellungsniveau läßt sich ermitteln, wenn man die Zeichnungen des Individuums mit einer möglichst großen Anzahl von Zeichnungen eines Kollektivs vergleicht und sie so einer bestimmten Entwicklungshöhe zuordnet.
  Diese Beurteilungen, von denen wir pädagogisch und psychologisch fundierte vorstellen werden, lassen sich mit großer Sicherheit vornehmen, weil sich die Analyse nur auf die Gegenstands*form* (SALBER: „Werdeform“) und die Gegenstands*bedeutung* (MÜHLE 1955; WITTKOWER 1979) richtet; d. h. von der inhaltlichen Ebene wird nur die „wörtliche“ Bedeutung der dargestellten Gegenstände in die Deutung einbezogen, und die übertragenen bzw. verdichteten („symbolischen“) Sinnzusammenhänge werden vernachlässigt. Für manche Autoren, das wird besonders in der Darstellung der Forschungsgeschichte deutlich werden, liegt in dieser wiedergebenden, hinweisenden Niederschrift von *Wahrnehmungsrepräsentanzen* die Funktion der Kinderzeichnung überhaupt: „Jede Gestalt dieses Zeichensystems bedeutet dann nur sich selbst und nichts darüber hinaus“ (MÜHLE 1955, S. 155). Wir werden zu zeigen versuchen, daß diese radikale Position auch von diesen Autoren nicht immer eingehalten wird, weil gegenständliche bildhafte Figurationen („Gestalten“) sich nicht wie Vokabeln oder gar Lautgebilde behandeln lassen, daß aber *tendenziell* eine Analyse der Bildformen im Hinblick auf ihre Gegenstandsbedeutung oder – wie man mit E. PANOFSKY auch sagen könnte – auf ihren „Phänomensinn“ (1932; 1975; vgl. auch FORSSMANN 1979, S. 290 ff.) möglich ist. Eine solche Beurteilung bewegt sich im *Vorfeld* der Interpretation, weil der Deutungsansatz – jeweils anders, aber mit immer ähnlichen Mitteln – das Bildgefüge auslegt, *ohne* auf die symbolischen Qualitäten (Verdichtung/Übertragung) der Zeichnung einzugehen.

- *Interpretationsmethoden,* die sich auf die formale Struktur als Träger von vielschichtigen („verdichteten“) Bedeutungen beziehen. Solche Ansätze setzen voraus, daß im formalen

Gefüge der Zeichnung Bedeutungen transportiert werden, die *über* die Abbildungsbedeutung/den Phänomensinn *hinausgehen.* Sie sehen also die bildhaften Objektivationen der Heranwachsenden nicht nur als Wahrnehmungsrepräsentanzen an, sondern gehen davon aus, daß diese Objektivationen als selbständige Äußerungen auch Inhalte vermitteln, die der Biographie, dem „Lebensgeschehen" (PIAGET) des Heranwachsenden entstammen: Kinder und Jugendliche berichten in der Form von Zeichnungen (Plastiken, Objekten o. ä.) *über sich* und *ihre Beziehung zur Umwelt.* Die Zeichnungen enthalten also symbolische Nachrichten und bedürfen daher der *Interpretation.* Die Ansätze zur Interpretation der kindlichen Bildnerei sind allerdings in ungleich höherem Maße als die beurteilenden Zugriffe auf eine Persönlichkeitstheorie angewiesen. So scheiden sich diese Deutungsmethoden eindeutig an der Frage nach der Determination der Zeichnung durch unbewußte Inhalte, d. h. nach dem „latente(n) Gehalt eines dem Autor selbst unzugänglichen, entfremdeten, ihm gleichwohl zugehörigen Stückes seiner Orientierung" (HABERMAS 1973, S. 267f.). Mit J. HABERMAS werden wir die Interpretationsversuche, die sich der tiefensymbolischen Bedeutungen zu vergewissern versuchen, *tiefenhermeneutische Analyse* nennen, während die Deutungen, welche den emotionalen, aber manifesten (allgemein zugänglichen) Inhalten nachzugehen versuchen, mit dem traditionellen Begriff der *Interpretation* bezeichnet werden sollen. Sie bedienen sich ja auch in unterschiedlicher Weise, wie zu zeigen sein wird, traditioneller, bekannter Zugriffsformen, z. B. solche der personalistischen Psychologie.

- *Bewertungsmethoden,* d. h. Einstellungen, welche das Darstellungsniveau/die Ausdruckshöhe einer Zeichnung/einer Gruppe von Zeichnungen festlegen wollen. Diese Einstellung verlangt wiederum nach der zusätzlichen Annahme, daß sich in Kinderzeichnungen Qualitätsstufen nachweisen lassen – so wie es innerhalb des Oeuvres eines Künstlers solche Abstufungen geben kann oder wie sich Qualitätsunterschiede zwischen den Werken verschiedener Künstler der gleichen Zeit abzeichnen. Allerdings dürfte es kaum ein Problem der Kunsttheorie/Kunstkritik geben, das so umstritten ist wie das der wertenden Beurteilung. In Analogie zur Wertung von Kunstwerken bedarf es auch zur Wertung von Kinderzeichnungen eines interpretatorischen Zugriffs *und* der *Kennerschaft* der Interpreten. Er muß in der Lage sein, aus den kollektiven Ausdrucksgebilden Kinderzeichnung solche mit einer besonderen Intensität der Darstellung, der Dichte des kompositionellen Gefüges, der Nähe zu einer individuellen Lebenssituation o. ä. herauszufinden. Wie in der Kunstwissenschaft steht für eine solche *Wertung* kaum ein erträgliches Vokabular, geschweige denn eine überprüfbare Methode bereit. Wir werden uns mit der Darstellung dieser Einstellung in besonders unwegsamem Gelände bewegen. Aber natürlich wimmelt die Literatur der Kinderzeichnung von *wertenden* Äußerungen, die sich entweder auf das Gegenstandsphänomen richten oder auf eine Zeichnung bzw. eine Werkgruppe. So spricht z. B. W. EBERT (1967, S. 18), dessen Untersuchung „Zum bildnerischen Verhalten des Kindes im Vor- und Grundschulalter" wir im folgenden Kapitel als erste vorstellen werden, beim Vergleich zweier Zeichenversuche zu verschiedenen Zeiten von einer „zielstrebigen und folgerichtigen" bzw. „lustlosen und nachlässigen" Ausführung. Damit wird also die „Qualität der Lösung und Leistung" (ebd., S. 48) als *Wertproblem* angesprochen.

IX. Methoden pädagogischer Beurteilung von Kinderzeichnungen

1. (Kunst-)Pädagogik und Kinderzeichnung

Pädagogik und Kunstpädagogik haben ein unmittelbares Interesse an der Analyse der kindlichen Bildnerei; für die Kunstpädagogik läßt sich dieses Interesse mit den Worten des Kunstpädagogen W. EBERT (1967, S. 95) formulieren:

„Es sind unsere pädagogischen Absichten, die in den kindlichen Formbestand eingreifen, mit ihm operieren, sich ihn zunutze machen für Lernvorgänge und damit für eine weitreichende Zielsetzung."

In den Aufgabenstellungen, seien sie nun praktisch-gestalterisch oder theoretisch-verstehend angelegt, müssen die „pädagogischen Absichten", d. h. die (erziehungswissenschaftlichen) Zielsetzungen mit dem altersspezifischen Repertoire an „selbsterarbeiteten" Konfigurationen in Einklang gebracht werden, wenn ein Lernprozeß in Gang kommen soll. Besonders in den ersten Schuljahren sind die Möglichkeiten der Realisierung von Themen/ Motiven, bildnerischen Vorgaben o. ä. sehr begrenzt, und in diesen Jahren ist auch die Spannweite *kognitiver* Zugänge zu vorgegebenen Kunstwerken, Medienobjekten o. ä. noch nicht sehr groß – entgegen allen Glaubensbekenntnissen von der „echt künstlerischen Einstellung des Kindes" (MEYERS) einerseits und der unbegrenzten Darstellungsfähigkeit gesellschaftspolitischer Inhalte (z. B. bei HINKEL u. a.) andererseits. In der kunstpädagogischen Literatur der letzten Jahre sind didaktische Reflexionen über die Möglichkeiten des Ausdrucks und der Darstellung in bestimmten Altersphasen eher die Ausnahme, in der Regel werden nur Ansprüche formuliert (z. B. an die Darstellung einer Burg/die Planung eines „Burgobjekts") von folgender Art:

„Entwicklung der *Wahrnehmungsfähigkeit* ... Verstärkung des Interesses und *Differenzierung* der *kognitiven* wie *affektiven Zugriffsweisen* für eine *geschichtliche Realitätsbedeutung*" (A. u. T. KNAUF 1980, S. 70f.; Hervorh. v. H.-G. R.).

Eine Analyse des Gegenstandsbereichs „Kinderzeichnung" kommt also der Erforschung dessen zugute, was man mit der „Berliner Didaktik" das anthropogene Bedingungsfeld des Kunstunterrichts (vgl. HEIMANN/OTTO/SCHULZ 1972) nennen könnte. Sie soll Aufschluß darüber geben, wie das Ausdruckssystem beschaffen ist, das im Kunstunterricht produzierend und/oder reproduzierend in Anspruch genommen wird.
Diese Frage nach den Darstellungs- und Verstehensmöglichkeiten dürfte und müßte nicht

nur die Kunstpädagogik interessieren, sondern alle Fächer, in denen bildhaft-anschauliches Material eingesetzt wird: also die Pädagogik allgemein. Die Erkenntnisse über den zeichnerischen Ausdruck dienten in diesem Falle als Indikator für den jeweiligen Status von Informationsverständnis (vgl. WIDLÖCHER 1974, S. 42ff.); etwa so wie PIAGET/INHELDER (1971) die Darstellungen von Raumbeziehungen in der Kinderzeichnung als Indikator für das jeweilige Verständnis von begrifflich-räumlichen Relationen aufgefaßt haben. Ungeklärt bliebe in diesem letzten Falle, dem Beispiel einer *indirekten* Inanspruchnahme des Phänomens „Kinderzeichnung", allerdings das Verhältnis von „aktivem" und „passivem" Repertoire; d. h. es müßte untersucht werden, in welchem Maße der Heranwachsende bildhafte Nachrichten versteht, die er (noch) nicht selbst darstellen kann. Untersuchungen dieser Art sind in der älteren Literatur zur Kinderzeichnung häufiger angegeben worden (vgl. Kapitel XVII, Abschnitt 2c), verebbten aber im Zuge behavioristischer und kognitionspsychologischer Fragestellungen und leben heute eher in sprachpsychologischen/psycholinguistischen Ansätze wieder auf (vgl. JÖRG 1978; ZIMMER/ENGELKAMP 1981).

In der neueren Pädagogikgeschichte, die man mit J. H. PESTALOZZIs Schriften zur „Methode" (1801 ff.) beginnen lassen kann, wogt ein Streit darüber, ob die Bildhaftigkeit/Anschaulichkeit oder die Sprache als Fundament allen Lernens anzusehen sei. Zeitweise wurde das Anschauliche (ohne zureichende Kenntnisse über das Funktionieren von Wahrnehmungsaktivitäten und Kognition) so ins Zentrum der didaktisch-methodischen Bemühungen gestellt, daß sich eine Bewegung „gegen den Bilderkultus" (VOGEL 1875) bildete, die wiederum das Schwergewicht auf die sprachlich-begrifflichen Lernvorgänge legen wollte. Es ist interessant zu sehen, daß dieser Streit darüber, wie das Verhältnis von „Sprachwelt (WHORF) und „Bildwelt" (PIAGET) in der Erziehung und Bildung zu bewerten sei, mit immer ähnlichen Argumenten bis heute ausgetragen wird. Während O. F. BOLLNOW noch (1966, S. 9) von der „Sprachfeindschaft in der bisherigen Pädagogik" sprach, wird heute wiederum die zunehmende „Versprachlichung" (und damit auch erneut die Intellektualisierung) von Lernvorgängen beklagt. Während es früher allerdings an der Erziehung und ihren Vermittlern selbst lag, ein Gleichgewicht zwischen Sprachwelt und Bildwelt herzustellen, sind wir „heute . . . auf dem Wege, zu reinen Sehwesen zu werden, wozu das Fernsehen einen wichtigen Beitrag liefert" (LEMPP 1979, S. 73).

Eine intensive pädagogische Analyse der Kinderzeichnung könnte also zu Einsichten in das Bildverständnis auf den einzelnen Altersstufen, in die Genese und Struktur von analogen (bildhaften) Informationen führen. Eine solche Analyse würde aber auch zeigen, wie (anders) sich das kindliche Denken/Fühlen in dem System ikonischer Repräsentation äußert, und sie würde etwas von der Sprachlosigkeit abbauen, die viele Pädagogen befällt, wenn sie es mit bildhaften Äußerungen bzw. den kindlichen Reaktionen auf (vorgegebene) Bilder zu tun haben. Im folgenden sollen Beschreibungen, Analysen, Beurteilungen von Kinderzeichnungen vorgestellt werden, die pädagogisch motiviert sind, sich pädagogischer Argumentationsweisen bedienen, wenn dabei auch natürlich psychologische Kenntnisse und Erkenntnisse nicht völlig außer acht gelassen werden.

2. Formbestand und Formbedeutung

Im Jahre 1967 hat W. EBERT eine Untersuchung über die Entwicklung der Zeichentätigkeit *eines* Jungen vorgelegt, in der gezeigt werden sollte, wie bestimmte vorgegebene Motive („Omnibus" und „Pferdewagen") auf den verschiedenen Altersstufen zwischen dem dritten und siebten Lebensjahr realisiert werden:

„Die Beobachtung wurde durch die Fragestellung bestimmt, wieweit gegenständliche Interessen (und Grad und Umfang der durch gegenständliche Inhalte bewirkten Affektionen) das Kind anregen und beschäftigen, und wieweit sich Motivationen, die durch emotionale und erkenntnismäßige Vorgänge während des Arbeitsverlaufs hervorgerufen werden, auch auf Formfindung, Formverhalten, Formdeutung und Formwertung auswirken" (EBERT 1967, S. 11).

Diese Untersuchung soll also Anhaltspunkte dafür erbringen, ob ein (Kunst-)Unterricht möglich ist, der an „Formqualitäten orientiert ist und Formqualität anstrebt" (ebd.). Sie kann als eine der wenigen empirisch-kasuistischen Arbeiten angesehen werden, die unmittelbar kunstpädagogischen Fragestellungen gewidmet sind und der kunstdidaktischen Aufgabenstellung zugute kommen sollen. Eine Auswahl von Bildern und eine Passage aus dem Text soll deutlich machen, welcher begrifflichen Analyse die Bilder unterworfen werden und was diese Analyse leistet.

Omnibus und Pferdewagen

(EBERT 1967)

„Versuchen wir, genauer zu unterscheiden, so können wir neben *richtungsorientierten,* linearen Teilformen durch Umrißlinien begrenzte Formteile ausmachen, die sich auf die *geometrischen Grundformen* von Rechteck und Kreis zurückführen lassen. Naheliegend ist, daß die Grundform der Zeichengebilde der *Grundgestalt* der *dargestellten* Gegenstände kongruent oder analog ist. So werden z. B. in Blatt 1 (vgl. Abbildung 49) der Wagenumriß und die Fenstereinteilung mit *Rechteckformen* gegeben, die Räder sind, wie die Köpfe der Fahrgäste, einfache *Kreisgebilde.* Dem Körper der menschlichen Figur liegen *Rundformen* zugrunde, die aufrechte Haltung wird durch die *Richtungsstriche* der Beine betont. Die horizontal gekritzelten Tierkörper sind von der *Formintention* her als *Richtungsangaben* zu werten, denen dazu *Ausdehnungsqualitäten* durch Häufung und Nebeneinandersetzen der Richtungsstriche verliehen werden. Wir können den gleichen Sachverhalt im Beispiel 2 (vgl. Abbildung 50) belegen. Wagenkasten und Eggen erscheinen als *Rechteckformen,* die Körper der Tiere sind vom Eindruck des *Rundplastischen* her *Kreisformen* und *Ovale* geworden, die Körper der menschlichen Figuren sind durch *senkrechte* Kritzelgebilde verwirklicht, in ihrer Konsequenz den *horizontalen* Kritzelformen analog, mit denen in Abbildung 1 die Tiere gezeichnet sind.
Vergleichen wir mit diesen Lösungen die Beispiele 3 (vgl. Abbildung 51) und 4, so stellen wir fest, daß in 3 *Rundformen* oder *angerundete Gebilde* vorherrschen, während in 4 (vgl. Abbildung 52) die *Rechteckformen* so dominieren, daß selbst der Tierkörper aus *rechteckigen* und *trapezförmigen* Gebilden zusammengesetzt ist. Berücksichtigen wir, daß es sich in den letzten beiden Fällen um das gleiche *Motiv* handelt, so wird deutlich, daß hier nicht die Gegenstandsorientierung die *Formbestände* verursacht, sondern daß das Formverhalten von ganz bestimmten *Formtendenzen* und *Formprinzipien* geleitet wird" (EBERT 1967, S. 32ff.; Hervorhebung und Numerierung v. H.-G. R.).

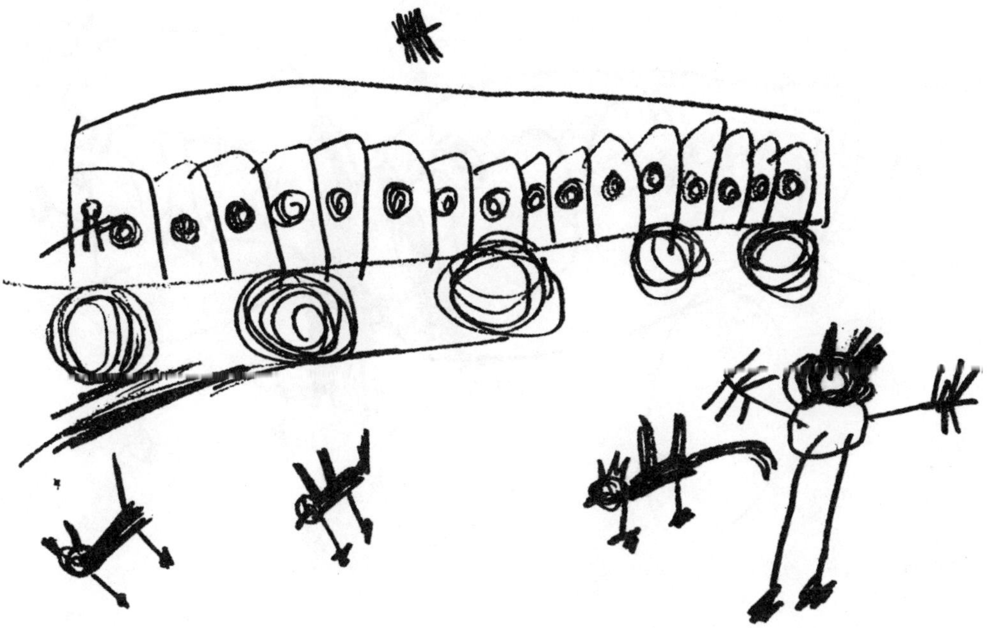

Abbildung 49

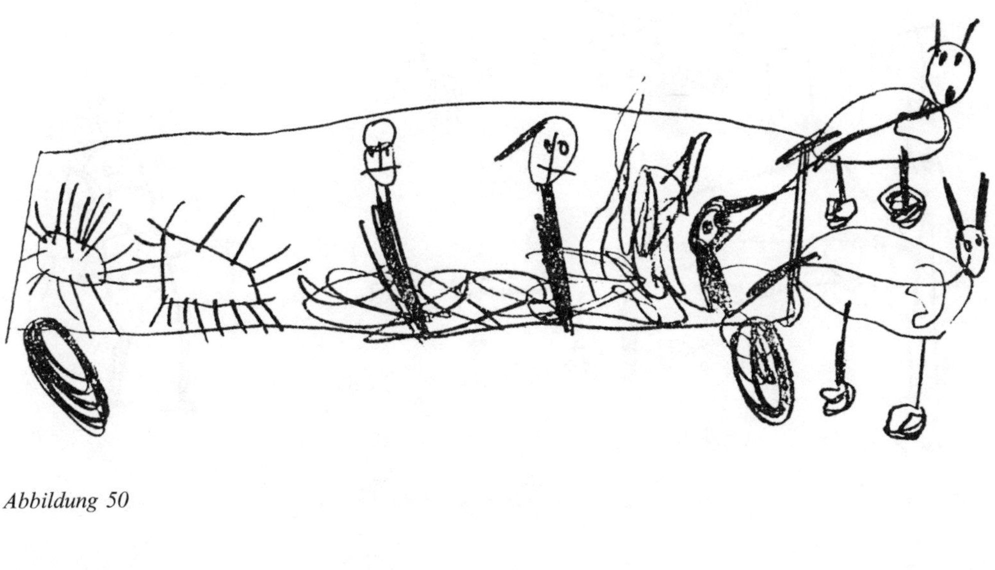

Abbildung 50

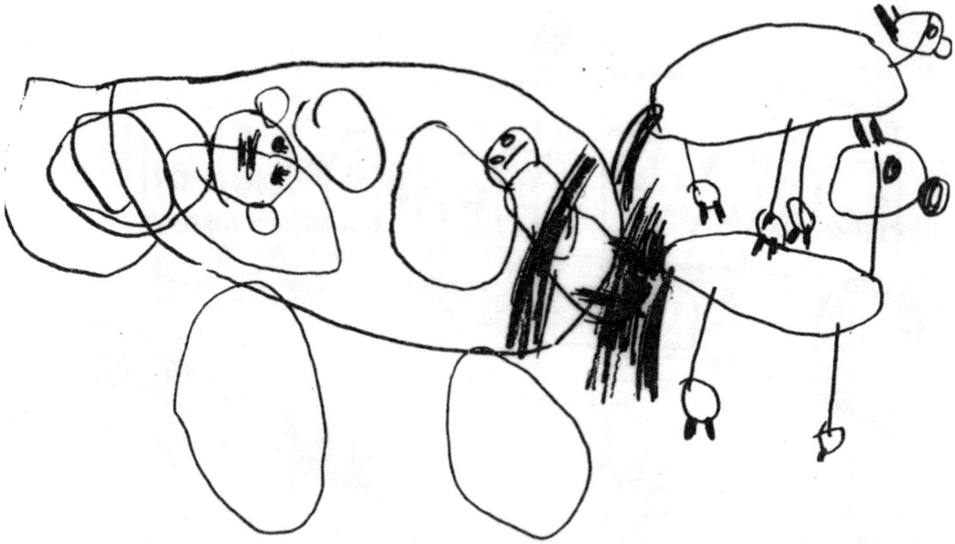

Abbildung 51

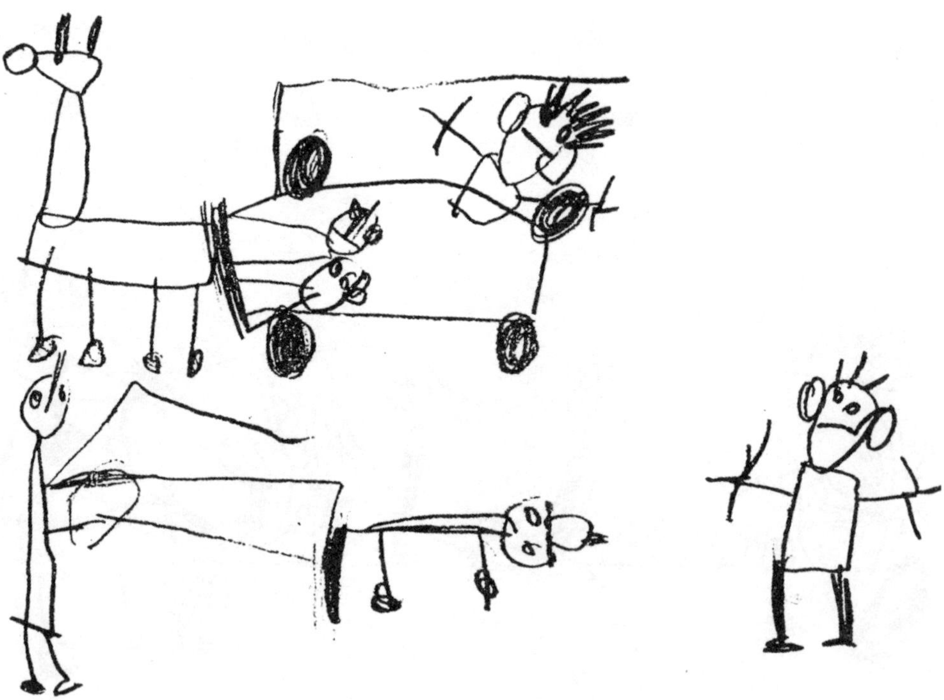

Abbildung 52

Der zitierte Text macht die beurteilende, auf die Form und ihre Entwicklung gerichtete Betrachtungsweise, dem das Bilden des Kindes unterworfen wird, deutlich. Zwar wird auch das Motiv in die Analyse einbezogen; aber es wird nicht in Beziehung zu den Intentionen und dem Lebensgeschehen des Zeichners gesetzt, sondern als gegenstands*abbildendes* Element, das in Einheit mit den formalen Elementen steht, gesehen. Die Bildorganisation (EBERT: „Bildordnung") regelt die Beziehungen „zwischen dem Gesamtmotiv und seinen Einzelgegenständen" (1967, S. 35); d. h. die „Motivrelationen" haben keine Bedeutungsfunktion – wie sie z. B. in der Beschreibung von M. RUHLOFF/G. VELDKAMP (vgl. Kapitel XI, Abschnitt 1) so plastisch herausgearbeitet werden wird –, sondern lediglich *Darstellungs*funktion. W. EBERT formuliert dann auch eine deutliche Warnung vor „gegenständlich-inhaltlichen Fehldeutungen", weil die Formgebilde „inhaltlich vage gehalten" seien: „Bedeutungsgehalte sind also zunächst ausschließlich dem Zeichner selbst offenbar, dem Betrachter . . . weitgehend verschlossen" (1967, S. 43). Diesem Betrachter bleibt die Analyse der Ordnungsgefüge, der Formbestrebungen, die im Bild aufgespürt werden können. Im Falle dieser speziellen Analyse ist dabei auch eine deutliche Anlehnung an Beschreibungsbegriffe und Auffassungen der Ganzheitspsychologie bzw. Gestaltpsychologie (MÜHLE, METZGER u. a.) zu entdecken. Nur durch eine Analyse der „Ordnungstendenzen" kann herausgearbeitet werden, ob die bildnerischen Lösungen „klar" und „gelungen", d. h. durch Einheitlichkeit und Geschlossenheit ausgezeichnet sind, oder ob sie „leer" und „veräußerlicht" sind (vgl. 1967, S. 31). Allerdings zeigt die wechselnde Ausdrucksweise – so beziehen sich die Charakterisierungen einmal auf das Bild, zum anderen aber auf den Zeichner –, daß es nicht ganz einfach ist, das Prinzip der Bildbeurteilung („Strukturprinzip") durchgehend anzuwenden und das Individuum außer acht zu lassen. Eine Kennzeichnung der „Motivationen" des Darstellenden (s. o.) bleibt uns der Autor schuldig; sie wäre auch mit dem angewendeten Beschreibungs- und Deutungsinstrumentarium nicht zu leisten.

3. Kriterien zur Beurteilung von Kinderzeichnungen

H. JOHN-WINDE hat in jüngster Zeit (1981) ein Instrumentarium zur „Bewertung" – wir bleiben demgegenüber bei dem Terminus „Beurteilung", der von der Autorin synonym mit „Bewertung" gebraucht wird – von Kinderzeichnungen entwickelt, um die Frage beantworten zu könnnen, ob sich in der kindlichen Bildnerei Anhaltspunkte für den Einfluß des sozio-ökonomischen Status der Eltern nachweisen lassen. Sie geht dabei von der Auffassung J. PIAGETs über die Stufenfolge/Stadien der kognitiven Entwicklung aus (vor allem J. PIAGET 1969; vgl. dazu RICHTER 1976, S. 36ff.), die in Beziehung zum bildnerischen Verhalten des Kindes gesetzt werden. Diese Stadientheorie der „Genfer Schule", die in unserer Darstellung ja mehrfach angesprochen worden ist (vgl. z. B. Kapitel III, Abschnitt 4) interpretiert die Autorin dahingehend, daß in den Zeichnungen der Schemaphase die (gegenstandsarmen) Vorstellungskorrelate der Objekte, die von J. PIAGET mit G.-H. LUQUET als „modeles internes" bezeichnet werden (vgl. Kapitel XVIII, Abschnitt 1), dominierten und daß erst nach dem 12. Lebensjahr eine bewußte, auf die Nachahmung von Gegen-

standsmerkmalen gerichtete („visuell realistische“) Darstellung einsetze. Auch diese negative Bewertung der Schemaphase durch die Autorin (als *vor*-realistische Darstellungsweise) ist auf Auffassungen von G.-H. LUQUET/J. PIAGET zurückzuführen.
Das genannte Instrumentarium zur Analyse des Entwicklungsgeschehens/Entwicklungsstandes *und* des Formbestandes der einzelnen Zeichnung umfaßt vier Kategorien mit folgenden begrifflichen Festlegungen (vgl. JOHN-WINDE 1981, S. 91 ff.):

- Die *Differenzierung* beschreibt die „additiven Fügungen“; d. h. die (aufzählende) Anreicherung des *Einzelgebildes* mit Details;
- Die *Integration* bezeichnet die Beziehungsdichte von Einzelelementen innerhalb eines *Gesamtzeichens* (wie etwa „Mensch“): „Nur mit diesem Kriterium kann“ die Autorin ihrer Auffassung nach „der neuen Leistung des Kindes gerecht werden, sich um Abbildung zu bemühen und die Zeichnung an der visuellen Realität zu kontrollieren“;
- Die *Strukturierung* umfaßt die Beurteilung der *Gesamtkonzeption* des Bildes. Dabei nähert sich die Autorin „Beschreibungsbegriffen“ wie „Bildkonzept“, aber auch „Sinnganzem“ o. ä., d. h. Formulierungen, die sowohl kompositionell-syntaktische wie bedeutungshafte Zusammenschlüsse („Motive“) kennzeichnen sollen. Allerdings werden die Motive nur im Hinblick auf ihren Phänomensinn/ihre Gegenstandsbedeutung untersucht.
- Die *Totalbewertung* hat die Funktion einer Beurteilung des gesamten Bildes aufgrund der angegebenen Kriterien, jetzt allerdings durch *vier* Sachverständige. Der Auswertung der einzelnen Beurteilerin wird also eine zusammenfassende Beurteilung durch fachkundige, aber nicht unmittelbar mit der Untersuchung befaßte Beobachter zur Seite gestellt.

Zum Ablauf der Untersuchung soll nur so viel gesagt werden, daß 150 Kindern aus Bremer Schulen im Ausgangsalter zwischen 6;5 und 7;6 Jahren mit verschiedenartigem sozio-ökonomischen Hintergrund im Abstand von drei Jahren eine Erzählung vorgelegt wurde, die von ihnen „gegenständlich (bildnerisch) konkretisiert“ werden sollte. Sie handelte von einem gleichaltrigen Jungen („HARALD“), der ein Spielzeugauto, eine Art Seifenkiste mit Verdeck, zum Parken unter einem Baum abstellt (vgl. S. 102). Von jedem Kind erhielt die Autorin also zwei Zeichnungen (Z 1 und Z 2 genannt). Ein Kriterienkatalog in Form der Skalierung von GOODENOUGH/ZILER (vgl. u. a. Kapitel XVIII, Abschnitt 2) sollte für die einzelnen Zeichen „Mensch“, „Baum“, „Auto“ den Grad der Differenzierung, Integration und Strukturierung angeben.

Größenrelation und Raumorganisation

(JOHN-WINDE 1981)

Wir referieren im folgenden einen Abschnitt aus der Beurteilung der Autorin, der das Verhältnis von Größe (der Figurationen) und der Raumorganisation zum Thema hat. Wir betrachten diesen Abschnitt auch als Ergänzung zu unserer Darstellung des Raumproblems im V. Kapitel des Ersten Teils, sozusagen als Beispiel für die Umsetzung *theoretischer* Positionen in einen Untersuchungsansatz (mit all seinen Problemen, wie der Text zeigt). Über die Folgerungen, welche die Autorin aus ihrer Untersuchung für das Problem des Einflusses sozio-ökonomischer Faktoren auf die Kinderzeichnungen zieht, haben wir schon berichtet (vgl. Kapitel VII, Abschnitt 1):

„Nach PIAGET, der sich eng auf die Stufeneinteilung kindlicher Zeichnungen bei LUQUET bezieht, beginnt das Verständnis für Perspektiven und Projektionen erst im Alter von durchschnittlich 9 Jahren

im visuellen Realismus (PIAGET 1971, S. 317ff.). Er stellt einen engen Zusammenhang zwischen der projektiven Wahrnehmung des Kindes und seiner projektiven Vorstellung fest. Sehen ist nach PIAGET immer euklidisch und projektiv, d. h. obwohl wir die tatsächliche Größe des Gegenstandes annäherungsweise wahrnehmen, nehmen wir auch seine projektive Verformung wahr (S. 317). Wahrnehmung und Vorstellung sind aktiv beteiligt. Da offensichtlich beide geistigen Betätigungen vom Kind nicht mit der nämlichen Intensität gleichzeitig verarbeitet werden können, stellt er alternierende Prozesse fest. PIAGET erkennt, daß 7- bis 8jährige Schüler im Einschätzen perspektivischer Größen besser sind als 9- bis 10jährige, deren projektive Vorstellung sich strukturiert. Bei 10- bis 11jährigen werden perspektivische Größen wieder besser, da nun bereits wieder Wahrnehmungsrückwirkungen mitverarbeitet werden können. Der Vorgang der Einschätzung perspektivischer Größen hängt mit dem projektiven Aspekt der Wahrnehmung zusammen, der immer zugleich eine Verschränkung projektiver und euklidischer Strukturierung des vorgestellten Raumes und der Wahrnehmungsrückwirkung ist.
Mein Material läßt nur einen Nachweis für PIAGETs Theorie zu.
(Z 1, oben: 1. Schuljahr) zeigt einen *eklatanten Unterschied* (zu Abbildung Z 2, Bild unten: 4. Schuljahr) zwischen der *Größenrelation* „Mensch-Auto“ (vgl. Abbildung 53). Bei beiden Objekten ist eine starke *konstruktive Vorstellung* ursächlich an dem Ergebnis abzulesen. Das Bewußtsein von *Körpermaßen* und *Raumausdehnung* bei den Objekten ist immer gegenwärtig, denn auch der Mensch wirkt wie eine konstruierte Plastik. Beide Objekte zeigen ein hohes Niveau gedanklicher Durchdringung, dennoch ist das *Beziehungsgefüge* zwischen ihnen nicht hergestellt worden, da die Verwirklichung der Vorstellung von den Einzelobjekten dem Kind derartige Schwierigkeiten bereitete, daß es den vorhandenen Gesamtplan während des Zeichnens aus dem Gedächtnis verlor.
Der Versuch, Gegenstände und Objekt körperhaft darzustellen, wird erst durch Anstöße von außen provoziert. Es bleibt zu untersuchen, wieweit Denkanstöße durch Erwachsene oder Bildmaterial diese Entwicklung beeinflussen.
Die hier behandelten Signierungen von Einzelmerkmalen fallen durch ihre besondere Ergiebigkeit auf. Offenbar ist das Kriterium *Raumdarstellung* besonders geeignet, den Entwicklungszeitraum vom *Schulanfänger* zum *Viertkläßler* zu untergliedern. Es scheint so, als ob die Durchbrüche zu einem *höheren Stand von Planung* und *kritischer Wahrnehmung* durch die eigene Tätigkeit mit dem Zeichenstift – in einem noch unbekannten Ausmaß, in dialektischer Auseinandersetzung mit den Äußerungen der Bildbetrachter – in diesem Zeitabschnitt zustande kommen. Dieses Kriterium „Raumdarstellung“ erweist sich als eines der wichtigsten.
Zusammenfassung:
Das *Strukturkriterium* Raumdarstellung ist wie kaum ein anderes Kriterium geeignet, *Entwicklungsfortschritte* in der Kinderzeichnung wiederzugeben. Durch die abgestufte *Bewertung* der *Ordnung* oder *Gruppierung* der *Gegenstände auf* der *Fläche* konnte zwar eine in ihrem Schwierigkeitsgrad differenzierte Rangfolge der Merkmale erzielt und nachgewiesen werden, dennoch konnte die Analyse der Progreß-Sequenzen nicht den Nachweis für eine Entwicklungsreihe bringen, die von jedem Kind durchlaufen wird. Sprünge zu höherwertigen Merkmalen, aber auch ein merklicher *Regreß,* verhindern den Beweis einer kontinuierlichen Entwicklungsabfolge. Das liegt an dem dreijährigen Zeitabstand zwischen den Sequenzen.
Neben dem Nachweis der *Entwicklungsfortschritte* zwischen Z 1 und Z 2 ergibt sich auch ein differenzierteres Verständnis für die kindliche Verwendung von Vorstellungs- und Wahrnehmungserfahrungen bei Objekten, für die sich das Kind interessiert“ (JOHN-WINDE 1981, S. 269ff.; Hervorhebung und Einführung der in Klammern gesetzten Kennzeichnung Z 1 und Z 2 von H.-G. R.).

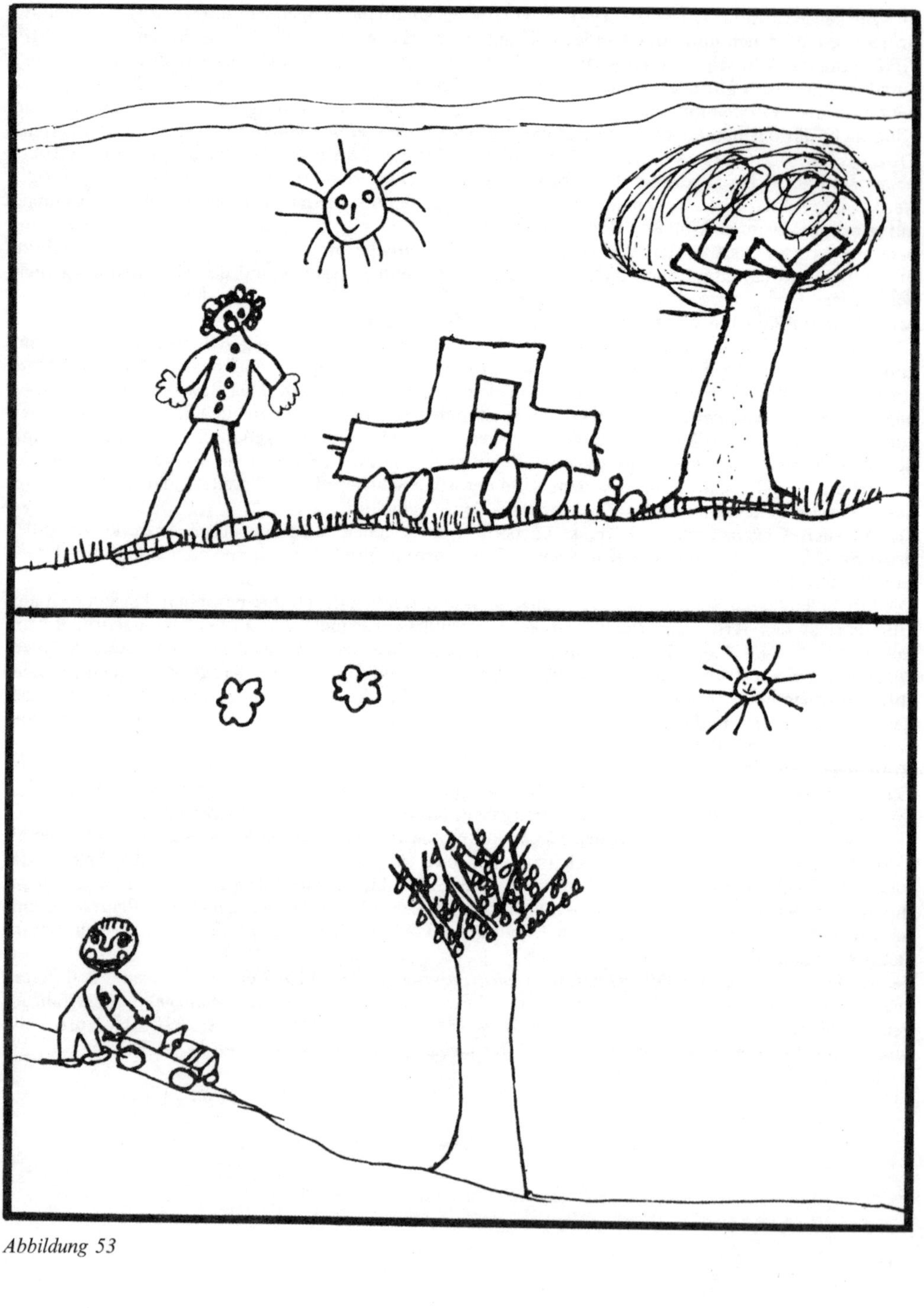

Abbildung 53

X. Psychologische Beurteilung von Entwicklungsabfolgen und Einzelfigurationen

1. Beurteilung durch Gliederungsmodelle

Fast alle psychologisch orientierten Ansätze zur Einschätzung/zum Verstehen der Kinderzeichnung gehen implizit oder explizit von Auffassungen über die Gliederungsmöglichkeiten der zeichnerischen Entwicklung aus. Auch unsere Darstellung des Entwicklungsgeschehens im Ersten Teil dieses Handbuchs folgte einer gängigen Einteilung dieses Verlaufs in (1.) Kritzelereignisse, (2.) Schemaphase und (3.) quasi-künstlerische Gestaltungen. In dieser groben Dreiteilung des Entwicklungsgeschehens stimmen fast alle Beobachter überein (vgl. RICHTER 1976, S. 132ff.), auch wenn sie in der *terminologischen Bezeichnung* der einzelnen Phasen stark voneinander abweichen. Wir werden im Schlußkapitel zu zeigen versuchen, daß – notwendigerweise – diese terminologischen Bestimmungen vom (wissenschafts-)theoretischen Standort der Autorin/des Autors abhängen. So kann z. B. die 3. Phase je nach dem bestimmenden theoretischen Aspekt, welcher zur Begriffsbildung führte, als „pseudonaturalistische Phase“ (LÖWENFELD/MÜNZ bzw. LOWENFELD/BRITTAIN), als „visueller Realismus“ (LUQUET, PIAGET, WIDLÖCHER u. a.), als Phase der „künstlerischen Wiedergeburt“ (BURT) oder auch als „adaptive Symbolik“ (RICHTER) bezeichnet werden.
In vielen Gliederungstheorien wird zwischen die Kritzelphase und die Schemaphase bzw. zwischen die Schemaphase und die Phase der quasi-künstlerischen Darstellung jeweils eine (kürzere) Übergangssequenz eingeschoben – so haben wir ja auch von „Übergangsereignissen“ nach der Kritzelphase und von Übergangsformen zwischen der Kinderzeichnung und den pseudo-künstlerischen Objektivationen des Jugendlichen gesprochen. Es entsteht also das Gliederungs*schema* (zur Problematik vgl. RICHTER 1976, S. 135ff.) einer fünfphasigen Gesamtgliederung mit drei großen Entwicklungsabschnitten und zwei kleinen. Diesen kurzen Phasen würde eine Art Gelenkfunktion zwischen den großen, relativ einheitlichen Stadien zufallen. Wir werden im letzten Kapitel des Handbuches im Zusammenhang mit den Fragen nach der „richtigen“ (stringenten, theoretisch abgesicherten o. ä.) Terminologie auch ein solches Gliederungsschema vorstellen (vgl. S. 369).
Diesen Gliederungsmodellen kommt unzweifelhaft heuristischer Wert zu, erlauben sie doch die (vorläufige) Zuordnung von Zeichenereignissen zu bestimmten Phasen der psychophysischen Entwicklung der/des Heranwachsenden und damit die Einschätzung seines „Zeichenalters“, das ja nicht mit dem Lebensalter identisch sein muß. Darum verzichtet auch kaum eine Untersuchung (vgl. dazu die Übersicht in HARRIS 1963, S. 16ff.) auf eine

Bestimmung dieses Zeichenalters, obwohl der diagnostische Wert der reinen Gliederungsmodelle als relativ gering anzusehen ist, weil sie individuellen Repräsentationsformen und speziellen Entwicklungsnuancen nicht gerecht zu werden vermögen. Im folgenden soll an zwei Beispielen bekannter und häufig verwendeter Gliederungsmodelle veranschaulicht werden, wie durch die Einbeziehung qualifizierender Merkmale der Beurteilungswert erhöht werden soll und wie die begriffliche Festlegung der einzelnen Phasen/Zwischensequenzen bzw. des gesamten Entwicklungsablaufes schon selbst wieder als Beurteilungs-/Bewertungssystem anzusehen ist.

a) Entwicklung als Überlagerung von Stadien

(GRIFFITHS 1935/1949)

Eine Differenzierung der zu ihrer Zeit vorliegenden Gliederungsmodelle – auf die sie z. T. ausdrücklich Bezug nimmt – hat R. GRIFFITHS 1935 (hier zitiert nach der Auflage 1949) versucht. Sie entwickelte dabei Vorstellungen über den Ablauf der zeichnerischen Entwicklung und den Charakter der einzelnen Phasen, die sich erheblich von den schematisierenden Einteilungsversuchen der zwanziger Jahre unterscheiden; insgesamt kommt sie auf elf Stadien bzw. Tendenzen (!) der zeichnerischen Entwicklung (innerhalb der engeren Kindheit), die zuerst vorgestellt werden sollen (1949, S. 209f., vgl. auch READ 1962 und die dort z. T. abweichende Übersetzung der Begriffe), ehe einige ihrer allgemeinen Bemerkungen zum Entwicklungsgang referiert werden sollen:

1. Stadium des *undifferenzierten Kritzelns.*
2. *Rohe geometrische Formen* treten auf, meist Kreise und Quadrate. Meistens werden diese benannt z. B. als Türen, Fenster, Äpfel, Glocken.
3. Weitere Objekte entstehen durch die *Verbindung von Linien und Quadraten* sowie Linien und Kreisen. Die Kreise werden noch nicht miteinander kombiniert.
4. *Kombination von Kreisen und Linien* zu weiteren Gebilden; das Hauptinteresse gilt der menschlichen Figur (nur im frühen Stadium).
5. *Nebeneinanderstellen* („Juxtaposition") *von vielen Gebilden,* die rasch gezeichnet und benannt werden, aber oft nicht zu erkennen sind.
6. *Tendenz, sich jeweils auf ein Objekt zu konzentrieren,* sorgfältigere, freizügigere Arbeit, Andeutung von Details.
7. *Weitergehende Juxtapositionen* (Zusammenstellungen); aber es werden eindeutig individuelle Assoziationen präsentiert, das Gezeichnete wird erkennbar.
8. *Partielle Synthese.* Einige Merkmale werden in eine bestimmte Beziehung zueinander gebracht.
9. *Das reine Bild.* Eine Tendenz, nur ein Bild zu zeichnen.
10. *Vermehrung* („Multiplication") *der Bilder.* Reine Freude an der Darstellung.
11. *Entwicklung eines Themas* in Form einer Serie von Bildern.

In diesen elf Stadien – tatsächlich handelt es sich ja eher um acht/neun Entwicklungs*schritte* und einige Entwicklungs*tendenzen* wie z. B. die Konzentration auf *ein* Bild bzw. eine Serie von thematisch ähnlichen Bildern – sieht die Autorin (1949, S. 210ff.) die schrittweise Ausbildung einer „extrem komplexen Darstellungsfähigkeit" verwirklicht:

„Zuerst sind nur undeutliche, bedeutungsfreie *Linien* zu beobachten . . ., dann folgt ein Stadium der Kombination dieser Linien zu einfachen Figuren. Diese *Figuren* werden zuerst nur in ihrer Bewegungsrichtung nebeneinander gesetzt, sie werden aber bald in immer komplexerer Weise aufeinander bezogen und geben eine wachsende Zahl von Gegenständen wieder. Diese *Gegenstände* werden wiederum zuerst nebeneinander gesetzt und bekommen dann aber ihr Fundament in einem dichteren Beziehungsgefüge, und so bekommt das *Bild* selbst ein besonderes Fundament in dem neuen Konzept der Entwicklung von *Bildserien.*"

Diesen Aufbau von Darstellungsfähigkeit belegt die Autorin mit vielen Bildbeispielen, in denen vor allem die „Überlappung"/„Überschneidung" („continual overlapping") der Stadien veranschaulicht werden soll; d. h. jede Bewegung in Richtung zum komplexen „Bild" enthält sowohl „Antizipationen" der nachfolgenden Entwicklungsmerkmale als auch Erinnerungen an vorhergehende Ereignisse. So sieht sie in dem Bild „Anklopfen an die Tür" (vgl. Abbildung 54) Merkmale des dritten und vierten Stadiums vorweggenommen, obwohl es mit den zeichnerischen Mitteln des zweiten Stadiums verwirklicht worden ist. Nach ihrer Auffassung sind also auch Rückschritte möglich und wahrscheinlich, gehören zum Aufbau von Darstellungsfähigkeit und Mitteilungsinhalten. Die einzelnen Stadien unterscheiden sich demnach voneinander, sind aber nicht als feste Stufen, sondern als ineinandergreifende, „fluktuierende" („a movement on and back") Ereignisabfolgen zu verstehen. Eine Entwicklung zur Darstellungsfähigkeit wird zwar sichtbar, aber sie ist eingebettet in die Entfaltung der intellektuellen Fähigkeiten wie der produktiven/schöpferischen Fähigkeiten („Imagination").

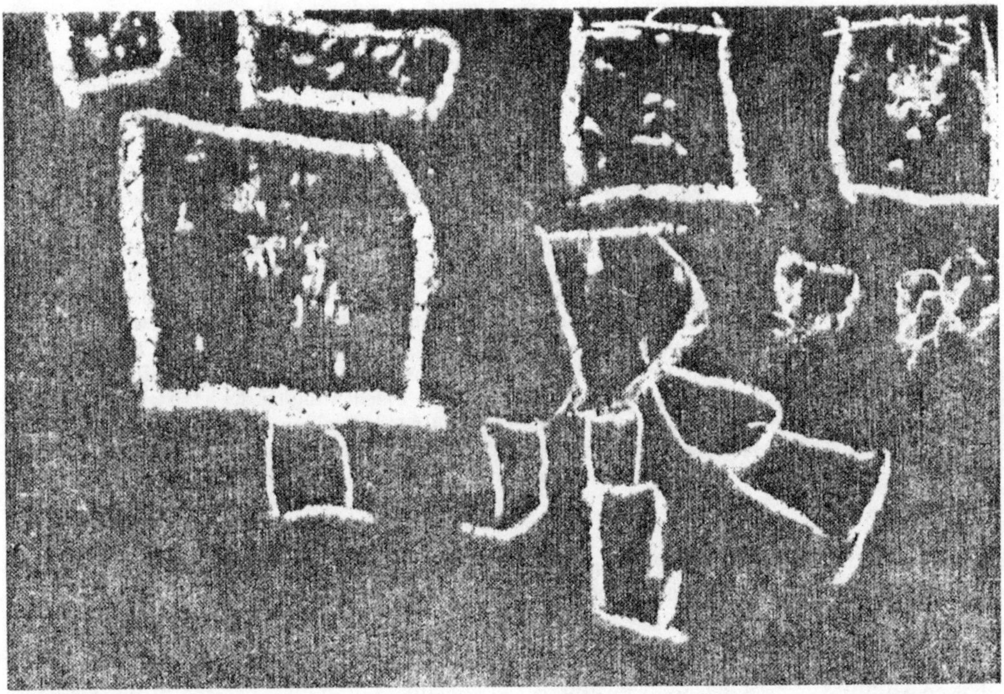

Abbildung 54

b) Kinderzeichnung und seelische Entwicklung

In die umfangreichste psychologische Längsschnittuntersuchung nach dem Zweiten Weltkrieg in Deutschland, die unter der Federführung von C. COERPER, W. HAGEN und H. THOMAE (1954) seit 1952 durchgeführt wurde, sind auch Kinderzeichnungen einbezogen worden. Von den insgesamt 3300 untersuchten Kindern zeichneten ca. 1200 von 1952 bis 1954 im Abstand von einem Jahr ein Motiv ihrer Wahl („freie Zeichnungen"); 1958, also mit einem Abstand von vier Jahren, kam eine letzte Darstellung zu dem jeweiligen Konvolut von Kinderzeichnungen. Die Daten wurden an sechs verschiedenen Untersuchungszentren erhoben. Neben diesen freien Zeichnungen gehörten zu dem psychologischen Untersuchungsteil u. a. noch Intelligenztests, Verhaltensbeobachtungen und Lehrerbeurteilungen (vgl. RABENSTEIN 1972, S. 7). Nach Auffassung der Initiatoren (COERPER/HAGEN/THOMAE 1954) war damit die Möglichkeit gegeben, (1.) zwischen den zeichnerischen Darstellungen und den Ergebnissen der Intelligenztests, (2.) zwischen der Beurteilung von Zeichnungen und den Schulleistungen sowie (3.) zwischen den Zeichnungen und den Verhaltensbeobachtungen einen Zusammenhang herzustellen.
Die Zeichnungen sollten „unabhängig von ihrem gegenständlichen Bildinhalt" und „ohne vorzeitige Anlehnung an bestimmte Denkmodelle der Entwicklungspsychologie" beurteilt werden; außerdem sollten auch Vorannahmen, welche auf kunsttheoretischen Auffassungen basierten, vermieden werden (RABENSTEIN 1972, S. 10f.). Zu diesem Zweck wurde ein Beurteilungsschema entwickelt, das drei Aspekte vereinen sollte:

- die *Darstellungsentwicklung* vom „Kritzeln" bis zur „perspektivisch realistischen Darstellung" in zehn Stufen, von den Autoren (merkwürdigerweise) „Darstellungstypus" genannt, aber als „klassisches" Schema der Beurteilung nach dem Grad der Erscheinungstreue definiert. Diese „Charakteristik der Entwicklungsstufen des Zeichnens" (ENGELS) entspricht den in der Einleitung zu diesem Kapitel genannten Formulierungen – sieht man einmal davon ab, daß die einzelnen Phasen „Kritzeln", „Schema", „realistische Darstellung" jeweils *rein* und *mit ornamentalen Einschlag* aufgeführt wurden.
- die *Strukturierung* des Bildes, welche den „Grad der durchgängig vorgefundenen ... Gestaltung in kompositioneller Hinsicht" beinhalten sollte, und zwar auch in Hinsicht auf die zeichnerische bzw. malerische Struktur des Bildes (im Sinne von WÖLFFLIN). Die Autoren kommen dabei zu jeweils fünf Klassen von Beurteilungen: (1) zeichnerisch gering strukturiert, (2) zeichnerisch teilstrukturiert, (3) zeichnerisch durchstrukturiert, (4) zeichnerisch – Bildstruktur, (5) zeichnerisch – stereotyp bzw. (1) malerisch – gering strukturiert ... (usw. bis) (5) malerisch – diffus.
- die *Flächenqualität,* d. h. die Raumausnutzung und die Flächenfüllung der Darstellung, die aber nicht quantifizierende, sondern qualifizierend ermittelt werden sollten. Dabei wurde wiederum ein zweimal fünfstufiges Schema von „keine Füllung – geringe Raumausnutzung" bis „feste Füllung – farbig – weitgehende bis volle Raumausnutzung" aufgestellt (vgl. ENGELS 1954, S. 142f.; RABENSTEIN 1972, S. 13f.).

Die Auswertung der *Darstellungsentwicklung* ergab, wenn man die Angaben von H. ENGELS (1954, S. 144ff.) zusammengefaßt, wohl eine regelrechte, d. h. altersspezifische Verteilung der Zeichenergebnisse auf die o. g. Phasen der zeichnerischen Entwicklung; so wurden z. B. von den Autoren eine „Häufung in bezug auf die Schemaverwertung" (!) in den Zeichnungen zwischen dem 6. und 7. Lebensjahr beobachtet, der bis in die nächsten Schuljahre anhielt. Da die Untersuchenden aber immer auch mit wertenden Merkmalen,

wie „gutes Schema“, „Primitivstadium“ o. ä., operiert haben, ist eine eindeutige Alterszuordnung nicht zu erwarten. Die Analyse der *Strukturierung* ergab, daß sich der Grad der Strukturierung mit dem Alter der Kinder erhöht – bis auf einen Anteil von 104 Zeichnungen, die auch bei den Neunjährigen noch unstrukturiert blieben – und zuletzt das Kriterium der „Bildstruktur“ erreichte. Die *Flächenqualität* nimmt ebenfalls mit dem Alter zu, so sank z. B. „der Kritzeleinschlag . . . von 19,8% im ersten Schuljahr auf 1,49% im zweiten Schuljahr“, außerdem nahm dabei die Tendenz zu, die Zeichenobjekte auf Grundlinien anzuordnen (vgl. RABENSTEIN 1972, S. 30ff.).
Der Zusammenhang Kinderzeichnung – Intelligenztest bzw. Kinderzeichnung – Schulleistung, der für die psychologischen Auswerter wohl im Zentrum des Interesses stand, sei noch kurz angesprochen, ehe wir eine (psychologische) Biographie samt ihrer zeichnerischen Äußerungen als Beispiel für die Art und Weise der Beurteilung dieser Autoren vorstellen wollen. Als Ergebnis der Korrelation von Bildtypus und Punktzahl im Intelligenztest formuliert R. RABENSTEIN (1972, S. 48):

„Hohe Punktzahl im Intelligenztest und durchstrukturierte Zeichnung sowie geringe Punktzahl . . . und gering strukturierte Zeichnung treffen viel häufiger zusammen als umgekehrt . . . Das außerhalb der Zufallswahrscheinlichkeit liegende Zusammengehen von hohen Punktzahlen im Intelligenztest mit durchstrukturierten Zeichnungen ist in einer inneren Verwandtschaft der bei den freien Zeichnungen und bei den Testaufgaben verlangten Leistungen begründet. Und zwar handelt es sich beim freien Zeichnen wie auch bei der Lösung der Testaufgaben um *Umstrukturierungsprozesse,* die einander weitgehend ähneln.“

Zwar rückt diese Auffassung den Zeichenvorgang wiederum in die Nähe von begrifflich-operatorischen Aktivitäten, aber sie ist *in diesem Falle* nicht von der Hand zu weisen, weil auch die Testbatterie eine Reihe von bildhaften Aufgabenstellungen („Bilderordnen und Irrgartentest“ nach WECHSLER, „Würfelmuster“ nach KÖHS/WECHSLER o. ä.) enthielt, also u. a. auch zwei *nonverbale* Verhaltensweisen miteinander verglichen wurden. Eine ähnlich hohe Korrelation zeigte sich zwischen der Darstellungsentwicklung und den Leistungen im Intelligenztest: „Kinder mit hohen Gesamtpunktzahlen im Intelligenztest zeichneten häufiger *realistische Darstellungen* als Kinder mit geringer Punktzahl“ (vgl. RABENSTEIN 1972, S. 51). Das Bild im Vergleich von Schulleistungen (aufgrund der Lehrerberichte) und der Darstellungen im freien Zeichnen war nicht ganz so einheitlich wie die vorstehend skizzierte Beziehung von Kinderzeichnung und Intelligenzleistung. Die Beurteilung der Klassenlehrer erfolgte aufgrund eines Kriterienkatalogs, der von „Konzentration“/„Lernen“ über „Phantasie“ bis zum „Arbeitstempo“ reichte. Eine gute Übereinstimmung ergab sich zwischen der Bewertung des „sprachlichen Ausdrucks“ und dem Niveau von Bildtypus und Darstellungsentwicklung. R. RABENSTEIN begründet dies (1972, S. 61) damit, daß bei der „sprachlichen Gestaltung“ (Unterrichtsgespräch, Aufsatz o. ä.) ähnliche Leistungen wie im Zeichnen verlangt würden.
Bei R. RABENSTEIN (1972) werden zwanzig Fallbeispiele aufgeführt, in denen der Untersuchungsverlauf (zu dem ja neben den IQ-Tests noch Anamnese, Exploration, Verhaltensbeobachtungen o. ä. gehörte) zu einer Art psychologischer Biographie zusammengefaßt werden. Allerdings enthalten nur drei diese Berichte auch die Zeichnungen der Kinder (in sehr schlechten Reproduktionen). Betrachtet man diese drei Bildbiographien, so bieten

zwei davon einen regelrechten Verlauf, der mit Vorschemazeichnungen (der knapp Achtjährigen) beginnt und mit Zeichnungen vom Typ „quasi-künstlerische Darstellung" endet. Diesem kontinuierlichen Verlauf der zeichnerischen Entwicklung entspricht auch die psychologische Einschätzung der Entfaltung der jeweiligen Persönlichkeit. Wir geben aus der 1. Kasuistik (vgl. RABENSTEIN 1972, S. 73f.) zwei Bildbeispiele samt ihrer kurzen Charakterisierung durch den Autor wieder, weil sie u. E. die Veränderungen in der Darstellung in der Zeit zwischen der späten Kindheit und dem frühen Jugendalter deutlich machen *und* gleichzeitig als Belege für die Integration von Darstellungselementen der Kinderzeichnung in die „quasi-künstlerischen" Gestaltungen der Jugendzeichnung, von der im Kapitel IV, Abschnitt 2 die Rede war, belegen. R. RABENSTEIN kommentiert die Schiffsdarstellungen des zehnjährigen bzw. vierzehnjährigen GÜNTHER KR. (vgl. Abbildungen 55 und 56):

„Kontinuierlicher Verlauf, aufbauend auf dem anfangs gezeigten Ansatz. Von einer etwas ungelenken ornamentalen Anordnung zu origineller, ausgewogener und fast virtuoser Bildgestaltung."

Die dritte Kurzbiographie dagegen enthält Auffälligkeiten in Ausdruck und Verhalten. Sie soll deswegen hier mitsamt den Zeichnungen vorgestellt werden, wobei der Leser um Nachsicht wegen der miserablen Abbildungsqualität gebeten wird. Allerdings zeigen noch diese schlechten Reproduktionen das Zusammenspiel von Lebensgeschehen und Ausdrucksgeschehen. Der (nicht näher zu identifizierende) Bruch in der Biographie muß zwischen dem achten und zehnten Lebensjahr eingetreten sein, wie Exploration *und* Zeichnungen ausweisen. Zwar wird in dem diagnostizierenden Test eingangs von einer unauffälligen Biographie gesprochen, aber die (psychologische) Beschreibung der Lebensgeschichte selbst *sowie* die Bildreihe widerlegen diese Einschätzung. (Die Abbildung 57 gibt das Bild von 1952, die Abbildung 58 das von 1954 wieder. Die Abbildungen 59 und 60 zeigen die Bilder von 1955 bzw. 1958.)

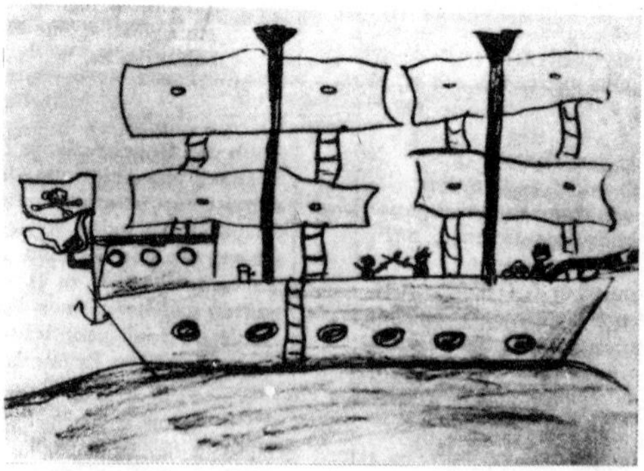

Abbildung 55

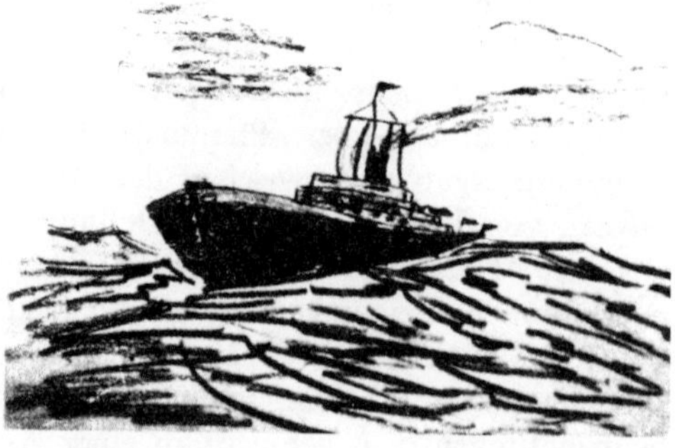

Abbildung 56

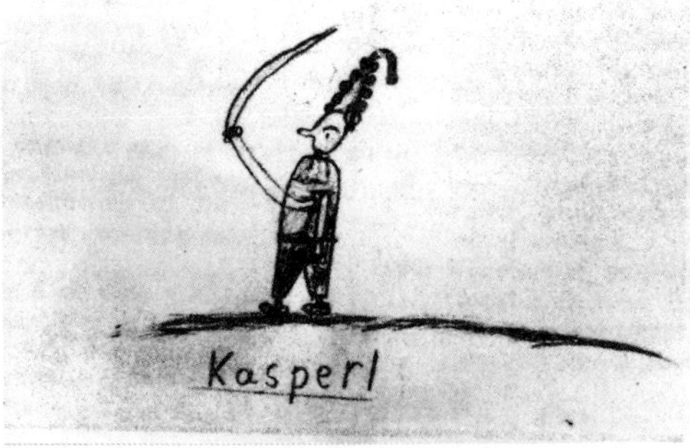

Abbildung 57

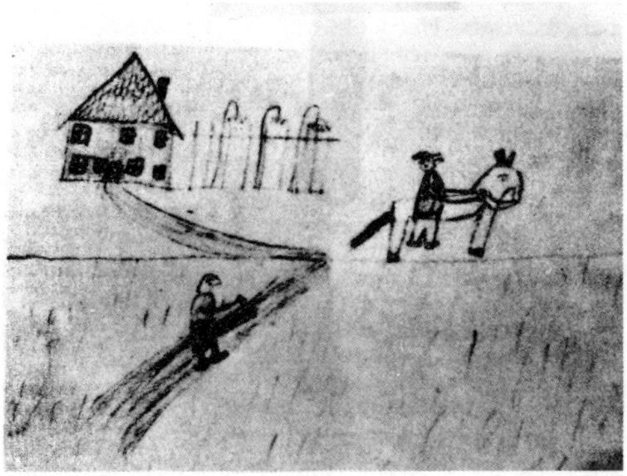

Abbildung 58

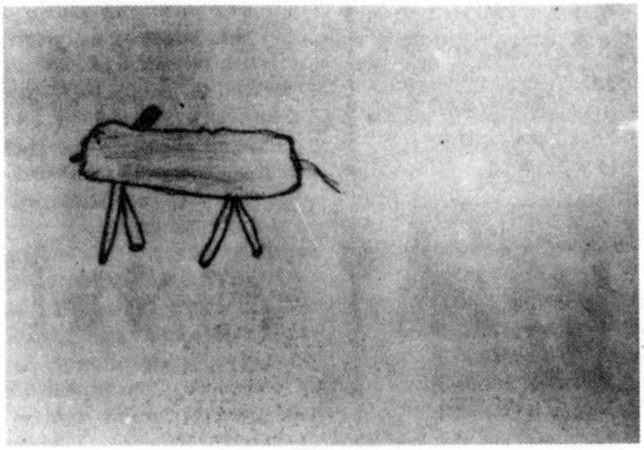

Abbildung 59

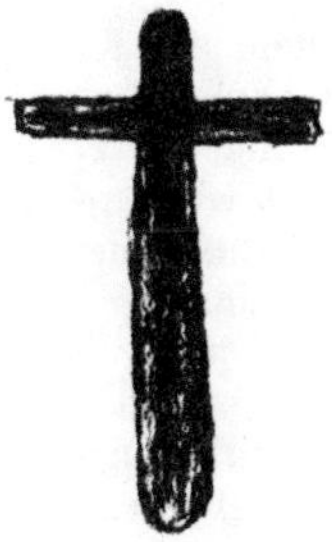

Abbildung 60

PAUL D., geb. 23. 4. 1945, oder Sprachstörungen und zeichnerische Entwicklung

(RABENSTEIN 1960)

„PAUL D., geb. 23. 4. 1945	Umweltlage: Zweites von drei Kindern, Strenger Vater, knappes Einkommen und enge Wohnverhältnisse.
Zeichnerische Entwicklung:	Seelische Entwicklung:
I Auch in den kritischen Phasen seiner psychischen Entwicklung sind an den Zeichnungen des Kindes keine extremen Abartigkeiten zu beobachten. Sie bleiben – bis auf das Bild von 1955 – in der Flächengestaltung geordnet und zeigen das Bemühen um farbige, einigermaßen sorgsame Gestaltung.	 Emotional ansprechbar, kontaktbedürftig, wenn auch zeitweise im Kontakt gestört, leistungswillig, unterdurchschnittliche bis durchschnittliche Intelligenzleistungen.

Zeichnerische Entwicklung:	Seelische Entwicklung:
II	
1952: Das Kind zeichnet auf einer Grundlinie aufgereihte, wenig differenzierte Schemata. Heftige, über die Begrenzungslinie hinausfahrende Striche bei der Flächenfüllung weisen auf noch triebhaft ungesteuerte Züge in seinem Verhalten hin. Vorzeichen zum Farbornament treten auf.	1952: Das Kind zeigt bei unterdurchschnittlicher Intelligenz eine primitive Arbeitsweise. In seinem Verhalten wirkt es bedrückt, gehemmt und unfrei. Es zeigt motorische Unruhe und eine leichte Sprachstörung.
1953: Das Kind zeigt eine differenziertere und vervollkommnete Schemadarstellung unter Fortführung der dekorativ-ornamentalen Manier. Die Strichführung bei Umrandung und Füllung ist beherrscht und wesentlich leichter und gesteuerter als im Vorjahr. Die Füllung ist zart. Die gleichgewichtige Nebeneinanderreihung ist abgelöst durch ein Herausheben und Alleinstellen der Hauptsache. Gut ausgewogene Raumdarstellung.	1953: Sein körperlicher Allgemeinzustand hat sich sehr gebessert. Es ist noch eine leichte Sprachstörung vorhanden. Sonst werden keine Angaben gemacht.
1954: Figürlich steht das Kind immer noch auf der Schemastufe, versucht aber, die 1952 begonnene Bilddarstellung weiterzuführen. Mehrere Grundlinien; die Zwischenflächen werden als Felder erfaßt und die Linien durch Wege bzw. Flächenfüllung miteinander verbunden. Strichführung nicht mehr so sicher wie 1953, Gesamteindruck unsicher-probierend. Die Raumanordnung wirkt ungelöst, weil das Bild noch nicht zu einheitlicher Raumgestaltung zusammengewachsen ist. – Bis hierher zeigt sich ein Fortschritt der zeichnerischen Entwicklung.	1954: Das Kind ist wieder untergewichtig, es hat einen Sprachfehler. In seinem Verhalten zeigt sich Unsicherheit und Unruhe. Bei der Arbeit ist PAUL mit Ernst bei der Sache.
1955: Es entsteht der Eindruck einer Resignation in der Gestaltung. Unter Berücksichtigung der vorhergehenden Arbeiten ist das Bild als der mißglückte Versuch einer realistischen Formgebung anzusprechen. Das Ergebnis ist ein wenig gegliedertes Schema, schwunglos verzitterte Strichführung, nur hauchdünn angedeutete Füllung. Gelungen ist weder eine figürliche, noch eine ornamentale Gestaltung, noch die Bildanordnung. Es ist fast so, als ob dem Kind die Gestaltungsmittel verlorengegangen wären.	1955: Stottert, stammelt, Bettnässer, schüchtern, gehemmt, Wutanfälle. PAUL zeigt wenig Selbstsicherheit.
1958: Rückzug auf Primitivform. Wieder heftige, fast ungestüme Strichführung bei der Füllung, ähnlich wie bei der Zeichnung des Sechsjährigen; die ehemals in Erscheinung getretene Freude am Bunten zeigt sich ebenfalls wieder an der Farbmischung der Füllung. Strenge Symmetrie in der Raumanordnung.	1958: Starkes Stottern mit Verrenkungen, Grimassieren; fast nicht mehr mit ihm zu verständigen; im Urteil unselbständig. Leistungswille, aber keine Durchhaltefähigkeit.
III	
Die zeichnerische Entwicklung des Kindes zeigt bis zum Jahr 1954 Fortschritte auf verschiedenen Bereichen. Das Kind tastet sich von der primiti-	Leider fehlen bis 1954 detaillierte Angaben. Aber es wird darauf hingewiesen, daß sich die Sprachstörung gebessert hat und daß PAUL bei der

Zeichnerische Entwicklung:	Seelische Entwicklung:
ven Anordnung auf einer Grundlinie zu einer flächenfüllenden Bildform vor, vom einfachen zum differenzierten Schema. Mit dem Jahr 1955 bricht die Entwicklung ab. 1958 wagt das Kind nur noch primitive Gestaltungsformen anzuwenden.	Arbeit mit Ernst bei der Sache ist. 1955 beginnen zusammen mit der erheblichen Verschlimmerung der Sprachstörung die Krise des Selbstgefühls und eine Kontaktstörung." (S. 95f.)

2. Quantitative und qualitative Beurteilung von Einzelfigurationen

R. COHEN teilt (1963) die leistungsmessenden Zeichentests in „inhaltlich bestimmte" und „abstrakt geometrische Verfahren". Zu den letztgenannten athematischen Verfahren gehören z. B. der „Bender-Gestalt-Test" (BGT) und der Benton-Test (vgl. BRICKENKAMP 1975, S. 489f.), die auf eine ehrwürdige Tradition in der *Abzeichnung* geometrischer bzw. stereometrischer Gebilde zurückblicken können (z. B. schon KATZ 1906). Da eine sinnerschließende Analyse am ehesten von den inhaltlich bestimmten Verfahren zu erwarten ist, richtet sich unser Interesse auf die psychologische Beurteilung von thematischen Vorgaben, d. h. von Verfahren, in dem vom Probanden die „freie" zeichnerische Wiedergabe eines Themas/Motivs wie Mensch, Baum, Haus o. ä. verlangt wird.
Das historische Grundmuster aller dieser Zeichentests sehen wir in dem von F. L. GOODENOUGH (1926) entwickelten „Draw-A-Man-Test" (DAM), das in den Kapiteln über die Forschungsgeschichte der Kinderzeichnung behandelt werden wird (vgl. Kapitel XVIII, Abschnitt 2). Allen diesen Verfahren ist gemeinsam, daß sie *über die Beurteilung von Zeichenleistungen* zur Einschätzung der Intelligenz des Zeichners – häufig im Zusammenhang mit oder als Ergänzung zu anderen Intelligenztests – gelangen wollen und daß sie sich quantitativer Methoden bedienen. Dabei kommt diesen Verfahren zugute, daß sie ökonomisch, d. h. mit wenig Zeitaufwand im Ablauf und der Auswertung, und gruppenspezifisch einzusetzen sind. Außerdem handelt es sich um „stumme Verfahren" (ZILER); d. h. die Testdurchführung geschieht sprachfrei, so daß auch Leistungen außerhalb der verbal geprägten Intelligenzfähigkeiten angesprochen werden. Testtheoretisch gesehen, wäre noch anzumerken, daß diese Beurteilungsverfahren an Außenkriterien wie Schulleistungen, Lehrerurteil sowie den allgemeinen Intelligenztests (HAWIK, BINET-SIMON u. v. a.) *validiert* werden können. Wobei die Validität den „Grad der Genauigkeit an(gibt), mit dem dieser Test dasjenige Persönlichkeitsmerkmal oder diejenige Verhaltensweise, die er messen soll oder zu messen vorgibt, tatsächlich mißt" (LIENERT 1969, S. 16). Trotz dieser Vorzüge ist in der psychologischen Literatur umstritten, was solche Zeichentests mit welcher Genauigkeit messen (vgl. SEHRINGER 1957; COHEN 1973, S. 273; BRICKENKAMP 1975, S. 162). Die Unsicherheit beruht aber nicht zuletzt auf der Problematik eines zureichenden Intelligenzmodells und seiner Elemente/Faktoren (vgl. ROTH/OSWALD/DAUMENLANG 1975) und der Zuordnung von Zeichenleistungen zu diesem Intelligenzmodell.

Menschliche Gestalt und allgemeine Auffassungsfähigkeit

(HARRIS 1963)

Auf der Grundlage des DAM-Tests (GOODENOUGH 1926) hat D. B. HARRIS (1963) ein Beurteilungsmodell entwickelt, das der Autor als „Revision“ und „Ausweitung“ der „wohlbekannten“ GOODENOUGH-Skala versteht. Er geht dabei von folgender Hypothese aus (HARRIS 1963, S. 7): „Die Darstellung irgendeines Objektes in der Kinderzeichnung wird die Unterscheidungen, die das Kind im Hinblick auf dieses Objekt getroffen hat und die zu einer Klasse gehören, enthüllen, und zwar *als ein Konzept*. Im einzelnen wird davon ausgegangen, daß dieses Konzept eines häufig erforschten Gegenstandes, wie es z. B. die menschliche Gestalt darstellt, zu einem brauchbaren Index für die zunehmende Komplexität einer allgemeinen Auffassungsfähigkeit (‚concepts generally‘ genannt) werden kann.“ In vorsichtiger Weise wird also in diesem revidierten Ansatz das Bildkonzept (als Resultat diskriminierender Wahrnehmungs- und Intelligenzleistungen) dem Vorstellungskonzept bzw. Begriffskonzept *gegenübergestellt,* und es wird nicht mehr direkt von den Darstellungsfähigkeiten auf die Intelligenzleistung geschlossen. Im Gegensatz zu anderen Ausweitungen des ursprünglichen Ansatzes von F. L. GOODENOUGH bei E. F. HAMMER et al. (1958 bzw. 1980) oder J. N. BUCK (1948 bzw. 1966) bleibt D. B. HARRIS allerdings (1.) bei der Beurteilung von Zeichnungen der *menschlichen Gestalt* und (2.) bei der Einschätzung dieser Zeichnungen im Hinblick auf *intellektuelle Entwicklungsprozesse*. In einer sehr ausführlichen Studie mit einer umfangreichen Literaturdiskussion grenzt er (1963, S. 37ff.) seine Auffassung der zeichnerischen Repräsentation von den (psychoanalytischen u. a.) Ansätzen ab, welche im zeichnerischen Geschehen eine Projektion affektiver Inhalte/Motive auf dargestellte Gegenstände sehen.

Wir können hier nicht der Revision des DAM-Tests in allen Einzelheiten folgen (zur Problematik dieses Tests vgl. SEHRINGER 1957 und unsere Darstellung dieser kritischen Stellungnahme im Kapitel XVIII, Abschnitt 2); es sei nur erwähnt, daß an einer Gruppe von 300 Kindern dreier Altersstufen die Bewertungspunkte der GOODENOUGH-Skala sowie anderer Skalierungen empirisch-analytisch überprüft und auf ein System von 73 Punkten mit eng beschriebenen Merkmalen ausgewertet wurden. Die Probanten wurden außerdem nach der Minnesota-Skala zur Bestimmung der elterlichen Beschäftigung ausgesucht und sollten der Verteilung der sozio-ökonomischen Schichten/Gruppierungen in den USA entsprechen. Zudem wurde jeweils eine zweite Zeichnung, und zwar die *Darstellung einer Frau* („Draw-a-Woman“) in die Beurteilung aufgenommen; dadurch sollen die geschlechtsspezifischen Unterschiede in der Wiedergabe der Haare, Kleider o. ä. ausgeglichen werden. Als Beispiel für diese Art (testimmanenter) Beurteilung soll im folgenden die Festlegung der Punkte 41/42 „Verbindung von Armen und Beinen“ (zum Körper/Kleid) referiert werden (HARRIS 1963, S. 286f.). Die Problematik dieser Beurteilung wird deutlich, wenn man die begrifflichen Fixierungen mit den bildhaften vergleicht. Allzu leicht können die *Nachzeichnungen* des Autors (vgl. z. B. Abbildung 61 mit den Wiedergaben der zugelassenen und nicht zugelassenen Schulterdarstellungen) die „Zeichenprobleme“ dieser Altersstufe (vgl. Kapitel III, Abschnitt 4) überdecken oder sie an Außenkriterien wie künstlerisch-realistischen Darstellungen messen:

- *41: Anfügen von Armen und Beinen I:* „Beide, Arme und Beine, sind in jedem Punkt mit dem Rumpf verbunden, oder die Arme sind am Nacken (angefügt), oder es besteht eine Verbindung von Kopf und Körper, wenn der Nacken ausgelassen ist. Es werden keine Punkte vergeben, wenn Arme oder Beine fehlen, aber es werden Punkte gegeben, wenn die Bekleidung Beine und/oder Füße verbirgt. Falls der Rumpf ausgelassen wird, erfolgt immer eine Bewertung mit 0 Punkten; falls die Beine irgendwo anders angefügt sind als am Körper . . ., ergibt das gleichfalls 0 Punkte. Falls nur ein Arm/Bein sichtbar wird, sowohl frontal wie seitlich gezeichnet, sollte die Punktvergabe auf der Basis des dargestellten Gliedes erfolgen. Wenn beide Arme und Beine sichtbar sind, sollten die beiden Teile dieses Paares annähernd symmetrisch angefertigt sein (vgl. Abbildung 62).
- *42: Anfügen von Armen und Beinen II:* Die Arme sollten an der richtigen Stelle angebracht werden. Die Beine an der Basis des Rumpfes oder des Kleides, und sie sollten nicht nur als Linie des Kleides weitergeführt werden. Gewertet wird auch dann, wenn beide Füße und Beine durch ein langes Kleidungsstück verborgen werden.

Arme: Frontal: Wo Merkmal 25 versagt werden mußte (vgl. Abbildung 61, unten), sollte die Verbindung genau an dem Punkt erfolgen, wo die Schultern angezeigt sind ... Werten sie nicht, wenn die Arme vom Punkt ihrer Anfügung die Hälfte oder mehr der gesamten Strecke vom Nacken bis zum Bauch einnehmen. Die folgende Zeichnung illustriert, wann Merkmal 41, aber nicht 42 gewertet wird ...

Arme: im Profil: Die Arme müssen an einem Punkt angefügt sein, der sich einer Mittellinie des Rumpfes annähert, kurz unterhalb des Nackens/Halses ... Wenn die Arme an der Außenlinie des Rückens angefügt sind, wenn der Ansatzpunkt der Arme die Nackenlinie erreicht oder wenn dieser Ansatzpunkt unterhalb der größten Ausdehnung des Brustkastens liegt, darf der Punkt nicht gegeben werden. Geben Sie dann Punkt 41, aber nicht Punkt 42" (vgl. Abbildung 63).

Neben dieser Form von quantitativer Beurteilung der Mann/Frau-Zeichnung suchte der Autor aber nach einer Methode des qualitativen Zuganges zu den Darstellungen. So wurde einer Reihe von Bewertern (Juroren) eine Anzahl von Zeichnungen vorgelegt, mit der Aufgabe, sie im Hinblick auf die dargestellten Vorstellungen („ideas"), die genaue Wiedergabe von Einzelheiten und Proportionen zu beurteilen. Schritt für Schritt wurde dabei die Gruppe der Beurteilenden vergrößert, und es wurden elf Qualitätsgruppen von Darstellungen der Mensch-Figuration von „außerordentlich armselig" bis „excellent" ermittelt, welche für die zwölf Jahresstufen (bzw. in einem anderen Fall für die 23 Halbjahresstufen von 0,5–11,5) *repräsentative Figurationen* ergeben sollten. Die Übereinstimmung in der Beurteilung der einzelnen Darstellungen zwischen den Juroren war sehr hoch (von +.71 bis +.91), und auch ein Vergleich zwischen der Anwendung der qualitativen Beurteilung und der quantifizierenden ergab einen überraschend hohen Grad an Übereinstimmung. D. B. HARRIS zieht allerdings (1963, S. 114) nur eine sehr vorsichtige Schlußfolgerung aus diesem Grad an Übereinstimmung:

„Obwohl die Qualitätsskalen leichter einzusetzen sind und obwohl sie in der Substanz mit der Punktewertung korrelieren, sind sie prinzipiell nur brauchbar, *weil* die Punktewertung früher entwickelt worden ist und ihre Gültigkeit schmerzhaft genau, Punkt für Punkt, ausgearbeitet worden ist ... Jedoch geben die Qualitätsbeurteilungen einen totalen oder ganzheitlichen Eindruck vom Wachstum des zeichnerischen Verhaltens, wie es in der menschlichen Figur dargestellt wird, wieder, was die Prozenttabellen für die Merkmale auf den Punktskalen nicht erreichen."

Eine genaue Analyse der Merkmalsskala würde zeigen (vgl. Kapitel XVIII, Abschnitt 2c), daß die quantitative Analyse dieser Menschdarstellung nicht nur quantifizierend ausgerichtet ist und die qualitative nicht nur quantifizierend: So gehen in die erstgenannte Beurteilungsform z. B. Vorstellungen über die „richtigen" Proportionen des Menschzeichens ein, die an der menschlichen Figur/Gestalt bzw. ihren Wahrnehmungsrepräsentanzen und *nicht an der zeichnerischen Repräsentation selbst* (mit ihren „Unrichtigkeiten") gewonnen wurden; dies wird z. B. in den Nachzeichnungen des Autors, von denen wir ja einige wiedergegeben haben, vollends deutlich. In der qualifizierenden Beurteilung dagegen dominieren Vorstellungen über die „Genauigkeit" der Wiedergabe von Einzelheiten und Zusammenhängen. Auch dies scheint uns ein *Außenkriterium* zu sein, das einer Analyse der Proportionalität der menschlichen Gestalt und nicht der Menschen*darstellung* entstammt. Tatsächlich „messen" beide Verfahren in etwa *die Nähe* der jeweiligen Menschzeichnung zu einem idealtypischen, „durchschnittlichen" Proportionsschema/Figurationsschema einer menschlichen Gestalt.

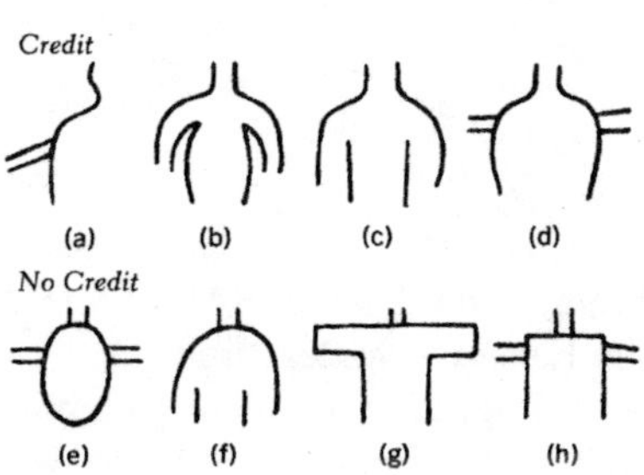

Abbildung 61

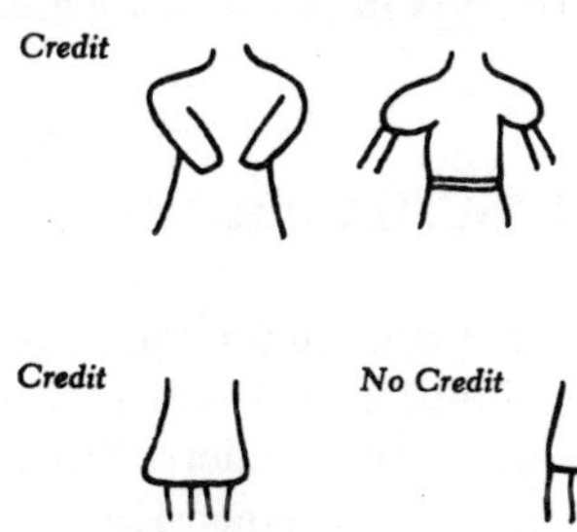

Abbildung 62

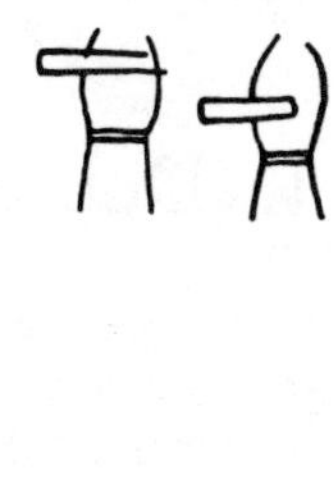

Abbildung 63

XI. Interpretationen I: Annäherungen auf pädagogischen und philosophisch-anthropologischen Wegen

In den nachfolgenden Abschnitten sollen Zugriffe auf das Darstellungs- und Ausdruckssystem der Kinderzeichnung vorgestellt werden, die über die Beurteilung des formalen Gefüges, der Proportionen o. ä. sowie der Gegenstandsbedeutung/des Phänomensinnes hinausgehen. Diese Zugriffsformen werden in den jeweiligen Ansätzen unterschiedlich fundiert, aber sie heben sich von den psychologisch orientierten Interpretationsansätzen, welche wir im nächsten Kapitel skizzieren wollen, durch ihre unmittelbare Beziehung zur Zeichnung, zum Werk des Kindes ab. So spricht einer der Autoren (KLÄGER 1974, S. 37) bewußt und mit Frontstellung gegen die neuere Terminologie von der „Kinderkunst", die es zu verstehen gelte. Während in den psychologisch orientierten Deutungsansätzen die Zeichnung häufig instrumentalisiert wird, als *Mittel* benutzt wird, um die Wahrnehmungsentwicklung, den intellektuellen Status, die „Grundkonflikte" (BALINT) o. ä. des Kindes bzw. der Kindheit sichtbar zu machen, geht es den Autorinnen/Autoren der nachfolgenden Ansätze hauptsächlich um das Verhältnis des Kindes zu seinem Werk, um die kindlichen Darstellungs- und Ausdrucksformen „an sich". Natürlich stellen auch diese Autorinnen/Autoren ihre Deutungsversuche auf ein mehr oder minder ausgebildetes Fundament von theoretischen Aussagen, in das wiederum psychologische Elemente eingegangen sind. Aber in diesem Falle werden meist die theoretischen Aussagen instrumentalisiert, um eine Basis für den (persönlichen) Zugang zur Kinderzeichnung zu schaffen. Manchmal sind diese Aussagen auch in dem Interpretationsansatz selbst kaum zu entdecken, weil sie – wie etwa in dem Deutungsversuch von M. RUHLOFF/G. VELDKAMP – über mehrere Stufen von philosophisch-anthropologischen und/oder pädagogischen Positionen abgeleitet sind und im Sinne von „evidenten" Einsichten benutzt werden. In zwei der nachfolgenden Beschreibungen/Deutungsversuchen – im Ansatz von M. KLÄGER und B. DUBORGEL – wird als tragendes Element des theoretischen Gerüsts direkt oder indirekt die tiefenpsychologische „Anthropologie" C. G. JUNGs in Anspruch genommen.

1. Deutende Beschreibung

Eine Dozentin der Kunstpädagogik hat (1983) eine Zeichnung ihrer Tochter SASKIA (5;9 Jahre) einer Gruppe von Studierenden und Dozenten des Faches vorgelegt und diese zu einer beschreibenden Analyse aufgefordert. Wir zitieren im folgenden aus dem Ergebnis dieser intensiven Beschäftigung mit einer Kinderzeichnung (vgl. Abbildung 64), ehe wir einige Bemerkungen zur Methode der Deutung machen.

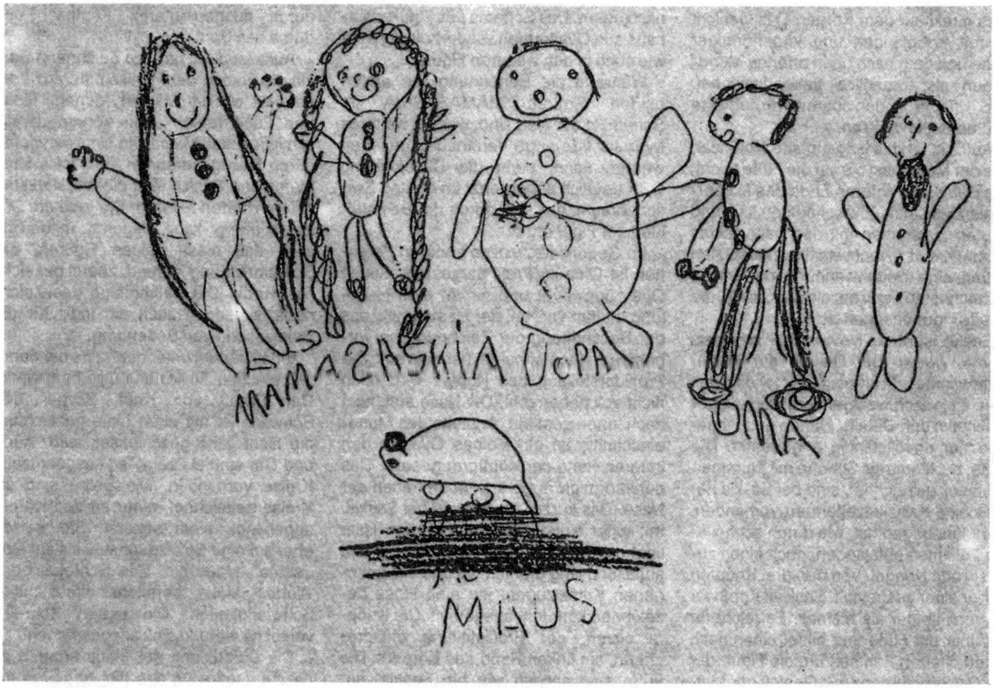

Abbildung 64

„Oma näht Opa einen Knopf an"

(RUHLOFF/VELDKAMP 1983)

„Das *Familienbild* mit Maus zeigt aufgereiht in der oberen Hälfte des Blattes fünf Personen, drei weibliche und zwei männliche, die bis auf die männliche Person rechts außen alle mit Namen versehen sind. Unterhalb der Personengruppe befindet sich ein Tier, das mit ‚Maus' bezeichnet ist. Die erste Figur links ist Mama. Ihre Gestalt gliedert sich in Kopf, Körper, Arme mit Händen und Fingern, sowie Beine mit Füßen. Alle *Körperformen* sind *Ovale* unterschiedlicher *Größe* und *Längsrichtung*. Die Arme sind in der Mitte des Körpers angesetzt und zeigen schräg nach oben. An den Händen mit fünf Fingern sind die Fingernägel besonders betont durch Ausmalen rechts, durch *Konturen* links. *Der Kopf sitzt ohne Hals direkt auf dem Körper*. Das Gesicht ist mit Knopfaugen und knopfförmiger Nase und dem nach oben offenen Mundbogen als *freundlich* gekennzeichnet. Drei Knöpfe in der oberen Körperhälfte deuten Bekleidung an.

Auffällig ist das *lange, glatte Kopfhaar,* das der Mutter fast bis auf die Füße reicht. Die Beine, am unteren Ende des Körperovals angesetzt, überschneiden sich und deuten zusammen mit den nach rechts ausgerichteten, rechtwinklig angesetzten Füßen *eine Seitenwendung* der *frontal* gezeichneten Figur an, *die auf SASKIA,* die zweite Figur *bezogen ist.*

SASKIA ist etwas *kleiner* gezeichnet als Mama. Der in der Gestalt der Mutter angewandte *Formbestand wiederholt sich,* ist jedoch *weniger sorgfältig ausgearbeitet* in den Details. Hände und Finger sind nur *unvollständig angedeutet ... SASKIAs Kopfhaar ist noch länger als Mamas.* Es reicht bis ihr über die Füße und bildet einen nach unten *offenen Rahmen um die Figur,* der die *Größendifferenz zur Gestalt der Mutter* ausgleicht. *Mama und SASKIA bilden in diesem Familienbild eine zusammengehörige Gruppe,* die gekennzeichnet ist durch *Ähnlichkeiten* in der *gegenständlichen Differenzierung* der Figu-

ren und ihrem *formalen Aufbau* sowie durch die *Berührung der Haare* und die durch die Beinstellung angedeutete Seitenstellung von Mama. Auch die leichte Verschiebung des Gesichtes zur linken Seite bei SASKIA erweckt den Eindruck, daß sie sich der Mutter *zuwendet*.
Die *zweite, untereinander verbundene Gruppe* der Familie sind Opa und Oma. *Opa steht in der Mitte der ganzen Familie*. Sein Körper ist im Vergleich zu den anderen Figuren auffällig groß gezeichnet und durch vier große Kreise gegliedert. Beine und Arme sind im Verhältnis zum Körper zu klein geraten, Hände und Füße nicht ausgebildet, das Kopfhaar kurz und spärlich angedeutet. Das *Schema des Figurenaufbaus aus Ovalformen* wiederholt sich hier wie auch in den weiteren Figuren.
Während die Benennung der ersten beiden Figuren MAMASASKIA im Schriftbild ein Wort sind, was als weiteres Indiz für ihre enge Verbindung gesehen werden kann, steht die Bezeichnung OPA deutlich abgegrenzt im breiten Zwischenraum, der sich durch die Beistellung der Figur ergibt.
Im *Gegensatz zu allen anderen Personen ist Oma im Profil dargestellt*. Sie ist *Opa zugewandt* und nimmt eine Handlung an ihm vor, bei der es sich (wie aus der Beschriftung der Zeichnung hervorgeht) um Knopfannähen handeln soll. Die *Profildarstellung* des Kopfes *wird noch nicht voll beherrscht*. Die Nase erscheint nach innen gestülpt. Anstelle des Mundeinschnittes ist ein kleines Oval in den inneren Rand der Kopfform gesetzt. Das punktförmige Auge sitzt noch neben der Nase. Omas rechter Arm ist gut doppelt so lang wie ihr linker und reicht waagerecht hinüber bis auf Opas Brust. Dort vollzieht die groß gezeichnete Hand das Knopfannähen, was durch *Überschneidung von ovalen Formen durch kurze Striche* und *Kritzel* dargestellt ist . . .
Die letzte, *nicht benannte Figur steht unverbunden neben den beiden Paaren Mama/SASKIA und Oma/Opa*. Durch die auf Opa bezogene Profilstellung von Oma *wirkt sie isoliert*. In den Körperformen wiederholt sich der Aufbau von *Ovalformen*, der jedoch hier am wenigsten differenziert ist und keinerlei besondere Merkmale aufweist. Lediglich das Gesicht, mit dem Bart macht deutlich, daß es sich um eine männliche Figur handelt. Die Nase ist im Gegensatz zu allen anderen Figuren nur als Strich gezeichnet. Der Mund ist fast vom Bart überwuchert. Durch die leichte *Neigung der Figur nach rechts – von der übrigen Gruppe weg* – erscheint die *Vereinzelung* zusätzlich betont. Von Opa unterscheidet sich diese zweite männliche Figur durch den wesentlich kleineren Körper, die gleichförmige Stellung von Armen und Beinen, durch ausgeprägteres Kopfhaar und durch den Bart.
Auffallend ist, daß die Zeichnerin SASKIA die Frauen der Familie differenzierter darstellt als die Männer, denen Hände und Füße fehlen. Man könnte *daraus schließen, daß Mama und Oma die wichtigeren Bezugspersonen für SASKIA sind*. Mama und SASKIA sind die am stärksten differenzierten Figuren. Die stärkere Differenzierung kann dadurch mitbewirkt sein, daß diese beiden Figuren, der Schreibrichtung folgend, zuerst gezeichnet wurden. Die Reihenfolge des Zeichnens ist jedoch auch ein Indiz für die Beimessung von Bedeutung . . ." (RUHLOFF/VELDKAMP 1983, S. 63ff.).

Wir haben diese umfangreiche Beschreibung *einer* Kinderzeichnung (vielleicht die umfangreichste überhaupt) nur leicht gekürzt referiert und haben durch Kursivschrift besonders bedeutungstragende Formulierungen zu veranschaulichen versucht, um die Ebenen der Analyse herausstellen zu können:

1. Auf einer *formal-syntaktischen Ebene* werden in einer am empirischen Gegenstand orientierten Sprache, die nur an manchen Stellen von formdefinierenden Begriffen durchsetzt ist – Beispiel: „die *Beine* (sind) am unteren Ende des Körper*ovals* angesetzt . . ." –, Formgruppen differenziert beschrieben und kompositionelle Beziehungen herausgearbeitet. Dabei wird auch auf formgenetische Besonderheiten („Kringelkritzellinie" usw.) aufmerksam gemacht, und es werden entwicklungstypische Merkmale („das Schema des Figurenaufbaus aus Ovalformen") gekennzeichnet und z. T. kritisch betrachtet („nicht ausgebildet" o. ä.). Auch Vorgänge des Darstellungsablaufes werden berücksichtigt.
2. Auf der *inhaltlichen Ebene* werden Phänomenbezeichnungen („Schuhe mit Plümmelschmuck" bei Mama) und ausdeutende („symbolische") Analysen miteinander verbun-

den, besonders wenn es um die Gruppierung der fünf Personen geht, z. B.: „Auch die leichte Verschiebung des Gesichts . . . erweckt den Eindruck, daß sie sich der Mutter zuwendet."

3. Auf der Grundlage dieser syntaktisch-semantischen Beschreibungen nehmen die Autorinnen dann *Bedeutungsanalysen* vor. So interpretieren sie z. B. die Gruppenbildungen in diesem Familienbild und die Stellung/den Rang der Personen in dieser Konstellation („Bezugspersonen", „isoliert", „Mitte" o. ä.) aufgrund der kompositionellen Zuordnungen. Aber auch binnendifferenzierende Merkmale (Mundformen u. a.) werden als „freundlich" o. ä. angesehen. Es wird über die besondere Stellung der Frauen in dieser Familie spekuliert, wobei auf die besondere Darstellungshöhe/Darstellungsqualität (Wert!) der Menschzeichen mit weiblichen Attributen hingewiesen wird.

An dieser deutenden Beschreibung, die fast völlig ohne spezielle, theoriegebundene Terminologie auskommt, aber natürlich nicht ohne Kenntnisse über die Genese und Struktur der Kinderzeichnung formuliert worden ist, fehlt u. E. nur die Rückkopplung, die Korrektur der interpretierenden Aussagen an der Biographie des Kindes und u. U. eine Bestätigung dieser Rückschlüsse durch anamnestische Erhebungen. Allerdings würde dann der „*werkimmanente*" Charakter der Deutung aufgegeben zugunsten einer *biographisch-anamnestischen* Analyse, die nicht ohne psychologische Verfahren auskäme.

2. Deutungskategorien für die Werke der Kinderkunst

Der Kunstpädagoge und Kunsttheoretiker M. KLÄGER hat (1974) in einer „Art systematischen Bilderbuchs" die charakteristischen Zeichnungen seiner beiden Kinder, von denen er zwischen dem zweiten und 14. Lebensjahr ca. 8500(!) gesammelt hatte, zusammengestellt mit der Absicht, „ein(en) Blick auf das Panorama kindlichen Welt- und Selbstverständnisses (zuzulassen) und die Qualität, den Umfang und die Art kindlichen anschaulichen Denkens und dessen Poesie sichtbar" zu machen. In dieser Passage aus der „Einleitung" zu seiner Darstellung skizziert der Autor bereits mit einigen Leitbegriffen die Sichtweise, unter der er das Phänomen „Kinderkunst" betrachten wird. Ehe wir ein Beispiel dieser Sichtweise geben, wollen wir versuchen, den theoretischen Rahmen abzustecken, in der sich die Darstellung bewegt:

- *Kinderkunst:* In Analogie zu dem englischen und französischen Sprachgebrauch möchte M. KLÄGER (1974, S. 8) diesen Begriff reaktivieren, um den „ästhetischen Charakter dieser Erzeugnisse kindlichen Denkens und kindlicher Schaffenslust" zu unterstreichen. Er nimmt diesen Begriff auch deswegen in Anspruch, weil er die Kinderzeichnungen als „Dokumente der Menschlichkeit" auffaßt, deren Wert auch dann bestehen bleibt, wenn die/der Zeichnende „seine Werke nicht mehr versteht oder sich an seine Bilder und die damit verbundenen Ideen, Vorstellungen und Gefühle nicht mehr erinnern kann oder will". In dieser Aussage wird das Problem der „verlorengegebenen Signifikate" (RICŒUR) angesprochen, d. h. die Frage, ob sich nur im Ausnahmefall eine Beziehung zwischen der kindlichen Phantasie und Produktivität und den (künstlerischen) Erlebnisweisen der Erwachsenen herstellen lasse.

- *Kreativität:* Mit A. H. MASLOW (1971) sieht er in den kindlichen Darstellungs- und Ausdrucksprozessen ein Moment „primärer Kreativität" wirksam, die sich im Falle der Aktivitäten *seiner* Kinder auf besonders gute Voraussetzungen hätten stützen können. Als solche Voraussetzungen werden von A. H. MASLOW „Sicherheit", „Zugehörigkeitsgefühl", „Würde", „Liebe", „Achtung" und „Wertschätzung" angegeben. Weil sich die Kinder des Autors mit ihren Schöpfungen zu identifizieren wagten, konnten sie ihre jeweils individuellen Formen des künstlerischen Ausdrucks ungestört ausbilden. Zudem standen ihnen eine reiche Auswahl von Realisationsmaterialien zur Verfügung.
- *Morphologische Tatbestände:* Unter diesem Oberbegriff faßt der Autor seine Beobachtungen über die verschiedenen Phasen der zeichnerischen Entwicklung zusammen und vergleicht sie mit Angaben und Auffassungen, die in der Literatur (MEILI-DWORETZKI, KELLOGG u. a.) vorgetragen werden (vgl. Kapitel II und III unserer Darstellung). Seine Beobachtungen faßt er in der Feststellung zusammen (vgl. KLÄGER 1974, S. 10), daß seine Kinder die verschiedenen Phasen verschieden schnell durchlaufen hätten, manche sogar übersprungen worden seien und sich manchmal eine „Art Gleichzeitigkeit" von Figurationen des früheren und des späteren Stadiums abgezeichnet hätte.
- *Betrachtungsschema:* Für M. KLÄGER (1974, S. 13) stellen „beschreibende und analysierende Äußerungen über die Kinderzeichnung ... eine Art Kunstbetrachtung dar", die auf das Werk selbst konzentriert sein sollte. Die Analyse soll anhand eines neunteiligen Betrachtungsschemas aufgebaut werden, in das Element der Kunsttheorie (S. LANGERs 1948 bzw. 1965) und der Wahrnehmungspsychologie (bes. der Gestaltpsychologie) eingegangen sind. Wir stellen die Kategorien dieses Betrachtungsschemas so vor, daß die Beziehungen der theoretischen Elemente untereinander sichtbar werden. (Die in Klammern nachgestellten Ziffern geben dabei die Nummern der Kategorien in der Reihenfolge an, welche der Autor vorgesehen hat. Diese Reihenfolge wird im nachfolgenden Beispiel in Anspruch genommen.)

Zu den kunsttheoretischen Kategorien gehören „Mehrdeutigkeit" (6.) und „Gleichzeitigkeit" (2.), welche sich aus dem symbolischen Charakter bildhafter Äußerungen und der „synoptischen" (gleichzeitigen) Präsentation der visuellen Elemente ergeben (vgl. Kapitel VI). Das „Spezifische" (3.) der bildhaften Äußerung leitet M. KLÄGER aus der Auffassung ab, daß „Formdeutungen und Formverwirklichungen ... keineswegs immer allgemeinverbindlich wie die Sprache" seien, sondern in neuen bildhaften Konfigurationen auch neue Sinnzusammenhänge erhielten. Aus dieser *medienspezifischen* Besonderheit der bildhaften Äußerungen ergibt sich auch die Kategorie des „Relationalen" (4.); d. h. die „Bedeutung von Farbe und Form hängt vom jeweiligen Zusammenhang ab. Denn es gibt kein Vokabular im strengen Sinne, dem konventionelle Gefühlsbedeutungen zugeordnet wären." Kennzeichnend für die „Kinderkunst" sind dann noch die „Formerfindung" (9.) sowie das „Sichtbarmachen und Verwandeln" (5.). Bei der Festsetzung dieser Analysekategorien geht M. KLÄGER von der spezifischen Art und Weise „anschaulichen Denkens" in der Kindheit aus, das sich z. B. in Konfigurationen niederschlägt, die über die „ausschnitt-

hafte, perspektiv beeinflußte Sicht der Erwachsenen" hinausgehen (z. B. im „Röntgenbild"). Diesem anschaulichen Denken entspringen auch die „Lust an Farbe, Form und Spur" (7.). Auch die „Signifikanz und Expressivität der Umwelt" (8.) gehen in ähnlicher Weise auf eine Tendenz zur „physiognomischen Schau der Dinge" (= Beseelung auch lebloser Dinge, Anthropomorphisierung) in der Kindheit zurück. In einer umfangreichen Kategorie „Visuelle Elemente und Prinzipien" (1.) werden „Wahrnehmungsbegriffe" wie Figur-Grund-Beziehung, Nähe, Prägnanz u. ä. an das figurative Gefüge der Kinderzeichnung herangetragen.
Wir präsentieren im folgenden an einem Beispiel die Anwendung dieses Betrachtungsschemas auf eine relativ ungewöhnliche Kinderzeichnung (der Vorschemaphase). Der Text besteht aus einer (leicht gekürzten) einleitenden Beschreibung *und* der Analyse anhand der neun Kategorien des Interpretationsschemas. Das Bild (vgl. Abbildung 65) vermittelt noch etwas von der Expressivität der „Übergangsereignisse" (vgl. Kapitel II und III, Abschnitte 2/3).

„Dieses Bild wird ausführlich besprochen, da es mehrere vernachlässigte Aspekte der Kinderkunst deutlich macht. Weiterhin sollen hier die erwähnten Beschreibungskategorien angewendet und ihre Brauchbarkeit geprüft werden. *Beschreibung:* Das Bild ist in zwei Hälften geteilt: In der linken Hälfte sieht ein Mensch mit gebeugtem Kopf und ausgestreckten Händen, die ein Buch halten. Stirn, Nase und Mund sind an dem Ort angebracht, der gestalterisch am prägnantesten ist: An der Verengung des Kopfumrisses zum Körper hin. Sieben der zehn fast gleichgroßen halbrunden Aufsätze auf dem Kopf sind als ‚Gesichter' ausgebildet. T-Schema mit Mund, was doppeldeutig interpretiert werden kann als T-Schema mit Augen-Gesicht oder als Buchstabe T, der Anfangsbuchstabe des dargestellten Lesers. Nun muß man das Bild zum Hochformat drehen, um das ‚komische Schiff' auf dem Meer betrachten zu können. Es handelt sich tatsächlich um ein sehr komisches Schiff: einen durch eine fortlaufende girlandenförmige Linie begrenzten Schiffsrumpf mit zackigen, dreiecksförmigen, einem ‚A' ähnlichen Schornstein, aus dem Rauch herauskommt. Dieses weiche Schiff schwimmt auf einem Meer mit spitzen, nach rechts gerichteten grünen Wellen.
Diese so simpel erscheinenden Zeichnung, deren Komplexität erst nach längerem Schauen erfaßt und deren Inhalt nur durch die zusätzlichen Äußerungen des Kindes verstanden werden kann, enthält eine Reihe typischer Merkmale von Kinderkunst.
(Analyse):
1. Visuelle Elemente und Prinzipien: Axialer Aufbau, links-rechts, Verklammerung durch T und P, Groß-Klein-Kontrast: Großer Kopf – viele kleine Köpfe. Formverdichtungen am Übergang von Kopf zu Hals. Linienkontrast: Weicher Schiffsrumpf – spitziger Aufbau.
2. Gleichzeitigkeit: Gleichzeitigkeit der Verwirklichung von Vorstellungen: Lesender mit Köpfen – komisches Schiff auf dem Meer. Das Blatt muß gedreht werden: Abgehen von der normalen, fixierten Formatansichtigkeit.
3. Spezifisch: Das Eigenartige der Menschendarstellung: Die Senkung des Kopfes. Der Kopf eines Lesenden aus dem viele kleine Köpfe wachsen. Eine ganz und gar nicht übliche Art von Schiff: weicher Rumpf, spitze Aufbauten.
4. Relational: Die Bedeutung der Formen ist primär nur aus dem Zusammenhang zu erschließen. Die P-Form der Flagge kann als solche nur erfaßt werden, weil sie in anschaulichem Zusammenhang mit dem Schiffsaufbau steht, die Zickzackformen des Aufbaus nur, weil sie in unmittelbarer Nähe des Schiffsrumpfes stehen. Das A-förmige Gebilde kann nur als Schornstein erkannt werden, weil Rauch aus ihm herauskommt.
5. Sichtbarmachen und Verwandeln: Es werden individuelle, sehr persönliche, ins Surrealistische reichende Vorstellungen sichtbar gemacht. Sozusagen eine Ausweitung der Identität durch die vielen kleinen Köpfe. Wir sehen ein weiches Schiff mit spitzen Formen auf hartem Wasser vor uns. Herkömmliches, ‚normales' Wissen um die Dinge wird ins Gegenteil verwandelt. Hart wird zu weich und

„Thomas liest ein Buch, auf dem Kopf viele kleine Köpfe, komisches Schiff, ganz rechts das Meer“

Wachskreiden, 35 × 5 cm, J 7;1
(KLÄGER 1974)

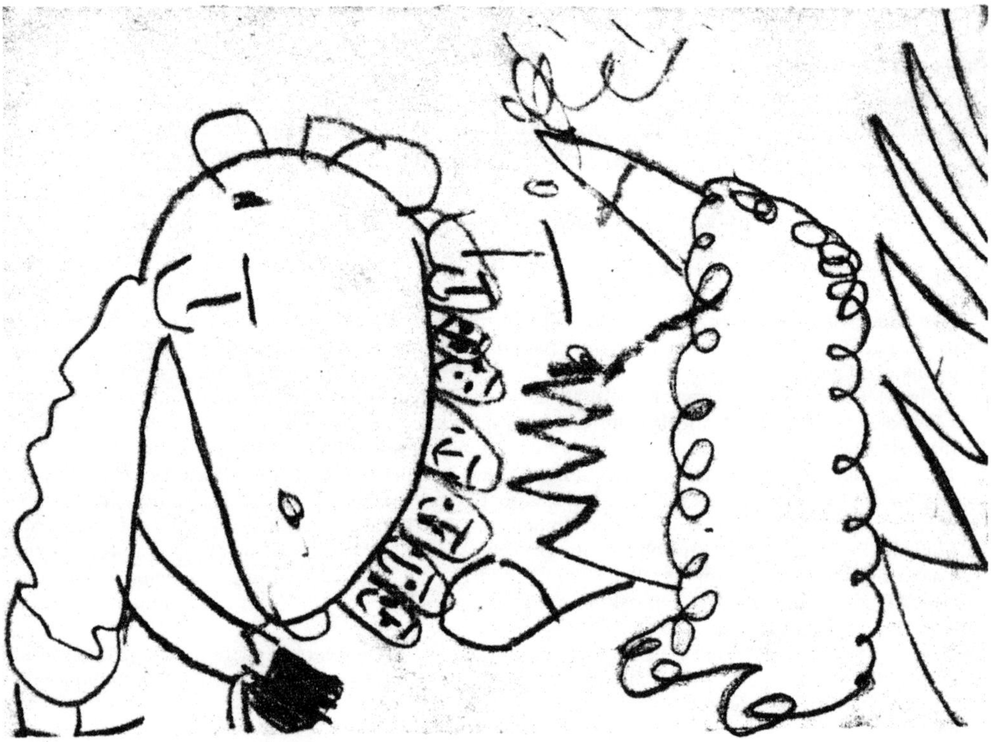

Abbildung 65

weich wird zu hart. Mancher Betrachter mag dabei an die weichen Objekte eines Claes Oldenburg denken.
6. Mehrdeutigkeit: Kinderkunst ist keine eindeutige Sprache. Dies zeigt sich in unserem Beispiel an der Doppeldeutigkeit des T, an den wolkenhaften Formen des Schiffes, an der Form des Schornsteins. Was bedeuten die kleinen Mini-Köpfe wirklich?
7. Lust an Farbe, Form und Spur: Da es sich um ein rein lineares Gebilde handelt, fällt die Farbe weg. Spielerisch spontan hingeschriebene Linien begrenzen den Körper des Lesenden, das Schiff, die Wellen.
8. Signifikanz und Expressivität der Umwelt: Es bestehen eindeutige Physiognomierungstendenzen bei den kleinen Köpfen und beim T für THOMAS.
9. Formerfindung: Der monströse Kopf stellt eine Formerfindung dar, ebenso das ungewöhnliche Schiff. Allerdings bleiben uns die inhaltlichen und gefühlsmäßigen Assoziationen dieser Formen unbekannt“ (KLÄGER 1974, S. 37).

Diese Analyse des (ungewöhnlichen) Bildes „Thomas liest ein Buch . . .“ vermittelt in der Tat den Eindruck einer werkimmanenten Interpretation, wobei die Analogie zu Werken der Erwachsenenkunst („Surrealismus“/„Pop-Art“) herausgearbeitet wird und die Individualität des Produzenten –

wiederum in Anlehnung an die Subjektivität des „Machers“ in der Modernen Kunst – herausgestellt wird. Diese Individualität des Zeichners entfaltet sich besonders in den (verfremdeten) Bildelementen wie dem „monströsen Kopf mit den sieben Hydraköpfen“, dem „weichen Schiffsrumpf“ o. ä. Der Autor enthält sich aber, wie besonders die Formulierung unter Punkt 9 zeigt, jeder Deutung, welche diese stilkritische, *kunstanaloge* Analyse überschreitet: Die *Formveränderungen* (KLÄGER: „Formerfindungen“) werden nicht in Beziehung zum Lebensgeschehen des Zeichners gesetzt.

3. Realität und graphischer Traum: B. DUBORGEL deutet Kinderzeichnungen mit einer kreisförmigen Raumstruktur (1976)

An Zeichnungen des Planeten Erde – einem in der Schule vorgegebenen Thema – entwickelte B. DUBORGEL (1976, S. 70ff.) seine Auffassung über das Verhältnis von realistischer Darstellung und symbolisch-mythologischer Repräsentation in der Kinderzeichnung. Die realistischen Tendenzen in der Kinderzeichnung und besonders der Raumdarstellung beschreibt er in Anlehnung an die Auffassungen der französischsprachigen Autoren, vor allem H.-G. LUQUETs, J. PIAGETs und H. WALLONs, die wir (z. B. im Kapitel VI) referiert haben. Das „heimliche Denken“ (DUBORGEL) des Kindes, das sich in den symbolischen Repräsentationen äußert, deutet B. DUBORGEL häufig mit den Worten G. BACHELARDs, eines französischen Literaturtheoretikers und Philosophen, welcher der Psychoanalyse C. G. JUNGs nahestand. Wir wollen die beiden Sichtweisen voneinander abheben und vor allem den interpretatorischen Ansatz darzustellen versuchen, welcher auf der Kombination pädagogisch-anthropologischer und tiefenpsychologischer Theoriestücke beruht.

B. DUBORGEL unterscheidet (1976, S. 59ff.) zwischen zwei großen Gruppen von Erddarstellungen – die näheren Unterteilungen dieser Gruppen können wir hier vernachlässigen. Die Bilder der ersten Gruppe sind geprägt von dem Bemühen des Kindes um die Darstellung „realistischer“ Wiedergaben einer Erde in Kugelgestalt oder Kreisform:

„Natürlich ist die kreisförmige Darstellung der Erde leichter zu bewerkstelligen als die sphärische. Letztere erfordert eine gewisse intellektuelle Meisterung des Raumes . . .: Bedingungen also, die das Kind nur allmählich erfüllen kann“ (S. 69f.).

In den realistischen Repräsentationen werden nun, je nach Alter und Darstellungstyp, unterschiedliche Elemente geographischen Wissens, eines sich bildenden geographischen „Lexikons“ anschaulich realisiert, ohne daß der Raum auch schon begrifflich erfaßt wäre; denn auch bei den Darstellungen dieses realistischen Typus wird der „Wille zur Objektivität . . . noch häufig durch Elemente eines konkreten magischen und affektiven ‚Denkens‘ überwältigt“ (S. 66). In vielen von diesen Darstellungen, in denen das „Erdenrund“ durch einen Kreis symbolisiert wird, sieht B. DUBORGEL Parallelen zu Darstellungen von mittelalterlichen Landkarten, in denen die Erde als Scheibe wiedergegeben wird. Seiner Auffassung nach teilt sich das zeichnende Kind in ein Wesen mit schulisch erworbenem Wissen und in eins, das noch daran festhält, in geheimnisvollen Zusammenhängen zu

denken. Aber der „Logos" der Geographen und der Astronomen, der sich in den Heranwachsenden zu bilden beginnt, wird die geheimnisvollen poetischen Träume bald besiegt haben.
In der zweiten Gruppe von Darstellungen dominieren eindeutig die Kreislinien, auf denen die Gegenstände – häufig auch in Form von Umklappungen – *angeordnet* sind:

„Durch dieses zugleich subjektive und dynamische Mittel übersetzt das Kind seine Gegenwart inmitten der Dinge; die Dinge ordnen sich um das Kind herum an, es selbst nimmt unter ihnen Platz wie inmitten seiner Spielzeuge" (DUBORGEL 1976, S. 72).

Eine ähnlich dynamische und subjektive Realisation des Erdenkreises sieht B. DUBORGEL in den Zeichnungen, in denen die Gegenstände von einem Kreis *umschrieben* werden. Diese besonderen Lösungen symbolisieren für ihn eine synthetische Raumauffassung, in

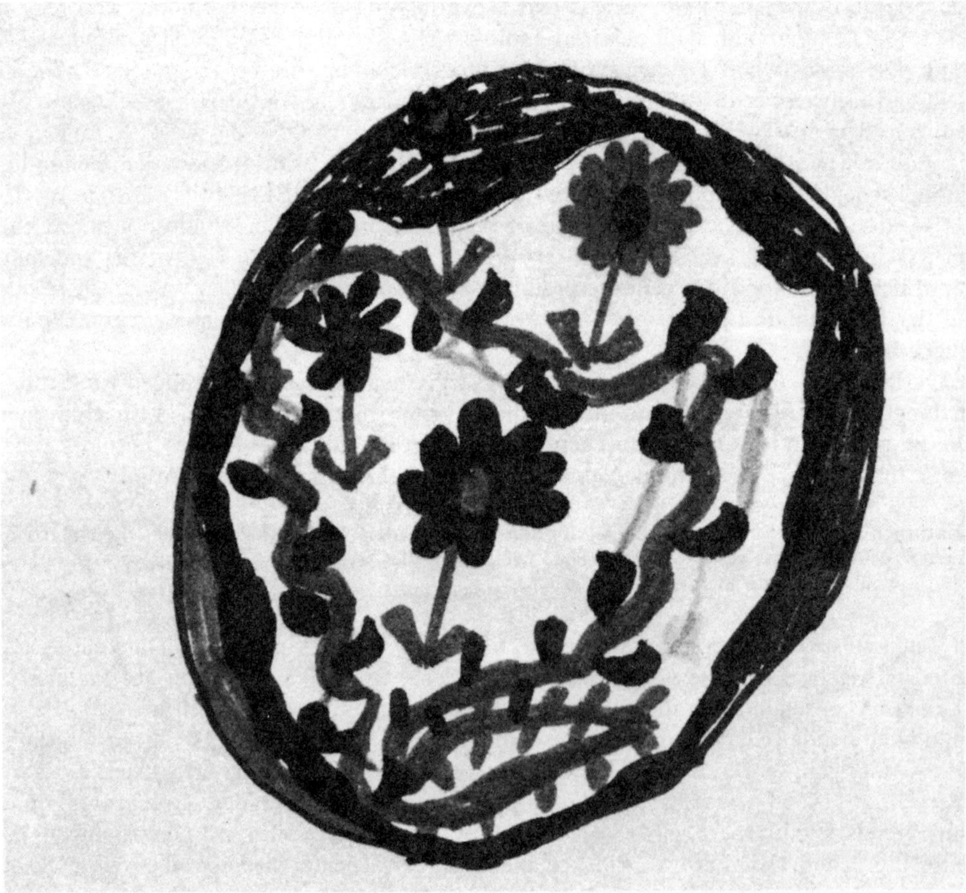

Abbildung 66

welcher noch die „priviligierte Zeit" der Kindheit mit ihrer besonderen Poesie zum Ausdruck kommt:

„Die Schullaufbahn ist unter anderem eine Geschichte des ‚objektiven Geistes', eine Geschichte, die von . . . einer Art Zerstörung der ursprünglichen voll gegebenen Subjektivität gekennzeichnet ist" (DUBORGEL 1976, S. 72).

Diese ursprüngliche Subjektivität läßt sich daher nur noch in den Kreisdarstellungen auffinden, deren Symbolik so unterschiedliche Momente wie Einfriedung und Abgeschlossenheit des frühen Lebenskreises im Mutterleib wie den Mythos von der „Mutter Erde" in sich vereinigt. In diesen Zeichnungen (vgl. Abbildungen 66 und 67) behalten die unbewußten Bestrebungen nach Sicherheit, Schutz die Oberhand vor rationalen Darstellungsinteressen, welche sich planimetrischer bzw. stereometrischer Realisationen bedienen müssen: Die so gezeichnete Erde bleibt für lange Zeit

„ein blühender Raum, ein Schauspiel mütterlicher Sanftheit, ein Garten der Träumerei. Menschen und Wohnstätten verschachteln sich wie in einem großen gemeinsamen Haus . . . Die Erde ist ‚Mutter-

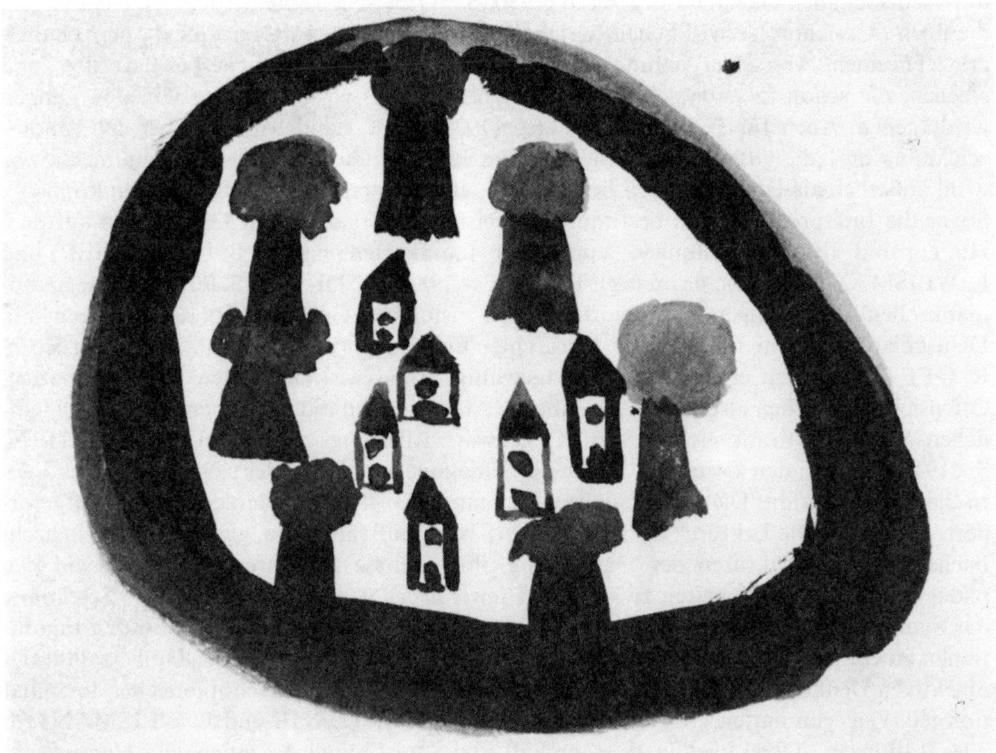

Abbildung 67

haus‘ für jedes Haus. Die Wege verbinden alle diese Räume der Intimität; sie bilden das Dorf; sie sind auf ihre Weise ein neuer, vereinigender Kreis des Bereichs der ‚anima‘“ (DUBORGEL 1976, S. 74).

Mit dieser Deutung von Kreisdarstellungen, welche die Gegenstände, insbesondere die Häuser einschließen, sucht B. DUBORGEL die Nähe zu den Auffassungen G. BACHELARDs von der „Poetik des Raumes“ (1960); d. h. er überträgt eine bestimmte Literaturtheorie, in der die Haus*metaphorik* sowie die „Phänomenologie des Runden“ einen hohen Rang einnehmen, auf die Analyse der Kinderzeichnung. Auch für G. BACHELARD ist (1960, S. 267ff.) die „Kugel der Geometrie . . . die leere Kugel“, während die Bilder der Rundung in Metaphysik und Dichtung Momente eines „Daseinsgleichnisses“ aufweisen: „Jedes Dasein scheint in sich rund“ (KARL JASPERS). Auch das Haus, zunächst ein „Objekt für die Geometrie“, wird in der Poesie ein „Raum des Trostes und der Intimität“ (BACHELARD 1960, S. 79f.), ein Symbol der Innerlichkeit, welches in einer (metaphorischen und mythologischen) Beziehung zum All steht.
Die Deutungen von B. DUBORGEL erinnern in vielem an die (neoromantischen) Auffassungen G. F. HARTLAUBs vom „Genius im Kinde“ (1922) sowie die literarisch-anthropologischen Interpretationen von Kinderzeichnungen bei L. WEISMANTEL (1935). So unterscheidet auch G. F. HARTLAUB (1930, S. 51) zwischen solchen Kinderzeichnungen, die noch „Gesichte“ verwirklichen, welche von den kindlichen „Urvisionen“, den visionären „Träumen“ von einer paradisischen Unschuld des Menschen, gespeist werden, und solchen, die schon in „abgeschliffene Zeichen“ das Wissen des Kindes von den Dingen wiedergeben. Auch für L. WEISMANTEL (1935, S. 13) handelt es sich bei der Kinderzeichnung um „die Offenbarung einer inneren Bildwelt, die aus Gesetzen kommt, die wir wohl äußerlich als Erscheinungen beschreiben, aber letzten Endes nicht erklären können“. Sogar die Interpretation von bestimmten, kreisförmig organisierten Dorfbildern auf dem Hintergrund der Darstellungen von alten Landkarten haben B. DUBORGEL und L. WEISMANTEL gemeinsam (vgl. RICHTER 1981, S. 51ff. bzw. S. 76ff.). Diese neoromantischen Auffassungen vom ursprünglichen, visionären Gestalten des Kindes brechen in Deutschland nach dem Ende der Musischen Erziehung (um 1960) ab, nachdem sie in R. OTT (1949) noch einmal einen wortgewaltigen und wirkungsvollen Vertreter hatten. Offensichtlich reichen also die vergleichbaren Auffassungen mit ähnlichen geistesgeschichtlichen Wurzeln in Frankreich bis in die Gegenwart. Allerdings sieht B. DUBORGEL (1976, S. 219ff.) deutlich den Zwiespalt, in den der Pädagoge gestellt ist, der sich um das „schöpferische Kind“ bemüht: Dieser Pädagoge wird – am Beispiel der Kinderzeichnung – aufgefordert, „eine doppelte Lektüre“ vorzunehmen; d. h. er muß fähig sein, gleichzeitig die logisch-buchstäblichen Strukturen der Darstellung, ihre Genese und ihre Verbindung mit den pädagogischen Gegebenheiten zu studieren *sowie neben* dem Wörtlichen in der Zeichnung das Symbolische, den Reichtum an Ausdrucksfähigkeit, das Spontane o. ä. in den Figurationen zu entdecken. Für ihn nimmt das zeichnende Kind sowohl an der Universalität des objektiven Denkens wie am „Universellen der großen Bilder“, der schöpferischen Imagination teil. Dagegen hatten die Neoromantiker G. F. HARTLAUB und L. WEISMANTEL alles Rationale, „Objektive“ in Wissenschaft und Kunst möglichst lange vom Heranwachsenden fernhalten wollen, um „das Kind im Kinde zu retten“ (HARTLAUB).

4. Kinderzeichnung und Charakter – Ein frühes Beispiel einer Symbolinterpretation

Ungefähr zur selben Zeit, als F. L. GOODENOUGH (1926) das Grundmuster aller auf die *Form* gerichteten Deutungsansätze entwickelte, um zu einer Einschätzung der Intelligenz des Zeichners (Intelligenzdiagnostik) zu gelangen, versuchte H. WOLFF (1929), dem „Charakter des Kindes im *Inhalt* der Zeichnung“ auf die Spur zu kommen. Während F. L. GOODENOUGH ihr Verfahren zur „Messung der Intelligenz mittels der Zeichnung“ auf der Grundlage einer empirischen Psychologie aufbaute, ging H. WOLFF von der „pädagogischen Charakterologie PETER PETERSENs (1928)“ aus. Seine Untersuchungen über den Zusammenhang zwischen Kinderzeichnung und Charakter beruhen auf Ergebnissen der „steten charakterologischen Untersuchungen an der Jenaer Universitätsschule“ (WOLFF 1929, S. I), an der P. PETERSEN zu dieser Zeit seine *empirisch-pädagogischen* Forschungen betrieb bzw. anzuwenden versuchte.
Von der Methode der pädagogischen „Individualdiagnostik“, zu deren Entwicklung die Untersuchung H. WOLFFs beitragen sollte, finden sich in seinen einführenden Betrachtungen allerdings nur noch Hinweise auf die Möglichkeiten zur Beurteilung der Handschrift (SELIGER 1924) und der Deutung der Farbgestaltung „in ihrer Beziehung zum Charakter“. In den damals sehr bekannten Versuchen O. RAINERs (1925), den Wechselbeziehungen zwischen musikalischen Abläufen, Tonfolgen *und* graphisch-malerischen Ausdrucksprozessen nachzugehen, sah er eine Möglichkeit, „Verwandtschaften“ in den musikalischen und malerisch-graphischen Ausdrucksprozessen eines Individuums zu entdecken. Diese Ausdrucksverwandtschaften verweisen nach seiner Auffassung dann wiederum auf eine bestimmte Charakterstruktur. Er schließt also vom zeichnerischen Ausdruck und „dem Thema der freien Zeichnung auf das Innenleben“ (WOLFF 1929, S. 11) des Zeichners. Der zeichnerische Ausdruck entfaltet sich vornehmlich in der Linienführung, aber auch im Bildaufbau:

„Die Komposition . . ., die Bildentfaltung sagt uns einiges über den Grad von ästhetischem Empfinden, von innerer Harmonie, aber auch von dem Entwicklungsstande innerer Reife und Geschlossenheit“ (WOLFF 1929, S. 20).

Baumzeichnung und Charakterstruktur

(WOLFF 1929)

Die Problematik einer beschreibend-pädagogischen Charakteranalyse wird deutlich, wenn die theoretischen Annahmen über die „drei Grundeigenschaften“ (vgl. WOLFF 1929, S. 20) des Charakters/der Persönlichkeit

- Vitalität (Grad der Lebensgefühle, Lebensschwung, Kraft),
- Reagibilität (Reaktionsfähigkeit in Intensität, Schnelligkeit, Tiefe und Dauer),
- Willensmoment (nach Intensität, Stabilität und Dauer)

unmittelbar in Deutungsbegriffe umgemünzt werden, wie die nachfolgenden Beispiele der Interpretation von zwei Baumzeichnungen belegen sollen: „Ein nervöser Knabe . . ., viel krank, wenig selbstbewußt, stark sensibel, tief erregbar. Sein Baumstamm (vgl. Abbildung 68) ist als einziger oben abgebrochen gezeichnet und endet in zwei Zacken. Die Wurzeln wechseln dick und dünn, endigen spitz und

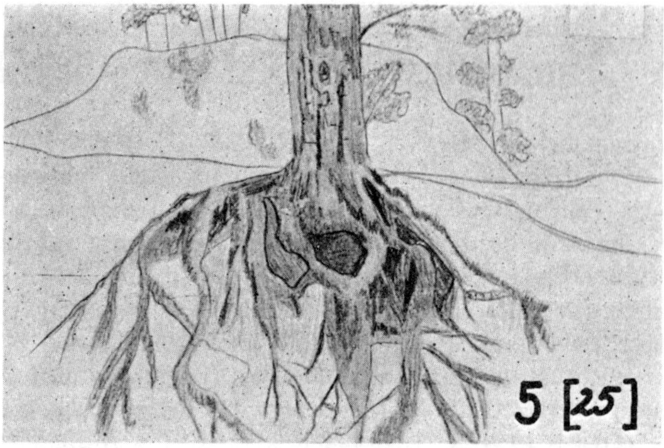

Abbildung 68

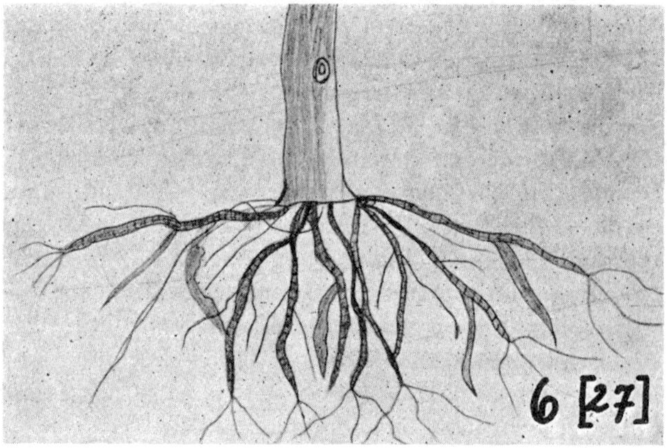

Abbildung 69

rund. Geschlossene Formen herrschen vor. Die Begrenzungslinien schwanken unmotiviert in der Stärke. Schattierung: einmal mit kurzen, dicken, daneben mit zaghaft dünnen Strichen. Schattenübergänge jäh. Das Laubwerk besteht meist aus kleinen Hakenstrichen. Die Zeichnung macht einen unharmonischen Eindruck. Die Schattierung ist mit großer Hast geschehen. Der Hintergrund verliert sich in Kleinigkeiten . . .
Zwar an sich sauber und exakt sieht ein sonst recht kläglich anmutendes Blatt aus . . . Von dem Knaben ist zu berichten: schwache Vitalität (Trinkerkind), ohne Selbstvertrauen, schwaches Willensleben, flache Reagibilität, empfindlich, nervös, reizbar, aber sehr ordentlich und zuverlässig in Erfüllung von Pflichten. Recht armselig stehet der Stamm da, wie von aller Welt verlassen (vgl. Abbildung 69). Die Begrenzungslinie zeigt einige Festigkeit, die Stammschattierung wenig Kraft. Seine Wurzeln setzen sich ohne organische Verbindung mit den schmalen Enden an den unten abgeschnittenen Stamm. Der Helligkeitswert ist hier umgekehrt. Die starken Wurzeln sind gleichmäßig dunkel schattiert und hängen ohne Kraft herab. Als feinere sind dünne Linien eingefügt, die sich mit bemerkenswerter Regelmäßigkeit fast alle zu dritt gabelförmig an den längsten Hauptwurzel finden. Die Linien sind zwar von mittlerer Kraft, weisen aber wenig Bewegung und Schwung auf. ‚Säftelose Monotonie' könnte man unter das Blatt schreiben" (WOLFF 1929, S. 28).

XII. Interpretationen II: Psychologische Deutungsansätze

Im nachfolgenden Kapitel werden vier Interpretationsansätze vorgestellt, welche auf der Grundlage personalistischer Psychologien entwickelt wurden. In der einleitenden interpretierenden Beschreibung von K. BÜHLER (1958) wird auch über das Problem der Interpretation dieses spezifischen Darstellungs- und Ausdrucksmediums reflektiert, und es werden Antworten auf die Fragen nach den Deutungsmöglichkeiten gegeben, welche für diesen wissenschaftlichen Ansatz überhaupt als typisch anzusehen sind: Der Autor geht davon aus, daß in den zeichnerischen Repräsentationen auch affektive Inhalte/Motive der/des Zeichnenden zu entdecken sind, aber diese Inhalte werden als Moment eines psychischen Geschehens angesehen, das nicht durch eine Zensur in einen manifesten und einen latenten Strom geteilt wird; d. h. zwischen dem bewußten Symbolismus und dem unbewußten – der als Folge einer Verdrängung affektiver Inhalte durchaus anerkannt wird – besteht eine „völlige Kontinuität" (vgl. PIAGET 1969, S. 263ff.). In den letzten Beispielen dieses Kapitels verschiebt sich das Interesse der Autorinnen allerdings zunehmend auf die Entdeckung affektiver Motive, und die Zeichnung wird als „graphische Projektion" (BREMGRÄSER) solcher Motive verstanden. Dabei werden der entwicklungspsychologische Status des Bildes und seine Werk*struktur* kaum mehr in Augenschein genommen, sondern die Darstellung wird als Ausdruck und Einkleidung psychischer Inhalte angesehen, die es aufzudecken gilt.

1. Wie studiert man Kinderzeichnungen?

In seinem „Abriß der geistigen Entwicklung des Kleinkindes" (1958, 9. Aufl. 1967) hat K. BÜHLER den „graphischen Produkten der Kinder" eine einführende Darstellung gewidmet. Sie bietet im wesentlichen eine vereinfachte Wiederholung seiner Auffassungen über die Bildnerei des Kindes, die wir (im Kapitel XVII, Abschnitt 2) anhand seiner frühen Schriften erörtern werden. Auch in dieser späten Fassung seiner Darlegungen spielt das sprachliche gegenüber dem bildhaften Bewußtsein die dominierende Rolle in dem Ablauf der Zeichenakte, und noch immer mißt K. BÜHLER die Werke der Kinder an einer naturalistischen Kunsttheorie, wie die charakterisierenden Ausdrücke „skizzenhaft" (setzt eigentlich einen Abstraktionsprozeß voraus!) und „disproportioniert" belegen. Während aber in den frühen Schriften die inhaltliche Seite der Bildfigurationen zugunsten einer Betrachtung der Formentwicklung außer acht gelassen wurde, sieht K. BÜHLER in diesem Spätwerk auch die Notwendigkeit, die „Kinderzeichnung vor allem als Ausdruck der individuellen kindlichen Persönlichkeit zu studieren“ (1967, S. 164). Er gibt eine beispielhafte Deutung einer Kinderzeichnung, die er in einen *beurteilenden,* d. h. die Formentwicklung analysierenden, und einen *interpretierenden* Teil aufgliedert. Diese Deutung vereinigt also in sich die beiden Wege des Zuganges zur kindlichen Bildnerei, die ansonsten meist nur getrennt begangen werden. Sie geht von der Frage aus, welcher Ausdrucksmittel sich das Kind bei der Darstellung von „emotionalen Bedürfnissen“ bedient. Allerdings bleibt, wie der Text belegt, K. BÜHLER in der Frage der Einheit von Darstellungsmittel und Bedeutung schwankend: Zwar verweisen einige Elemente des Bildes auf eine „Konfliktsituation in der Mutter-Kind-Beziehung des kleinen Zeichners“, beinhalten also symbolische Bedeutungen, aber andere Elemente des Bildes bleiben gegenstandsadäquat sowie sprachnah und damit bedeutungsarm; er teilt also das Darstellungs- und Ausdruckssystem *eines* Bildes in bedeutungsvolle („symbolische“) und bedeutungsarme („realistische“) Elemente („einfache Wiedergaben“) auf; den letzteren kommt höchstens ein „Phänomensinn“ zu. Diese Zweiteilung bringt eine Form von Widerspruch in die Betrachtung, welche für die Analyse eines Bildes nur schwer zu akzeptieren ist. Sie entspricht nämlich nicht der Auffassung, daß die dargestellten Gegenstände *gleichzeitig* und *gleichrangig* Träger von Mitteilungsinhalten sind. Wir werden im abschließenden Kapitel des Dritten Teiles auf dieses Problem (der Einheit von Kinderzeichnungen) zurückkommen. Die beispielhafte Deutung K. BÜHLERs (vgl. 1967, S. 164ff.; Hervorh. v. H.-G. R.) wird im folgenden vorgestellt:

„Hasenmutter mit krankem Kind im Hause“

(K. BÜHLER 1958)

„Eine solche Interpretation der Kinderzeichnung muß selbstverständlich auf der Kenntnis der Lebensgeschichte, der Lebenssituation sowie der letzten markanten Ereignisse beruhen. Anhand der Zeichnung ‚Hasenmutter mit krankem Kind im Hause‘ (Abbildung 70) soll der Unterschied in der Betrachtungsweise der Entwicklungspsychologie und der Persönlichkeitsforschung gezeigt werden. Vom Standpunkt der *Entwicklungspsychologie* wird man vor allem feststellen, daß die Zeichnung des 5;2 Jahre alten Knaben MARTIN bereits *werkreif* ist. Der Hase ist an charakteristischen Merkmalen – Schwanz und Ohren – deutlich erkennbar. Ebenso der Tisch, das Bett und das aus dem Bett guckende Hasenjunge. Über die beiden anderen Einrichtungsgegenstände hat das Kind gleich beim Zeichnen eine spontane Aussage gemacht: ‚Das (in der Mitte) ist ein Spiegel und das (die beiden länglichen Dinge links) sind noch ein Paar Ohren, damit die Mutter wechseln kann, die hängen an der Wand.‘
Der Entwicklungspsychologe registriert weiter die Tatsache, daß das *figurale Schema* nicht weit über das *Stadium des ‚Kopffüßlers‘* gediehen ist und die Gliedmaßen noch eindimensional gezeichnet werden. Gleichzeitig bemerkt er jedoch die *gute Profildarstellung* (nur ein Auge!), die auf *Intelligenz* und *Beobachtungsgabe* schließen läßt. In der eigenartigen Form des Hauses wird er vielleicht eine *Assoziation* mit dem Osterei finden. Er wird ferner feststellen, daß, wie ja auch schon die Benennung der Zeichnung andeutet, bereits eine *Szene dargestellt* wurde, wobei alle Elemente eine Beziehung zur *Gesamtidee* haben.
Dem in der *Persönlichkeitsforschung* geschulten Betrachter wird jedoch vor allem gerade das geschlossene Haus oder Ein- und Ausgang ins Auge fallen, um so mehr, als auch der Rauch zwischen den beiden Schornsteinen wieder einen völlig Abschluß bildet. Solche sich *wiederholende Motive* in der Kinderzeichnung haben erfahrungsgemäß immer eine *besondere Bedeutung.*
Er wird sich fragen: was will das Kind mit dieser völligen und nachdrücklichen Absperrung ausdrükken und wen sperrt es aus oder ein? Um diese Frage zu lösen, erkundigt er sich, in welcher *Situation* die Zeichnung zustandekam. Er erfährt, daß sie angefertigt wurde, als MARTIN wegen einer Scharlacherkrankung 6 Wochen *mit seiner Mutter isoliert* war. Alles, was die beiden brauchten, hatten sie im

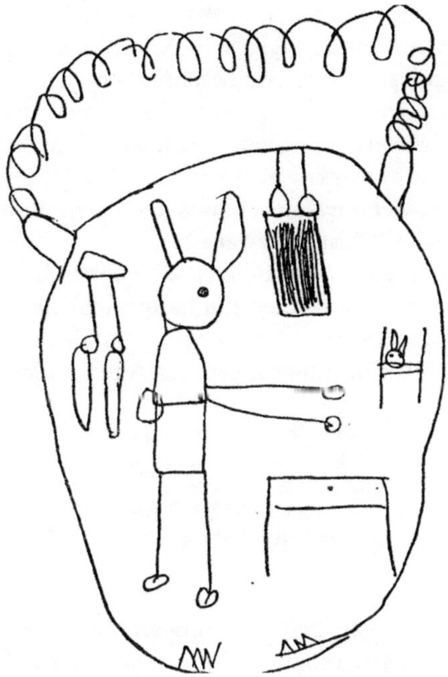

Abbildung 70

Zimmer. Das Essen wurde durch die Türspalte gereicht. Er erfährt weiter, daß das Kind sehr *eifersüchtig* auf seine Geschwister ist und sich hoch erfreut darüber zeigte, daß es die Mutter nun völlig für sich in Anspruch nehmen konnte. Als die Quarantäne gelockert wurde, war MARTIN darüber deutlich *beunruhigt* und wollte den Zustand der gemeinsamen Isolierung um jeden Preis verlängern. Nachdem die Familie wieder vereinigt war, suchte es noch eine ganze Weile durch ununterbrochene Inanspruchnahme der Mutter sein *Recht auf Alleinbesitz* geltend zu machen.
Aufgrund dieser Informationen läßt sich die Frage, was MARTIN ausdrücken wolle, beantworten: offenbar eben jenen Zustand der Isolierung mit der Mutter, jene Absperrung gegen außen, die er zu verlängern wünscht. Die *geschlossenen Kreislinien symbolisieren die Abschließung, und die Wiederholung des Motivs zeigt das emotionelle Gewicht dieses Ausdrucksinhaltes an.* Das Hasenjunge im Bett ist natürlich er selbst, die Hasenmutter identifiziert er mit der eigenen. Die Ohren an der Wand symbolisieren alles was man braucht, um von draußen unabhängig zu sein'. Der Psychologe findet in MARTINs Zeichnung *Elemente der direkten Darstellung* (das Kind im Bett mit der Mutter beim Tisch ist eine einfache Wiedergabe der tatsächlichen Situation, in der er sich befindet), *vermengt mit Elementen der symbolischen Darstellung* (geschlossene Linien, Ohren).
Im Zusammenhang mit der Vorgeschichte, auf die hier nicht näher eingegangen werden kann, gibt die Zeichnung dem klinischen Psychologen Aufschluß über die Konfliktsituation und die Mutter-Kind-Beziehung des kleinen Zeichners."

2. Menschzeichen und Emotionalität

Die Untersuchungen von E. KOPPITZ über „Die Menschdarstellung in der Kinderzeichnung und ihre psychologische Auswertung" (1968, deutsch 1972) gehen zwar wie die anderen Mensch/Mann-Zeichen-Verfahren auf die Versuche zur „Messung der Intelligenz durch Zeichnungen" der amerikanischen Psychologin F. L. GOODENOUGH (1926; GOODENOUGH/HARRIS 1950; HARRIS 1963; vgl. unsere Darstellung der Auffassungen dieser Autorin/des Autors) zurück, sie beschränken sich aber nicht darauf, Aussagen über den Stand der zeichnerischen Entwicklung zu machen – Aussagen, die dann Schlüsse auf den Intelligenzstatus rechtfertigen sollen –, sondern sie sollen auch die Grundlagen für eine testartige Beurteilung der *projektiven* Inhalte der Menschzeichnungen herausarbeiten; d. h. es sollen außer den Entwicklungsmerkmalen auch „emotionale Faktoren" (KOPPITZ 1972, S. 17f.) erfaßt werden. Als Test mit zwei Ebenen – einer entwicklungspsychologischen und einer projektiv-analytischen (persönlichkeitsdiagnostischen) – läßt er sich auch unter zwei Blickpunkten betrachten. Wir werden ihn hauptsächlich unter dem für unsere Fragestellung interessanten Aspekt der Symbolinterpretation behandeln. Diese Fragestellung wird auch in den einleitenden Formulierungen der Autorin deutlich angesprochen:

„Die vorliegende Abhandlung geht von der Voraussetzung aus, daß der ZEM" (= Zeichne-einen-Mensch-Test) „primär das Entwicklungsstadium eines Kindes erkennen läßt *und seine mitmenschlichen* Beziehungen, das heißt: seine *Einstellung zu sich selbst* und *zu anderen Personen,* die in seinem Leben wichtig sind ... Zeichnungen können auch Beklemmungen und Ängste widerspiegeln, die das Kind, *bewußt oder unbewußt,* im gegebenen Augenblick belasten" (KOPPITZ 1972, S. 18f.; Hervorh. v. H.-G. R.).

Diese vorsichtigen Formulierungen und der Hinweis, daß ihren Untersuchungen die Auffassungen einer „Beziehungspsychologie" (der „Interpersonal Relationship Theory" von H. S. SULLIVAN) zugrunde liegen, ordnen den wissenschaftlichen Standort der Darstellung der Persönlichkeitspsychologie (i. w. S.) zu: So sieht E. KOPPITZ zwar unbewußte Motive in den Zeichnungen wirksam, aber die Zeichnung ist nicht vom Unbewußten determiniert, sondern neben den affektiven Momenten kommen in der Zeichnung auch situativ-individuelle zur Geltung; eine Zeichnung gilt ihr „als eine Art Portrait vom Innern eines Kindes im gegebenen Augenblick" (ebd.). Dabei unterscheidet sie – ähnlich wie K. BÜHLER in der Interpretation des „Hasenbildes", die wir im vorangehenden Abschnitt dargestellt haben – zwischen der „Struktur" der Zeichnung und deren „Stil". Mit R. KELLOGG (vgl. unsere Darstellung im Kapitel XVIII, Abschnitt 5) sieht sie in der *formalen* Organisation („Struktur") Alter und (psychologischen) Reifegrad des Kindes ausgedrückt, während sich die Gemütsverfassung des Kindes und seine Beziehung zur Umwelt im „Stil", d. h. in der *formal-inhaltlichen Gesamtorganisation,* ausdrücken (KOPPITZ 1972, S. 20). Die Entwicklungsmerkmale, die sie im DAM-Test von GOODENOUGH vorfand, unterzieht sie einer Überprüfung und kommt dabei zu einer reduzierten Skala von 30 Merkmalen, die einer erneuten Normierung an den Zeichnungen von 1856 Schülern unterworfen wurden. Wir können hier die validierenden Operationen der Autorin außer acht lassen und zu dem eigentlichen Verfahren der „Messung emotionaler Faktoren" überleiten: Der Autorin war aufgefallen, daß „alle Kinder, deren Ergebnis beim IQ-Test durchschnittlich oder überdurchschnittlich ausgefallen war, dagegen beim ZEM-Test unter dem Durchschnitt lag, an schweren seelischen und Persönlichkeitsproblemen litten" (1972, S. 53). Diese Beobachtung stand am Ausgangspunkt einer Umwertung des Entwicklungstests zu einem projektiven Verfahren. E. KOPPITZ stellte in diesem Zusammenhang eine Liste von bestimmten Merkmalen auf, die sie den ZEM-Tests von Kindern mit belegbaren Auffälligkeiten (wie

Aggressivität, psychosomatische Beschwerden, Stehlen o. ä.), die in Erziehungsberatungsstellen behandelt wurden, entnahm. Nach mehreren Überprüfungen, z. B. durch einen Vergleich der Zeichnungen von 72 Klienten dieser Erziehungsberatungsstelle mit 72 Schülern einer Regelschule, sowie verschiedenen klinischen Erprobungen reduzierte sie die Liste auf 30 Merkmale und kommt zu dem Schluß:

„Das Vorhandensein eines einzigen Emotionalen Faktors in einem ZEM scheint ohne Bedeutung zu sein und ist nicht unbedingt das Zeichen für eine gefühlsbedingte seelische Störung . . . Dagegen lassen zwei oder mehr Emotionale Faktoren in einem ZEM mit großer Sicherheit auf emotionale Probleme und auf unbefriedigende mitmenschliche Beziehungen schließen“ (KOPPITZ 1972, S. 63 bzw. 69).

Im folgenden wird die endgültige Liste der sog. Emotionalen Faktoren wiedergegeben und an dem Beispiel „Abgeschnittene Hände“ (vgl. KOPPITZ 1972, S. 91) die Ausdeutung des Merkmals zitiert:

Emotionale Faktoren im ZEM

Unzulängliche Integration
Schattierung des Gesichts
Schattierung des Körpers, der Gliedmaßen
Schattierung der Hände, des Halses
Asymmetrie der Gliedmaßen
Schräggeneigte Gestalt
Winzige Gestalt
Große Gestalt
Transparenz

Winziger Kopf
Nach innen schielende Augen
Zähne
Kurze Arme
Lange Arme
Anliegende Arme
Große Hände
Hände abgeschnitten
Beine zusammen
Genitalien
Ungeheuer, groteske Gestalt
Drei Gestalten
Wolken

Keine Augen
Keine Nase
Kein Mund
Kein Körper
Keine Arme
Keine Beine
Keine Füße
Kein Hals

„*Abgeschnittene Hände* oder die Darstellung von Armen ohne Hände und Finger ... kamen signifikant häufiger in den ZEM von Patienten der Beratungsstelle, hirngeschädigten Kindern und Schülern der Sonderklassen vor. Diese Art der Darstellung wurde häufiger in den Zeichnungen der schüchternen Kinder als in den ZEM der offen aggressiven Kinder gefunden; abgeschnittene Hände wurden jedoch gleich oft von Kindern gezeichnet, die gestohlen hatten und die psychosomatische Beschwerden hatten. Demzufolge drücken anscheinend abgeschnittene Hände in den ZEM das Gefühl der Unzulänglichkeit aus oder Schuld wegen Untaten oder Unfähigkeit, überhaupt zu handeln.
Diese Befunde stimmen mit der Beobachtung von MACHOVER soweit überein, als das Weglassen der Hände in einer Zeichnung auf Schuldgefühle des Kindes deutet, die mit Diebstahl oder unzulänglicher schulischer Leistung zusammenhängen. Sie erwähnt auch die Möglichkeit einer Angst vor Kastration, wenn ein Kind ein ZEM ohne Hände zeichnet. Diese besondere Hypothese wurde in den gegenwärtigen Untersuchungen durch die Krankengeschichte einiger Kinder unterstützt, die alle Gestalten ohne Hände zeichneten. Da abgeschnittene Hände anscheinend mit einer Vielfalt von Einstellungen und Ängsten zusammenhängen, ist es nicht möglich, bloß auf diesen Emotionalen Faktor in einem ZEM gestützt, zu bestimmen, ob ein Kind unter den Gefühlen einer geistigen oder physischen Unzulänglichkeit oder Hilfslosigkeit zu leiden hat, oder unter einem Schuld- und Angstgefühl oder unter all diesen Erscheinungen. Es ist nur möglich festzustellen, daß das Kind gestört ist und sich dementsprechend fühlt. Die Ursache dieser Angst und Störung muß durch zusätzliche Tests, Befragung und Beobachtung bestimmt werden."

Kinderzeichnung und Lebensproblematik

(KOPPITZ 1968/1972)

Die nachfolgende Deutung zweier Zeichnungen (vgl. Abbildungen 71 und 72) durch E. KOPPITZ (1972, S. 11f.) belegt, daß den auffälligen Merkmalen in den Menschzeichnungen in der Gesamtbewertung nur eine hinweisende Funktion zukommt: Sie weisen lediglich *in die Richtung* der Lebensproblematik des Zeichners, des aktuellen Konflikts und/oder in die Richtung überdauernder psychosomatischer Beschwerden bzw. hirnorganischer Störungen. Die konkrete Diagnose soll dann, das o. g. Beispiel der Ausdeutung des Merkmals „Abgeschnittene Hände" belegt es, mittels explorierender Gespräche, zusätzlicher Tests o. ä. ermittelt werden und muß in der therapeutischen Situation (Erfahrung!) verifiziert werden. Der nachfolgende Vergleich zeigt auch eine an der Lebensgeschichte des Kindes orientierte Betrachtungsweise, die nicht mit vorgefertigten (klinisch-symptomatologischen) Befunden arbeitet, sondern (alltägliche) Beziehungsstrukturen aufzudecken versucht. Gerade der Vergleich zweier Zeichnungen mit dem gleichen Thema „Bergsteiger" macht den *individuellen Bedeutungsgehalt* von Kinderzeichnungen deutlich.
H. BRÖG hat (1980, S. 30ff.) diese Interpretation als „unsauber" und „willkürlich" gekennzeichnet, weil sie u. a. die werkimmanenten Bedingungen der Zeichnungen dieser Altersstufe außer acht ließen. Er bezeichnet die zweite Zeichnung (Abbildung 72) als „bessere Zeichnung ..., betrachtet unter ästhetischen Gesichtspunkten". Er legt dabei allerdings – wie viele andere mit ihm – die Ästhetik des *Kunstwerkes* (in der dynamischen Linienführung, der Blattaufteilung o. ä.) seiner Bewertung zugrunde und nicht die der Kinderzeichnung: Auf dem Hintergrund *allgemeiner phasenspezifischer Merkmale* ist m. E. eher die erste Zeichnung (Abbildung 71) „höher strukturiert" (wie man sagen sollte), sie weist mehr Repräsentationselemente für Mensch und Bergsteigen auf; während die zweite Zeichnung auffällig viele *Abweichungen* von diesem phasenspezifischen Darstellungstyp zeigt. Es bleibt auch nicht der interpretatorischen Willkür der Autorin überlassen – letztlich noch nicht einmal ihrer Erfahrung –, diese Auffälligkeiten im Hinblick auf eine spezielle Lebenssituation zu deuten, sondern der Zusammenhang von *auffälligen zeichnerischen Merkmalen* und *Persönlichkeitsmerkmalen* bzw. situativen Beziehungen beruht auf der Gültigkeit des wissenschaftlichen Ansatzes. Es ist eine ganz andere Frage – und um die geht es wohl in der kritischen Stellungnahme H. BRÖGs –, ob in der zweiten Zeichnung nicht *Vorformen* künstlerischer *Gestaltung* sichtbar werden, ob „BILL" nicht der „bessere" Künstler wird/würde. Aber diese Frage steht in der (testartig abgesicherten) Interpretation

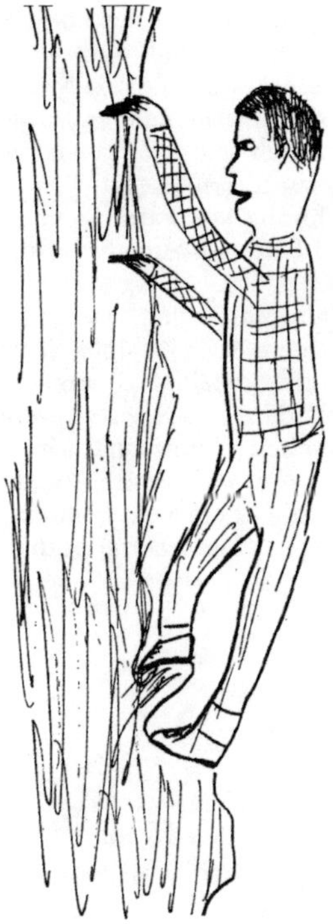

Abbildung 71

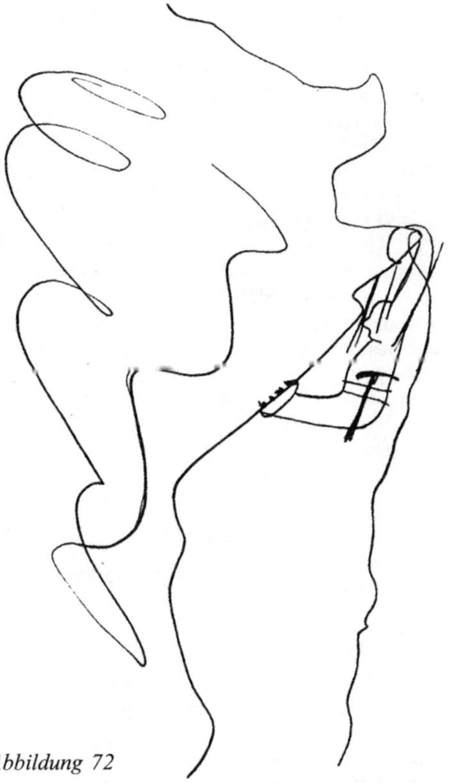

Abbildung 72

der beiden thematischen Menschdarstellungen, die im folgenden mitgeteilt werden sollen, nicht zur Diskussion:
„Der ZEM auf Tafel 17 (Abbildung 71) wurde von CARL gezeichnet, einem elfjährigen Jungen von hervorragender Intelligenz. Seine ehrgeizigen Eltern hatten hohe Ziele für ihn gesteckt. Aus seiner Zeichnung ist zu ersehen, daß er die ihm gestellte Aufgabe als eine Herausforderung auffaßt, als einen hohen, steilen Berg, den zu bezwingen er gewillt und fähig ist. Die Zeichnung ist technisch unbeholfen und anatomisch falsch, aber es kann kein Zweifel daran bestehen, daß der dargestellte Junge sich an der Felswand mit beiden Händen und Füßen entschlossen festhält; sein Ausdruck spiegelt Vertrauen in seine Fähigkeit, den Gipfel des Berges schließlich zu erreichen. Die vor ihm liegende Aufgabe ist nicht als leicht dargestellt, aber als eine, die gemeistert werden kann. Wie zu erwarten, war CARL ein fleißiger Schüler, der in der Schule gut vorwärts kam.
Die Tafel 18 (vgl. Abbildung 72) bildet einen scharfen Kontrast zur Tafel 17. Dieser ZEM wurde von BILL gezeichnet, einem zehneinhalb Jahre alten Knaben von hoher Durchschnittsintelligenz. BILLs Eltern waren sehr ehrgeizig und verlangten von ihrem Sohn mehr, als er zu leisten in der Lage war, ganz gleich, wie sehr er sich auch bemühte, sie zufriedenzustellen. Sobald seine Schularbeiten nicht den Erwartungen der Eltern entsprachen, verstärkten sie ihre Anforderungen an BILL so sehr, daß er anfing, sich in sich selbst zurückzuziehen und Enuresis sowie unerklärliche Magenschmerzen bei ihm auftraten. Der Vater beharrte darauf, BILL könne die Arbeit leisten und sei nur zu faul. BILLs ZEM auf Tafel 18 offenbart seine wirkliche Lage: Hier sehen wir einen Bergsteiger, der sich in einer unüberwindlichen Situation befindet; er hängt verzweifelt mit seinen Fingerspitzen an einem Felsvorsprung und kann sich weder aufwärts noch abwärts bewegen. Das um den Felsen gewundene Seil ist nicht an

dem Bergsteiger befestigt; es bietet ihm keinen Halt. Er ist ganz allein, abgeschnitten von der übrigen Welt; es hat nicht einmal mehr Sinn, um Hilfe zu rufen. Die Situation ist so erdrückend, daß er gar nicht mehr hinsehen kann, und so läßt BILL bei seiner gezeichneten Gestalt die Augen und den Mund aus. Auch im Leben hatte BILL aufgehört, mit anderen zu sprechen und sich mitzuteilen; er wurde verschlossen und richtete seine Frustrationen und seine Verzweiflung gegen sich selbst; er versuchte krampfhaft, seine Stellung zu behaupten, trotz des Mißfallens, das er bei seinen Eltern erregte. Er war sehr unglücklich, weil er etwas leisten wollte, aber nicht konnte. Die Zeichnung auf Tafel 18 überzeugte selbst den Vater, daß BILL nicht einfach ,faul' war, sondern Hilfe und Unterstützung brauchte, wenn er wieder Fuß fassen und sein Selbstvertrauen zurückgewinnen sollte."
E. F. HAMMER (1980, S. 32f.) berichtet über einen ähnlichen Fall von Überforderung, wie er im zweiten Beispiel vorgestellt wurde, bei einem zwölfjährigen Jungen mit einem IQ von 150! Seine akademisch gebildeten Eltern trieben den Heranwachsenden so an, seine Fertigkeiten zu vervollkommnen, daß er bald – im Vergleich mit diesen Ansprüchen – ein völlig inadäquates Selbstkonzept entwickelte. Seine Bedürfnisse übersahen sie völlig, indem sie ihm z. B. Fernsehen, Comics und Limonade verboten. Seine (Mensch-)Zeichnung (die hier nicht abgebildet werden kann, weil die Reproduktion schon bei HAMMER kaum noch zu erkennen ist) nimmt auf dem Zeichenblatt etwa ein Hundertstel (!) der zur Verfügung stehenden Fläche ein. Vergleichbare Untersuchungen *überforderter* verhaltensgestörter Kinder liegen u. E. im deutschsprachigen Raum nicht vor.

3. Kinderzeichnung und Interpretationsinstrumentarium

Die Untersuchungen S. A. SCHETTYs (1974), aus denen im folgenden das formalisierte Instrumentarium zur Deutung von Kinderzeichnungen herauspräpariert werden soll, gingen von der Hypothese aus,

„daß die zeichnerischen Ausdrucksmöglichkeiten von verhaltensgestörten Kindern sich von den Ausdrucksmöglichkeiten gleichaltriger, nicht verhaltensgestörter Kinder unterscheiden" (SCHETTY 1974, S. 9).

Diese Hypothese, die anhand von Familienzeichnungen „gestörter" und „nichtgestörter" Kinder (vgl. Kapitel VII, Abschnitt 5) verifiziert/falsifiziert werden sollte, wird aus den grundlegenden Annahmen abgeleitet, daß sich in Kinderzeichnungen die „menschliche Situation des Zeichners" widerspiegele *und* daß diese bildhafte Dokumentation menschlichen Ausdrucks *„phänomenologisch"* untersuchbar sei. Allerdings wird hier die Kennzeichnung „phänomenologisch" nicht in einem streng philosophisch-wissenschaftsmethodischen Sinne verstanden, sondern nimmt die allgemeine Bedeutung „auf das Phänomen bezogen" an und kann auch mit „werkimmanent" übersetzt werden.
Das Thema „Familienzeichnung" geht die Autorin mit einer *Kombination von Deutungsformen* an, die sich nicht eindeutig einer psychologischen Schule zuordnen lassen und sogar die Grenzen zwischen Persönlichkeitspsychologie, Tiefenpsychologie, Mythentheorie und Völkerkunde überspringen. Sie sieht in der Ausrichtung der Methoden dieser wissenschaftlichen Disziplinen das *„Prinzip der Konvergenz"* wirksam, welches für sie den „Grundstein jeder wissenschaftlichen Methodologie bildet" (SCHETTY 1974, S. 13). Als Klammer zwischen den disparaten wissenschaftlichen Ansätzen dient ihr (im Anschluß an HAMMER 1971, 6. Aufl. 1980; vgl. Kapitel XIII, Abschnitt 1) der Begriff der Projektion, den sie folgendermaßen definiert:

„Der Mensch neigt dazu, die Welt in einer anthropomorphen Weise nach seinem eigenen Bilde zu sehen. Dies vereinfacht projektive Aspekte in der Zeichnung von Haus, Baum, Person, Tier oder anderen Begriffen ... Der Kern dieser anthropomorphen Sicht der Welt ist der Mechanismus der Projektion. Projektion wird als der psychologische Prozeß definiert, durch welchen wir eigene Eigenschaften, Gefühle, Einstellungen und Wünsche den Objekten der Umwelt (Personen, anderen Organismen, Dingen) zuschreiben. Der Inhalt der Projektion kann (oder auch nicht) der Person als ein Teil ihres Selbst bewußt sein. In dieser Hinsicht ist hier der Begriff von Projektion in einem weiteren Sinne als FREUDs ursprünglicher Projektionsbegriff zu verstehen, welcher annahm, daß der Inhalt der Projektion immer verdrängt sei ... Verzerrungen sind im Projektionsbegriff so weit vorhanden als:
- die Projektion eine Abwehrfunktion hat (Projektion im Sinne von FREUD);
- tangiale, partielle oder oberflächliche Tatsachen des Objekts mit Bedeutungen ausgestattet werden, die von des Subjekts eigenem Leben stammen und nicht mit dem wirklichen oder vollständigen Bild des Objekts übereinstimmen“ (vgl. SCHETTY 1974, S. 12f.; Syntax und Zeichensetzung korrigiert v. H.-G. R.).

Der Grad der Verzerrung von Wahrnehmung – und in Abhängigkeit davon: von Darstellung – hängt für sie von der Schwere der emotionalen Störung ab: Nicht gestörte Heranwachsende tendieren zu einer (realistischen) *Abbildung* von Gegenständen und Personen – nicht ohne individuelle Bedeutungsgebung, müßte man hinzufügen –, aber ohne Abwehr von affektiven/unbewußten Inhalten, deren Einfluß das Ich zu leugnen gelernt hat.
Wir können den entwicklungspsychologischen Teil der Untersuchung, welche die Phasen des Zeichnens, hauptsächlich im Anschluß an die Stadientheorie V. LOWENFELDs (1952; vgl. RICHTER 1976, S. 126ff.), aber auch mit Begriffen und Formulierungen der Genetischen Psychologie (PIAGETs) rekapituliert, übergehen und unser Augenmerk direkt auf die „allgemeinen Prinzipien der Interpretation von Zeichnungen“ richten. Diese „Prinzipien“ (Kategorien) definiert die Autorin (1974, S. 126ff.) folgendermaßen:

„In der Interpretation von Zeichnungen bemühen wir uns, erstens den graphischen Ausdruck zu beschreiben ..., zweitens bemühen wir uns, den Inhalt der Zeichnung in Zusammenhang mit unseren Kenntnissen über die kognitive Funktionsentwicklung und die Ausdrucksmöglichkeiten von Erfahrung zu bringen. Dazu werden individuell geprägte Ausdrucksweisen, Kenntnisse der Mythen, der Traumdeutung, der allgemeinen Symbolik vorausgesetzt“.

Wir werden versuchen, ihre Erläuterungen diesen beiden Punkten zuzuordnen:
1. Auf der *formalen Ebene* sollte zuerst die *Raumeinteilung/Flächeneinteilung* des Zeichenblattes analysiert werden. Der Analyse kann dabei das Kreuzschema der Raumeinteilung des Schriftbildes (!) des Graphologen M. PULVER (1931) zugrunde gelegt werden. In ihm bedeuten die oberen Zonen das Geistige, Intellektuelle, Ethisch-Religiöse, die untere das Materielle, Physische, Erotische, und die mittlere Zone enthält die Momente des Individuellen, des Gegenwärtigen, des Ichs. Links der Mittelachse wären die Vergangenheitsbeziehungen des Ichs, Introversion und Regression anzusiedeln, rechts das Erstrebte, die Zukunftsbeziehungen, die Extraversion (vgl. das analoge Modell der Baum-Test-Analyse, Schema 7 aus: ITEN 1974, S. 82).
Eine ausführliche Auseinandersetzung mit diesen Vorstellungen von einem *feststehenden* Raumschema/Flächenschema in bildnerischen Objektivationen ist an dieser Stelle nicht möglich; eine Feststellung von E. CASSIRER könnte sie aber auf ihren *rationalen* Kern zurückführen:

„Oben und unten, rechts und links sind ... nicht gleichwertige Richtungen, die ohne Änderung miteinander zu vertauschen wären, sondern sie beschreiben, da ihnen völlig verschiedene Gruppen von Organempfindungen entsprechen, qualitativ eigenartige, nicht weiter aufeinander reduzierbare Bestimmtheiten" (vgl. BADT 1961, S. 33f.; dort auch weitere Belege für solche Bestimmtheiten *in Kunstwerken*).

Zu den „Organempfindungen", von denen CASSIRER hier spricht, gehören z. B. der aufrechte Gang des Menschen, der ein Oben und Unten festlegt und ihn in eine bestimmte Raumordnung einbindet.

Schema 7

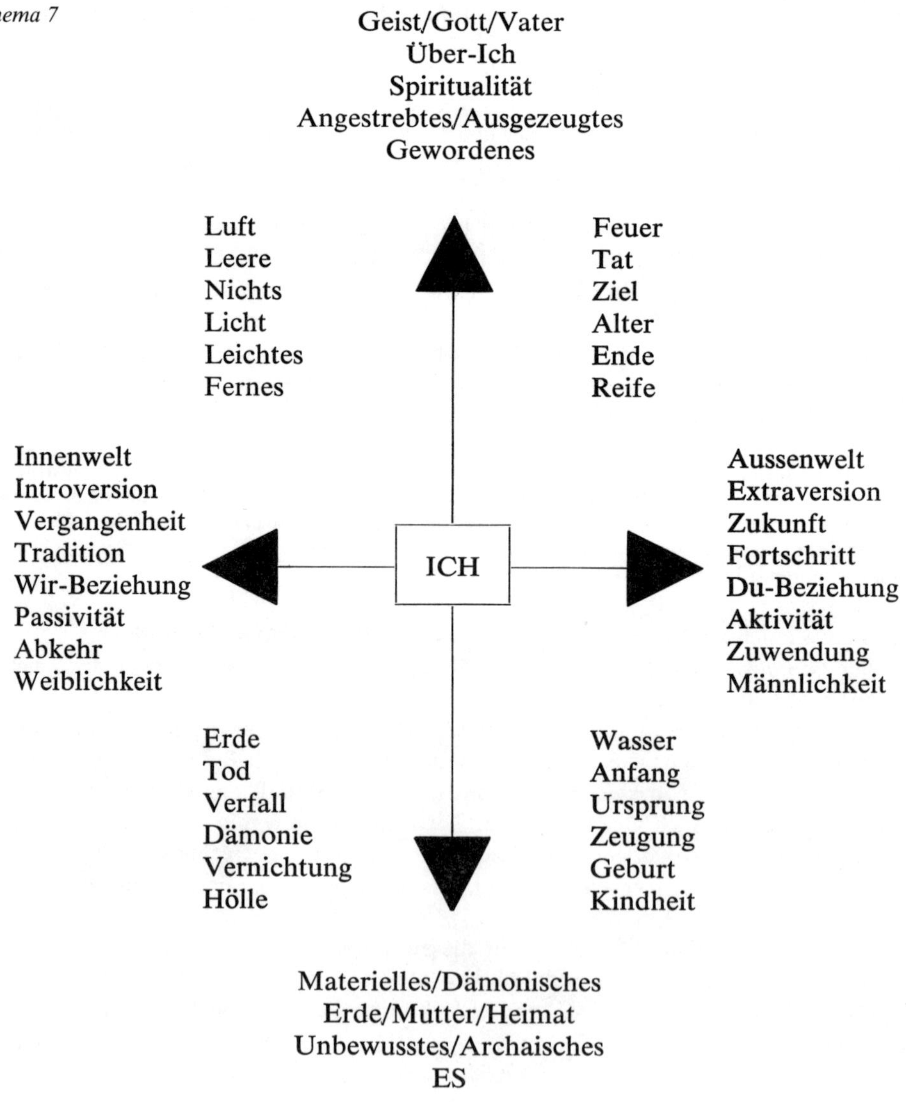

Zur Stützung dieser Vorstellungen von einem Raumschema/Flächenschema ließe sich auch die Bewegungsrichtung von Schrift *und* Zeichnung anführen, die in unserem Kulturkreis von links nach rechts verläuft und damit der rechten Seite des Blattes eine Ziel-Richtungsvorstellung zuordnet. In diese kulturelle Bestimmtheit – im Gegensatz zu den aus dem Körperschema ableitbaren organisch-biologischen Bestimmtheiten – wird das Kind in unserem Kulturkreis ja von klein an eingeführt. Aber unsere Darstellung der Raumorganisation und der Erzählstruktur der Kinderzeichnung (vgl. Kapitel V und VI) hat zu zeigen versucht, wie kompliziert das Ineinander von Bewegungsablauf, Raumorganisation und Erzählform (z. B. „repräsentional" und „sequentiell") ist, und so vereinfachen solche graphologisch-formalen Festlegungen natürlich die syntaktischen und semantischen Beziehungen im Bild selbst.
Zur *Raumeinteilung* gehört für S. A. SCHETTY „auch das Phänomen der *Leerstellen*"; mit L. CORMAN (1967) sieht sie darin „verbotene Gebiete" („zones d'interdit"); d. h. gehemmte, depressive Personen gestatten es sich nicht, die (obere) Blattfläche extensiv zu füllen, die untere Blattkante dient ihnen als Fluchtzone und Rückzugsraum. Insgesamt mißt sie der *Raumverteilung* ein großes Gewicht bei der Deutung der formalen Ebene bei; allerdings sind Einschätzungen wie „harmonische, ausgeglichene Verteilung" bzw. „unausgeglichenes Konglomerat von Elementen" (SCHETTY 1974, S. 45) solange von subjektiven Anmutungen oder einem Vorverständnis von „schönen" Kinderzeichnungen geprägt, wie es keine Theorie von einer speziellen, adäquaten, medienspezifischen *Bewertung* des Phänomens gibt (vgl. Kapitel XIV).
Druck, Bewegungsformen, Schattierungen und Strichverstärkungen sowie *Durchstreichungen* und *Ausradierungen,* die wir hier unter der zusammenfassenden Kennzeichnung „*Strichführung*" angeben wollen, enthalten gleichfalls spezifische Hinweise auf Persönlichkeitsmerkmale; so sind „Schattierungen" – im Falle der Kinderzeichnung, welche ja die künstlerische Technik des Schattierens nicht kennt, spräche man besser von „Doppellinien", „Kritzelresten" o. ä. – Ausdruck von Angst und Unsicherheit (vgl. MACHOVER 1949; s. auch nachfolgende Kapitel), aber auch von überschießender Motorik bzw. Bewegungsfreude. An diesem Phänomen läßt sich also die Ambivalenz zeichnerischer Symbolik anschaulich belegen. Ähnlich ambivalent muß das „Ausradieren" gesehen werden: Es kann sowohl ein Zeichen spontaner Unzufriedenheit, ja Ausdrucksangst sein, als auch der Versuch einer kontrollierten Verbesserung, die mit einer rationalen Haltung zur Zeichnung einhergeht.
Auch der *Symmetrie* kommt nach ihrer Auffassung eine besondere Bedeutung zu. Störungen im Aufbau symmetrischer Figuren, z. B. des Menschzeichens, weisen auf eine unkontrollierte Motorik (etwa bei Körperbehinderten) hin. Überbetonungen von Symmetrie seien häufig bei unsicheren, zwanghaften Heranwachsenden anzutreffen.
Mit vielen anderen Autoren sieht S. A. SCHETTY (vgl. 1974, S. 47 f.) in der *Farbgebung* einer Zeichnung *das* Moment einer „affektiven persönlichen Bedeutung", bemerkt aber auch die Schwierigkeiten einer Interpretation der Farborganisation der Kinderzeichnung. Zwar gibt sie (im Anschluß an R. ALSCHULER/B. W. HATTWICK 1947) einige allgemeine Hinweise – so wollen die beiden Autorinnen festgestellt haben, daß „angepaßte Kinder mehrheitlich warme Farben benutzen, neutrale (?) dagegen für verschlossene, unabhängige und oft auch aggressive Kinder charakteristisch sind –, aber sie verweist auch darauf, daß die Farbgebung von situativen Bedingungen abhängig ist und ohne Kenntnis dieses Hintergrundes nicht zureichend gedeutet werden kann.

2. Die *Probleme einer Interpretation* treten aber nach Auffassung der Autorin erst bei der *Analyse der inhaltlichen Ebene* der Kinderzeichnung auf. Diese Ebene existiert für sie offensichtlich als *besonderer Ausdrucksmodus neben* der formalen, und nur dieser Ebene kommt das Prinzip der Repräsentation zu, der „Darstellung eines Objekts in einer bestimmten Gegebenheit“ (SCHETTY 1974, S. 48f.). Jede Darstellung (dieser Art) beruht auf einer Analogie zwischen dem empirischen Objekt und dem Bildzeichen, diese Analogie sichert dem Interpreten den Zugang zu einem intendierten Repertoire *dargestellter* Phänomene, aber sie reicht nicht aus, um auch Einblick in die Assoziationen und Phantasien des Zeichners zu gewähren. Zu dieser „inhaltlichen Interpretation“ bedarf es besonderer Kenntnisse über die Person des Zeichners, seine „persönlichen Probleme, Bestrebungen, Wünsche und andere Persönlichkeitsmerkmale“. Diese Kenntnisse vermitteln andere psychodiagnostische Mittel und/oder eine therapeutische Beziehung, in der dann auch die Erfahrung und die Weltsicht/der wissenschaftliche Ansatz des Interpreten in die Deutung eingebracht werden kann.
In einer Deutung wesentlicher Motive der kindlichen Bildnerei, so z. B. von „Mensch“, „Haus“, „Wege oder Straßen“, „Verkehrsmittel“, „Wasser“, „Erde“, „Tiere“ usw. verknüpft die Autorin (vgl. SCHETTY 1974, S. 50ff.) tiefensymbolische, kulturanthropologische u. a. Deutungsansätze – allerdings mit der Tendenz zu einer symptomatologischen Interpretation; d. h. sie versucht, den *einzelnen Zeichen/Objekten fest umrissene Bedeutungen* zuzuweisen. Diese Art von Verbindung von Gegenstand und Bedeutung wird in dem Abschnitt (2) über den tiefenpsychologischen Symbolbegriff (vgl. Kapitel XIII) zu kennzeichnen sein, so daß wir uns darauf beschränken können, an dem Beispiel des Zeichens für „Erde“, das sie zu den „großen Archetypen“ rechnet, die Sicht der Autorin wiederzugeben:

„Die Erde hat die Bedeutung der Sicherheit. Der Ausdruck ‚beide Füße auf der Erde‘ meint Bewußtheit, Realitätsgefühl. Die Erde steht in Zusammenhang mit der ernährenden Mutter, mit der Fruchtbarkeit. Sie wird in den Zeichnungen meistens mit Bäumen und Blumen geschmückt. Aus der Erde treten auch Steine und Felsen hervor. Sie bedeuten das Dauerhafte, Dichte, und sie können durch ihre Form, ob phallisch oder gerundet, eine männliche oder weibliche Bedeutung haben. Ein steiniger Weg kann einen harten, schwierigen, widerstandsreichen Zukunftsgedanken ausdrücken“ (SCHETTY 1974, S. 55).

Raumausnutzung, Bodenlinie und Verhaltensstörung

(SCHETTY 1974)

Um die Raumausnutzung/Flächenausnutzung der zu untersuchenden Gruppen von Normalschulkindern („N-Gruppe“) und verhaltensauffälligen (gestörten) Heranwachsenden („G-Gruppe“) zu beurteilen, entwickelte die Autorin ein Verfahren, die „alterstypischen Gewohnheiten der Kinder in der Raumausnutzung (mittels) eines normierten Blattes (zu) untersuchen“ (vgl. SCHETTY 1974, S. 79ff.). Sie teilte dazu das vorgegebene DIN A4-Zeichenblatt in 16 gleich große Rechtecke auf; es sollten dabei diejenigen Rechtecke ausgezählt werden, „welche für die ganze Zeichnung beansprucht wurden, und diejenigen, welche nur für die Familie verwendet werden.
Dieses Kriterium soll . . . zeigen, wie das Kind seine Familie im Verhältnis zur seiner Umwelt erlebt. Wird z. B. die Familie sehr klein am unteren Rand des Blattes gezeichnet und steht sie zusätzlich in einem leeren Raum, d. h. ohne jeglichen Hintergrund oder Details, so muß sie anders gedeutet werden als eine Zeichnung, in welcher eine Familie zentral und in einem ausgewogenen, mit Details bereicherten Raum plaziert wird.“

Zum dominanten Kriterium für die Beziehung der dargestellten Personen zueinander wird also die Anordnung der zeichnerischen Figurationen in/auf der Fläche des Blattes gemacht, z. B. die Feststellung, ob die Mitglieder der Familie vor einem Hintergrund, auf einer Bodenlinie, auf dem Blattrand stehen oder ob sie „im Raum hängen". Dem Alter der Probanden (8. Lebensjahr) hätte es entsprochen, wenn in allen Zeichnungen zumindest eine Bodenlinie aufgetaucht wäre. Die Auswertung der beiden Merkmale „Raumausnutzung" und „Bodenlinie" zeigt folgende Ergebnisse (vgl. SCHETTY 1974, S. 106ff.; die Tabellen mit den Berechnungen werden ausgelassen):

1. „*Raumausnutzung:* Die Achtjährigen: Es besteht kein signifikanter Unterschied in der Raumausnützung für die Familie. die Kinder der Gruppe N und G benützen für die Familie meistens zwischen 1 bis 8 Quadranten, d. h. sie nützen dafür die Hälfte und weniger als die Hälfte des Blattes für die Familie aus. Die Familie wird meistens auf die untere Hälfte des Blattes gezeichnet.
Die Neunjährigen: Es besteht kein signifikanter Unterschied zwischen N und G in der Raumausnützung für die Familie. Die Tedenz dieser Altersgruppe ist es, mehr als die Hälfte des Blattes für die Familie auszunützen, d. h. mehr als acht Quadranten. Die Familie wird meistens auf den unteren Teil des Blattes gezeichnet.
Die Zehnjährigen: Es besteht ein *signifikanter Unterschied* in der Raumausnützung des Blattes für die Familie zwischen den Kindern der Gruppe N und der Gruppe G. Die Kinder der Gruppe N neigen dazu, mehr als die Hälfte des Blattes für die Familie auszunützen, die der Gruppe G nützen eher die Hälfte oder weniger als die Hälfte des Blattes für die Familie aus.
Vergleicht man die Altersgruppen, so beobachtet man die Tendenz zur Expansion der Familie im Raum. Die Familie ‚wächst', d. h. sie nützt von Alter zu Alter mehr Raum aus. Mit dieser Expansion, welche sicherlich mit der physischen und psychischen Entwicklung zusammenhängt, können die zehnjährigen Kinder der G-Gruppe nicht folgen.
Aus diesem Ergebnis spiegelt sich wider, daß die zehnjährigen Kinder der Gruppe G eine Entwicklungsstörung in ihrem Verhältnis zur Umwelt aufweisen. Der Raum wird von ihnen nicht so ausgenützt, wie es ihrem Alter gemäß Gruppe N entsprechen sollte. (Die Kinder der Gruppe N, mit denen diejenigen der Gruppe G verglichen werden, sind ein hypothetisches Ideal und machen eine altersentsprechende Entwicklung durch.)
Interpretation: Es stellt sich die Frage, warum eine Diskrepanz im Verhältnis Familie: Umwelt sich erst bei den Zehnjährigen bemerkbar macht. Bevor wir nicht alle anderen Gesichtspunkte ausgewertet haben, möchten wir diese Frage vorerst dahingestellt lassen.

2. Unser zweiter Gesichtspunkt: die *Räumliche Beziehung,* hängt mit dem ersten, der Raumausnützung, unmittelbar zusammen. Während wir mit dem ersten Gesichtspunkt eine quantitative Größe feststellten, d. h. was wird ausgenützt und wieviel, möchten wir hier mit der räumlichen Beziehung einen qualitativen Wert prüfen, d. h. ob und wie wird die Familie in Beziehung zum Raum, zur Umwelt gesetzt und dargestellt . . .
Die Achtjährigen: Gruppe N und Gruppe G unterscheiden sich *signifikant* in der Art, in welcher sie Bezug zum Raum nehmen . . . Und zwar zeigt sich, daß die achtjährigen Kinder der Gruppe N signifikant öfter als die Gruppe G seine Bodenlinie benützen, während die der Gruppe G signifikant öfter den Blattrand benützen. Zeichnungen ohne Boden sind signifikant häufiger bei der Gruppe G anzutreffen . . .
Die Neunjährigen: Gruppe N und Gruppe G unterscheiden sich nicht signifikant in der Anwendung einer Bodenlinie oder dem Zeichnen auf dem Blattrand. Zeichnungen ohne Boden sind in beiden Gruppen ohne signifikanten Unterschied anzutreffen. Die Verteilung der Anzahl Zeichnungen bezüglich der drei Aspekte: auf Bodenlinie, auf Blattrand, ohne Boden, weist jedoch zwischen den Gruppen eine Signifikanz auf.
Die Zehnjährigen: Es bestehen signifikante Unterschiede in der Anwendung einer Bodenlinie oder dem Zeichnen auf dem Blattrand in den Gruppen N und G. Die Kinder der Gruppe N benützen mit signifikanter Häufigkeit gegenüber denen der Gruppe G eine Bodenlinie. Diejenigen der Gruppe G unterscheiden sich signifikant zu denen der Gruppe N in der Ausnützung des Blattrandes . . .
Interpretation: Die Kinder unserer Altersgruppen, welche ihre Familien auf einer Bodenlinie zeichnen,

entsprechen in ihrer zeichnerischen Entwicklung der altersmäßigen Norm. Diejenigen, welche ihre Familien auf den Blattrand zeichnen, haben ihre altersmäßige zeichnerische Entwicklung noch nicht erreicht.
Die Bodenlinie ist in diesem Alter eine Entwicklungserscheinung des darstellerischen Ausdrucks und das Symbol, mit welchem das Kind seine Beziehung zum Raum, sein Raumschema, ausdrückt. Kinder, die ihre Familien auf einer Bodenlinie zeichnen, sind gegenüber denjenigen, die den Blattrand benützen, zu unterscheiden. Während ein Kind, welches eine Bodenlinie zeichnet, von sich aus eine Raumbeziehung herstellt und begrenzt, benützt das Kind, welches auf den Blattrand zeichnet, eine ihm schon zur Verfügung stehende Begrenzung. Die Bedeutung dieses Unterschiedes möchten wir in der Eigeninitiative des Kindes und der Selbstsicherheit in der Auseinandersetzung mit der Umwelt verstehen. Wir sind der Meinung, daß ein Kind, welches vorhandene Möglichkeiten ausnützt, sich in seinem Verhalten von demjenigen, das sich die Möglichkeiten selbst beschafft, unterscheidet. In unserem Material sind es die Zehn- und Achtjährigen der Gruppe G, welche in ihrer Entwicklung eine Verzögerung aufweisen. Zu den Neunjährigen kann diesbezüglich keine sichere Aussage gemacht werden, da sich in unserem Material keine signifikanten Unterschiede in der Anwendung von Bodenlinie und Zeichnen auf Blattrand zwischen beiden Gruppen ergeben haben. Wir möchten vorerst nur feststellen, daß die Neunjährigen ein Ausnahmeposition mit diesem Gesichtspunkt einnehmen. Zeichnungen ohne Boden kommen in den Gruppen N und G bei allen Altersstufen vor. Sie dürfen unserer Ansicht nach nicht entwicklungsmäßig gedeutet werden wie die Aspekte auf Bodenlinie oder Blattrand, sondern sie müssen von ihrem Ausdrucksgehalt her gedeutet werden. Zeichnungen ohne Boden wirken hilflos, unsicher und verletzbar. Die Familie kann noch so ausgewogen im Blatt verteilt sein, sie wirkt trotzdem in der Luft hängend. So sollte sich die Deutung einer solchen Zeichnung, wenn es die Altersstufen acht bis zehn betrifft, auf eben diesen Ausdrucksgehalt beziehen."

Am Beispiel der Deutung von fehlender Bodenlinie (bzw. des nicht als Bodenlinie genutzten Blattrandes) lassen sich die Stärken und Schwächen des Ansatzes von S. A. SCHETTY (1974) demonstrieren: Die Interpretation der Familienzeichnung stützt sich auf eine große Zahl von (werkspezifischen) Kriterien – von der „Raumausnützung"/„Räumliche Beziehung" über die „Gruppierungen"/„Reihenfolge" bis zur „Farbwahl". Die Autorin versucht also, das strukturelle Gefüge des Bildes mit bestimmten Persönlichkeitsmerkmalen in Beziehung zu setzen. So spricht sie ja dann auch vom „Ausdrucksgehalt" der Bilder, etwa von Zeichnungen „ohne Boden". In dieser Berücksichtigung von kompositionellen Strukturen unterscheidet sich ihr Deutungsansatz positiv von vielen anderen Verfahren. Allerdings kommt in der Gesamtanalyse u. E. die Betrachtung des Motivgehaltes zu kurz, so fällt der Autorin zwar (1974, S. 169; Hervorh. v. H.-G. R.) auf, daß die „verhaltensgestörten" Kinder sich „ausschließlich an die gegebene Aufforderung ‚Zeichne mir Deine Familie' halten und ihren Familien keine Zutaten (!) beifügen wie Sonne, Himmel, Blumen ... Außerdem sind ihre Zeichnungen in der *Gesamtausführung weniger detailliert,* d. h. sie fügen ihren Figuren sehr wenige spezifische Details bei." Die Autorin kann aber aus diesen Feststellungen kaum Rückschlüsse für die Interpretation der Zeichnungen ziehen, weil die semantische Ebene der Figurationen – trotz der Darstellung der Ansätze von K. MACHOVER (vgl. nachfolgendes Kapitel) und der Motivdeutungen, die von ihr selbst skizziert werden – *nicht* in die Analyse einbezogen wird: So *interpretiert* sie das Menschenschema z. B. nach dem *Beurteilungs*modell von H. ZILER bzw. F. L. GOODENOUGH (vgl. Kapitel XVIII, Abschnitt 2) und erfaßt damit (für dieses spezifische Kriterium) nur die Altersadäquanz der Zeichnungen und nicht deren Ausdrucksgehalt/Bedeutungsgehalt. Schon die Analyse der Menschzeichnungen nach dem (teil-)projektiven Verfahren von E. KOPPITZ (1968 bzw. 1972) hätte ihr weiteren Aufschluß über den Motivgehalt der Zeichnungen gebracht. Trotz dieser kritischen Bemerkungen sollte man aber nicht übersehen, daß der Ansatz von S. A. SCHETTY von allen skizzierten psychologischen Ansätzen noch am ehesten der Bild*struktur* der Kinderzeichnung gerecht zu werden versucht.

4. Kinderzeichnung und bildnerische Inszenierung: „Familie in Tieren"

Auch in dem nachfolgenden Ansatz geht es um das Thema „Familiendarstellung" in der Kinderzeichnung. Allerdings hat L. BREM-GRÄSER (1967, 3. erw. Aufl. 1975) der Themenanweisung eine Variante hinzugefügt, welches ein neues Moment in den Produktionsvorgang einbringt: das der Inszenierung, Dramatisierung *maskierter* Inhalte. Die Darstellungsanweisung lautet nämlich: „Zeichne Deine Familie in Tieren", und sie spekuliert darauf, daß sich das „Familiendrama" in dieser eingekleideten Form bildnerisch leichter inszenieren läßt:

„Den Ausgang des Verfahrens bildet die thematisch festgelegte projektive Zeichnung ... Zu einer wissenschaftlichen Fundierung dieses Ansatzes sind zwei Nachweise erforderlich: Einmal muß die Beziehung des heutigen Menschen – insbesondere des Kindes in den verschiedenen Altersstufen – zum Tier gesichert sein, zum anderen ist zu belegen, daß die gezeichnete Tierfamilie ein Projektionsträger der erlebten Familienverhältnisse ist" (BREM-GRÄSER 1975, S. 10).

Um diesen Anspruch zu erfüllen, ließ die Autorin zweitausend Kinder drei Tiere zeichnen, um eine Rangreihe der Häufigkeit, mit welcher bestimmte Tiere in den Zeichnungen vorkommen, aufstellen zu können. Die gleichen Kinder zeichneten zwei Wochen später „die Familie in Tieren", und in einer letzten Erhebung sollten diese zweitausend Kinder zu den beiden Zeichnungen die *positiven* und die *negativen* Eigenschaften der dargestellten Tiere angeben. Aus diesen drei Erhebungen entwickelte die Autorin Deutungsgesichtspunkte, die „mehr oder weniger theoretisch auf bestimmte Familiengesichtspunkte" hinwiesen. Um diesen hinweisenden Zusammenhang zu sichern, wurden dann bei achthundert „Fällen" einer Erziehungsberatungsstelle Testanalysen, Anamnesen und Explorationen mit den Deutungskriterien verglichen und überprüft: „ihre inhaltliche Bestimmung erhalten die Ergebnisse der Analyse der Zeichnungen durch die Anamnese". Der endgültige Test „Familie in Tieren" (FIT) basiert also auf der möglichen Identifikation des Heranwachsenden mit bestimmten Tieren, auf der Zuweisung von spezifischen menschlichen Eigenschaften an diese Tiere und auf der Validität des Zusammenhanges zwischen der zeichnerischen Darstellung anthromorph ausgestatteter Tierfigurationen *und* dem Lebensgeschehen der/des Zeichnenden.
Zu dieser inhaltlichen Deutung, der – in der Sprache der Autorin – eine „wesensmäßige" Darstellung der Tiere samt ihren menschlichen Eigenschaften zugrunde liegt, soll nun eine Deutung der formalen Darstellungsmittel kommen, weil nur aus der Analyse dieser Mittel die *Richtung* abzusehen ist, in welche sich die *Projektion bewegt*. So kann z. B. bei der Darstellung eines Löwen nur aus der Strichführung (bestimmt, kräftig, groß bzw. zaghaft, unsicher, klein) abgelesen werden, ob das Motiv einer *tatsächlich* vorhandenen Stellung in der Familienkonstellation entspricht oder nicht eher einer *Wunsch-* oder *Angstvorstellung* entstammt. L. BREM-GRÄSER rechnet (1975, S. 63ff.) folgende (graphologische) Kriterien zu dem formalen Deutungsansatz:

- die *Strichstruktur:* Zu diesem „Urelement" jeder Zeichnung gehören z. B. der „Schriftcharakter" (druckschwach – druckstark, breit – schmal), der „Schreib-(=Zeichnungs-)Druck", die „Strichbreite", „Strichsicherheit" bzw. „Strichstörungen usw.;
- die *Flächenbehandlung:* Sie besteht aus den Merkmalen „Konturierung", „Schattierung", „Schraffierung" und „Schwärzung". Diese Merkmale entstammen fast alle dem Deutungsrepertoire des „Wartegg-Zeichentests" (vgl. RENNER 1968) und sind u. E. kaum auf die Analyse von *Kinder*zeichnungen zu übertragen. Wo begegnet einem in den Zeichnungen bis zum 11./12. Lebensjahr „Schattierung bzw. Schraffierung" (zur „Schwärzung" vgl. Abbildung 18)?
  Im übrigen handelt es sich ja bei diesen Merkmalen wiederum um *Strich*charakteristika und nicht um Formen der „Flächenbehandlung".
- die *Formbehandlung:* Dazu rechnet die Autorin ausschließlich das Gegensatzpaar „große – kleine" Figurationen, also das, was wir (im Kapitel III, Abschnitt 2) als „Bedeutungsgröße" (oder Bedeutungsperspektive) gekennzeichnet haben. An diesem Gegensatzpaar kann auch einmal beispielhaft das Deutungsverfahren der Autorin (vgl. 1975, S. 70) – analog dem graphologischen Deutungsmuster – dargestellt werden. So deutet die *große Form* – positiv betrachtet – auf „Begeisterungsfähigkeit" (POKORNY), Enthusiasmus, Selbstbewußtsein o. ä., hin, negativ gesehen kann sie auf „Leichtsinn", „Mangel an Wirklichkeitssinn" (HEIß) hinweisen. Die *kleine Form* steht für „Besonderheit", „Gründlichkeit", „Bedachtsamkeit" (PROKORNY) oder auch für „Kleinlichkeit", schwaches Selbstgefühl o. ä.

Zu dem Deutungsverfahren, das im folgenden an einem Beispiel (vgl. BREM-GRÄSER 1975, S. 128f.) dargestellt werden soll, gehören dann noch spezielle Analysegesichtspunkte wie „Reihenfolge des Zeichnens der Tiere", „Gruppierung der Tierfamilie", „Ausdrucksgebaren der Tiere", die hier nicht näher dargestellt werden sollen. Das Beispiel wurde aus mehreren Gründen gewählt: Einmal ist die Zeichnung (vgl. Abbildung 73) reproduzierbar, zum anderen zeigt sich in der Darstellung etwas von der Inszenierung des „Familiendramas", die einleitend angesprochen wurde. Außerdem ist die Zeichnung u. E. *nicht* altersadäquat, ein Merkmal, auf das die Autorin nicht eingehen kann, weil in ihrem Deutungsansatz eine Kontrolle der zeichnerischen Wiedergabe am „Mann-Zeichen-Alter" (GOODENOUGH-ZILER) oder einem anderen Entwicklungssystem fehlt. So scheint die Zeichnung gegenüber dem regulären Darstellungsniveau um ca. zwei Jahre entwicklungsverzögert zu sein.

„Beate, Vater, Mami und Mutti"

(BREM-GRÄSER 1975)

„*Beratungsgrund:* Die zwölfjährige BEATE leidet an „Nervosität", „Konzentrationsschwäche", „Unordentlichkeit" und „Willensschwäche".

1) Der vorwiegend tonige, abgesetzte und unabgesetzte Strich deutet auf Ursprünglichkeit und Gefühlsaufgeschlossenheit, aber auch auf ein Pendeln zwischen unbekümmertem Sichgehenlassen und einer anscheinend im Vitalen begründeten vorzeitigen Ermüdbarkeit hin.
2) Kater (Vater), Reh (Mutti), Einhorn (BEATE), Stier (Mami)
   Der Vater erfährt eine besondere Betonung.
3) Verschiedene Tiere bringen ein uneinheitliches Familienklima zum Ausdruck.
4) Der Vater thront mächtig über allen. Zwischen Mami und BEATE – wenn auch außen stehend – die Mutti.
5) Der Vater ist um ein Vielfaches vergrößert, ebenso ist die Mutti im Verhältnis zur Mami viel zu groß.

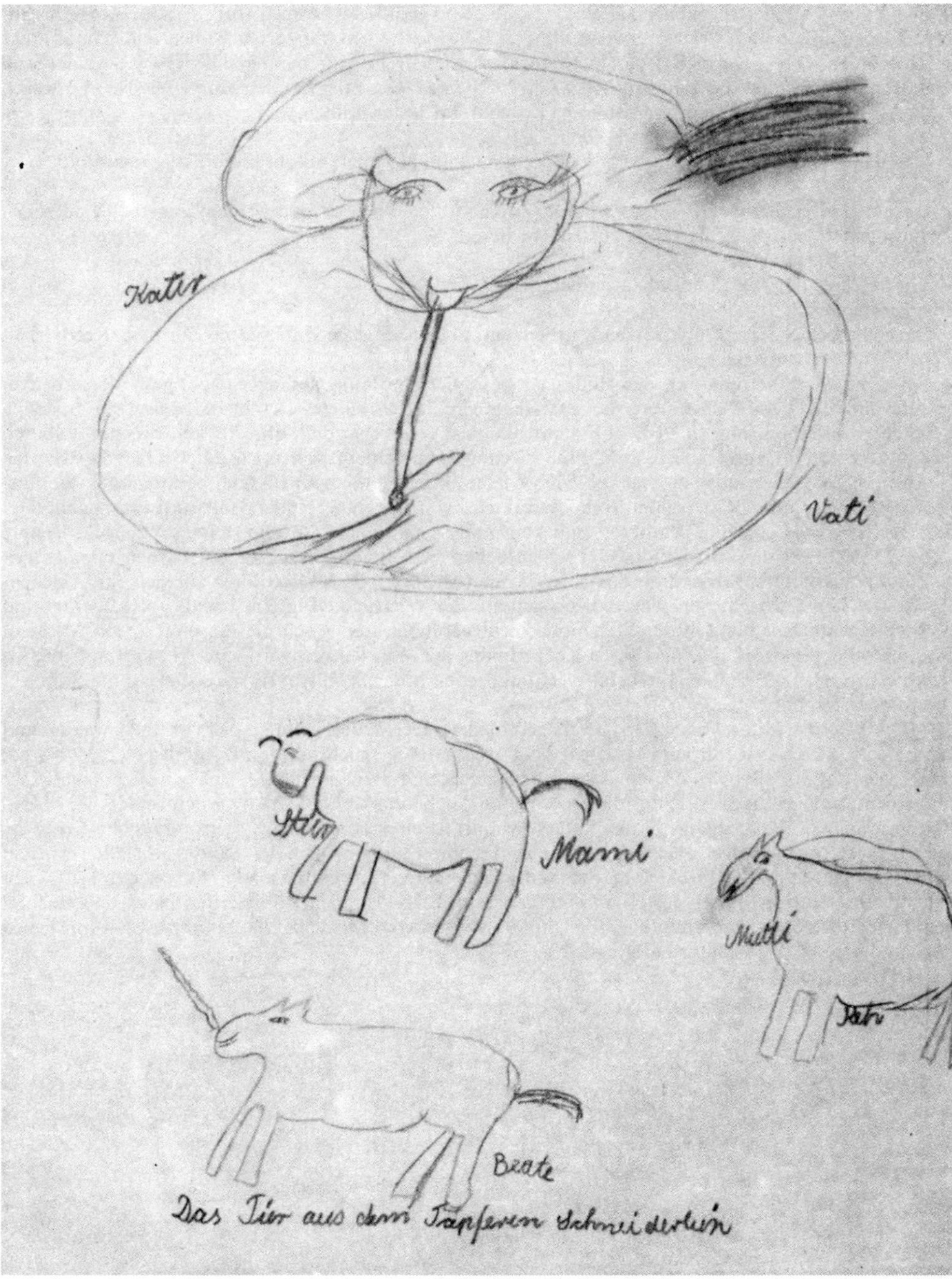
Kater
Vati
Mami
Mutti
Beate
Das Tier aus dem Tapferen Schneiderlein

Abbildung 73

6) Der Vater – zigarettenrauchend – wirkt durch seine geöffneten Augen trotz seiner „Aufgeblasenheit" gutmütig und vertrauenserweckend. Die Reh-Mutti steht auf zarten Beinen und schaut mehr nach unten. BEATE existiert gar nicht wirklich, sie ist ein Märchentier. Das Horn ist zum Stoß nach oben gerichtet, das Einhorn selbst schreitet voran. Der Stier hat den Kopf zuwartend gesenkt, die Hörner sind klein und ungefährlich. Er steht auf festen Füßen.
7) *Kater (Vater)*
   Der Kater ist schmeichlerisch, verspielt, anhänglich, aber auch falsch, hinterlistig, naschhaft.
   Reh (Mutti)
   Geliebt und geehrt wegen seiner Anmut, Zartheit, Seltenheit ist es trotzdem ängstlich und scheu und meidet den Menschen, stets zur Flucht bereit.
   Einhorn (BEATE)
   Ein Märchentier, wild und scheu und stark.
   Stier (Mami)
   Ein männliches Tier, kraftstrotzend, arbeitsam, aber gefährlich durch seine Sturheit, Reizbarkeit und Unberechenbarkeit.
8) Bei der Gesamtbetrachtung des Bildes ist besonders auffällig der übermächtige Vater, zu dem aufgrund der gemütlichen Art der Darstellung eine besondere Gefühlsbeziehung zu bestehen scheint. Zwischen ihm und BEATE steht aber die Mami, so daß BEATE keinen unmittelbaren Kontakt zu ihm aufnehmen kann. Eine zweite Mami schiebt sich noch dazwischen, ob sie den Abstand zum Vater noch einmal vergrößert oder aber eigentlich zu BEATE gehört, muß dahingestellt bleiben; allerdings ist der Reh-Charakter mehr weich-verbindend als aktiv-trennend. Der Vater scheint nachgiebig-gemütvoll und keineswegs „männlich" zu sein. Dieses Vaterbild könnte bei BEATE auf die Entwicklung der willentlichen Bewältigung von Aufgaben einen ungünstigen Einfluß ausgeübt haben und ihr das Ausweichen nahelegen. BEATE „wählt" für sich ein Märchentier, was den Verdacht nahelegt, daß sie sich aus der Wirklichkeit in eine irreale Welt flüchtet und ihren eigentlichen Platz in der Welt noch nicht gefunden hat. Auch die Beziehung zum Mitmenschen scheint gestört zu sein. Dieser Rückzug aus der Wirklichkeit wird eine Antwort auf ihre als schwierig erlebte Familienatmosphäre sein und ebenso der Schlüssel für ihre sogenannte Konzentrationsschwäche.

BEATEs Eltern wurden vor sechs Jahren geschieden. Der Vater heiratete sehr schnell wieder und nahm das Kind zu sich. Bis zum heutigen Tage weiß BEATE nicht, daß ihre Eltern geschieden sind. Der Vater war bisher trotz der eingegangenen Scheidung nicht imstande, sich wirklich von seiner ersten Frau zu lösen und klärte aus diesem Grunde das Kind nicht auf. BEATE empfindet die ‚Mami' als Eindringling. Die jetzige Frau des Vaters (Mami) ist eine sehr resolute, überordentliche Frau, die gegen die weiche, sensible, mehr künstlerische Art ihres Mannes und des Kindes mit allen Mitteln anzugehen versucht. Sie fürchtet in der heiteren lockeren Zuwendung zum Leben den ‚sittlichen Verfall'. Die richtige Mutter des Kindes ist Tänzerin. BEATE möchte Tänzerin werden und flüchtet sich vor den strengen Anforderungen der Stiefmutter in Märchen und Phantasien, träumt am hellen Tage und vergißt die wichtigsten Dinge."

XIII. Tiefenhermeneutische Ansätze

Dieses Kapitel ist Deutungsversuchen gewidmet, in denen entweder die Form-Inhalt-Beziehung insgesamt oder (häufiger) die inhaltlichen Konstellationen von Kinderzeichnungen allein einer weiteren, über die Interpretation der manifesten Bedeutungen hinausgehenden Analyse unterzogen werden. Die Interpreten, die den psychoanalytischen Theorien (FREUDs, JUNGs u. a.) nahestehen, sind der Auffassung, daß es *in* den offenen, der Symbolanalyse zugänglichen Konfigurationen der Kinderzeichnung noch versteckte, latente Bedeutungen zu entdecken gibt, welche nur mit Mitteln der „Tiefenhermeneutik" (HABERMAS) ins Licht zu bringen sind. Nach ihrer Auffassung, die von J. HABERMAS (1973, S. 267f.) prägnant formuliert wurde, offenbart sich in den Bildern *auch*

„der latente Gehalt eines dem Autor unzugänglichen, entfremdeten, ihm gleichwohl zugehörigen Stückes seiner Orientierung; FREUD prägte die Formel vom inneren Ausland . . ., um den Charakter der Entäußerung eines dem Subjekt wohl Zueigenen zu treffen".

Da diesem „inneren Ausland" keine spezifische Form der „Entäußerung" zur Verfügung steht, sind die Inhalte dieses psychischen Bezirks auf die manifeste Symbolik als Äußerungsträger angewiesen: „Werdeform" *und* Gegenstandsbedeutung *sowie* die manifeste Symbolik *zusammengenommen* bilden das Trägermaterial für die latenten Inhalte; d. h. die latenten Inhalte werden in den manifesten „entäußert", diese wiederum kommen in den speziellen, für die Kinderzeichnung typischen Form-Inhalt-Beziehungen zum Ausdruck.
P. RICOEUR (1974, S. 137) kennzeichnet diese Hierarchie von Bedeutungen als „Spiel der Signifikate", das bei einer Exegese berücksichtigt werden müsse. Er deutet damit die Schwierigkeiten einer Interpretation an, bei der die verborgenen Inhalte in den offenen, aber ihrerseits selbst interpretationsbedürftigen Bedeutungen (Signifikate) entdeckt werden müssen. Das Ziel dieser psychoanalytisch orientierten Deutungen ist es, die Mechanismen der Verkleidung rückgängig zu machen; denn nur in dieser Verkleidung passieren die (unbewußten) Inhalte die Sperren der Zensur. Diese Verkleidung ist das Resultat der *Verschiebung,* d. h. der Übertragung des zensierten Inhalts auf einen manifesten, unzensierten. Dieser Mechanismus der „symbolischen Transposition" (PIAGET) tritt damit gleichrangig neben den der *Verdichtung,* den wir in jeder symbolischen Äußerung wirksam sahen. Im Kapitel XVIII, Abschnitt 4b werden wir am Beispiel der Auffassungen D. WIDLÖCHERs (1974) über die kindliche Bildnerei die psychoanalytische Symboltheorie näher zu kennzeichnen und eine tiefenhermeneutische Modellanalyse darzustellen versuchen. Neben dieser „klassischen" tiefenpsychologischen Analyse, die wir darum auch in dem Kapitel

über Systementwürfe behandeln, gibt es aber eine große Anzahl von Deutungsansätzen, die psychoanalytischen Auffassungen verpflichtet sind, ohne der Systematik S. FREUDs (C. G. JUNGs u. a.) von der Dynamik des Seelischen streng zu folgen. Als Kriterium dafür, ob die Deutungen den tiefenhermeneutischen Ansätzen zuzurechnen sind, kann die Einschätzung der Rolle des Unbewußten in der Zeichnung angesehen werden: Soll von ihm eine *determinierende* Wirkung ausgehen, läßt sich die Zeichnung nur mit tiefenhermeneutischen Methoden – so rudimentär sie auch im Einzelfall ausgebildet sein mögen – deuten. Wir beginnen mit einer Zusammenfassung von Ansätzen, die wohl kurz hinter dieser skizzierten Grenzlinie anzusetzen sind, obwohl mit den Bildmotiven wie den psychischen Inhalten dabei häufig so verfahren wird, als stammten sie aus wohlvertrauten Binnenländern und nicht aus dem „inneren Ausland".

1. „. . . he must project": Zeichnerische Repräsentation und dynamische Persönlichkeitstheorie

Die Überschrift zu diesem Abschnitt gibt ein Zitatrudiment (aus HAMMER et al. 1980) wieder, das in dieser oder einer ähnlichen Formulierung in allen Ansätzen zu finden sein dürfte, welche Kinderzeichnungen „klinisch" *und* auf der Grundlage einer psychodynamischen Persönlichkeitstheorie zu deuten versuchen. Die Formulierung verdeutlicht – gerade in ihrer formelhaften Kürze – die theoretische Ausgangsposition dieser Ansätze: Der Heranwachsende muß zeichnen (CARLINE: „draw he must"), und indem er zeichnet, *überträgt* er die verborgenen psychischen Inhalte auf die bildnerischen Figurationen. Es bedarf dann eines besonderen, tiefenhermeneutischen Zugriffs, um die latenten Inhalte in den zeichnerischen Objektivationen zu entdecken. Allerdings differieren diese (i. w. S.) tiefenhermeneutischen Ansätze, die in den folgenden Abschnitten dargestellt werden sollen, doch so erheblich voneinander, daß wir von einer „klinisch-projektiven" Auffassungsgruppe sprechen können und von einer psychoanalytischen. Zwar sind beide Gruppen von Betrachtungsweisen darauf aus, die (verborgenen) Übertragungsinhalte zu entdecken, die latenten Mitteilungen zu lesen, aber sie unterscheiden sich doch wesentlich in der Auffassung von der *Struktur der Sprache* (des Unbewußten), die es in den Zeichnungen zu entziffern gilt: Während die klinisch orientierten Betrachter die Zeichnungen als *einen* Indikator der psychodynamischen Übertragung *neben anderen* Indikatoren ansehen, lesen viele psychoanalytisch ausgerichtete Interpreten die (Motive der) Zeichnungen wie einen „Schlüsselroman", dessen Inhalt einem in dem Augenblick offenbar wird, wo man in die Verschlüsselungsmechanismen (= Verschiebungen) eingeweiht wird.
Wir stellen in diesem Abschnitt Interpretationsansätze vor, welche das tiefenhermeneutische Vorgehen in den Rahmen einer umfassenderen „klinischen" Persönlichkeitsanalyse stellen. Die Grundzüge einer solchen Analyse werden von P. D. HAMMER (1980, S. 21 ff.; Hervorh. v. H.-G. R.) folgendermaßen skizziert:

„Die psychodynamischen Indikatoren, welche in die projektive Zeichnung übertragen wurden, konnten entdeckt werden, indem *verschiedene Beweisquellen* gesetzt wurden, nämlich Information über das Subjekt, freie Assoziationen, Übersetzung der Symbole aufgrund angewandter Analysen und der Vergleich einer Zeichnung mit anderen Zeichnungen einer Serie oder von Zeichnungen mit Daten, die im Rorschach-Test oder im TAT (=Thematic-Apperception-Test) ermittelt wurden. Diese ganzen Informationen wurden miteinander verbunden, indem man die Methode der inneren Konsistenz (‚internal consistency') anwandte, die Hauptmethode der klinischen Untersucher... Verkürzend könnte man sagen, daß das Gebäude (der Analyse) des projektiven Zeichnens auf folgenden Grundsteinen ruht:

(a) Der Anwendung von allgemeinen *psychoanalytischen* und *volkskundlichen Bedeutungen von Symbolen,* entnommen den klinischen Untersuchungen von Träumen, Kunst, Mythen, Phantasien und anderen Aktivitäten, welche durch unbewußte Determination beeinflußt werden.

(b) *Klinische Erfahrung* mit den Mechanismen der Verschiebung und Substitution sowie mit einer großen Anzahl von pathologischen Phänomenen, besonders den Konversionsphänomenen, den Verfolgungszwängen, den Phobien und den psychotischen Zuständen, die alle nur im Rahmen eines Symbolismus-Konzepts verständlich werden.

(c) *Auflösung der Symbolisierung* durch die Beschäftigung mit den Assoziationen des Patienten.

(d) *Empirische Evidenz,* welche sich anhand der Fallbeispiele demonstrieren läßt.

(e) Der *Fluß von freien Symbolisierungen* aus dem Unbewußten der Psychotiker auf die Zeichenblätter (Anmerkung des Autors P. D. HAMMER: Vom Standpunkt der analytischen Psychologie ausgehend ist die Psychose ein Ausbruch des unbewußten Materials in das Bewußtsein, welcher das Ich überflutet und überwältigt. Dieses Material erfindet Täuschungen, und sein Inhalt wird von Klinikern auf dieselbe Weise behandelt wie die von Träumen...).

(f) Der *Zusammenhang zwischen projektiven Zeichnungen,* welche in den Zwischenräumen während der Therapie hergestellt wurden, *und* dem *klinischen Bild* (der Persönlichkeit) während der Zeit, als das Bild produziert wurde...

(g) *Innerer Zusammenhang* (Konsistenz) mit Daten aus den g. Zeichentests und auch der Zusammenhang zwischen diesen Daten und der Fallgeschichte...

(h) Grundsätzlich ruht der Rahmen, in dem die projektiven Zeichnungen gedeutet werden, auf *experimentellen Untersuchungen.*"

Der Autor belegt (1980, S. 23ff.) die einzelnen Elemente dieses Interpretationsansatzes mit vielen Hinweisen auf empirisch-analytische und qualifizierende Untersuchungen der Zeichnungen von Personen mit „problem behavior" (HINRICH). Wichtig sind dabei vor allem solche Untersuchungen, in denen das zeichnerische Verhalten mit *anderen* Anzeichen von „Grundbedürfnissen und Konflikten" in Beziehung gesetzt wird und eine Kontrolle bzw. Korrektur des bildnerischen Ausdruckes am Gesamtbild der Persönlichkeit möglich macht (vgl. dazu auch ABRAHAM 1978, S. 64ff.). Allerdings neigt P. D. HAMMER zu einer Vereinheitlichung/Angleichung von Persönlichkeitsausdruck („character attitudes") und zeichnerischer Projektion; offensichtlich läßt das Konzept des „inneren Zusammenhanges" kaum Auffassungen über intraindividuelle *Brüche,* antagonistische *Spannungen* o. ä. in der Persönlichkeitsstruktur des einzelnen zu. Die „theoretischen Postulate" seines Interpretationszusammenhanges formuliert er (in Anleitung an SCHACTEL 1950) in drei Grundsätzen:

„(A) Es gibt im Menschen ein Bestreben, die Welt in anthropomorpher Weise zu betrachten, d. h. sie als eigenes Bild zu sehen – und das erleichtert die Entdeckung von projektiven Aspekten in der Zeichnung eines Hauses, eines Baumes, einer Person, eines Tieres oder irgendeiner anderen Darstellung in dieser Richtung.

(B) Kern dieser anthropomorphen Sicht der Umgebung ist der Mechanismus der Projektion. Projektion läßt sich definieren als dynamische Kraft, durch die eigene Qualitäten, Gefühle, Charaktermerkmale und Konflikte Objekte der Umgebung (Menschen, anderen Lebewesen, Dingen) zugeschrieben werden. Der Inhalt der Projektion kann der Person als Teil seiner selbst bewußt sein oder nicht . . .
(C) In folgender Hinsicht geraten Einstellungen in den Prozeß der Projektion: (a) die Projektion hat eine Abwehrfunktion (Projektion im Sinne FREUDs); (b) belanglose oder oberflächliche Gegebenheiten des Objekts werden ausgestattet mit Bedeutungen aus dem eigenen Leben des Subjekts, die nicht *in Beziehung* mit dem wirklichen oder totalen Bild des Objekts korrespondieren, und (c) Qualitäten werden dem Objekt zugeschrieben, deren Präsenz das Subjekt bei sich selbst verleugnet (wiederum Projektion im Sinne FREUDs)."

In den Zeichnungen lassen sich nun die projektiven Übertragungen und Entstellungen sowie die Abwehrmechanismen in folgenden *bildnerischen Merkmalen* entdecken (vgl. HAMMER 1980, S. 62ff.):

- *Reihenfolge:* Die Analyse der Reihenfolge, in denen die Zeichnungen entstanden sind, soll Aufschluß über die Antriebshöhe und die Tatkraft des Subjekts geben. Es handelt sich dabei vor allem um die Reihenfolge, in denen etwa im „Haus-Baum-Person-Test" (H-T-P; vgl. BUCK 1966, 7. Aufl. 1985) die einzelnen Objekte gezeichnet werden, wie die Testanweisungen kommentiert bzw. realisiert werden. Aber auch die Reihenfolge, in der die einzelnen Motiv*elemente* dargestellt werden, soll Anhaltspunkte dafür angeben, welches Gewicht der Zeichner den einzelnen Motiven/Motivelementen beimißt; so verweise z. B. eine bildnerische Desorganisation auch auf eine mangelnde (Selbst-)Kontrolle oder gar auf ein verwirrtes Denken („disordered thinking").
- *Größe:* Die Größe der gezeichneten Personen und/oder Objekte zeige an, wie es mit dem Selbstkonzept der/des Zeichnenden bestellt ist. So ließen sich sozio-emotionale Frustrationen und die daraus entspringenden Aggressionen an den übergroßen Gestalten, aber auch an ausgeprägten Hand- und Zahndarstellungen ablesen. Andererseits deuteten sich Ängstlichkeit, Einengungen, Schüchternheit in zu kleinen Repräsentationen – immer in Bezug auf die Größe des Zeichenblattes – an.
- *Druck:* Der Druck des Bleistiftes auf das Papier wird als Indikator für die Energiehöhe angesehen: Kinder, die mit großem Druck auf den Bildträger zeichnen, vermögen es besser, sich zur Geltung zu bringen. Gehemmte und unterdrückte Heranwachsende zeichnen in dünnen, drucklosen Linien. Auch verhaltensgestörte Zeichner entwickeln einen von vielen Unterdrückungen u. ä. gekennzeichneten *Zeichenduktus.* Dieses offensichtlich wichtige Merkmal der Ausdrucksbewegung läßt sich allerdings in den fertigen Zeichnungen nur schwer rekonstruieren.
- *Schlag:* Dieses Merkmal der Ausdrucksbewegung läßt sich nach Auffassung des Autors ebenfalls bei psychoreaktiv gestörten Erwachsenen beobachten. Während in den regulären Zeichnungen die Linien kontrolliert und großzügig gezogen werden, lassen sich in den Zeichnungen von ängstlichen, unsicheren o. ä. Kindern unterbrochene, unbestimmte Linienführungen nachweisen. Zackige, „großspurige" Linien dagegen finden sich gehäuft bei aggressiven Heranwachsenden.
- *Detaillierung:* In der Beschreibung dieser umfangreichsten Gruppe von Ausdrucksmerkmalen geht es dem Autor darum, *fehlende* zeichnerische Detaillierung sowie *überdeutliche* Differenzierungen mit bestimmten Persönlichkeitsbildern in Beziehung zu setzen: So weisen das Fehlen von altersadäquaten Motivdifferenzierungen oder auch die

rigide Wiederholung von bestimmten Motivelementen auf Abwehr- und Verleugnungsvorgänge hin, während die überperfekten Darstellungen („too-perfect performances") auf (psychotische) seelische Desorganisation schließen lassen sollen.

- *Symmetrie:* Fehlt dieses „elementare Gestaltprinzip" in den zu untersuchenden Zeichnungen, so wäre das als Anzeichen für einen Mangel an Sicherheit im Gefühlsleben der/des Zeichnenden anzusehen; wird andererseits das Merkmal der symmetrischen Verteilung von Konfigurationen auf dem Blatt überstrapaziert, so würde dies u. U. auf eine rigide Persönlichkeitsstruktur hinweisen.
- *Plazierung von Motiven:* Dieses werkorientierte Ausdrucksmerkmal wird von P. D. HAMMER in Anschluß an eine Reihe von Auffassungen anderer Autorinnen/Autoren (ALSCHULER/HATTWICK, WOLFF, BUCK, JOLLES u. a.) dargestellt. So will z. B. I. JOLLES herausgefunden haben, daß Grundschulkinder den linken oberen Quadranten des Zeichenblattes bevorzugen und daß mit zunehmendem Alter eine Veränderung in der Plazierung der dargestellten Gegenstände in Richtung auf das Zentrum des Blattes hin erfolgt. Im übrigen werden in der Beschreibung dieses Ausdrucksmaterials die bekannten Beziehungen (vgl. Kapitel XII, Abschnitt 3) zwischen der Plazierung und den Persönlichkeitsmerkmalen wiedergegeben, welche vorwiegend aus *graphologischen* Deutungsmustern hergeleitet sind.
- *Bewegungsdarstellung:* Dieses Merkmal korreliert nach der Auffassung mehrerer Autoren, die von P. D. HAMMER referiert werden, mit der „Begabung" der/des Zeichnenden; intelligente Heranwachsende haben danach häufig Bewegungsdarstellungen (gehende oder laufende Menschen, fliegende Vögel o. ä.) in ihren Zeichnungen aufzuweisen; geistigbehinderte bzw. intellektuell retardierte Heranwachsende zeichnen signifikant weniger Bewegungsabfolgen.

Diese Auffassung P. D. HAMMERs über die Mechanismen der zeichnerischen Projektion und deren Entschlüsselung wurden so ausführlich referiert, weil sie im Wesentlichen mit den Darstellungen anderer Autorinnen/Autoren zu diesem Thema übereinstimmen. Diese (zumindest tendenzielle) Übereinstimmung zeigt sich z. B. auch darin, daß K. MACHOVER, I. JOLLES, M. NAUMBURG, J. N. BUCK u. a. in dem Sammelband über die „klinische Anwendung des projektiven Zeichnens", der von P. D. HAMMER (1958, 6. Aufl. 1980) herausgegeben wurde, mitgearbeitet haben. Allerdings verschieben einige der Autorinnen/Autoren die Schwerpunkte der Interpretation zugunsten bestimmter thematischer oder formaler Merkmale oder suchen nach anderen Anzeichen für klinisch auffällige Verhaltensweisen. So sieht K. MACHOVER (1980, S. 98ff.) z. B. im *Radieren* ein besonders wichtiges Merkmal für bestimmte Konfliktsituationen – bildnerische Probleme, die sich durch Radieren lösen lassen, kennen diese Autorinnen/Autoren nicht! Außerdem tendieren die Darstellungen von K. MACHOVER zu einer symptomatologischen Interpretation; d. h. die einzelnen Bildelemente (wie große Nasen, Schuhe, Kravatten u. ä.) werden mit *feststehenden* Bedeutungen, meist sexueller Art, in Beziehung gebracht. So sieht die Autorin (1980, S. 80ff.) in den Zeichnungen von Kindern und Jugendlichen überall Sexualsymbole: in den Schuhdarstellungen wie in den Hutmotiven, in den dargestellten Zigaretten/Pfeifen wie in den Schußwaffen. Sie nähert sich damit einer Form der Entschlüsselung, die wir im nächsten Abschnitt zu charakterisieren versuchen.

Wir demonstrieren diese klinisch orientierte psychoanalytische Interpretationsmethode von Kinderzeichnungen an einem Fallbeispiel aus der Darstellung von K. MACHOVER (1980, S. 121 ff.), weil diese Analyse von der Autorin selbst als „Illustration“ ihrer Auffassungen verstanden wird. Sie hat daher in der Bildbeschreibung Hinweise auf die Methode bzw. die Symbolsprache eingefügt. Wie in der Darstellung K. MACHOVERs selbst geben wir die Hinweise in Kursivschrift wieder.

JOE, ein „normales Kind“

(MACHOVER 1980)

Zu der Lebensgeschichte des Zeichners, eines acht Jahre alten weißen Jungen von „durchschnittlicher Intelligenz“, der in der Schule Schwierigkeiten beim Lesenlernen hatte, sagt die Autorin, daß seine Eltern beide berufstätig gewesen seien und er häufig sich selbst überlassen gewesen sei bzw. unter Aufsicht seines Bruders, eines bulligen und sportlichen Zwölfjährigen, aufwuchs. Der Zeichner selbst sei von eher zarter und mädchenhafter Statur gewesen, aber im Umgang mit jüngeren Kindern ungestüm. Dem Wettstreit mit seinem Bruder habe er sich immer entzogen. Im Umgang mit Erwachsenen zeigte er sich ängstlich und bediente sich einer ausdrucksarmen und infantilen Sprache.
„*Bildbeschreibungen und Interpretationen:* Da das Kind im wesentlichen motorisch veranlagt ist, gaben ihm die Zeichnungen (vgl. Abbildungen 74 A und B) eine gute Gelegenheit für den Selbstausdruck. Es arbeitete mit Interesse, Aufmerksamkeit, zeichnete Details und bewies dabei einen Sinn für Realität, den es im Leben selten entfaltete.

A

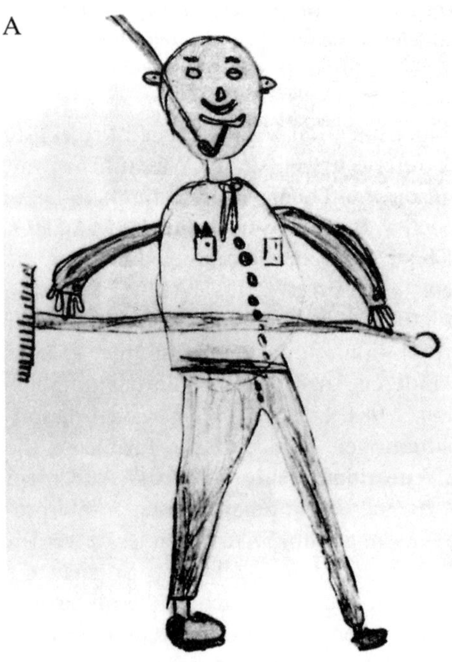

B

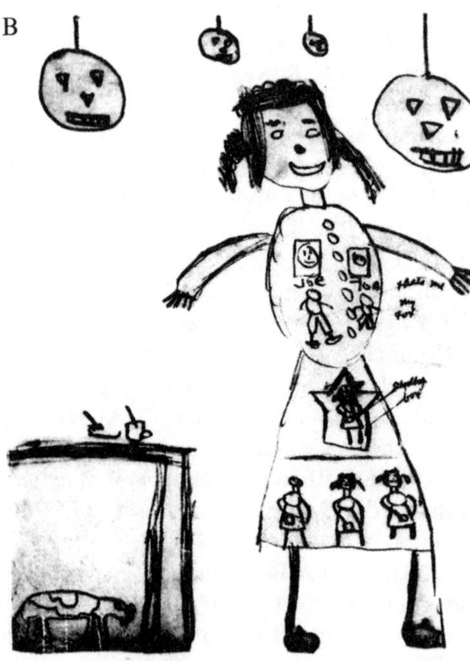

Abbildung 74

Die Assoziationen, die der Junge zu seinen Zeichnungen lieferte, waren eine Mischung aus eigenen Charakterzügen, Schuldgefühlen und Wunschdenken. Die männliche Figur wurde beschrieben als zäh, stark und gutaussehend, aber sie hat verkümmerte Arme (*der Zeichner ist Linkshänder und hat Probleme mit der Dominanz*). Die Figur soll einen Schauspieler darstellen und sie liest Gedichte (*das Kind selbst ist zurückhaltend und in der Schule zurückgeblieben und wird daher nicht zum Rezitieren aufgerufen*). Der Junge liebt seine Mutter am meisten, weil sie ihn nicht prügelt (*eine Identifikation mit der Mutter ist in seinem ganzen Verhalten festzustellen*). Der Kopf wurde als der gelungenste Teil der Körperdarstellung bezeichnet (*in der Schule Zurückgebliebene legen großen Wert auf die Funktionen des Kopfes; dazu kommt noch, daß diese Person ‚schön' ist und den Kopf herausstecken möchte, wie Mädchen dies tun*) ... Die dargestellte Person hat eine vierzehnjährige Schwester (*der Junge würde eine ältere Schwester als Mutterassistentin bevorzugen, um seinen Bruder zu überwachen*). In Assoziationen zu der Mädchenzeichnung (vgl. Abbildung 74 B) wird sie beschrieben als die ältere Schwester der Jungenfigur ... Sie macht komische Saucen, ißt ihre Mahlzeiten nicht auf, will Künstlerin werden, wenn sie erwachsen ist (*das möchte auch der Zeichner*). Der Junge beschließt seine Assoziationen über die Mädchenzeichnung mit der Bemerkung: ‚ein Künstler, das bin ich' ...
Aktive Phantasie kann in der Größe dieser Figuren gesehen werden, in ihrem Reichtum an Details, der Sorgfalt der Ausführung, der Weigerung aufzuhören, bis er mit der Darstellung völlig zufrieden war, sowie dem Grad an symbolischem Inhalt, den die Zeichnungen enthalten. Der Raum wird mutig gefüllt, um die Figuren zu plazieren und die Arme auszubreiten bis zur Grenze des Blattes (*der Drang, mitzumachen, wird in den sozialen Beziehungen blockiert durch seine Ängstlichkeit*). Die Linienführung ist uneinheitlich im Druck und in der Fertigkeit. Dies verrät Spannung, Unsicherheit und ‚emotionale Instabilität'. Die En-face-Darstellung stimmt mit dem Alter des Zeichners, seinem Intelligenzstatus und seiner Fähigkeit überein, seinen Problemen ins Gesicht zu sehen ...
Besonderer Nachdruck wird in der Darstellung (des Mannes) auf männliche Attribute gelegt, z. B. auf den Schnurrbart, eine Pfeife ..., eine kleine Krawatte, den durch Schatten hervorgehobenen Gürtel und auf einen großen, ungewöhnlich schattierten Rechen, der keine funktionale Bedeutung hat, die mit der dargestellten Person in Einklang zu bringen wäre (ein *Phallussymbol?*). Gefühle der sexuellen Unterlegenheit (*vielleicht im Vergleich mit seinem Bruder*) und der frühen Inanspruchnahme auf diesem Gebiet (*Masturbation*) werden durch das Krawattenfragment und die Knöpfe auf dem Hosenschlitz suggeriert (*der Junge selbst fühlt sich benachteiligt in dieser Hinsicht und wird als Schlappschwanz bezeichnet*) ...
Die ungewöhnlich originelle Darstellung auf den Taschen der weiblichen Figur verrät eine Konzentration der Libido auf die Mutter. Das Gesicht von ‚JOE' (*dem Zeichner*) und ‚FOX' (*der Name des Bruders ist FRED*) wurden auf die Taschen gezeichnet, welche in Brusthöhe angebracht sind. Die ganzen Figuren der beiden wurden daruntergezeichnet. ‚JOE' ist dabei zweimal so groß wie ‚FOX', obwohl in Wirklichkeit der Zeichner JOE jünger als sein Bruder ist.
...
Das Mädchen auf der Zeichnung trägt vermutlich einen Halloween-party-dress. Beachten Sie die Stellung der Ausschmückungen auf dem Kleid des Mädchens und wo der Buchsbaum („box") angebracht ist. Der Zeichner sagt dazu, das Mädchen, welches sein Kleid so geschmückt habe, gehe mit seinem Schulkästchen (‚schoolbox') zur Schule (*die Schule ist eine Quelle der Frustration für den Zeichner, und er fühlt, daß bessere Zensuren ihn für die Mutter akzeptabler machen würden*) ...
Der Umriß der Schmuckform in der Genitalzone der weiblichen Figur, der ausradiert und neu gezeichnet wurde (*Konflikt*), läßt sich als Davidstern deuten (*der Vater des Zeichners ist Jude, seine Mutter ist eine Heidin*)".

A. ABRAHAM (1963 bzw. 1978) ist den psychologischen Grundlagen und den jeweiligen Ausformungen der klinisch orientierten Zeichentests nachgegangen, wie sie am Beispiel der theoretischen Positionen P. D. HAMMERs und der Interpretation von zwei Zeichnungen durch K. MACHOVER demonstriert wurden. So vergleicht sie z. B. die Testkonstruktionen/Testauswertungen von P. D. HAMMER (1958 bzw. 1980), K. MACHOVER (1949 bzw. 1980), J. N. BUCK (1948 bzw. 1966) u. a. im Hinblick auf die Frage, *ob* eine zu explorierende Lebensgeschichte der/des Zeichnenden in die Analyse der Zeichnung einbezogen werden soll und *wie* eine Kontrolle der Ergebnisse der Zeichentests durch andere Testverfahren (wie TAT; Rorschach) und Ausdrucksanalysen möglich sei. Sie kommt dabei zu der Auffassung, daß

„die notwendige Synthese der projektiven und ausdrucksmäßigen Aspekte zu einer *komplexen Bewertung* führen (müsse), *auf deren Grundlage bestimmte Aspekte andere kontrollieren.* Jeder Aspekt erhält seinen wahren Sinn nur *innerhalb* und *vermittels* der *Gesamtheit* der Gegebenheiten. Aber ihre Beziehung ist nicht unbedingt identisch oder von absoluter Übereinstimmung . . . Die normale Persönlichkeit, ‚unitas multiplex', weist notwendigerweise eine *Heterogenität* der Hinweise auf. Es bestehen somit *unterschiedliche Grade von Einheit und Konsistenz der zeichnerischen Aspekte,* so wie es unterschiedliche Grade der Integration und der Einheit der Persönlichkeit gibt" (ABRAHAM 1978, S. 82; Hervorheb. v. H.-G. R.).

Sie versucht in ihren umfassenden und gründlichen Analysen auch, den Grad an symptomatologischer Interpretation (ABRAHAM: „ideographischer Interpretation") in den jeweiligen Ansätzen zu bestimmen. Sie geht also der Frage nach, wie eng oder weit der *Bedeutungsspielraum* eines Motivelements sein kann, ob dieses Element mit individuellen Erlebnissen, situativen Ereignissen o. ä. in Zusammenhang gebracht werden muß/kann oder ob er in jedem Falle so von der Konfliktgeschichte und ihren allgemeinen Gesetzmäßigkeiten determiniert ist, wie der jeweilige Wortinhalt von der Sprache festgelegt wird (= ideographisch). Im nachfolgenden Abschnitt wird diese Frage im Zentrum der Überlegungen stehen.

2. Kinderzeichnung als geheime Offenbarung

„Von Anfang an das, was ich euch verkünde.
(Evangelium nach Johannes 8,25)
Lösen Sie Kreuzworträtsel.
(Ratschlag an einen jungen Psychoanalytiker)"

Wir versuchen schon in dieser Überschrift und in den einleitenden Zitaten (aus LACAN 1975, S. 105) den Charakter der tiefenhermeneutischen Methode zu kennzeichnen, die im folgenden Abschnitt skizziert werden soll. Da wir mit der Darstellung der Auffassungen D. WIDLÖCHERs (im Kapitel XVIII, Abschnitt 4b) einen *Systementwurf* tiefenhermeneutischer Interpretation referieren werden, kann sich die nachfolgende Skizze auf *einen* Grundzug dieser Interpretationsmethode beschränken, und zwar auf das Verhältnis von Motivstruktur/Erzählweise (vgl. auch Kapitel VI) und psychoanalytischer *Dechiffrierung*. Wir werden dieses Problem dann mit einem Beispiel für eine solche Dechiffrierung zu illustrieren versuchen. Im Vergleich mit diesem Deutungsbeispiel wirken die Ausführungen D. WIDLÖCHERs allerdings moderat und stringent.
Der „Ratschlag an einen jungen Psychoanalytiker", den wir eingangs zitierten, gibt die Form der Enträtselung, um die es auch in der psychoanalytischen Bildanalyse geht, nicht genau wieder. Das Geheimnis, das es zu entdecken gilt, versteckt sich nämlich *nicht* in einer

Chiffre – S. FREUD würde von einer Hieroglyphe sprechen (vgl. 1961, S. 284) – vom Typ „Kreuzworträtsel", sondern vom Typ Rebus (vgl. auch LACAN 1975, S. 107). Auf den Unterschied in diesen Formen von „Verrätselung" kann gar nicht deutlich genug hingewiesen werden: Geht es doch beim Kreuzworträtsel um die Übersetzung von einem vorgegebenen *Text* in ein *Wort* (und umgekehrt), während beim Rebus eine bildliche Darstellung in einen wörtlichen Sinn (= Text) übertragen werden muß. Diese Art Denksport war gerade im Wien der Gründerzeit weit verbreitet, und sie hatte schon vorher in A. ELFINGER (= CAJETAN) einen glänzenden Vertreter. Seine letzten Rebuszeichnungen ließen sich nicht mehr entschlüsseln, weil der Autor dieser Bilderrätsel den verborgenen Text nicht mehr „offenbaren" konnte; er starb kurz nach der Veröffentlichung der Rätsel. Aber beide Typen von Verschlüsselung und Enträtselung verführen zu der Annahme, daß dem latenten Inhalt in jedem Falle ein (eindeutiger) wörtlicher Sinn zuzuordnen sei. Dabei hatte S. FREUD (1961, S. 284) diese wörtliche „Deutung eines jeden . . . Traumelementes" – und die Traumdeutung soll ja das Modell für diese Art von Bildinterpretation abgeben – nur als *eine von mehreren* Möglichkeiten angesehen. Für ihn war es nämlich

„im allgemeinen bei der Deutung eines jeden Traumelementes zweifelhaft, ob es:
a) im positiven oder negativen Sinne genommen werden soll (Gegensatzrelation);
b) historisch zu deuten ist (als Reminiszenz);
c) symbolisch oder ob
d) seine Verwendung vom Wortlaut ausgehen soll."

Allerdings folgt bei S. FREUD unmittelbar nach dieser Beschreibung der *vierfachen* Wurzel der Entschlüsselung von Traumelementen dann die Aussage, welche eine wörtliche Übertragung der Traumbilder in sprachliche Gegebenheiten zu rechtfertigen scheint:

„Trotz dieser Vielfältigkeit darf man sagen, daß die Darstellung der Traumarbeit, die *ja nicht beabsichtigt, verstanden zu werden,* dem Übersetzer keine größeren Schwierigkeiten zumutet, als etwa die alten Hieroglyphenschreiber ihren Lesern" (Kursivschrift im Original gesperrt).

Auf diese, eher beiläufige und gleichnishafte Bemerkung stützen sich alle diejenigen theoretischen Ansätze, die davon ausgehen, daß der Traum – wiederum in Analogie dazu, die bildnerische Konfiguration – „die Struktur eines Satzes" habe (vgl. LACAN 1975, S. 107), daß also die bildhaften Signifikanten mit ihren Bedeutungsketten (Signifikate) so verknüpft sind, wie die Wortgestalten mit ihrem Inhalt. Zu analysieren ist dann nur noch die *Rhetorik* der wörtlichen Darstellung: Ellipse (= Auslassung von Satzteilen), Hyperbaton (= Wortumstellungen) und Syllepsis (= korrupte Satzbildungen) sowie Rückgriff, Wiederholung und Apposition bilden dabei die *syntaktischen Verschiebungen;* Methapher, Katachrese (= Zusammenfügen von Methaphernteilen, die nicht zusammengehören); Antonomasie (= Umschreibungen), Allegorie, Metonymie (= Bild/Wortvertauschungen) und Synekdoche (= Pars-pro-toto-Formulierungen) müssen als *semantische Verdichtungen* entdeckt werden (vgl. LACAN 1975, S. 107). Die Deutungsarbeit richtet sich also auf den korrupten, inadäquaten, metaphorischen u. ä. *Text* und nicht auf die (assoziativ gefügte) *Bild*struktur (vgl. Kapitel III, Abschnitt 4). Der offenbare Text verweist auf das geheime, weil unbewußte Geschehen wie die Worte Jesu auf das Göttliche in seiner Menschengestalt: Nur so ist das vorangestellte (im Original griechisch wiedergegebene) Zitat aus dem Johannesevangelium zu verstehen, das für J. LACAN ein vergleichbares Verhältnis von Wortgestalt und Bedeutungsgefüge demonstriert. Die Bibelstelle lautet im Zusammenhang – und der macht diese Analogie erst vollends deutlich:

„Hierauf sagten sie (die *ungläubigen* Juden) zu ihm: ‚Wer bist du denn?' Jesus antwortet ihnen: ‚Von Anfang an das, was ich euch verkünde' ".

Diese Methode einer textorientierten Übersetzung der bildhaften Äußerungen von Kindern und Jugendlichen läßt sich vor allem bei solchen Autoren entdecken, die sich der „klassischen" Psychoanalyse verpflichtet glauben und die Zeichnung als diagnostisches und/oder therapeutisches Mittel in den Prozeß der Analyse einbeziehen (vgl. z. B. KLEIN 1961). Häufig wird die Zeichnung sogar als Kommunikationsmittel benutzt, wenn der analytische Diskurs gestört ist oder ganz versiegt. M. F. LEVICK hat (1983) diese Form von Ersatzkommunikation auf die Formel gebracht: „They could not talk and so they drew". Bei W. VIOLA ist der Ausspruch eines Kindes überliefert, der für F. KRAULAND-STEINBEREITHNER/E. NEUGEBAUER (1953, S. 103) in einer Art von sprachlicher Fehlleistung selbst anzeigt, daß ein Kind sein Zeichnen als *Übersetzung* von unbewußten Inhalten in sprachnahe Bilder auffaßte. Es sagte nämlich: „I want to *write* a picture". Ähnliche Formulierungen ließen sich auch in den Darstellungen von E. KRAMER (1975) und M. NAUMBURG (1942 und 1944) entdecken, welche in ihren Fallstudien zur Kunsttherapie den *künstlerischen* Ausdruck („art expression") analysieren, um den latenten (unbewußten) Inhalten auf die Spur zu kommen.
R. W. PICKFORD hat (1967, S. 205ff.) eine Serie von 18 Zeichnungen eines Mädchens interpretiert, welche die „Übersetzungsarbeit" (FREUD), von der eben die Rede war, sichtbar macht. Wir stellen daraus die Analysen der fünften Zeichnung samt einer Skizze der Lebensproblematik der Zeichnerin vor:

„Auto, Boot und Floß"

(PICKFORD 1967)

Das achtjährige Mädchen T. G. war wegen Lernproblemen und auffälligen Verhaltens in einer kindertherapeutischen Beratung. Es erreichte bei einem IQ von 126 (nach TERMAN) das Sprachvermögen (nach BURT) eines 6;5 Jahre alten Kindes. Es hatte zwei ältere Geschwister und eine jüngere Schwester von fünfzehn Monaten, deren Geburt sie selbst aus dem Zentrum der Aufmerksamkeit verdrängte. Es entwickelte Haßgefühle gegenüber dieser jüngeren Schwester, und in kleinen Geschichten, die sie während der Behandlung erzählt/schreibt, tötet der Vater diese neue Schwester *und* die Zeichnerin; diese zur Strafe und Sühne für den Haß und die Todeswünsche, die sie ihrer Schwester entgegenbrachte. Sie begann, ambivalente Gefühle (des Hasses und der Liebe) gegenüber ihren Eltern zu entwickeln, und ihre Leistungen in der Schule ließen nach.
Die fünfte Zeichnung aus einer Serie, genannt „Auto, Boot und Floß" (vgl. Abbildung 75), ist (laut Darstellung von R. W. PICKFORD) eine schöne Buntstiftzeichnung. Leider gibt die Abbildung nichts von dieser differenzierten Farbigkeit wieder. Wir geben zuerst die Kommentare der Zeichnerin wieder und ein Stück Dialog zwischen Therapeut (dessen Fragen in Klammern stehen) und der Klientin T. G., um dann die Bildanalyse von R. W. PICKFORD vorzustellen. Auch hier hat wiederum der *Autor* erläuternde, tiefenpsychologisch orientierte Erläuterungen in Klammern hinter die beschreibenden Formulierungen gesetzt:
„T. G. sagt zu ihrer Zeichnung: Da ist unser Teich drauf und unser Floß. Es kommt gerade vorbei. Dies da ist ein Boot, ein Baum mit einer Taube, unser Auto, das Kindermädchen mit dem Baby. D.

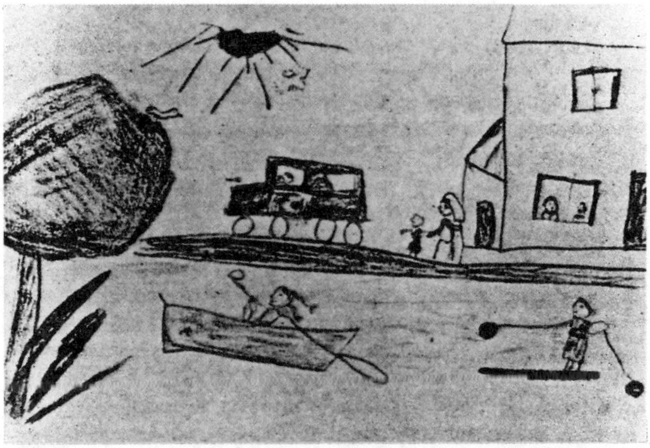

Abbildung 75

(= ihr Bruder) schaut aus dem Fenster, Mama sitzt dabei. Ich bin auf dem Floß und E. (= ältere Schwester) ist im Boot. Ich werde Mama in das Auto setzen und das soll Mrs. A. (eine Freundin der Familie) sein. D. hat einen Freund, der in den Teich stürzt. Dies ist mein Zimmer.
(Wer machte das Floß?)
Papa. Ich liebe Papa. Ich küsse keinen außer ihn.
(Wünschst du dir vielleicht, daß du keinen Bruder und keine Schwester hättest?)
Manchmal wünsche ich, daß ich keinen Bruder und keine Schwester hätte, dann würde ich von Papa mehr geküßt und umarmt.
(Ich wundere mich, warum R. im Hause ist.)
Er wartet auf seine Floßfahrt. Ich gehe, um D. eine Pistole zu kaufen, und dann gehen Papa und wir zum Schießen. DAVID wird es mir beibringen.
(Erzähl mir etwas über das Paddelboot!)
Es ist das Boot unseres Hausmädchens. Es ist gestohlen worden. Sie lebt bei LOCH LOUMOND . . ."

Bildanalyse: „Das Boot, das dem Hausmädchen gehört, trägt die Schwester von T. G. . . ., und das Floß, welches der Vater hergestellt hat, trägt sie selbst, die bald durch ihren Bruder ersetzt wird, der noch im Hintergrund wartet. Der maskuline Leuchtturm (aus einem anderen Bild) ist hier zu einem Haus geworden, aus dem die Mutter (die dann zu Mrs. A. wird) und der Bruder zusehen . . . Das Bild kann als wichtige Auflösung ihres Konfliktes gedeutet werden, der sich auch in den (anderen) Zeichnungen zeigt. Die Mutter ist im Auto (machtvoll), und besetzt, zusammen mit dem Bruder, das Haus (beider Geschlecht ist nicht im Konflikt miteinander). Die Patientin identifiziert sich mit der älteren Schwester (einem Muttersubstitut), und diese strebt im Paddelboot, das dem Hausmädchen gehört, (einem anderen Muttersubstitut) der Insel zu. Dies bedeutet, daß die Identifikation mit der weiblichen und mütterlichen Vorstellungswelt einen Machtzuwachs bringt. Sie selbst ist noch weit weg in dem Floß ihres Vaters (abnehmende Identifikation mit dem Männlichen). Die Tauben (des Friedens) fliegen zur Sonne (Versöhnung mit dem grausamen Vaterbild). Nebenbei gesagt, besitzt die Zeichnung eine harmonische und kunstvolle Farbgebung und offenbart beträchtliche konstruktive Fähigkeiten."

Die vorstehende Analyse macht noch einmal die Problematik einer *derartigen* tiefenhermeneutischen Betrachtungsweise deutlich: Der Motivzusammenhang der Zeichnung wird „symptomatologisch gelesen: d. h. die dargestellten Figurationen werden (ohne Rücksicht auf bildnerische Gegebenheiten, zeichnerische Repräsentationsformen, Darstellungsalter u. a.) als Szenen eines Familiendramas verstanden, dessen Textbuch nur verdorben und verstümmelt vorliegt und daher ständig ergänzt, umgestellt und interpretiert werden muß.

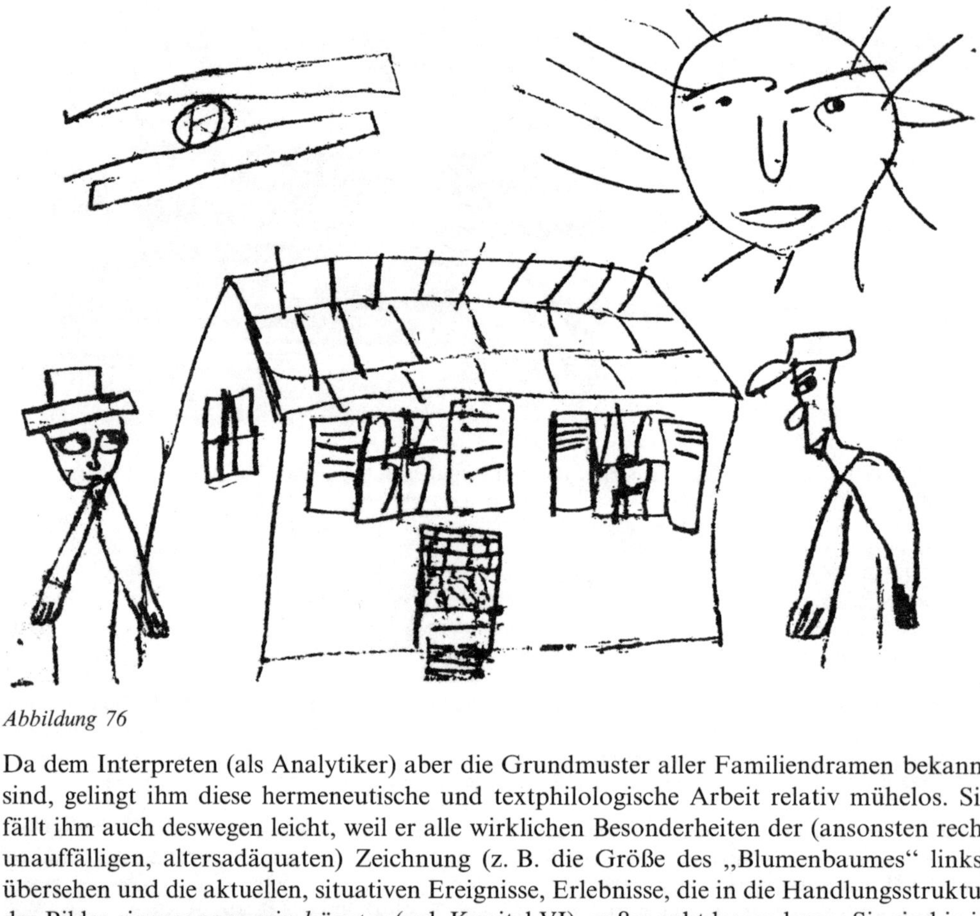

Abbildung 76

Da dem Interpreten (als Analytiker) aber die Grundmuster aller Familiendramen bekannt sind, gelingt ihm diese hermeneutische und textphilologische Arbeit relativ mühelos. Sie fällt ihm auch deswegen leicht, weil er alle wirklichen Besonderheiten der (ansonsten recht unauffälligen, altersadäquaten) Zeichnung (z. B. die Größe des „Blumenbaumes" links) übersehen und die aktuellen, situativen Ereignisse, Erlebnisse, die in die Handlungsstruktur des Bildes eingegangen sein *könnten* (vgl. Kapitel VI), außer acht lassen kann: Sie sind ja in jedem Falle als Repräsentationen unbewußter Motive anzusehen.
Wie sich dagegen die Anzeichen eines *schweren* seelischen Konfliktes auch in der Darstellungsstruktur niederschlagen kann (muß?), hat S. MORGENSTERN (1937, S. 80ff.) am Beispiel einer Serie von Zeichnungen eines neun Jahre alten Jungen gezeigt, der zwei Jahre lang kein Wort sprach, ehe er wieder zu reden begann (Konversionsneurose?), und der sich mit seiner Analytikerin nur mittels seiner Zeichnungen verständigte: Seine (hochdifferenzierten, altersadäquaten) Bilder sind voller bedrohlicher Figurationen – große Sonnen, Flugzeuge, Männer mit Beilen, abgeschnittene Köpfe o. ä. (vgl. Abbildung 76) –, die in allen Zeichnungen variiert und mit anderen Schreckensereignissen kombiniert werden. Ob wir der Auflösung der Autorin folgen wollen, die in den Zeichnungen den Ausdruck von brutalen Kastrationsandrohungen (des Vaters) verwirklicht sah, sei dahingestellt, verglichen mit der vorstehenden – geradezu idyllischen – Darstellung „Auto, Boot und Floß" (vgl. Abbildung 75) vermitteln alle Zeichnungen dieses Jungen aber etwas von dem (unbekannten) Schrecken, der ihn erfaßt hatte, und der Angst, die er durchlitten hat.

XIV. Bewertungen

In diesem Kapitel werden mehr Fragen zu stellen sein, als Antworten zu erwarten sind. Zwar gehört das Problem der „*Qualität* der Lösung und Leistung" (EBERT) unbedingt in die Überlegungen zu den Interpretationsmöglichkeiten der Kinderzeichnung, aber *als Problem* wird es in den meisten Darstellungen kaum identifiziert, geschweige denn reflektiert: Die früheren Autoren staunten über das Phänomen Kinderzeichnung und standen den zeichnerischen Leistungen des Kindes gleichzeitig sehr kritisch gegenüber, viele spätere sahen die bildhaften Ereignisse ausschließlich als Projektionen seelischen Geschehens, die es zu verstehen, aber nicht zu bewerten gelte, und nur wenige Autoren, von denen viele der sog. Musischen Erziehung zuzurechnen sind, bemühten sich um eine Bewertung des *einzelnen* Bildes auf dem Hintergrund von Bildserien bzw. von *anderen* altersspezifischen Lösungen der zeichnerischen Problematik.

Mit dieser Formulierung von der „Lösung eines zeichnerischen/bildnerischen Problems" versuchen wir, die Fragestellung phänomenal *in die Nähe* von Auffassungen über das produktive Geschehen zu rücken, ohne die „Kinderkunst" mit der Erwachsenenkunst gleichzusetzen (zum Begriff des künstlerischen Problems vgl. GEIGER 1976, S. 172ff.). Wir wollen – im Gegensatz zu den Autoren der Musischen Erziehung (G. F. HARTLAUB, O. HAASE, R. OTT, u. a. vgl. Kapitel XI, Abschnitt 3) – zwischen einer produktiven Individualität des Kindes und des Jugendlichen und der produktiven Subjektivität des Künstlers unterscheiden, auch wenn wir davon ausgehen, daß produktive Lösungen eines bildnerischen Problems in beiden Fällen den Charakter des ästhetischen Gegenstandes mitbestimmen. Wir könnten auch von „vor-ästhetischen" (VOLKELT) Lösungen und ästhetischen, artifiziellen Lösungen sprechen, um den Unterschied in den Produktionsvorgängen beim Kind und beim Künstler zu kennzeichnen; beiden Lösungsformen ist aber gemeinsam, daß sie nicht an „außerästhetischen" Kriterien gemessen werden sollten. So ist z. B. „der Eremit, der den ganzen Psalter in eine Nußschale einritzt, . . . alles Lobes wert", aber er erhält – nach der Auffassung von M. GEIGER (1976, S. 334) – keinen Platz in der Kunstgeschichte, weil er allein eine Probe seiner manuellen Geschicklichkeit und nicht einer künstlerischen Produktivität ablieferte. Ein anderes außerästhetisches Kriterium zur Bewertung eines Kunstwerkes *und* einer Kinderzeichnung wäre die Einschätzung des psychischen Zustandes des Produzenten, seiner Krankheit oder Gesundheit – für sich allein genommen. So ist es z. B. nicht die Krankheit oder Auffälligkeit des Produzenten, die es im Bild „Elektrifiziertes Indianerkind" (vgl. Abbildung 36) zu *bewerten* gilt, sondern seine Ausdrucksqualität. Allerdings – wir werden im nächsten Kapitel auf dieses Problem eingehen – behält die zeichnerische Produktion des Heranwachsenden eine größere Nähe zu dem altersspezifischen Lebensgeschehen als die künstlerische Produktion, von der G. F. W. HEGEL (idealisierend) gesagt hat, sie bleibe in der „Gewalt und Wahl" (1955, S. 565) des produzierenden Subjekts. Aber auch die/der zeichnende Heranwachsende *präferiert* bestimmte Form- und Motivkombinationen, die einen individualisierten Bereich von Lebensinhalten repräsentieren, selbst wenn diese sich im Dunkel der kindlichen Biographie zu verlieren drohen.

Auch wenn viele Autoren vorgeben, die Zeichnungen selbst oder die kindliche Zeichenweise zu bewerten, legen sie Maßstäbe an, welche nicht am Phänomen gewonnen wurden. So verlieren die meisten Kinder nach der Auffassung von R. ALSCHULER/B. HATTWICK (1969, S. 9ff.) schon mit acht/neun Jahren ihre „natürliche" Fähigkeit zum „spontanen Selbstausdruck", weil sie sich mehr und mehr konventionalisierter Schemaformen bedienen. Dieser „Verlust der (natürlichen) Mitte" findet, wie wir zu zeigen versuchten, für andere Autoren (MEYERS, MÜHLE) am Ende der Kindheit statt, wenn der Heranwachsende sich (sub-)kulturell vorgegebene Ausdrucksformen anzueignen versucht.

In allen diesen Auffassungen, die sich beliebig vermehren ließen, werden nicht die zeichnerischen Objektivationen selbst bewertet, sondern die Kindheit bzw. die Zeit, in die eine Kindheit gestellt ist. Während für M. RANG (in: EGEN 1977, S. 6ff.) die „*Qualität* der Kinderzeichnung offensichtlich davon (abhängt), wie weit (der) Erwachseneneinfluß dem ‚autochthonen' Aussagebedürfnis, Gestaltungsdrang und Gestaltungsvermögen des Kindes entspricht oder entgegenwirkt", halten wir die Entfaltung des *Formrepertoires* in der Kinderzeichnung für relativ stabil *und* identisch – jedenfalls in den überschaubaren historischen Zeiträumen seit dem 16. Jahrhundert (vgl. Kapitel XIX) und den westlichen Kulturkreisen – und sind der Auffassung, daß die jeweiligen Zeitabläufe die Dokumentation (und sicher auch die *Quantität)* von Kinderzeichnungen begünstigen oder behindern, die *Qualität aber von der individuellen Lösung eines bildnerischen Problems abhängt*. Es ist sehr schwer einzuschätzen, ob und wie auf diese (MEILI-DWORETZKI: „selbsterarbeiteten") Lösungen auch zeitspezifische und/oder kulturspezifische Gegebenheiten einwirken (vgl. Kapitel XX). Diese Gegebenheiten schlagen sich sicher in der Motivstruktur nieder – ein Wüstenbewohner z. B. (dieser Fall wird uns in dem genannten Kapitel noch beschäftigen) hat kein Baumschema entwickelt –, aber ob sich dadurch die *Qualität* der zeichnerischen Lösung verändert, bleibt letztlich eine Frage der (methodologischen) *Bewertung des Mediums* überhaupt, die wir erst im letzten Kapitel des Handbuches ansprechen werden. In den folgenden Punkten soll versucht werden, das Problem der Bewertung der einzelnen zeichnerischen Lösung zumindest einzukreisen:

1. Die Qualität der Lösung muß vor dem individuellen *und* dem altersspezifischen Repertoire eingeschätzt werden; d. h. nur vor dem Hintergrund anderer Lösungen des jeweiligen Zeichners und der möglichen Leistungen in der Altersphase läßt sich von gelungenen oder weniger gelungenen Zeichnungen sprechen (= relationale Qualität).
2. Die medienspezifischen Eigenarten, von denen im XXI. Kapitel noch die Rede sein wird, legen es nahe, jeweils zu fragen, ob die Lösung mehr oder weniger Analogien zu dem dargestellten Gegenstandszusammenhang aufweisen. Damit soll keinem „gedankenlosen Naturalismus, der das höchste Ziel in einer mechanischen Reproduktion der Natur sieht" (KOLB 1925, S. 62), das Wort geredet werden, aber da die „Werdeformen" an den Naturgestalten – oder psychologisch ausgedrückt: an den Wahrnehmungsrepräsentanzen – ausgebildet werden, ist es für die Bewertung der zeichnerischen Qualität wichtig, die Nähe oder Ferne zu diesen Naturobjekten einschätzen zu können (= *Darstellungsqualität*).

3. Die bildhafte Lösung muß aber auch besondere, spezifische o. ä. Bedeutungsinhalte zu erkennen geben; d. h. sie darf *nicht nur* beispielhaft (MÜHLE: „exemplarisch“) *für* die Darstellungsmöglichkeiten einer bestimmten Altersphase *stehen,* sozusagen einen Ausschnitt aus dem Darstellungsrepertoire bieten, ohne daß die/der Zeichnende als Individuum beteiligt wäre. Die Bewertung würde damit auch von der besonderen *Mitteilungsqualität* abhängig gemacht. Allerdings führt uns dieser Aspekt von Bewertung wiederum in die Turbulenzen der interpretierenden Zugänge, denen wir den zweiten Teil dieses Handbuches gewidmet haben. Aber wenn wir vom Kunstwerk subjektivierte Hinweise auf das „Menschlich-Bedeutsame“ (HEGEL) erwarten, müssen wir in der Kinderzeichnung Anzeichen eines individualisierten Kindlich-Bedeutsamen (VOLKELT u. a.) entdecken und bewerten können.
4. Am schwierigsten dürfte das zu bewerten sein, was als die Stimmigkeit, die „Einheitlichkeit“ (EBERT) o. ä. der Lösung zu bezeichnen wäre (und was vulgär immer als „Ganzheit“ mit seinen vielen Nebenbedeutungen charakterisiert wird). In dieser Qualität fließen ja alle bisher betrachteten Qualitätsmomente zusammen, und zu Recht sieht W. EBERT (1967, S. 50f.) in dieser Einheitlichkeit ein „wesentliches Werkmoment“ für die *Originalität* der bildnerischen Lösung. Auf keinen Fall darf diese Stimmigkeit als spannungsloses „widerspruchsfreies“ Nebeneinander/Ineinander (PIAGET: „Juxtapositionen“) von Strukturelementen verstanden werden. Schon H. BURKHARDT (1934, S. 152) hatte darauf hingewiesen, daß diese „Unverbundenheit . . . zunächst nur ein morphologischer Befund unserer erwachsenengemäßen Betrachtungsweise“ sei. Es bleibt allerdings die Frage, ob sich zur (positiven) Bestimmung der Stimmigkeit intersubjektive Kriterien entdecken lassen, oder ob man dabei nicht doch auf die „Kennerschaft“ angewiesen ist, welche schon die Bewertung des Kunstwerkes so umstritten macht. Es genügt jedenfalls nicht, das Zeichenblatt in Quadrate/Rechtecke aufzugliedern und die Besetzung der einzelnen Felder formelhaft auszurechnen, wenn man der Originalität der bildnerischen Lösung auf die Spur kommen will.

XV. Wie interpretiert man Kinderzeichnungen?

Im letzten Kapitel dieses Zweiten Teils sollen zuerst unsere Schlußfolgerungen aus den Darstellungen der verschiedenen Beurteilungs- und Interpretationsansätze (in Form eines Modells) vorgetragen werden, ehe wir einen umfassenden Interpretationsentwurf vorstellen, in dem viele der besprochenen Positionen berücksichtigt werden. Gleichzeitig wird in diesem zweiten Abschnitt ein Motivgeschehen in den Vordergrund gerückt, das bisher nur hin und wieder (vgl. z. B. Kapitel VII, Abschnitt 5b) angesprochen worden ist: die Darstellung von Leidenserlebnissen und Todeserfahrungen. Wie Krankheiten und Behinderungen, deren Spuren in der zeichnerischen Repräsentation wir an vielen Beispielen entdeckt haben, gehören auch Verfolgung, Trauer und Todesangst zum Leben des Kindes – auch wenn das vom Erwachsenen gerne übersehen wird.

1. Werkstruktur und Persönlichkeitskonzept – Zum Modell eines strukturanalytisch-biographischen Interpretationsansatzes

Betrachtet man die referierten Ansätze zum Verstehen der Kinderzeichnung, so lassen sich zwei grundsätzlich verschiedene Sichtweisen entdecken, die in der jeweiligen Auffassung an die zeichnerischen Figurationen angelegt werden: Die erste richtet sich auf die Werkstruktur (oder doch auf formale und inhaltliche *Teil*strukturen) und verknüpft bildnerische Tatbestände und individuelles Lebensgeschehen; die zweite sucht von bestimmten (häufig auffälligen) Persönlichkeitsmerkmalen auf die zeichnerische Realisation zu schließen. Im ersten Falle dominiert also die Werkanalyse, und einzelne Ebenen/Elemente des Bildes werden mit situativen und/oder überdauernden biographischen Inhalten in Verbindung gebracht; im zweiten steht die Persönlichkeit, stehen bestimmte Persönlichkeitsmerkmale im Vordergrund der Betrachtung, und von dieser Persönlichkeitsanalyse wird auf die Bedeutung der bildnerischen Tatbestände geschlossen.
Von den drei Gesichtspunkten, welche die Informationstheorie an den Kommunikationsfluß anlegt, werden also in den angesprochenen Auffassungen zwei herausgestellt: Einmal wird das Medium der Nachricht (das Werk, der Sendekanal o. ä.) in Augenschein genommen, ein anderes mal der Produzent, der Sender usw. Die Sicht des Rezipienten – und damit

der dritte Aspekt, unter dem man das Informationsgeschehen betrachten kann – ist bisher in den theoretischen Ansätzen zum Verstehen der Kinderzeichnung wenig berücksichtigt worden. Am ehesten wird sie in den Bemerkungen zur *Bewertung* der einzelnen Zeichnung/der Zeichnungen eines Individuums zu entdecken sein, und grundsätzlich wird diese dritte Sichtweise in den Ansätzen *vorausgesetzt,* welche davon ausgehen, daß über die Kinderzeichnung ein Mitteilungsprozeß vom produzierenden Kind *zum Betrachter hin* stattfindet. Ob der Betrachter diese Nachricht immer versteht, ist eine andere Frage. Es ist durchaus möglich, daß er den Sinn der Botschaft verfehlt, ihn mißversteht – aber diese Problematik teilt die Kinderzeichnung mit allen interpretationsbedürftigen (bildhaften) Mitteilungen. Wir sind im übrigen der Auffassung, daß in der Kinderzeichnung die Ansprache (an den Betrachter) eher appellativen denn instruktiven Charakter hat: Der Produzent „appelliert" (BÜHLER) mit ungewissen Aussichten auf Erfolg an den Betrachter, während in der Sprache und den damit verwandten Mitteilungen auch und besonders Instruktionen/Handlungsanweisungen enthalten sind. Der Unterscheidung zwischen zeichenhaft-symbolischer Mitteilung, die wir im Kapitel VIII, Abschnitt 3 zu treffen versucht haben, ließe sich daher noch hinzufügen, daß die sprachliche Nachricht tendenziell instruktiv, die bildliche tendenziell appellativ genannt werden kann.

Wir haben die beiden erwähnten Sichtweisen, die strukturanalytische und die persönlichkeitstheoretische, in einem Schaubild (vgl. Schema 8) einander gegenübergestellt, um den Charakter des jeweiligen Zuganges und das Beziehungsgefüge der beiden Zugangsformen modellhaft aufzuzeigen. Als grundsätzliche Bemerkung sei der Betrachtung vorausgeschickt, daß es sich bei beiden Zugangsformen um *Konstrukte* handelt; d. h. es gibt weder *die* Werkanalyse noch *das* Persönlichkeitskonzept, sondern nur (sehr) unterschiedliche theoretisch konstruierte Auffassungen von dem einen und dem anderen. Wissenschaftstheoretisch ließe sich nach der Geltung der jeweiligen Auffassung fragen – eine schier grenzenlose Aufgabe, die wir im letzten Kapitel dieses Handbuches *ansprechen* wollen. Aber um keiner allzu naiven Betrachtungsweise zu verfallen, war der Hinweis notwendig, daß es sich bei den zu erörternden Positionen um theoretische Konstrukte handelt:

1. *Werkstruktur und Werkanalyse:* In unserer Diskussion der Zugangsmethoden zum Kunstwerk (vgl. Kapitel VIII, Abschnitt 2) sind wir auf zwei Verfahren gestoßen, denen wir auch in der Interpretation der Kinderzeichnung immer wieder begegnet sind: der Formanalyse und der Motivdeutung. Wie in der Kunstwissenschaft, so sind aber auch in der Interpretationstheorie der Kinderzeichnung beide Verfahren häufig in unterschiedlichen wissenschaftlichen/wissenschaftstheoretischen Bereichen angesiedelt. In der Kunstwissenschaft wird die Formanalyse häufig von Vertretern einer autonomen Kunstauffassung betrieben, während die Ansätze zur Motivdeutung den philosophisch-ästhetischen Auffassungen vom Kunstwerk nahestehen. In der Wissenschaft von der Kinderzeichnung ist die Formanalyse (in der Regel) das Instrument kunsttheoretisch, pädagogisch und/oder (empirisch-analytisch) entwicklungspsychologisch orientierter Betrachter, während die Motivanalyse fest in der Hand von Tiefenpsychologen zu sein scheint. Der Unterschied in der Betrachtungsweise hat uns in den vorhergehenden Kapiteln genügend beschäftigt, und er wird in den Systementwürfen (des Kapitels XVIII) wiederum zutage treten. Bei allen wissenschaftsmethodischen Unterschieden sollte aber nicht übersehen werden, daß Formebene und Motivebene *zusammen* die Gesamtstruktur der zeichnerischen Objektivationen bilden, ja daß die

Schema 8

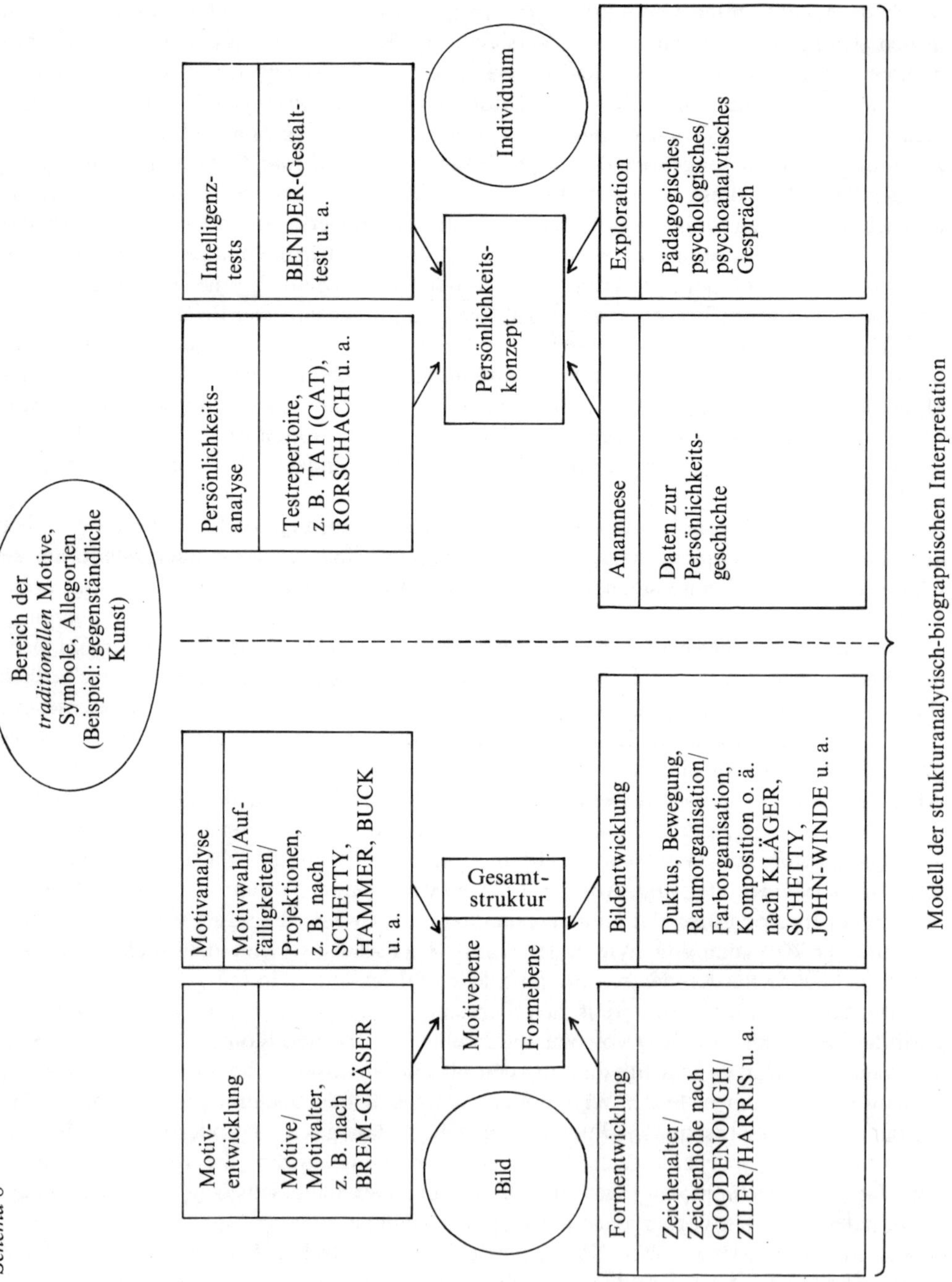
Bereich der
traditionellen Motive,
Symbole, Allegorien
(Beispiel: gegenständliche
Kunst)
Motiv-
entwicklung
Motive/
Motivalter,
z. B. nach
BREM-GRÄSER
Motivanalyse
Motivwahl/Auf-
fälligkeiten/
Projektionen,
z. B. nach
SCHETTY,
HAMMER, BUCK
u. a.
Persönlichkeits-
analyse
Testrepertoire,
z. B. TAT (CAT),
RORSCHACH u. a.
Intelligenz-
tests
BENDER-Gestalt-
test u. a.
Bild
Motivebene
Formebene
Gesamt-
struktur
Persönlichkeits-
konzept
Individuum
Formentwicklung
Zeichenalter/
Zeichenhöhe nach
GOODENOUGH/
ZILER/HARRIS u. a.
Bildentwicklung
Duktus, Bewegung,
Raumorganisation/
Farborganisation,
Komposition o. ä.
nach KLÄGER,
SCHETTY,
JOHN-WINDE u. a.
Anamnese
Daten zur
Persönlichkeits-
geschichte
Exploration
Pädagogisches/
psychologisches/
psychoanalytisches
Gespräch
Modell der strukturanalytisch-biographischen Interpretation

Auflösung dieser „zusammenhängenden Einheit" (HEGEL) erst den künstlichen Zustand herbeiführt, der dann in den unterschiedlichen Interpretationsansätzen zu den abweichenden Ergebnissen führt. Es ist eine andere schwierige Frage, die wir auch im letzten Kapitel ansprechen wollen, wie man sich im Falle der kindlichen Objektivationen diese Einheit (modellhaft) vorzustellen hat, aber es ist doch unzweifelhaft eine anschauliche, figurative Gesamtheit, die uns in der Kindererziehung entgegentritt.

Wie sich diese Gesamtheit in kurzer Zeit verändern kann, obwohl das Szenarium im großen und ganzen beibehalten wird, zeigt der Vergleich zweier Zeichnungen (vgl. Abbildungen 77 und 78) des Mädchens „PETRA" (6;10 Jahre alt): In der ersten Zeichnung wird die Vorfreude auf einen Urlaub dargestellt; sie zeigt die Zeichnerin (links) mit einer Freundin (rechts) und den jeweiligen Geschwistern (in der Mitte). Beide Mädchen, die auffallend bunt angezogen sind, zeigen lustige Urlaubsbilder vor – übrigens ein recht seltenes „Bild im-Bild-Motiv" in der Kinderzeichnung. Auch die kleinen Geschwister sind mit Sonnenschirm und Badetasche für den Urlaub ausstaffiert. Vier Wochen später (!) zeigt die Spielplatzdarstellung desselben Mädchens ein ganz anderes (regressives) Repräsentationsniveau, das sich in der fahrigen, unkonzentrierten Strichführung, den Kritzelresten, den ungewöhnlichen Überschneidungen von Formen, der gleichfalls „gestreuten" Anordnung *derselben Figurengruppe* – man vergleiche damit die sorgfältig inszenierte Darstellung mit Überlappungen im ersten Bild – zu erkennen gibt. Die Eltern des Mädchens hatten sich in der Zwischenzeit getrennt. Erst der Vergleich beider Bilder zeigt die verschiedenen Möglichkeiten des Ineinander von Form und Inhalt, der anschaulichen Gesamtheit, die es in der Interpretation zu entdecken gilt. Wenn diese Entdeckung nicht immer gelingt, dann deswegen, weil das *Medium* uns vor ungewohnte Verständnisprobleme stellt, und nicht deswegen, weil es nichts zu entdecken gäbe.

Für die Analyse des jeweiligen Formniveaus gibt es, wie unsere Darstellungen der Beurteilungsmodelle und der werkorientierten Interpretationsansätze (im Kapitel X, XI und XII) zeigen, relativ sichere Ansätze, welche die Formentwicklung und den formalen Zusammenhang/die kompositionelle Organisation beschreiben und ausdeuten. Während bei der Interpretation des Kunstwerkes das altersspezifische Formrepertoire schon einmal vernachlässigt werden kann – man spricht dann z. B. vergröbernd von „Frühwerken", „Alterswerken" o. ä. –, richtet sich diese Ausdeutung in der Kinderzeichnung immer auf das formale Gefüge *in einem bestimmten Zeitpunkt* der Entwicklung, besteht also aus Feststellungen über den jeweiligen Status der Entwicklung von Einzelform und Bildzusammenhang (vgl. die beiden unteren Blöcke links im Schema 8). Einer Analyse des Motivgeschehens stehen demgegenüber schon größere Schwierigkeiten entgegen, ist doch die „Motiventwicklung" nicht mit dieser Präzision vermessen und auch wohl nicht vermeßbar, weil sich in dieser Entwicklung sozial-kulturelle Unterschiede am ehesten bemerkbar machen. Allerdings sind u. E. bei dieser Beschreibung und Ausdeutung der Motivgenese noch große Forschungsdefizite zu beobachten. Es hat zwar immer wieder Ansätze gegeben, die dargestellten Gegenstände aufzulisten (vgl. z. B. OAKLEY 1931) und bestimmten Motivgruppen nachzugehen (vgl. z. B. BARRETT/LIGHT 1976), aber es werden dabei meist recht oberflächlich „Häuser", „Bäume", „Tiere" o. ä. registriert, ohne daß Motivhierarchien, Abhängigkeiten, individuelle Motivvarianten o. ä. in ihrer jeweiligen zeichnerischen Realisation herausgearbeitet würden. Man stelle sich vor, jemand hätte ausgezählt, wieviel Prozent

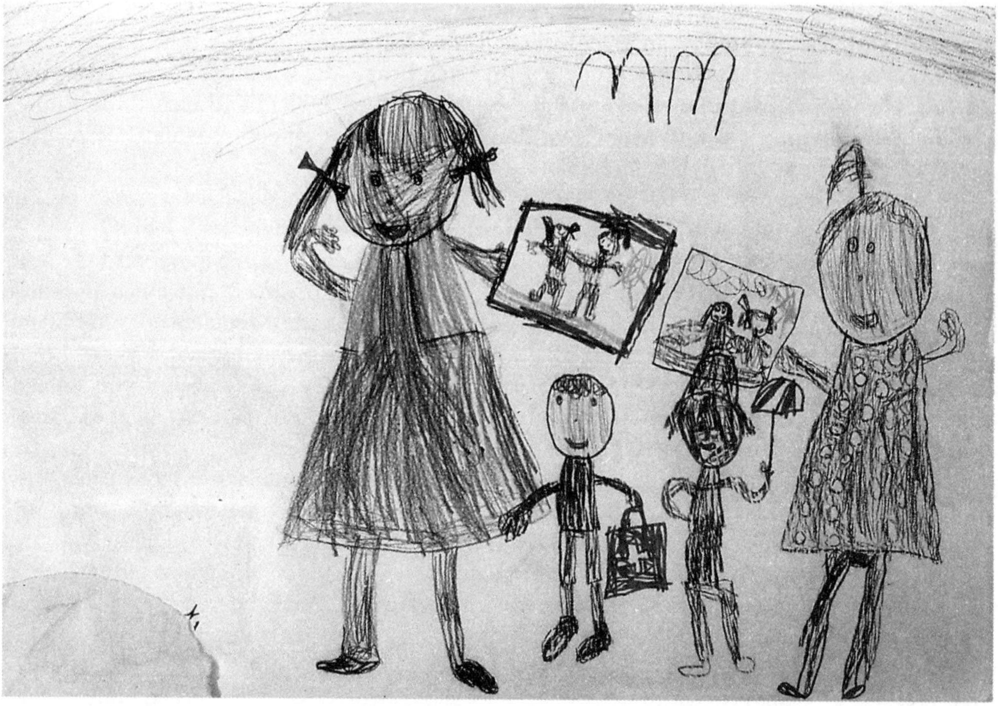

Abbildung 77

Bäume, Häuser o. ä. auf Gemälden des 19. Jahrhunderts insgesamt und bei bestimmten Künstlern zu verzeichnen wären! Jedermann würde die „Bildlichkeit des Bildes" (PÄCHT) verletzt sehen und nach der künstlerischen Formulierung des Gegenstandes fragen, welche ja erst die spezifischen Bedeutungsinhalte vermittelt. In der Erforschung der Motivstruktur der Kinderzeichnung wird aber häufig so naiv empiristisch verfahren, wohl weil diese Bedeutungsinhalte *nur* dem Lebensgeschehen und dem Lebensumkreis des Kindes entstammen, „kindeswesentlich" sind und nicht in einer historischen Beziehung untereinander stehen.

Ansätze für eine Erarbeitung von Gegenstandsdarstellungen *samt* ihrer inhärenten Bedeutungsvielfalt sind in den Vorarbeiten von C. BREM-GRÄSER (1957ff.; vgl. Kapitel XII, Abschnitt 4) zum Test „Familie in Tieren" (FIT) zu sehen. Die Autorin ermittelte dabei Hierarchien von Tierdarstellungen mit ihren spezifischen, „kindeswesentlichen" Bedeutungsfeldern. Über die Nutzung dieser Motivketten zur (projektiven) Ausdeutung des Familiendramas läßt sich streiten, unstreitbar sind aber in diesen Vorarbeiten bevorzugte Gegenstandsdarstellungen (einschließlich ihrer graphischen Realisationen) in ihrer Abhängigkeit voneinander zu Tage getreten. Zu einer Analyse der *Gesamtstruktur der Kinderzeichnung gehört* aber u. E. sowohl die Beurteilung des „Motivalters" – in Parallele zum „Zeichenalter", das ja hauptsächlich an der Entwicklung der Mensch*form* festgestellt wird – wie die Analyse des Bedeutungsspektrums, welche die Motive in ihren zeichnerischen Realisa-

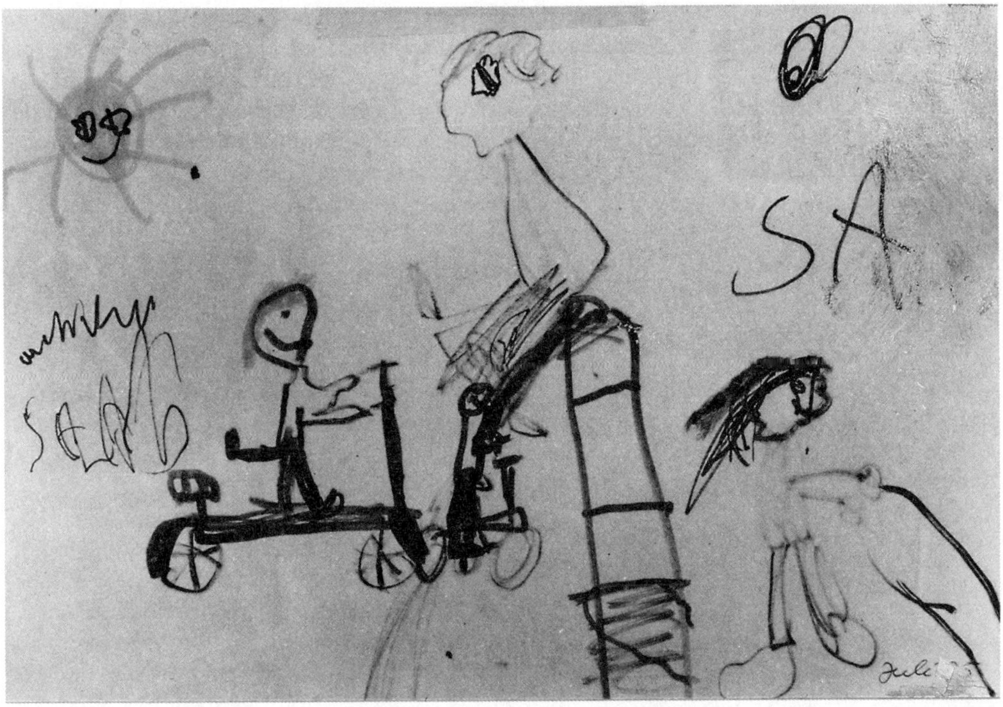

Abbildung 78

tionen vermitteln. Ob man sich dabei auch der projektiven Motivanalysen (vgl. die oberen Kästen der linken Seite unseres Schemas) bedient, bleibt dem Wissenschaftsverständnis des Betrachters überlassen.

2. *Persönlichkeitskonzept und Persönlichkeitsanalyse:* Die Rekonstruktion und Ausdeutung der bildnerischen Tatbestände der Kinderzeichnung sollte aber nach unserer Auffassung mit einer Analyse der Persönlichkeitsstruktur verbunden werden. Wir verknüpfen also, enger als dies in der Interpretation künstlerischer Objektivationen notwendig und wünschenswert sein mag, die interpretatorische Rekonstruktion bildnerischer Gegebenheiten mit der Analyse biographischer Befindlichkeiten: Gerade weil die kindlichen Objektivationen nicht in eine historische Entwicklung einzuordnen sind, bleibt der Interpret bei der Analyse des bildnerischen Geschehens auf die Inhalte der individuellen Lebensgeschichte *und* die Merkmale kindlicher Persönlichkeitsentwicklung angewiesen.

Wir haben an der Darstellung der Auffassungen von E. KOPPITZ über die „emotionalen Faktoren“ in der Menschdarstellung (vgl. Kapitel XII, Abschnitt 2) nachzuweisen versucht, daß ein solcher Vergleich von Werk und Biographie in dem Augenblick *an Bedeutung verliert*, in dem es gelingt, eine valide Beziehung zwischen einer Gruppe von Verhaltensmerkmalen und einem Feld von bildnerischen Gegebenheiten herzustellen. Eine solche stabile Beziehung erlaubt eine Form der Interpretation, die von bestimmten bildnerischen Tatbeständen auf besondere Persönlichkeitsmerkmale schließt, *weil vorher* unter kontrollierten Bedingungen eine Beziehung zwischen bestimmten Persönlichkeitsmerkmalen zu besonderen zeichnerischen Ausdrucksformen hergestellt worden war. Aber auch in diesem Falle – dem einer *testartig* abgesicherten Beziehung von Werkstruktur und Persönlichkeitskonzept – ist eine Rückkopplung der zeichnerischen Formen/Motive an die Analyse der Persönlichkeitsbedingungen nicht überflüssig, weil 1. die ermittelte Beziehung nicht für alle Zeiten bestehen muß, also immer neu überprüft werden sollte, und 2. die theoretische Einschätzung von Persönlichkeit *und* bildnerischer Objektivation sich rasch ändert. So konnten wir z. B. an der Untersuchung von B. POHLMANN (1982; vgl. Kapitel VII, Abschnitt 5) feststellen, daß sich seine Auffassung von Kinderzeichnung an älteren und (zumindest teilweise) überholten Vorstellungen orientiert, während seine persönlichkeitsdiagnostische Einschätzung sich auf die neuere kinderpsychiatrische/kinderneurologische Forschung stützt. Sollte, wie im Falle unseres Modells einer „strukturanalytisch-biographischen Interpretation", *keine* testartige Beziehung zwischen Werk und Person angestrebt werden, dann stützen sich Persönlichkeitsanalyse und Bildinterpretation *gegenseitig;* eine korrigierende Überprüfung des einen Zugriffs erfolgt an der Analyse des anderen Bedingungsfeldes (vgl. zur Problematik bereits SEHRINGER 1957).

Es wäre nun vermessen, das Konzept *einer* Persönlichkeitstheorie an dieser Stelle zu entwikkeln – dafür gehen die Auffassungen über die kindliche Individualität und ihre diagnostische Einschätzung zu weit auseinander. Wir haben daher für die Angaben in unserer schematischen Übersicht (vgl. die Positionen der rechten Seite) Diagnosemöglichkeiten aufgeführt, welche in den Interpretationsversuchen der vorhergehenden Kapitel häufig verwendet wurden. Einige dieser Einschätzungsformen, so das explorative Gespräch und die anamnestischen Erhebungen, spielen auch in der Interpretation des nachfolgenden Abschnittes eine bedeutende Rolle. Formalisierte Erhebungen über die „Anamnese und Biographie im Kindes- und Jugendalter" liegen uns in der Darstellung von G. DEEGENER (1984) vor. Auch L. SELFE hat (1983, S. 204ff.) Vorschläge für biographisch-anamnestische Erhebungen – sogar im Hinblick auf bestimmte (außergewöhnliche) zeichnerische Verhaltensweisen – gemacht. Diese vorliegenden Untersuchungen entheben den Interpreten von Kinderzeichnungen aber nicht der Mühe, einen eigenen wissenschaftlichen Standpunkt zu fixieren. So müßte in das skizzierte Modell, sollte es nicht nur als Zusammenfassung vorliegender Positionen, sondern als Forschungsansatz dienen, eine je eigenständige Persönlichkeitstheorie eingebracht werden.

Insgesamt zeigt das Modell der „strukturanalytisch-biographischen Interpretation" (vgl. Schema 8) die Abhängigkeit der beiden Zugangsformen zur Kinderzeichnung voneinander: Ohne die Einbeziehung des bildnerischen Tatbestandes, wie es sich in der *Gesamtstruktur* einer Zeichnung/einer Serie von Zeichnungen manifestiert, ist die Interpretation lediglich als eine Form von Persönlichkeitsdeutung anzusehen; ohne die Berücksichtigung biographisch-anamnestischer Inhalte bleibt sie auf die Analyse formaler Tatbestände beschränkt. Erst die Verbindung beider Zugriffsweisen führt zu einer Interpretation, in der auch der Bedeutungsgehalt erschlossen werden kann. Es bleibt dabei eine Frage des wissenschaftlichen Verständnisses, *welche* Positionen der beiden Seiten miteinander verknüpft werden und *wie* die Interpretation konzipiert wird: von der bildnerischen Struktur hin zum Persönlichkeitsbild oder vom Persönlichkeitskonzept hin zum Bild. Wie in den Werken der sog. Modernen Kunst ist u. E. auch in den Objektivationen der Kinderzeichnung ein Moment von „Erklärungsbedürftigkeit" („Theoriebedürftigkeit") enthalten; sie legen sich nur in ihren materiellen und formalen Gegebenheiten „von selbst" aus, weil beide Äußerungsformen – aus sehr unterschiedlichen Gründen – auf den Bereich der traditionellen Motive, Symbole, Allegorien (vgl. Schema 8, oben) *mehr oder weniger* verzichten. Dieser Verzicht macht eine Reihe von Hilfskonstruktionen notwendig, wenn es um die Analyse von Bedeutungen geht: Im Falle der Kinderzeichnung sollten u. E. die bildnerischen Tatbestände an biographischen Gegebenheiten verifiziert werden und umgekehrt.

2. Kinderzeichnung, Verfolgung, Leid und Tod

Wenn bisher von Einflüssen auf die Motivstruktur der Kinderzeichnung die Rede war, dann handelte es sich häufig um Einwirkungen von außen auf die inhaltliche Ebene der kindlichen Bildnerei, etwa um die Einflüsse historischer Gegebenheiten und/oder sozialkultureller Bedingungen. Wir versuchten nachzuweisen, daß sich bestimmte Inhalte, z. B. Kriegsmotive oder „Robinsonaden" bzw. eskapistische Motive, zu bestimmten Zeiten häufen, daß sich also in der Motivstruktur der Zeichnung am Ende der Kindheit/am Anfang des Jugendalters ein Reflex historischer, kultureller und/oder situativer Bedingungen zeigt. Nur im Kapitel VII über die Besonderheiten von Formentwicklung und Motivstruktur wurden auch Veränderungen beschrieben, die auf endogene Ursachen hinwiesen. Im nachfolgenden Abschnitt sollen nun Darstellungen von Leidenserlebnissen und Todeserfahrung, bes. am Beispiel der Zeichnung eines leukämiekranken Jungen, vorgestellt werden, welche als bildnerische Reflexe auf Ausnahmesituationen (BACH: „critical moments of life") anzusehen sind. In den Trümmerdarstellungen, z. B. von Kindern aus dem zerstörten Warschau (vgl. BAUMGARTEN 1949/50), kommen aber auch, beschämend genug für die Erwachsenen, Bedrohungen von außen *und* Leidenserlebnisse zusammen. Die Ausgangslage dieser Zeichnerinnen/Zeichner ist daher eine ganz andere als die jener Heranwachsenden, welche Kriege und Katastrophen nur als Medienereignisse – von den illustrierten Zeitungsberichten über den Burenkrieg (1899–1902) bis zu den Fernsehkriegen in Vietnam oder Libanon – kennen und zeichnerisch realisieren. So konnte F. BAUMGARTEN (1949/1950) nachweisen, daß noch nach mehreren Jahren in den Zeichnungen der genannten Kinder aus Warschau Hauszerstörungen als dominierende Motive auftraten. H. EGEN hat (1967, 2. erw. Aufl. 1977) eine große Anzahl von Zeichnungen beschrieben und veröffentlicht, in denen Kinder und Jugendliche Kriegshandlungen, Verfolgungen oder sogar Folterungen aus der Sicht von Betroffenen darstellten. Allerdings sieht er (1977, S. 65f.) in diesen Zeichnungen eher distanzierende Momente wirksam werden:

„Wenn allgemein gilt, daß Kinder beim Zeichnen und Erzählen gern übertreiben und das Erlebte sozusagen dramatisieren, trifft es hier aber nicht zu. Es scheint vielmehr durch das Medium des Zeichnens und Niederschreibens eine gewisse Läuterung des Erlebten eingetreten zu sein, alles wurde auf eine einfache Formel gebracht."

Dagegen gibt F. BAUMGARTEN (1949/50, S. 78ff.) auf die Frage, was die Kinder bei diesen Ruinen und Kriegsdarstellungen „leitete, ob es die zeichnerische Fähigkeit allein (gewesen sei) oder noch andere Faktoren mitwirkten", die Antwort:

„Das Kind hat die eigene Behausung verloren, aber gleichzeitig ist auch diejenige des einen Nachbarn und weiterer Nachbarn zugrunde gegangen ... Die Vernichtung umfaßt *alle*. Dieses *kollektive Unglück* und der *Eindruck des Massenhaften,* den das Kind erhielt, vermittelte ihm eine neue Kategorie von Empfindungen."

Sie spricht daher auch von einem „seelischen Trauma", das sich in den Zeichnungen Ausdruck verschaffe.

Diese grundsätzliche Bewertung der Motivstruktur von Kinderzeichnungen, welche Ausnahmesituationen zeichnerisch wiedergeben sollen, führt uns auf den Kern der Fragestellung; sie wurde ja auch schon in der zitierten Beschreibung von F. BAUMGARTEN angesprochen: Lassen sich in den Kinderzeichnungen, welche Situationen existentieller Bedrohung wiedergeben, andere inhaltliche und/oder formale Mittel entdecken als in Darstellungen mit „regulären" Inhalten des kindlichen Lebensgeschehens? Wir haben im Kapitel VI über die Erzählstruktur an einer Reihe von Beispielen schon eine vorläufige Antwort auf diese Frage zu formulieren versucht. In einer Analyse der narrativen Inhalte und ihrer formalen Realisationsmittel von Zeichnungen, welche sehr unterschiedliche Befindlichkeiten ausdrücken sollten – von lustigen Ferienerlebnissen bis zu wahnartigen Vorstellungen –, kamen wir dort zu der Schlußfolgerung, daß innerhalb des kollektiven Ausdrucksgeschehens (BAUMGARTEN: „zeichnerische Fähigkeiten allein") individuelle Realisationsmöglichkeiten (MEILI-DWORETZKI: „Varianten") bestehen, die aber in einem interpretatierenden Zugriff entdeckt werden müssen. Manchmal, wie am Beispiel der beiden Zeichnungen des Mädchens „PETRA" (vgl. Abbildungen 77 und 78) demonstriert werden sollte, fällt eine solche Entdeckung nicht schwer, weil ein schockartiges Erlebnis das stabile altersadäquate Repräsentationsgeschehen schlagartig verändert, reduziert, regredieren läßt; manchmal ist es aber keineswegs einfach, sogar bei schwersten psycho-somatischen Bedrohungen, das Andersartige dieser Zeichnungen zu erkennen. Das mag in der Tat im Einzelfall auch mit den individuellen Verarbeitungsmöglichkeiten von Leidenserlebnissen zusammenhängen, wie sie von H. EGEN in der zitierten Stelle angesprochen werden: Auch im Leiden sind ja wohl nicht alle Kinder gleich! Aber generell ist diese Schwierigkeit in der Verfassung des Mediums selbst begründet.

Welch ein interpretatorischer Aufwand nötig sein kann, um ein besonderes Ausdrucksgeschehen *nachweisen* zu können, zeigen die Untersuchungen von D. BÜRGIN (1978, Nachdr. 1981) über „Das Kind, die lebensbedrohende Krankheit und (den) Tod". Er ging dabei von der Entwicklung allgemeiner Todes*konzepte* bei Heranwachsenden aus und konfrontierte sie mit Todes*erfahrungen* solcher Kinder, welche tatsächlich an „einer schweren somatischen Krankheit mit wahrscheinlich fatalem Verlauf (Prototyp Leukämie)" litten; er stützte sich in seinen Darstellungen auch auf zeichnerische Äußerungen der todkranken Kinder. Seine Untersuchungen können als ein Beispiel für eine Form von strukturanalytisch-biographischer Interpretation angesehen werden, deren Modell im ersten Abschnitt dieses Kapitels skizziert wurde. Sie dienen uns also als Beleg für die Möglichkeiten einer solchen Vorgehensweise *und* stehen gleichzeitig für die Schwierigkeiten eines ernsthaften Bemühens um das Verstehen von Kinderzeichnungen mit *besonderem* Erlebnishintergrund – spekulative „Deutungen" solcher Zeichnungen sind ja bis in die Wochenendbeilagen von Zeitungen gedrungen.

Die Darstellung der Entwicklung des Todesgedankens macht einen großen Teil dieser Untersuchungen D. BÜRGINs aus. Wir können diesen Teil der Erörterungen nur sehr verkürzt wiedergeben; der Autor stützt sich dabei auf psychoanalytische, aber auch kulturanthropologische Auffassungen vom Tod und (notwendigerweise) vom Leben. Als erste Kristallisationspunkte späterer Vorstellungen vom Tod gelten ihm (mit B. LEWIN) „die Erfahrungen des ‚guten', d. h. ungestörten, libidinös-befriedigten, und des ‚schlechten', d. h. durch Hunger, Schmerz und andere organische Stimuli oder emotionale Frustrationen gestörten Schlafes des Säuglings"; an der Befriedigung oder der Frustration hat ja auch die Repräsentanz des Primärobjekts Mutter einen entscheidenden Anteil. In der (identifizierenden) Beziehung zu diesem Primärobjekt findet der Säugling Dauer, Stabilität, wächst ihm ein Gefühl von *Unsterblichkeit* zu: „Alle Todessymbole beinhalten beide Vorstellungen, sind immer zugleich Ausdruck von Tod wie auch von Immortalität" (BÜRGIN 1978, S. 40). Dieser Dualismus komme auch – theoretisch anders begründet – in der Auffassung S. FREUDs vom zeitlosen, überdauernden, omnipotenten Unbewußten (Lebenstrieb), das den eigenen Tod nicht kenne, und vom „Todestrieb" zum Ausdruck. Bekanntlich diente die Annahme eines solchen Triebes S. FREUD dazu, die aggressiven Impulse des Menschen zu erklären. Solche Impulse werden vom Ich

„teilweise nach außen auf die Partialobjekte projiziert, die somit in der Phantasie zu bedrohlichen und verfolgenden ‚bösen' Objekten werden, teilweise in aggressive Impulse umgewandelt, mittels welcher die bösen Objekte attackiert und abgewehrt werden" (ebd., S. 41).

Die Erfahrungen mit den Objekten (=Personen) und den Dingen entscheiden dabei über die Stabilität des Ich und seine Beziehungen zu einem (integralen) Selbst. Aber schon P. HEIMANN (1969) kam zu der Überzeugung, daß es unnötig sei, zur Erklärung von (aggressiven) destruktiven *und* (reflexiv) lebensbedrohenden Impulsen einen „Todestrieb" anzunehmen, es genüge, die Erfahrungen des Kindes mit der Zu- oder Abwendung der Mutter, mit der Fürsorge oder Vernachlässigung in Rechnung zu stellen.
Diese Erfahrungen bilden die Grundlage für die Ausbildung eines „Todeskonzepts", d. h. von formulierbaren und halbbewußten Vorstellungen über das Ende des Lebens und seine Ursachen. Deskriptive Untersuchungen über die Begriffe „Leben" (PIAGET, KLINGBERG u. a.) und „Tod" (SAFIR, GESELL, NAGY u. a.) zeigen, daß sich Kenntnisse über Krankheiten, Sterben, Todesursachen erst nach dem fünften Lebensjahr nachweisen lassen, daß aber auch in dieser Zeit der Tod noch immer die Qualität des Reversiblen besitzt. Erst zwischen dem fünften und neunten Lebensjahr wird der Tod als separates, aber äußeres Geschehen verstanden, personifiziert (als Engel, Teufel, in menschenähnlicher Form oder Skelett) und noch immer als abweisbar angesehen: Man kann ihm durch List entrinnen oder den Tod töten. Nach dem neunten Lebensjahr sieht das Kind den Tod als inneres Ereignis an, das sich nach gewissen Gesetzmäßigkeiten vollzieht und das Ende des körperlichen Lebens darstellt. Jetzt trösten auch Vorstellungen über das Weiterleben der Seele (vgl. BÜRGIN 1970, S. 60 nach NAGY). Diese Gestalt des Todes an der Grenze vom abweisbaren zum unabwendbaren Ereignis wird auch in vielen Kinderzeichnungen sichtbar, welche K. U. NEULINGER (1975) zum Thema „Tod" hat anfertigen lassen: So zeigt das Bild (vgl. Abbildung 79) eines neunjährigen Mädchens den Tod als Knochenmann, der in einer knöchernen Wohnung haust!

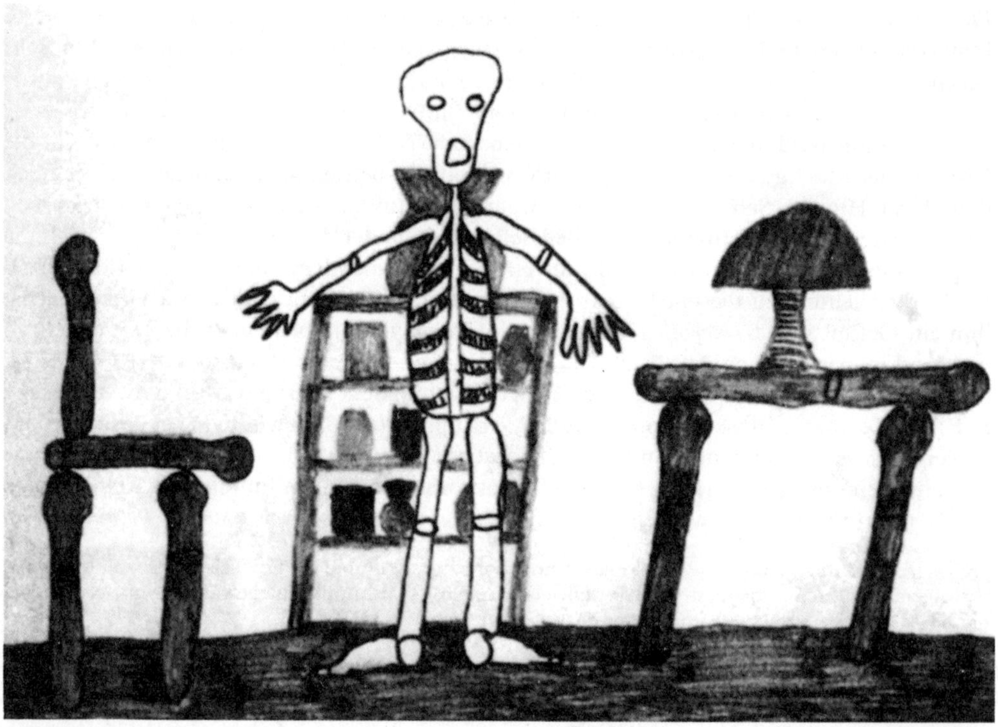

Abbildung 79

„Der Tod erscheint in diesem Beispiel wie eine Figur aus einem Kasperltheater. Auch dort weisen Tod, Teufel, Hexe und Zauberer ähnlich menschliche Gewohnheiten auf wie in diesem Bild" (NEULINGER 1975, S. 168).

Auch bei Kindern, die selbst vom Tod bedroht sind oder waren, entwickelt sich das Todeskonzept in Abhängigkeit von Alter, Reifung und Intelligenzentwicklung. Eine Vorstellung von der *Universalität des Todes* bildet sich auch bei ihnen erst in der Pubertät. D. BÜRGIN zitiert die Ergebnisse einer Untersuchung von G. RAIMBAULT und P. ROYER (1969) an zehn todkranken Kindern mittels psychoanalytischer Interviews. Sie zeigen, daß der Gedanke an den Tod erst mit dem zehnten Jahr affektive Züge erhält, mit Trauer, Angst, Verzweiflung einhergeht:

„Obwohl in fast allen Fällen wie nebenbei auch vom eigenen Tod gesprochen wurde, bezogen sich alle Aussagen über psychische Probleme Sterbender auf Andere, meist Gesunde. Die Beschäftigung mit dem Tod des Anderen vollzieht sich beim somatisch kranken Kind früher als beim gesunden. Unabhängig vom Alter ruft das Thema Tod Ängste hervor, welche die Kinder ohne Verzug mittels Projektion, Abspaltung, Verschiebung, Idealisierung, Sublimation, zwanghaften Ritualien und bewußten Lügen loszuwerden versuchen" (BÜRGIN 1978, S. 73f.).

Der Autor beschreibt (S. 119f.) eindringlich die Schwierigkeiten von Untersuchungen über das seelische Befinden von todkranken oder sterbenden Kindern. Er wählte deswegen eine Methode, die neben der Erhebung von Informationen auch therapeutische Momente enthalten sollte. Dazu führt er mehrere „nicht direktive, höchstenfalls semistrukturierte, psychoanalytisch gehaltene Gespräche mit den Patienten (teilweise kombiniert mit Kritzelzeichnungen nach D. WINNICOTT 1973)“ und betreute die Kinder oft monatelang während ihres Krankenhausaufenthalts. Die Gespräche wurden ergänzt von einer Serie projektiver und psychometrischer Tests – Menschzeichnung, Zeichnung der in Tiere verzauberten Familie, DÜSS-Fabeln, Szeno-Test, Thematic-Apperception-Test, Children's Apperception-Test, Rorschach-Test, Hawik (vgl. dazu BRICKENKAMP 1975). Die Kinder durften während der Gespräche zeichnen; gleichzeitig bat er die Patienten, so oft wie möglich auch zu Hause eine Zeichnung irgendwelchen Inhalts anzufertigen und zu den Kontrolluntersuchungen mitzubringen. Die Fallbesprechungen, aus denen wir im folgenden (gekürzt) ein Beispiel vorstellen wollen, zeigen, daß er den *anamnestisch-psychologischen Hintergrund* für die Interpretation der Zeichnung vor allem in den Gesprächen über die Bildtafeln des Kinder-Apperzeptions-Tests (CAT) bzw. des Thematischen Apperzeptions-Tests (TAT) entwickelte.

QUINTUS, 5 Jahre, 9 Monate. Akute lymphatische Leukämie

(BÜRGIN 1978)

Die nachfolgende Beschreibung der Situation des todkranken Jungen QUINTUS wurde deswegen ausgewählt, weil seine bildhaften Darstellungen von allen Zeichnungen der mitgeteilten Fallbeispiele das Thema Sterben, Tod am auffälligsten reflektierten. Während die Bildnereien der anderen Kinder die Erfahrungen der Krankheit und des Sterbens meist indirekt widerspiegeln – z. B. durch Klischeebildungen, Verkleinerungen, reduzierte und auffällige Merkmale in den Menschzeichnungen o. ä. –, zeigen seine Zeichnungen direkte bildnerische Reflexionen über seine Befindlichkeit. Damit wird auch der Zugang zu diesen Äußerungen leichter.

D. BÜRGIN skizziert (1978, S. 139ff.) die soziale Situation des Jungen und die erste Begegnung mit ihm:

„QUINTUS stammt aus einem ‚broken home'. Bereits seit Jahren bestand eine Unsicherheit in den intrafamiliären Beziehungen. Ihrer eigenen psychischen Probleme wegen standen ihm beide Eltern emotional nur wenig zur Verfügung. Nach Angaben der Mutter sei er immer ein ruhiges, aufgewecktes, liebes und problemloses Kind gewesen.

Bei unserer ersten Begegnung im Spital erzählt mir QUINTUS von seinen Aktivitäten als ‚Sheriff' gegenüber dem ‚bösen Indianerhäuptling'. *Mit den* gebrauchten *Kunststoff*spritzen, die er im Spital bekomme, könne er *alle,* die er wolle, töten, sie *umlegen.* Er fügt dann beschwichtigend hinzu, das sei natürlich alles nur *ein Spiel.* Wenn er fertig sei, *so stünden alle wieder auf.*

Die Hilflosigkeit in der äußeren Realität, im passiven Erleiden der Krankheit und der Behandlungsprozeduren, wird in der Phantasie durch die adaptive Maßnahme der ‚Verkehrung ins Gegenteil' (QUINTUS als Inhaber unbeschränkter Macht in der Identifikation mit einem omnipotenten Über-Ich-Vorläufer) abgeglichen. Um mich dadurch nicht zu erschrecken, verharmlost und bagatellisiert er diesen Schachzug mit der Erklärung, es handele sich nur um ein reversibles Spiel.“

Der Autor und Therapeut bittet Quintus dann, mit den Szenofiguren zu spielen und ihm einen Menschen zu zeichnen; mit dieser Aufforderung beginnt also der anamnestisch-biographische Teil der Untersuchung, die, wie der Autor wiederholt versichert, in freundlicher Atmosphäre stattfand. Das Szeno-Arrangement stellt „den tiefen Wunsch nach einer intakten sozialen Einheit, nach einer harmonischen Familie dar“. In diesem Wunsch (des Fünfjährigen!) kommt nach der Auffassung des Autors

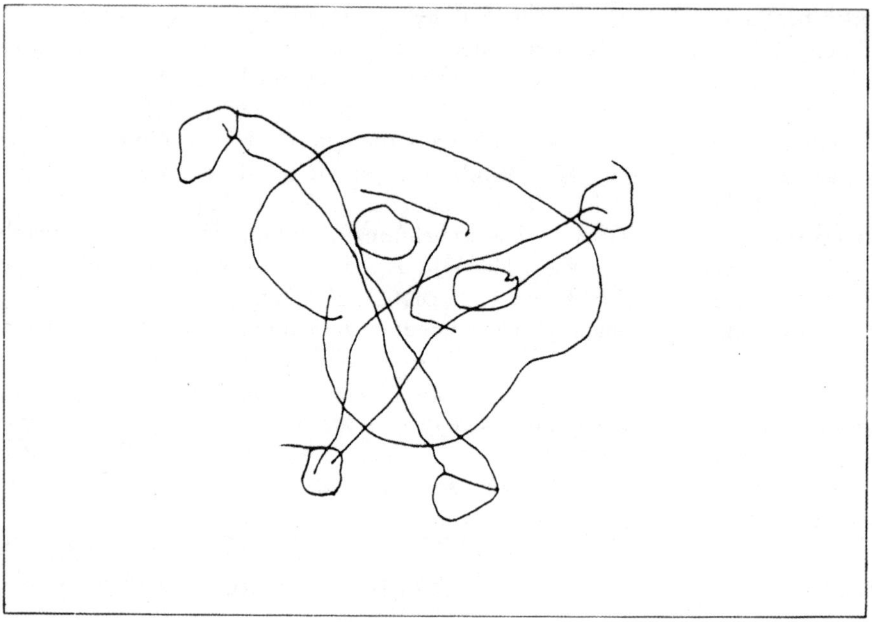

Abbildung 80

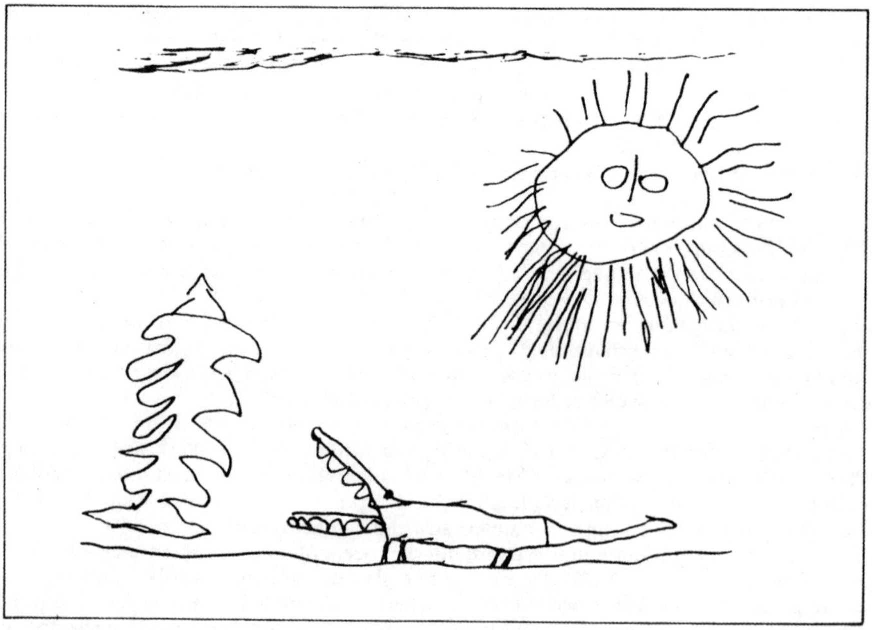

Abbildung 81

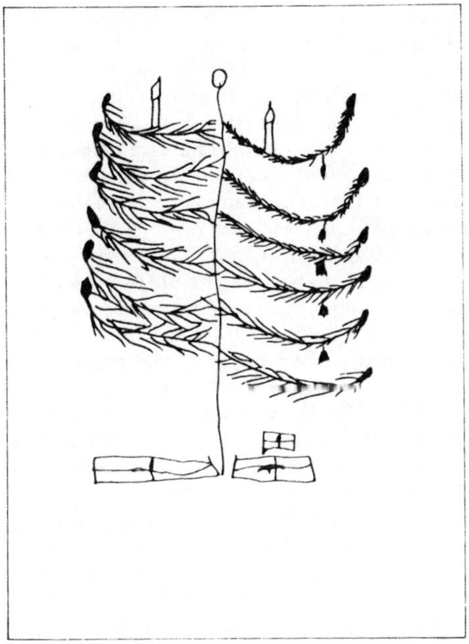

Abbildung 82

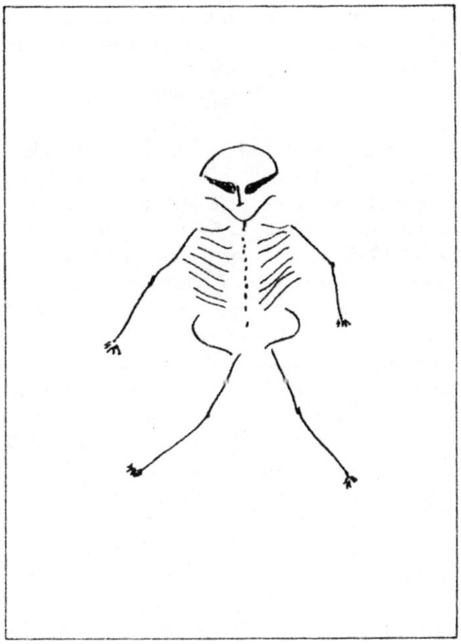

Abbildung 83

schon eine gewisse Regression in den Objektbeziehungen zum Ausdruck, welche von der Verlustangst (Familiensituation *und* Krankenhausaufenthalt) ausgelöst ist. Anstelle einer Menschdarstellung zeichnet er dann das Bild eines Totenkopfes mit gekreuzten Knochen (= Zeichen für giftige Substanz), auf das er im Krankenhaus gestoßen sein dürfte (vgl. Abbildung 80). Einige Tage später übergibt er dem Autor eine nicht angeforderte Zeichnung (vgl. Abbildung 81) und bemerkt dazu: „Ein Krokodil. Es knabbert an den Blättern des Baumes. Der kann nicht davonrennen, leider!"
Der Autor deutet auch die Wiedergabe des Giftsignets als Selbstdarstellung, die eine „tiefe innere Beunruhigung durch die Krankheit und (eine) intensive vorbewußte (deskriptiv unbewußte) Auseinandersetzung mit dem eigenen Tod" zum Ausdruck bringe. Dem Todeskonzept des Fünfjährigen gemäß werde darin der Tod als etwas Apersonales verstanden, das von Außen komme und als Vergiftungsangst in Erscheinung trete. Auch in der spontanen Zeichnung werde dieses Konzept realisiert in der Person des Krokodils, das an einem Baum (oral) knabbere"! Zudem weise das „‚Knabbern' als lokale Schädigung" auf Verstümmelungs- bzw. Kastrationsängste (vgl. TAT 12 B 6) hin. Diese Angst vor einem (oralen) Angriff von außen zeige sich auch in den „DÜSS-Fabeln und im CAT", auf deren Einsatz der Autor in diesem Falle nicht näher eingeht (zur Methode vgl. BRICKENKAMP 1975): „Das Unvermögen, sich durch Flucht der Gefahr zu entziehen, spricht von großer Hilfs- und Hoffnungslosigkeit und damit von einer ungünstigen Prognose (?)." Auf dem Hintergrund der Analyse von Zeichnungen und testartigen Ermittlungen gibt nun auch das Gespräch, das einleitend wiedergegeben worden ist, für den Untersucher einen Sinn: Es stellt eine andere „Facette des Todeskonzepts" von QUINTUS dar: Eine Ahnung um die Irreversibilität des Todes, von dem er bedroht ist, drückt sich in dem Spiel mit der Spritze aus („umlegen" usw.), gleichzeitig können die „Getöteten" aber wieder aufstehen, weil alles „nur ein Spiel" war.
Auch in den Besprechungen der TAT-Tafeln, von denen der Autor einige referiert, wird der Tod thematisiert, aber gleichzeitig verharmlost: „Die Ubiquität des Todes wird zwar anerkannt. Tod und Trauer werden aber zu defensiven Zwecken weit in die Zukunft projiziert, ins Alter verschoben. Nur die Feindseligkeit bleibt der Jugend. TAT-Tafel 8 BM (ein Jugendlicher, frontal gesehen; der Lauf

eines Gewehres; im Hintergrund, undeutlich, die Szene einer Operation): ‚Da töten sie einen. Einen Herrn, einen Räuber. Räuber sind gefährlich. Der Großvater und der Herr von vorher töten den Räuber. Der Bub schaut zu. Er hat Angst. Die tun das, denn sonst tötet der Räuber sie . . .'
TAT-Tafel 10 (Der Kopf einer jüngeren Frau an der Schulter eines Mannes): ‚Die sind traurig, weil sie ziemlich alt sind. Die sterben bald. Wenn man alt wird, stirbt man. Dann werden sie zu Engeln. Fliegende Drachen gibt es heute keine mehr, wegen der Gewehre. Wütende Engel haben Pfeilbogen in der Hand und schießen Drachen. Zu Hause habe ich auch einen Pfeilbogen. Ich schieße damit auf Blumenstöcke. Bums, sie fallen herunter' (lacht). Alter, Tod und Trauer gehören zusammen. Sterben ist gleichbedeutend mit Weiterleben in einer anderen Form (Engel). Der wütende Engel, mit dem sich QUINTUS identifiziert, der Heldentaten vollbringt, monströse, bedrohliche Lebewesen erlegt, stammt nicht aus einer Auseinandersetzung mit dem eigenen Tod. Denn wer jung ist, stirbt noch nicht. Der wütende Engel ist vielmehr eine geschickte, magische Kombination von einem idealisierten, aggressionslosen Selbstbild mit der Tatsache heftiger aggressiver Impulse, die isoliert nur Schaden, Angst und Schuldgefühle erzeugen. Also werden sie in den Dienst einer ‚guten Sache' gestellt und erfahren damit eine Legalisierung. Die Blumentöpfe betonen QUINTUS' Harmlosigkeit".
Das Trauma der schweren (malignen) Krankheit kommt für D. BÜRGIN in den Verbalisierungen der vorgegebenen Bildtafeln des TAT zum Ausdruck: „Bedrohung, Verstümmelung und Tod durchziehen den manifesten Inhalt aller TAT-Geschichten in altersunüblicher Intensität." Auch die Rorschach-Protokolle, die als zusätzliche Deutungsquellen dienten, bestätigten diese Auseinandersetzung mit dem Tod und gleichzeitig die Abwehr des Phänomens. Die affektiven Inhalte wurden nach Meinung des Autors vom bewußten Teil des Erlebens ferngehalten, weil sie eine Bedrohung der Ich-Funktionen darstellten. So entwickelte sich eine doppelte Persönlichkeit: eine alltägliche, welche sich ruhig und gelassen gab, von den Mitarbeitern als humorvoll-intelligent, kooperativ o. ä. beschrieben wurde, und eine, welche in den objektiven Tests seine Verstümmelungsängste, seine Todesfurcht zu erkennen gab. Diese beiden Seiten seiner Persönlichkeit kommen denn auch in den *spontanen Zeichnungen* zum Ausdruck, die er nach einem erneuten Krankheitsschub (1. ZNS-Rezidiv) mitbrachte, nachdem er vier Monate vorher das Krankenhaus hatte verlassen können. Auf der Vorderseite des Blattes (vgl. Abbildung 82) ist ein Weihnachtsbaum zu sehen, der wohl als Reaktion auf die Heimkehr entstanden war. „Obwohl ein wichtiger Bestandteil eines freudigen Anlasses (Vollremission) ist der Baum . . . von seiner Wurzel abgeschnitten, ohne Halt. Unmittelbar stellen sich die Fragen: wie lange wird die Freude anhalten? Was enthalten wohl die Pakete? Was passiert wohl im 7. Altersjahr?" Die Rückseite des Blattes (vgl. Abbildung 83) zeigt ein „Skelett, dessen Thorax entfernt an die Struktur des Weihnachtsbaumes erinnert . . . ein Mund dafür fehlt der Gestalt, die Augenhöhlen sind mit einem Okklusivverband bedeckt . . . Nach dem 3. ZNS- und dem 1. Knochenmarksrezidiv und oft an der Grenze einer schweren Depression starb Quintus 3 Monate nach seinem 7. Geburtstag!"

DRITTER TEIL: ÄSTHETIK

XVI. Elemente einer Forschungsgeschichte I: Vor- und Frühgeschichte

Zur Einführung in den methodologischen Teil dieser Untersuchung gehört auch eine Darstellung der (nun etwa hundertjährigen) Geschichte der Entdeckung und Erforschung unseres Gegenstandsbereiches. Aber was auf den ersten Blick wie eine lästige Pflichtübung aussehen könnte, erweist sich schon auf den zweiten als interessante, aber auch so umfangreiche und schwierige Aufgabe, daß für die Überschrift zu diesem Abschnitt eine relativierende Formulierung gewählt werden mußte: Zwar erfolgte die Entdeckung dieses besonderen, bildhaften Ausdrucksgeschehens (fast unverständlich) spät, aber dann setzte eine so vehemente und facettenreiche Beschäftigung mit diesem neu entdeckten „Ausdruck der Gemütsbewegungen beim Menschen" (DARWIN) ein, daß schon wenige Jahre später methodisch vergleichende und methodologisch abgrenzende Analysen (z. B. RUTTMANN 1911 bzw. 1914) und bald auch „geschichtliche Überblicke" über die Forschungsaktivitäten (z. B. KRETZSCHMAR 1912; GRAEWE 1936) erscheinen konnten. Die Fülle der psychologischen, pädagogischen, kunsttheoretischen, ethnologischen o. ä. Forschungsansätze, vor allem in den Jahrzehnten bis etwa 1920, läßt nur eine querschnittartige Darstellung zu, die allerdings am Beispiel ausgewählter, repräsentativer Auffassungen bedeutender Autorinnen/Autoren die Höhepunkte und Wendemarken in der Forschungsgeschichte erfassen soll. Schon in dem ersten Teil dieser Darstellung der Forschungsgeschichte soll deutlich werden, wie – nach einer Vorzeit „einsamer" und auch ziemlich folgenloser Entdeckungen – die Auffassungen über das zu erforschende neue Medium miteinander verknüpft und aufeinander abgestimmt wurden – über die Grenzen von Ländern und Kontinenten hinweg.

1. Zur Vorgeschichte der Entdeckung einer „Kunst des Kindes"

Obwohl schon in (einer) der ersten entwicklungspsychologischen Darstellungen, in F. ENGELS „Versuch einer Theorie vom Menschen und dessen Erziehung" (1753), vom Nachahmungstrieb des Kindes und den verschiedenen Ausformungen seiner ästhetischen Haltung („Geschmack") die Rede ist sowie die Funktion von Einbildungskraft und von „Witz" (= Fähigkeit, Ähnlichkeiten erkennen und von einem Gegenstand auf den anderen schließen zu können) in der Entwicklung der Kinder*sprache* untersucht wird, finden sich dort wie auch in den anderen frühen Kinderpsychologien („Kinder-Seelenlehren"), so etwa in den Schriften D. N. SCHÖNFELDs (1764) und T. TIEDEMANNs (1787), keine Hinweise auf nicht-sprachliche, darstellende Äußerungen des Kindes (angegebene Literatur in GÖTZ 1918). Kindliche Darstellung hat sich in dieser Zeit – das zeigen z. B. die Schriften A. H. FRANCKEs, der zu Beginn des 18. Jahrhunderts in seinem „Pädagogium" zu Halle wohl die fortschrittlichste Schule seiner Zeit leitete – an den *Gestaltungstechniken* und den *Gestaltungsidealen* der *Kunst* zu orientieren, wie sie auch den Kunstadepten „tractiret" wurden:

„Die *Scholaren* fangen gemeiniglich von vorne an und lernen also erst mit der Bleifeder und Rötel auf dem Papier, und wohl mit Kreide auf der Tafel zeichnen; und zwar also, daß sie das ihnen vom *Maitre* vorgerissene, auch nachher in Kupferstichen vorgelegte Modell nachreißen, wobei den vom Leichtesten zum Schwereren stufenweise zu gehen ist; folglich erst *geometrische* Linien und Figuren, sodenn von natürlichen und künstlichen Dingen die leichtesten und *fundamentalsten* einzeln nach einander genommen werden." Es folgen (vereinfachte) Zeichnungen des „menschlichen Leibes" in „allerhand Stellungen und zu ihrem Gebrauch bequemen *Positionen"*, sowie die Behandlung von „Licht und Schatten . . ., des *Colorits"* und das Ausmalen nach der Natur. . . . „Bisweilen wird auch etwas nach dem Leben gezeichnet und gemalet; daher die *Scholaren* mit dem *Maitre* . . ., aufs Feld . . . zu gehen pflegen. Wenn aber solche dabei sind, welche die *Perspektive* noch nicht *tractiren* können, so gibt man diesen nach ihrem *Captu* ohne viel Regeln dazu eine kleine Anleitung, und ist inzwischen bei ihnen mit schlechter Zeichnung einiger Simplicium zufrieden."

Die zitierte Passage aus dem Hauptwerk A. H. FRANCKEs (i. d. Ausg. KRAMER 1885, S. 357f.) enthält wesentliche Ingredienzien einer *Künstlerlehre* bzw. einer Vorbereitungslehre auf kunsthandwerkliche Berufe, obwohl A. H. FRANCKE seine Darstellung des „Zeichnens" nicht unter den „Lectionibus" (Schulfächern) aufführte, sondern den „Recreations-Übungen" zurechnete, das Zeichnen also zusammen mit dem „Drechseln", der „Papp-Fabrik" (Papparbeiten), dem Glasschleifen, der Astronomie u. a. in die erholsamen „Freistunden" des Nachmittags verlegte und damit, wie wir heute sagen würden, zum Wahlpflichtfach machte. Diese Auffassung von der künstlerischen Disziplin „Zeichnen" in ihrer *Abhängigkeit von der Hochkunst* verhinderte über ein Jahrhundert lang eine Beschäftigung mit den spontanen bildhaften Objektivationen des Kindes in den „Erziehungslehren" (z. B. der vierbändigen von F. H. C. SCHWARZ 1802/13), aber auch in den Entwicklungspsychologien und der neuen Disziplin der Experimentalpsychologie. Erst der *beobachtenden Pädagogik,* die sich im Umkreis der Philantropen in Dessau (BASEDOW) und Schnepfental (SALZMANN) nach 1770 entwickelte, besonders aber den *beobachtenden Pädagogen* wie J. H. PESTALOZZI, der über die Entwicklung seines Sohnes Jaqueli vom 27. 1. bis zum 19. 2. 1774 ein Tagebuch führte, oder wie F. FRÖBEL, der die „Entwicklungsgeschichte eines Kindes" (aufgezeichnet von MIDDENDORF) psychologisch und pädagogisch auswertete, kommen die frühen spontanen Äußerungen, die tatsächlichen Darstellungs- und Spielaktivitäten der Kinder in das Blickfeld. So beschreibt z. B. F. FRÖBEL in der „Menschenerziehung" (1826) einen Vorgang, in dem wir schon sehr deutlich ein Zeichenereignis der Vorschemaphase entdecken können:

„Seht, dort hat ein Kind an einem eben gefundenen Steinchen, welches es . . . auf einem ihm nah gelegenen Brettchen rieb, die Eigenschaften des Abfärbens entdeckt . . . Schaut, wie es sich der neu entdeckten Eigenschaft freut . . . und . . . sie übt . . ., bald machen ihm die verschlungenen, geraden, krummen und anderen Formen an sich Freude . . ., jetzt wird der Kopf zu einem Runde und die

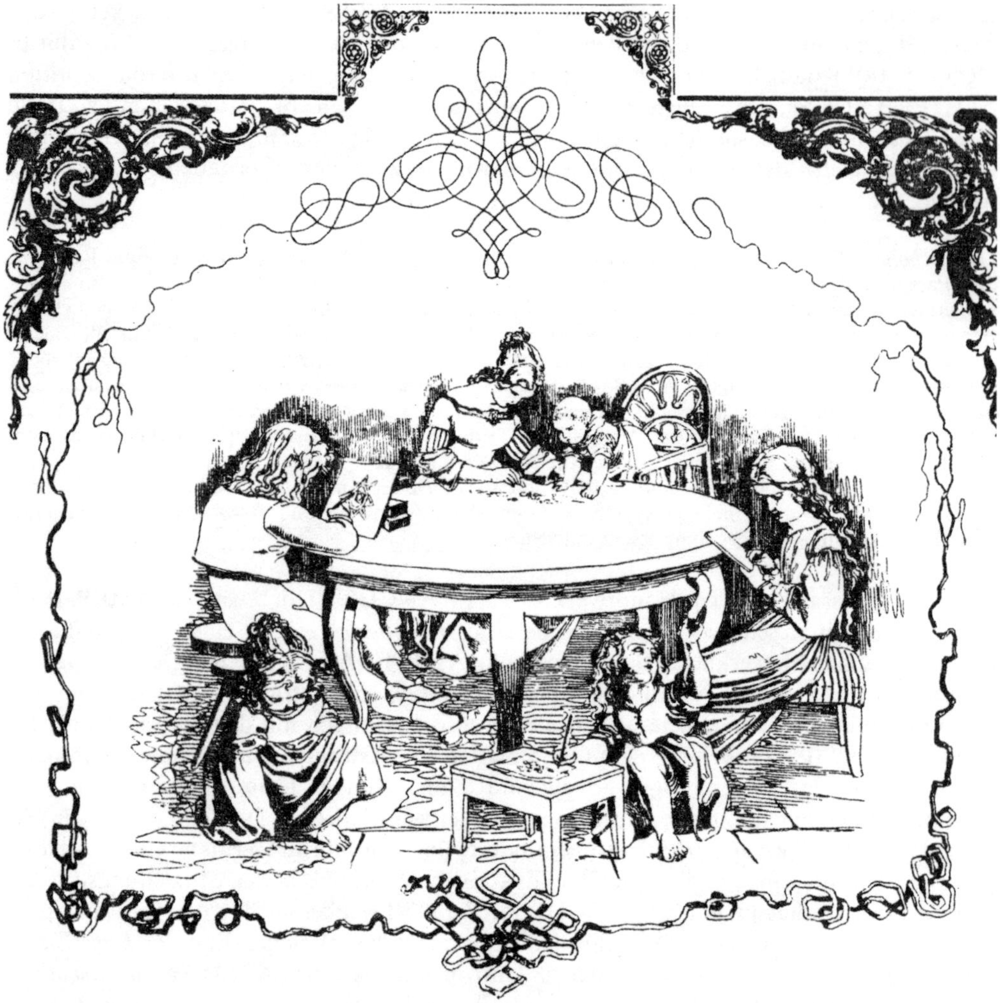

Abbildung 84

rundlich in sich zurücklaufenden Linien zum Kopf, die damit verknüpfte, länglich runde, in sich zurücklaufende Linie zum Rumpf; Arme und Beine erscheinen als gerade oder geknickte Linien, und solche Linien werden ihm Arme und Beine . . .; und eine neue Welt geht ihm in sich und außer sich auf; denn was der Mensch darzustellen strebt, fängt er an zu verstehen" (Ausgabe Hoffmann II, S. 46).

Man muß sich fragen, warum es trotz dieser ausführlichen *und* verständnisvollen Beschreibung einer spontanen zeichnerischen Aktivität – die ja in der damaligen Zeit die Abbildung ersetzen mußte – weitere sechzig Jahre dauerte, bis es zur Entdeckung des kindlichen Zeichnens kam. Die Antwort ist einfach (und enthält einiges Bemerkenswerte über die Natur menschlichen Forschens): Seit den transzendentalphilosophischen Erörterungen über die Möglichkeiten der *begrifflichen* (gegenstandsbildenden) Erkenntnis (KANT 1780ff.; FICHTE, aber auch SCHELLING) suchten auch diese beobachtenden Pädagogen die bildnerischen Ausdrucks- und Darstellungsaktivitäten in Zusammenhang mit einer „objektiven" (den mathematischen Operationen entlehnten) Systematik zu bringen und verfehlten damit das Spezifische eines Darstellungs- und Ausdrucksmechanismus, das neben dem Gedanklichen auch der Einbildungskraft Gestalt verleiht. Sogar das Beobachtete selbst wird auf eine (mißverstandene) idealistische Kategorienlehre hin interpretiert. So kommen zwar z. B. J. H. PESTALOZZI die tatsächlichen Aktionen des Kindes (schon 1808) in den Blick, wenn er bemerkt, wie das Kind „aus kleinen Hölzerchen Häuser baut, aus Sand und Lehm allerhand Gestalten von Menschen und Tieren formt", aber schon im selben Augenblick werden diese spontanen Aktivitäten „kritisch" umgedeutet, dem System von formalen Zeichenoperationen dienstbar gemacht. So zeigt die nachfolgende Stelle aus dem „ABC der mathematischen Anschauung für Mütter" (1808), wie J. H. PESTALOZZI in einem Atem das Spontane, Spielerische beschreiben kann *und* es der mathematischen Grundbildung zu Nutze machen möchte: Wie das Kind „einen *außerordentlichen Trieb* hat, mit Kreide, mit Farben, mit allem, was eine *Gestalt gibt,* zu *mahlen,* so soll es Punkte und Linien *machen,* Winkel, Dreiecke, Figuren *bilden und zusammensetzen"* (1964, S. 97). In einer Illustration zu den „Mutter- und Koseliedern" von F. FRÖBEL (1844) von F. UNGER (1811–1858) wird uns dieses Verhältnis von spielerisch-spontanen und angeleiteten formalistischen Aktivitäten anschaulich vor Augen geführt: Während das kleinste Kind mit der Mutter spielt und das zweitjüngste (im Vordergrund) kritzelt, arbeiten die größeren Kinder, wie vor allem in der Zeichnung des Jungen links zu erkennen ist, an formalen Gebilden, welche aus planimetrischen Formen entwickelt wurden (vgl. Abbildung 84 aus F. FRÖBEL 1982, S. 55). Allerdings stammt, wie wir im nachfolgenden Abschnitt zu zeigen versuchen, einer der ersten Hinweise auf eine neue Bewertung des kindlichen Zeichnens aus Diskussionen/Schriften, die sich gerade mit den Auffassungen J. H. PESTALOZZIs und F. FRÖBELs zur „Kunstbildung" befaßten.

2. Das Zeitalter der Entdeckungen: Von E. COOKE (1885) bis G. KERSCHENSTEINER (1905)

a) Brot statt Steine

(COOKE 1885/1886)

Verfolgt man die ältesten Veröffentlichungen über das spontane Zeichnen des Kindes, so kommt C. RICCI wohl das Verdienst zu, als erster auf die Phänomene kindlicher Bildnerei gestoßen zu sein und sie *systematisch* erforscht zu haben, während E. COOKE die Ehre für sich in Anspruch nehmen kann, als erster Hinweise auf solche Phänomene *veröffentlicht* zu haben: Im Dezember 1885 bzw. im Januar 1886 berichtete er im *Journal of Education* über

eine Konferenz von Schulaufsichtsbeamten und Zeichenlehrerinnen/Zeichenlehrern aus mehreren Staaten zu der Fragestellung „Our art teaching and child nature". E. COOKE referiert in diesem Aufsatz „Positionspapiere" und Statements der genannten Personen, die sich mit der Reform der „Kunsterziehung" beschäftigten. Es geht dabei u. a. um das Verhältnis des „Freihandzeichnens" zum Kopieren, um die freie und gebundene Farbgebung, um dekorative Gestaltungen, um Vorlagen aus der griechischen und japanischen (!) Kunst, also um Probleme des Inhalts und der Methode des Zeichenunterrichts/Kunstunterrichts. Bei der Darstellung des Zeichnens „in the Kindergarten" wird auch das System F. FRÖBELs diskutiert und kritisiert, weil es die kindliche Natur zu wenig berücksichtige: Das Kind wünsche sich Farbe, Phantasie, Bewegung, Leben; es würden ihm Kopien vorgesetzt, gefühllos, tot. Es frage nach Brot, es würden ihm Steine gegeben. Korrektes Zeichnen sei die Basis für die Wissenschaft, *Zeichnen aus der Phantasie die natürliche Quelle der Kunst* ... Das Kind sei nicht für das System (PESTALOZZIs und FRÖBELs) gemacht, sondern das System für das Kind (1885 bzw. 1886, S. 12).
Nach dieser Attacke gegen den formalistischen Zeichenunterricht (die übrigens nicht von allen Konferenzteilnehmern mitgetragen wurde) wird auf die Erfahrungen in belgischen Kindergärten verwiesen, welche das Kopieren abgeschafft hätten, und eine *Stufentheorie* der zeichnerischen Entwicklung beschrieben (vgl. COOKE 1886, S. 13f.). Sie beginnt (1.) mit einer Kritzelphase, umfaßt (2.) Phänomene vorschematischen Zeichnens und geht dann zu einer (3.) Phase über, in der die Gegenstände aus der „Erinnerung oder der Vorstellung" gezeichnet und *nicht* vor dem Objekt bzw. der Kopie entwickelt werden. Sie endet (4.) mit einer Phase, in der das Kopieren möglich und sinnvoll wird. In dieser Beschreibung des Anfanges und der Entwicklung der *zeichnerischen Darstellung* liegen uns wohl die ersten veröffentlichten Hinweise auf Beobachtungen über das zeichnerische Geschehen in der Kindheit vor – naturgemäß unvollständig *und* an den zeitgenössischen Auffassungen von der (künstlerischen) Zeichenfähigkeit entwickelt.

b) Graffiti und Kinderkunst

(RICCI 1882 bzw. 1887)

Während einige Forscher auf das Phänomen der (spontanen) bildlichen Äußerungen von Kindern stießen, weil sie sich in den letzten Jahrzehnten des 19. Jahrhunderts (professionell, d. h. als Pädagogen und/oder Psychologen) um eine neue Grundlegung der (ästhetichen) Erziehung bemühten, vermittelt die Schrift über die „Kunst des Kindes" (1887, deutsch 1906) von C. RICCI etwas von der Begeisterung des Entdeckers, der sich unverhofft einem fremden Kontinent nähert und ihn sofort zu erforschen versucht. Witzig schildert der Kunsthistoriker C. RICCI, wie er im Winter 1882/83 (!) in Bologna unter einem Bogengang Schutz vor dem Regen suchte und dabei zu seiner Überraschung auf eine „Ausstellung" von Werken zweier Künstlergruppen stieß: Unterhalb der (erotischen) Graffiti und Epigramme von Jugendlichen/Erwachsenen im oberen Teil des Bogenganges, vor denen er, moralisch entrüstet, die Augen verschloß, bemerkte er eine andere Sorte von (Kreide-)Spuren, die er als Zeichnungen von Kindern identifizierte. Er fing sofort an, solche

Zeichnungen – und wenig später auch plastische Werke – zu sammeln, und bemühte Lehrer und Schulinspektoren, um einen möglichst großen Bestand von (etwa 1250) Objekten zusammenzustellen: „Aufgrund all dieser Belege, deren Echtheit verbürgt ist, begann ich meine Studien“ (RICCI 1906, S. 11).
Da es keinen Grund gibt, an dieser Geschichte einer Entdeckung zu zweifeln (auch wenn sie gut erzählt ist), wäre damit der Zeitpunkt der ersten aufmerksamen Beschäftigung mit dem Phänomen spontaner/freier Kinderzeichnung festgelegt, auch wenn die Schrift, welche die Ergebnisse dieser Studie veröffentlichte, erst fünf Jahre später (1887) erschien. Diese Ergebnisse, welche die weiteren (wissenschaftlichen) Untersuchungen maßgeblich beeinflußten, sollen im folgenden thesenhaft dargestellt werden (vgl. RICCI 1906; Hervorh. v. H.-G. R.):

1. Der Beginn der bildnerischen Aktivitäten wird in das 4. Lebensjahr verlegt, weil das „Kind bis zum dritten Lebensjahr überhaupt kaum (begreift), daß ein *Bleistift auf einem Blatt Papier Spuren* hinterläßt“ (1906, S. 11).
2. Am Anfang der Entwicklung, deren Sequentierung in Andeutungen festgelegt wird, steht eine Art Kopffüßler, der „mittels“ eines Vierecks oder eines Kreises und zweier Senkrechten – Kopf und Beine – einen Menschen „darstellt“ (1906, S. 11; vgl. Abbildung 85).
„Stufenweise“ werden dann dem Menschzeichen Arme, Beine und andere *charakterisierende Merkmale* beigegeben, bis hin zu Anzeichen eines „unvollkommenen Strebens nach Wahrheit“ (1906, S. 17) – gemeint ist eine Richtigkeit im naturalistischen (naturabbildenden) Sinne. Diese Formulierung trägt den Keim des „naturalistischen Mißverständnisses“, von dem schon häufiger die Rede war, in sich (vgl. Abbildung 86).
3. Die Phänomene des Röntgenbildes, des gemischten Profils, des Umklappens der charakteristischen Details („Pfeife“, „Kamin“ o. ä.) usw. geraten C. RICCI in den Blick, werden aber auf die *Unvernunft* der „kleinen Geschöpfe“ zurückgeführt. Als Erklärung für die „logischen Irrtümer“ wird das *Gesetz* formuliert, „daß das Kind Menschen und Dinge *beschreibt,* anstatt sie künstlerisch wiederzugeben; es versucht sie in ihrer *Gesamtheit,* nicht im *optischen Ergebnis* darzustellen. Kurz gesagt, es beschreibt mit Zeichen anstatt mit Worten“. Diese Beschreibung mittels (bildnerischer) Zeichen erfolgt aber nun nicht vor/angesichts des Gegenstandes, sondern danach, „was ihm das *Gedächtnis* nach und nach mit

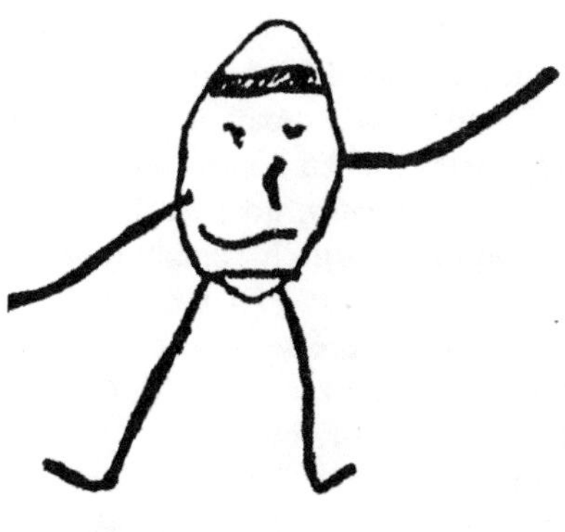

Abbildung 85

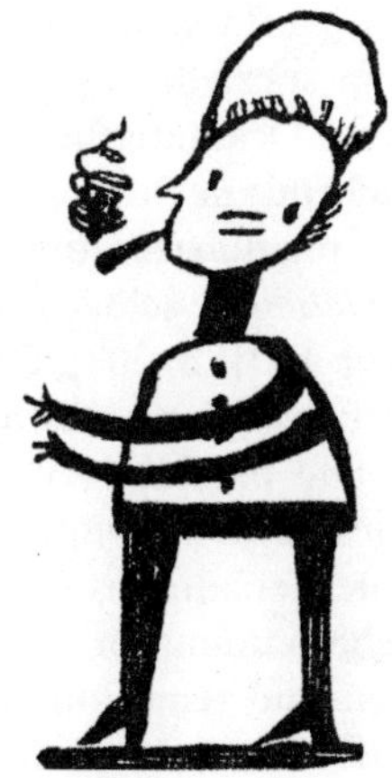

Abbildung 86

mehr oder weniger Genauigkeit eingibt" (1906, S. 14 bzw. S. 58; Hervorheb. v. H.-G. R.). Diese lange nachwirkenden Formulierungen erfaßten, wie wir zeigen konnten, (annäherungsweise) bereits einige Merkmale des bildnerischen Verhaltens von Kindern (vgl. Kapitel III, Abschnitt 4).

4. Auf eine weitere, lange nachwirkende Entdeckung RICCIs soll hier nur verwiesen werden: auf die Beziehungen zwischen „kindlicher Kunst", „prähistorischer Kunst" und „Verfallskunst" (worunter er die Phase der Hochkunst *vor* einem Stilwechsel versteht). Analogien zwischen diesen drei „manierierten" Ausdrucksweisen werden C. RICCI von der zeitgenössischen anthropologischen-ethnographischen Literatur nahegebracht, von ihm aber durchaus differenziert beurteilt.

5. Kinder entwickeln, „sobald sie über die erste Zeit rein physischen Lebens hinaus sind", ein „natürliches Schönheitsgefühl", das aber der immerwährenden Förderung bedarf, um nach den Krisen des Jugendalters in die (mögliche) Kennerschaft des Erwachsenen einzumünden (1906, S. 38ff.). Erst jenseits von Kindheit und Jugend sind also die Bedingungen für Kunstverständnis und für eine bildnerische Produktion von künstlerischem Rang gegeben. Dem kindlichen Bilden spricht RICCI jede „künstlerische" Funktion – wir würden heute die Bezeichnungen Ausdrucksqualität/Ausdruckscharakter wählen – ausdrücklich ab. Auch diese These hat (besonders in der deutschen Literatur zur Kinderzeichnung) Schule gemacht.

c) Kinderzeichnungen als Teil der „Kultur des ästhetischen Gefühls"

(PÉREZ 1882/83)

Auch die Untersuchungen des französischen Psychologen/Pädagogen B. PÉREZ über das ästhetische Verhalten des Kindes reichen in die Jahre 1882/83 zurück. Sie stehen damit historisch neben den entdeckenden Beobachtungen C. RICCIs (der in seiner Darstellung der „Kinderkunst" auch einen frühen „Essai de pedagogie experimentale" aus dem Jahre 1880 von B. PÉREZ erwähnt), unterscheiden sich aber von ihnen deutlich im Forschungsinteresse: Während (der Kunsthistoriker) C. RICCI sich staunend, sammelnd, beschreibend, vergleichend (und natürlich auch spekulierend) dem Phänomen Kinderzeichnung zu nähern versucht, ordnet der Psychologe/Pädagoge B. PÉREZ die zeichnerischen Äußerungen in seine Auffassung von der Entwicklung der ästhetischen Kultur des Kindes ein. Er möchte dem speziellen Ausdruck in der „Zeichnung, der Musik, dem Naturgefühl, der Neigung zum Dramatischen, der literarischen Komposition" (experimentell und beschreibend-verstehend) nachspüren. Die Wurzeln dieser ästhetischen Kultur liegen für ihn in den besonderen phantasiebestimmten Aktivitäten des *Verstandes,* aber auch in einem „Ausdruck des *Gefühls*"; schulen lassen sich diese Äußerungen durch Nachahmung und Beobachtung (vgl. 1901, S. 207). Die Kinderzeichnung ist also für B. PÉREZ nur *ein* Ausdrucksmedium neben anderen (ästhetischen), und sein Hauptinteresse gilt der Entwicklung der rezeptiven und produktiven Ausprägungen eines *Kunstverständnisses* – oder noch umfassender: eines Kulturbewußtseins – und ihrer Rolle in der Erziehung.

Das früheste Verständnis für Darstellungen („représentations") bildet das Kind nach dem fünften Lebensmonat an seinem *Spiegelbild* aus, das ihm Anlaß zu (intellektuellem) Wiedererkennen und (emotionaler) Überraschung bietet (1901, S. 209f.); auch die (Spiegel-) Bilder seiner Eltern bzw. die ihm nahestehender Personen erkennt es bald. Im zweiten Lebensjahr wird dieses primäre „Spiegelstadium" (vgl. die theoretische Umformulierung dieses Phänomens bei LACAN 1975), in dem die Vorspiegelung, die „Illusion des Realen"

dominiert, von einem „sekundären" abgelöst, in dem das Kind zwischen (den Erscheinungen der) Wirklichkeit und der im Spiegel repräsentierten (Formen der Erscheinung dieser) Wirklichkeit unterscheiden lernt, und in dem ihm diese Unterscheidung zu einer Quelle des (intellektuellen) Vergnügens wird. Um diese Zeit beginnt sich auch sein Verständnis für die bildhafte Darstellung bekannter Personen in Form von Photographien, Gemälden, Zeichnungen zu bilden, es lernt, Bilder zu lesen – ohne aber schon die künstlerisch (re-)produzierte Realität genießen zu können.
Das vierte Lebensjahr bringt schon ein umfassenderes Verständnis für bildhafte Darstellungen, zu dem auch eine Suche nach der „Bedeutung der Bilder" gehört: „Es interpretiert sie (aber) mehr mit dem Herzen als mit dem Verstand" (1901, S. 217). In dieser Zeit zwischen dem 3. und dem 5. Lebensjahr (!) beginnt das Kind jedoch nicht nur, (gefühlshaft-intuitiv) die Sprache der Zeichnung zu verstehen, sondern es fängt an, *diese Sprache zu sprechen*, indem es runde oder viereckige Gebilde zeichnet, die als Repräsentationen des Kopfes angesehen werden können, und diesen Gebilden zwei lange Striche anfügt, welche die Beine charakterisieren sollen:

„Das Kind richtet seine Aufmerksamkeit auf das Hervorstechendste, das ist für es wesentlich ... und ausreichend, um den Menschen zu charakterisieren und ihn vom Tier zu unterscheiden" (1901, S. 222).

Im Fortgang seiner Darstellung *beschreibt* PÉREZ dann einzelne Formen von Kopffüßlern, von höher entwickelten Menschzeichen, von Gesichtsdarstellungen en-face und en-profil, unsystematisch und ohne Orientierung an einem Entwicklungsverlauf. Seinen Bericht würzt er mit Einzelbeobachtungen, anekdotischen Begebenheiten und der Darstellung kleiner Experimente. So bat er Kinder, die in seiner Gegenwart zeichneten, nicht immer mit „demselben Kopf zu beginnen", stellte aber fest, daß trotz dieser Aufforderung „kaum andere Varianten gefunden" werden konnten, und fragte sich, ob diese schematisierende Darstellung auf einer Unfähigkeit beruhe, technisch-darstellerisch („künstlerisch") zu differenzieren, oder eher auf eine mangelhafte Wahrnehmungsdifferenzierung zurückzuführen sei (1901, S. 225f.).
Diese und andere „Unzulänglichkeiten und Anomalien" verlieren sich nach seiner Auffassung erst mit fortschreitendem Alter, dann nämlich, wenn sich die kindliche Logik entwikkelt und das Kind seine Aufmerksamkeit auf das Detail zu richten vermag; aber auch wenn diese Fähigkeit erreicht ist, geht die Kinderzeichnung („Kinderkunst") nicht über einfache Zusammensetzungen und Anhäufungen von auffälligen Details hinaus. Allenfalls *deutet sich eine Entwicklung in Richtung auf eine integrative Darstellung an* (vgl. 1901, S. 233); der kindlichen Ausdrucksweise wohnt also lediglich ein Moment der „Hoffnung auf realistische Darstellung" inne.
Trotz wichtiger Einzelbeobachtungen und prägender Formulierungen – so beschreibt er z. B. das Phänomen des (später so genannten) Röntgenbildes, er bemerkt, daß der rechte Winkel die frühe Form der Richtungsunterscheidung darstellt, er umschreibt eine eigenständige kindliche Größendarstellung, die man Bedeutungsperspektive nennen könnte – bleiben seine Erörterungen doch einer (klassizistischen) Kunstauffassung verpflichtet, welche dem (gelenkten) Abzeichen von Modellen und Vorlagen den Vorzug vor allem spontanen Zeichnen und Malen gibt. Auch in der späten Fassung (von 1901) der Erörterun-

gen von B. PÉREZ über die „Kunst des Kindes“, aus der wir hier zitiert haben, ist die Kunst des Erwachsenen der Maßstab seiner Bewertung und das Ziel einer ästhetischen Erziehung („l'education esthétique“).

d) Erste Gesamtdarstellung (SULLY 1895)

Zwar kommt dem Referat von E. COOKE über „Art-teaching and Child-nature“ im englischen Sprachraum das Erstgeburtsrecht zu, wenn es um die Erforschung des Mediums geht, aber schon bald danach beherrschten die „Studies of Childhood“ („Studien über die Kindheit“) von J. SULLY, die zuerst als Artikelreihe in einer populären englischen Zeitschrift für Pädagogik und 1895 als Buch erschien (deutsche Ausgabe 1897), die Diskussion über das bildnerische Verhalten des Kindes und die (anthropogenen) Voraussetzungen des Kunstunterrichts/Zeichenunterrichts. J. SULLY hatte schon zwei umfangreiche Gesamtdarstellungen der Psychologie (Outlines of Psychologie 1884; The Human Mind 1892) veröffentlicht, ehe er, angeregt durch die Schriften von B. PÉREZ, E. COOKE, W. PREYER u. a., der bildnerischen Ausdrucksfähigkeit des Kindes seine Aufmerksamkeit widmete. Seine Darstellungen können als die ersten *systematischen Untersuchungen* über die (allgemeine) Natur der kindlichen Ausdrucksfähigkeit – von ihm als „Kunsttrieb“ oder auch als „Kunstimpuls“ bezeichnet – und die Entwicklung des (speziellen) zeichnerischen Ausdrucks angesehen werden. Wegen ihrer beeindruckenden Formulierungen beeinflußten sie bis in die zwanziger Jahre dieses Jahrhunderts die Auffassungen über das kindliche Bilden. Da seine philosophisch-kunsttheoretischen Auffassungen über das „Kind als Künstler“ (1897, S. 278 ff.) als eine Art methodologische Grundlegung den Phänomenanalysen vorangestellt sind, sollen sie auch hier zuerst skizziert werden:

1. Sully sieht die Möglichkeit, die sich durch die *wissenschaftliche Untersuchung* der bildhaften Objektivationen für die Erforschung des kindlichen Seelenlebens (als „objektive Formen“) auftun, bemerkt aber auch die Schwierigkeiten, die mit der Einschätzung und Bewertung dieser Objektivationen verbunden sind – besonders auf dem Hintergrund von „Normen der Erwachsenen“ (1897, S. 279).
2. *Ursprung der bildnerischen* („künstlerischen“) *Aktivitäten* ist ein „Kunsttrieb“/„künstlerischer Impuls“, von verschiedenartiger Stärke und Ausprägung. Aber sowohl „produktiver Impuls“ wie „ästhetischer Sinn“ (= künstlerisch/bildnerisches *Verständnis*) sind auch kulturellen Einflüssen unterworfen, sind also autochthon *und* „durch andere geprägt“ (1897, S. 298 f.). Sie stellen ein *phylogenetisches* „Rudiment“ des ursprünglichen, vorgeschichtlichen Verhaltens dar (so hat z. B. der „Instinkt zur Schmückung der Person ... noch Berührungspunkte mit der Putzsucht der Wilden“) und sind Ergebnis eines *ontogenetischen* Lernvorganges.
3. Die *ersten Kundgebungen* des (ästhetischen) *Geschmackes* – lange vor den bildnerischen Äußerungen – geben sich in der Vorliebe des Kindes für bestimmte (farbige) Gegenstände (Blumen), für die „elementaren Freuden“ am Licht und dem Sinn für besonders geschmückte Personen zu erkennen. Allerdings sind diese ersten Äußerungen des „ästhetischen Gefühls“ noch „roh“ und uneinheitlich, d. h. nicht auf das *Ganze* der Landschaft, der menschlichen Person o. ä. gerichtet.

4. Das *erste Verständnis* für die (künstlerisch/bildnerische) *Darstellung* will er (mit B. PÉREZ) durch die Konfrontation des Kindes mit Spiegelbildern der Gegenstände erproben und vermitteln; für das „Lesen“ von Bildern nennt er Beispiele nach dem ersten Lebensjahr, zweifelt allerdings daran, ob damit die klare Auffassung der Bilderfunktion erreicht wird (1897, S. 291), und ist vielmehr der Meinung, daß „alles auf ein *langsames* und *stufenweises* Auftauchen der Idee der Darstellung oder der Ähnlichkeit“ (1897, S. 292; Hervorh. v. H.-G. R.) hinweist. Sieht man einmal von der Unsicherheit über den Zeitpunkt ab, so entwikkelt J. SULLY hier schon dezidierte Vorstellungen über den Zusammenhang von Objektwahrnehmungen *und* darstellenden (auf Objektanalogien beruhenden) Fähigkeiten, Bildverständnis *und* bildnerischer Produktion.
5. Die ersten *produktiven Aktivitäten,* die „alle kindlichen Handlungen (einschließen), welche bewußt auf ein äußeres Resultat gerichtet sind, insofern dieses als schon anerkannt wird“ (1897, S. 297), sind Ausprägungen des Schmucktriebes und des Spieltriebes, den „Zwillingswürzelchen“ *aller* Kunst. Vorzüglich im Spieltrieb sieht er nun (wie viele seiner Zeitgenossen) Parallelen zum Gestalten des Künstlers; denn im Spiel verhält sich das Kind sowohl nachahmend als erfindend, und es kommt damit den „Hauptzweigen der Kunsttätigkeit“, der „realistischen und idealistischen Richtung der Kunst . . . überraschend nahe“. Erste „Gestaltungsproben“ zeigen sich in der „Herstellung eines Flusses aus der Sauce auf dem Teller, (dem) Kneten der Brodkügelchen“ (1897, S. 301 f.) u. a.
6. Das „soziale Element der Kunst“, ihre Funktion als *Mitteilung,* sieht SULLY schon in den frühen Objektivationen verwirklicht: „Der Impuls (zwingt) den kleinen Zeichner, seine Linien so zu machen, daß sie für die Augen anderer etwas anzeigen“ (1897, S. 310)! Auch wenn diese Indices anfangs noch „rudimentär“, „symbolisch“ (=Gegenstandsmerkmale schematisierend wiedergebend) o. ä. sind, enthalten sie doch einen „werdenden Sinn für Werte, für eine Auswahl des Charakteristischen“ (1897, S. 368).
Im zweiten Teil seiner Darstellung teilt J. SULLY Ergebnisse mit, die er durch die Beobachtung des Zeichenaktes bzw. durch die Analyse der zeichnerischen Objektivationen gewonnen hat. Allerdings hat dieser empirische Teil der Untersuchung nicht das gleiche Niveau wie die theoretische Analyse des „vorästhetischen“ Verhaltens; J. SULLY verläßt sich zu sehr auf die empirischen Befunde anderer (z. B. COOKEs, BALDWINs, SHINNs u. a.) und urteilt dabei, aus der Sicht des (kunsttheoretisch interessierten, aber auf Ausdrucksformen des Historismus/Realismus festgelegten) Erwachsenen – eine Sichtweise, die er eingangs ausdrücklichst verwirft! Außerdem vergleicht er die Zeichnungen der Kinder ständig mit Zeichnungen von Indianern und anderen (erwachsenen) „Wilden“. Er legt also Vergleichsmaßstäbe an, die notwendig zu negativen Charakterisierungen führen müssen – so z. B., wenn er vom Kritzeln als von „rudimentärem Skizzieren“ spricht oder wenn er den „Mangel an Proportionen“ in der Kinderzeichnung herausstellt. Aber auch seine negativen Bemerkungen haben in der Literatur der Kinderzeichnungen deutliche Spuren hinterlassen. Wir skizzieren hier nur einige weiterführende Formulierungen und Chrakterisierungen:
7. Eine wichtige Beobachtung, die aber in seiner Gesamtdarstellung fast untergeht, gibt J. SULLY zu Beginn der Beschreibung von *Kritzelgebilden:* „Durch die Übung erwirbt das Kind im zweiten und dritten Jahr den *gewöhnlichen Zeichenvorrat* des jugendlichen Zeichners und kann dann gerade Linien zu Winkeln zusammenfügen!“ (1897, S. 313; Hervorheb. v. H.-G. R.). Hier deutet sich eine *strukturelle* Betrachtungsweise an, wie sie später von

R. KELLOGG entwickelt worden ist. Zwar bemerkt er die „eigenen Regeln und Methoden“ der frühen Ausdrucksformen, bewertet die Objektivationen selbst aber immer noch als „rohe Entwürfe“ gegenständlichen Darstellens.

8. Die Unvollständigkeiten („Symbolismus“) und der *Schematismus* kindlichen Bildens entsprechen für J. SULLY der „unvollständigen Art der Vorstellung“ in dieser Altersstufe, in dem zudem die motorischen Fähigkeiten nicht ausreichen, um die „Gesichtsphantasien“ auf das Blatt zu übertragen. Erst in dem Augenblick, in dem das Kind die „Sprache anderer versteht und nachahmt, beginnt es derartige Bildergestalten der einzelnen Gesichtsvorstellungen oder Erscheinungen zu Ganzen zu verbinden, welche wir Begriffe der Dinge nennen“. Die optischen Erscheinungen ordnen sich also in der Vorstellungswelt des Kindes – und analog dazu auch in den zeichnerischen Manifestationen – nach den Gesetzmäßigkeiten sprachlicher Verallgemeinerungen, den begrifflichen Kenntnissen von den Dingen. So besitzt das Kind für die Darstellung der Gegenstände seiner Umwelt „Wortformeln“ (1897, S. 366f.), nach denen die interessanten und wichtigen „sichtbaren Merkmale“ der Dinge organisiert werden. Vorstellungsstruktur und bildhaft objektivierte Struktur, etwa die eines Mannes (vgl. Abbildung 87), stellen sich so für das Kind als Organisation „von etwas mit einem Kopf, zwei Augen usw.“ dar, und diese Struktur wird nicht in der direkten Beziehung auf den Gegenstand (nachahmende Wahrnehmung) gewonnen, sondern als Verknüpfung von Gedächtnisinhalten unter den Regeln der ontogenetisch frühen Begriffsbildungen. J. SULLY kommt dann auch folgerichtig zu einer Definition frühkindlicher Zeichentätigkeit, die wir (so oder in ähnlicher Form) bei fast allen frühen Theoretikern finden:

„. . . bei der Ausführung seines Linienschemas zielt (das Kind) nicht auf das Zeichnen eines Bildes – einer nachahmenden Darstellung von irgend etwas, was wir sehen könnten –, sondern vielmehr mit Hilfe des neuen ausdrucksvollen Mittels des Zeichenstiftes auf die Aufzählung dessen, was es über das einzelne Ding weiß“ (1897, S. 367).

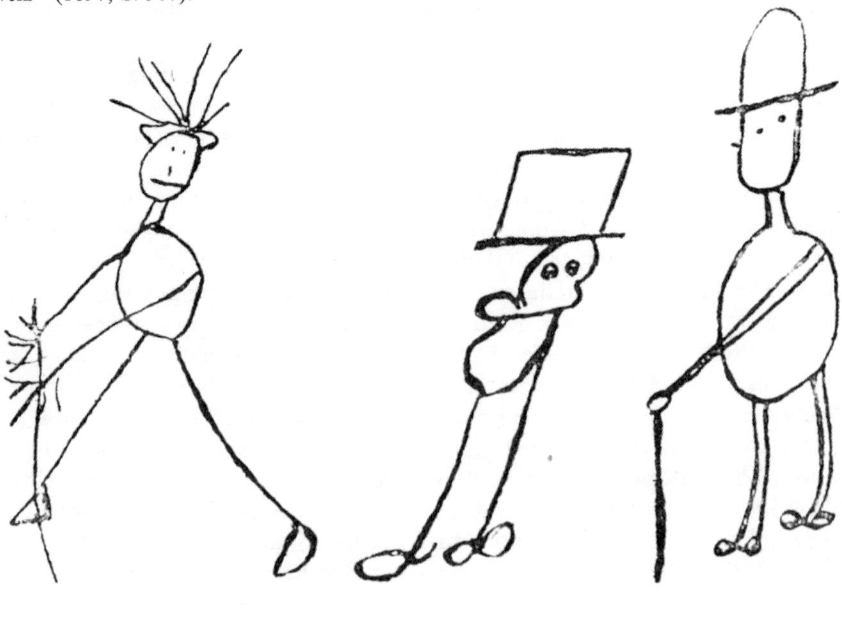

Abbildung 87

9. Bei aller „freien konventionellen Behandlung der natürlichen Gestalten“ (1897, S. 357) – eine merkwürdig paradoxe Formulierung, die aber eine Eigentümlichkeit der Schemabildung, das Besondere im Allgemeinen zu vermitteln, treffend wiedergibt – gelingt es dem Kind aber doch, „eine gewisse Individualität des Gefühls und Zieles zum Ausdruck“ zu bringen und z. B. typisierte Bedeutungen („Fröhlichkeit“, „Freiheit“, „Einfältigkeit“) in den dargestellten Figuren mitzuteilen (vgl. 1897, S. 369). Das neue Medium leistet daher mehr, als nur *begriffliche* Bestimmungen der Gegenstände *bildhaft* zu vermitteln.

e) Kinderpsychologie und Kinderzeichnung

(BARNES, LUKENS, SHINN u. a. 1893 f.)

Die amerikanische Gruppe der Entdecker, der unsere Skizze nun gelten soll, formulierte unter dem Einfluß der Kinderpsychologie und/oder der (empirischen) Pädagogik (BALDWIN, BARNES, HALL, CLARK, SHINN) weitreichende Fragen an den neu entdeckten Forschungsgegenstand Kinderzeichnung; so nennt z. B. (der Deutschamerikaner) H. T. LUKENS als Hauptpunkte der (wissenschaftlichen) Diskussion: die bildliche „*Entwicklung* der menschlichen Figur, die geistige *Haltung* des Kindes *gegenüber* seiner *Zeichnung,* seine *Würdigung* der *Bilder,* die *Inhalte* der kindlichen *Vorstellungen* (‚minds‘) sowie die Frage, was Kinder zu ihrem *Vergnügen* zeichnen“ (1897 a, S. 79; Hervorheb. v. H.-G. R.) Aus den Antworten auf diese Fragen will er Schlüsse für die Entwicklung eines Zeichenunterrichts in den ersten Schulklassen ziehen. Der besondere Beitrag dieses Autors zur Erforschung des zeichnerischen Verhaltens läßt sich in drei Punkten zusammenfassen:

1. H. T. LUKENS band die bereits vorliegenden Auffassungen über den *Ablauf der Entwicklung* des zeichnerischen Ausdrucks (SULLY, BARNES u. a.) in ein Konzept von Entwicklungssequenzen ein (vgl. Schema 9), das (bis zum 20. Lebensjahr) vier Abschnitte von jeweils verschiedenem Charakter ausweist: (1.) Kritzelphase bis zum 5. Lebensjahr, (2.) Phase der „künstlerischen Illusion“ (LANGE) bis zum 11./12. Lebensjahr, (3.) Phase der Entmutigung, der Stagnation oder gar des Rückschrittes (untersucht von E. BARNES, daher „BARNES's Plateau“), (4.) Phase der „Wiedergeburt in schöpferischer Kraft“ für die (wenigen) Begabten. Die wichtigste Stufe der Kindererziehung ist die Illusionsphase, die von ihm auch „schematic, schemagraphic, or diagrammatic, but not conventionell“ (im künstlerischen Sinne) genannt wird (vgl. 1897 a, S. 89). Der wenig glückliche Ausdruck „Phase der künstlerischen Illusion“ soll den spielerisch-dramatischen Charakter bestimmter kindlicher Aktionen („Kunstspiele“) dieses Alters kennzeichnen, deren wesentliches Merkmal im (ästhetischen) „Schein“ besteht (vgl. nachfolgender Abschnitt). Das abgebildete Schema weist aus, daß LUKENS in den Phasen abwechselnd produktive und rezeptive Fähigkeiten wirksam sieht.
2. T. H. LUKENS untersuchte/sammelte ebenfalls die Gebilde der Kritzelphase/Vorschemaphase, auch wenn er in diesen ersten Phasen schon nach Gegenstandsanalogien in den Zeichnungen suchte, wie seine Einzeichnungen in die Bilder (vgl. Abbildung 88, aus: LUKENS 1897 a) belegen.

Schema 9

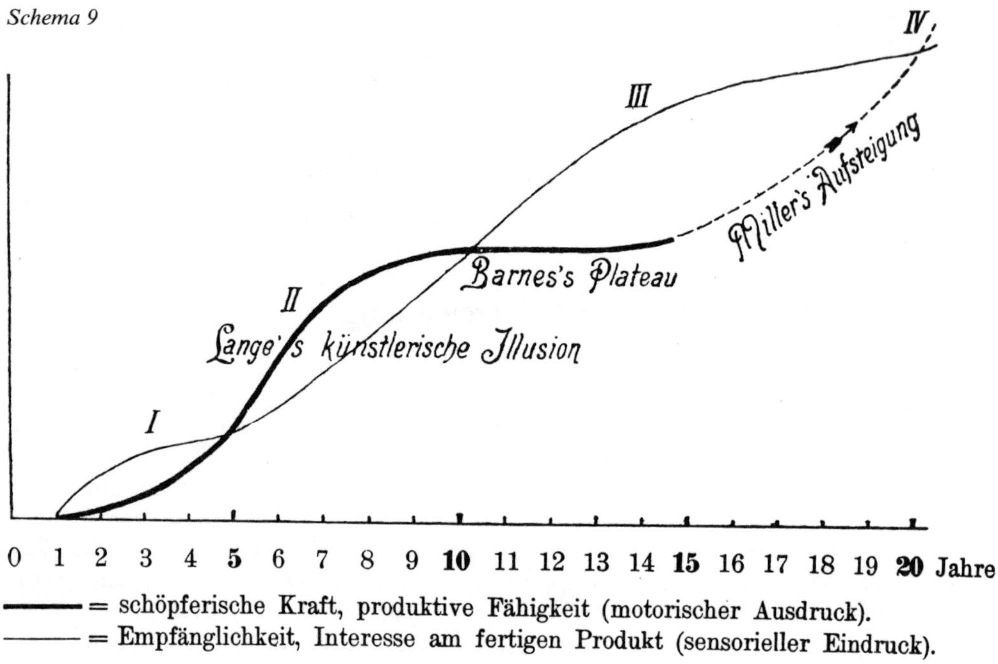

3. In Umrissen stellte LUKENS eine Theorie der *Beziehung zwischen dem Bild* bzw. der Bildserie (!) *und der Persönlichkeit* des Zeichners auf, indem er Motivketten – von ihm selbst allerdings (psychologisierend) „contents of childrens mind" genannt – in ihrer Entwicklung verfolgte und auch von persönlichen Zügen im Vorstellungsmodell („mental ‚copy'") des Gegenstandes ausging, die sich in der Zeichnung wiederfinden lassen sollten (vgl. Abbildung 89). Allerdings schloß er sich der Auffassung J. SULLYs an, daß der kindliche Symbolismus – worunter ja eher ein Schematismus zu verstehen ist – als Anzeichen für die *unentwickelten Möglichkeiten* des Kindes zu werten sei, repräsentative Fähigkeiten („representative power") in der Zeichnung einsetzen zu können (vgl. 1897a, S. 89). Diese einschränkende These setzte einer Bildinterpretation (= Wiederentdeckung von Persönlichkeitszügen in der Form/im Motiv) enge Grenzen.

Die Untersuchungen von E. BARNES (1893) u. a. heben sich in der theoretischen Grundhaltung und in der methodischen Anlage (große Populationen, Fragebogenaktionen, Zeichnen nach dem vorgegebenen Motiv „Hans-Guck-in-die-Luft", kontrollierte Auswertung o. ä.) von den skizzierten Darstellungen H. T. LUKENS ab, die wir an den Anfang dieser Skizze gesetzt haben, weil sie diesseits und jenseits des Atlantiks großen Einfluß hatten. Die Ergebnisse der Großversuche von E. BARNES werden in einer psychologischen Theorie dargeboten, die den zeichnerischen Aktivitäten des Kindes wenig gerecht zu werden vermag. So sah er z. B. in den Zeichnungen von „Hans-Guck-in-die-Luft" überall ein „fragmentarisches Denken des Kindes" (1893, S. 461) am Werk. Er entdeckte eine

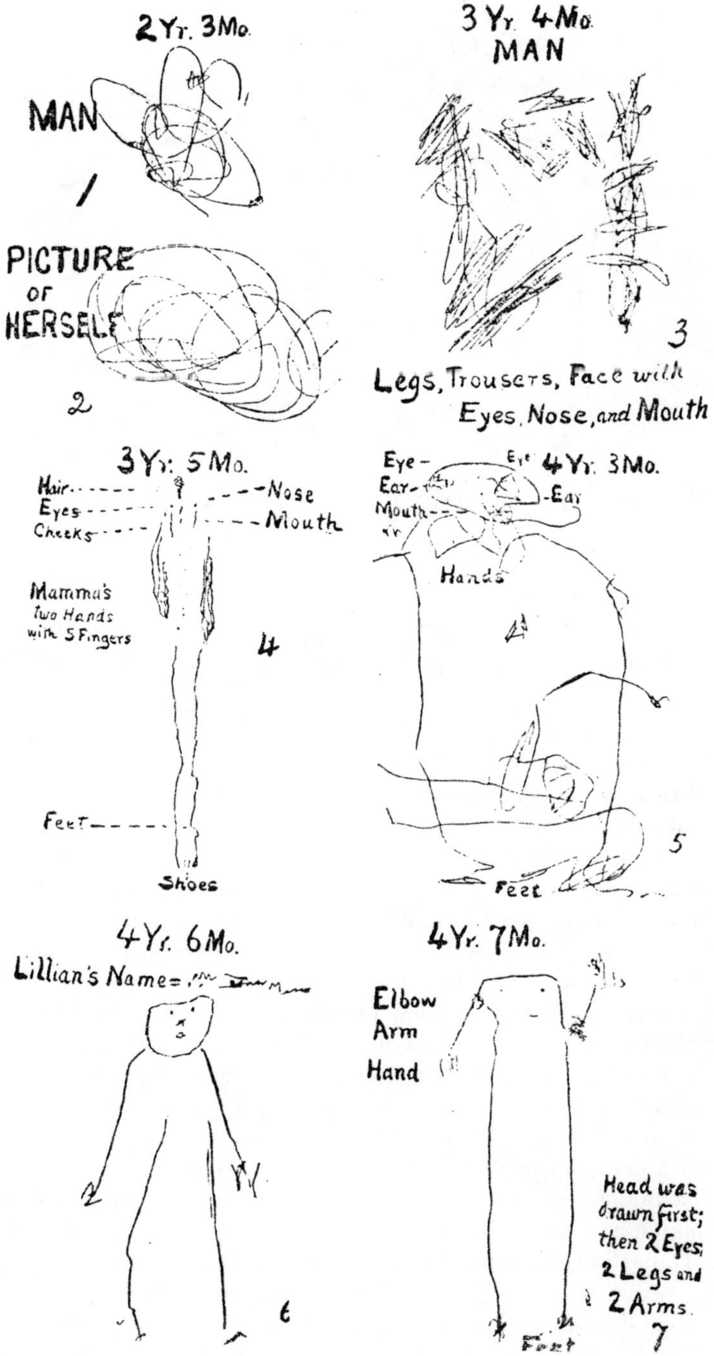

Abbildung 88

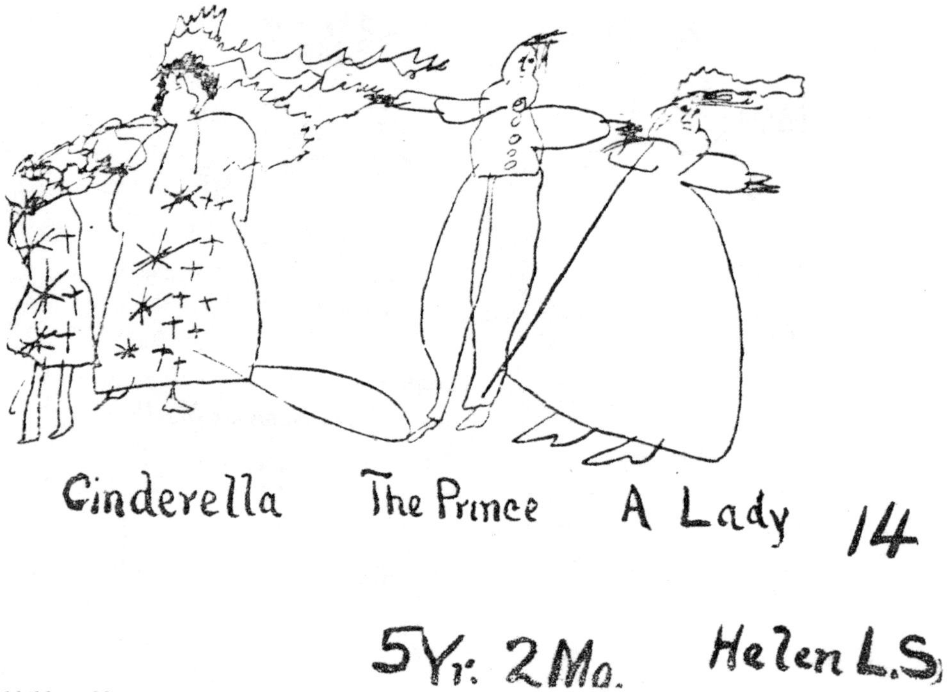

Abbildung 89

Entwicklungslinie des zeichnerischen Verhaltens, die sich vom Kritzeln mit „deklassierten" Bedeutungen über „beschreibende Symbole" (Schemata) bis zu Imitationen des Gegenstandes bewegt, beschreibt auch eine Art „Größenperspektive", führte aber die speziellen Merkmale dieses Verhaltens auf die „stückhaften" intellektuellen Prozesse in der Kindheit zurück. Weil dem Kind nicht in jeder Phase eine gegenstandsadäquate Darstellung des (vorgegebenen) Themas gelingt, weicht es seiner Meinung nach in karikierende und burleske Zeichenweisen aus. Andererseits gestand er den Zeichnenden aber zu, den dramatischen Augenblick in der Geschichte richtig zu erfassen und auszudrücken. E. BARNES war sich wohl selbst der schwankenden Haltung bewußt, die er in vielen Punkten einnahm, denn am Ende seines Beitrages fordert er viele Untersuchungen über spezielle Aspekte des kindlichen Zeichnens, damit die theoretischen Aussagen empirisch abgesichert werden könnten. Solche Untersuchungen wurden dann wenig später (1895) u. a. von M. V. O'SHEA in Angriff genommen. Er ließ wiederum eine riesige Anzahl von Zeichnungen zu bestimmten Märchenthemen anfertigen, forderte dabei aber eine kleinere Gruppe von Kindern auf, viele (bis 35) Zeichnungen von *einem* Motivzusammenhang zu machen. Er versuchte damit u. a. den Charakter und die Entwicklung von *„Schemata* und *Symbolen,* deren sich die Kinder bei der Darstellung von Objekten bedienen", zu bestimmen *und* den *„Ursprung der Besonderheiten, die den Zeichnungen eines jeden Kindes eigentümlich"* seien, zu ermitteln! Er kommt zu dem Schluß – der auch heute noch nicht überholt erscheint, obwohl er empirisch seit dieser Zeit nicht mehr überprüft wurde (vgl. Kapitel VII) –, daß jedes Kind sich

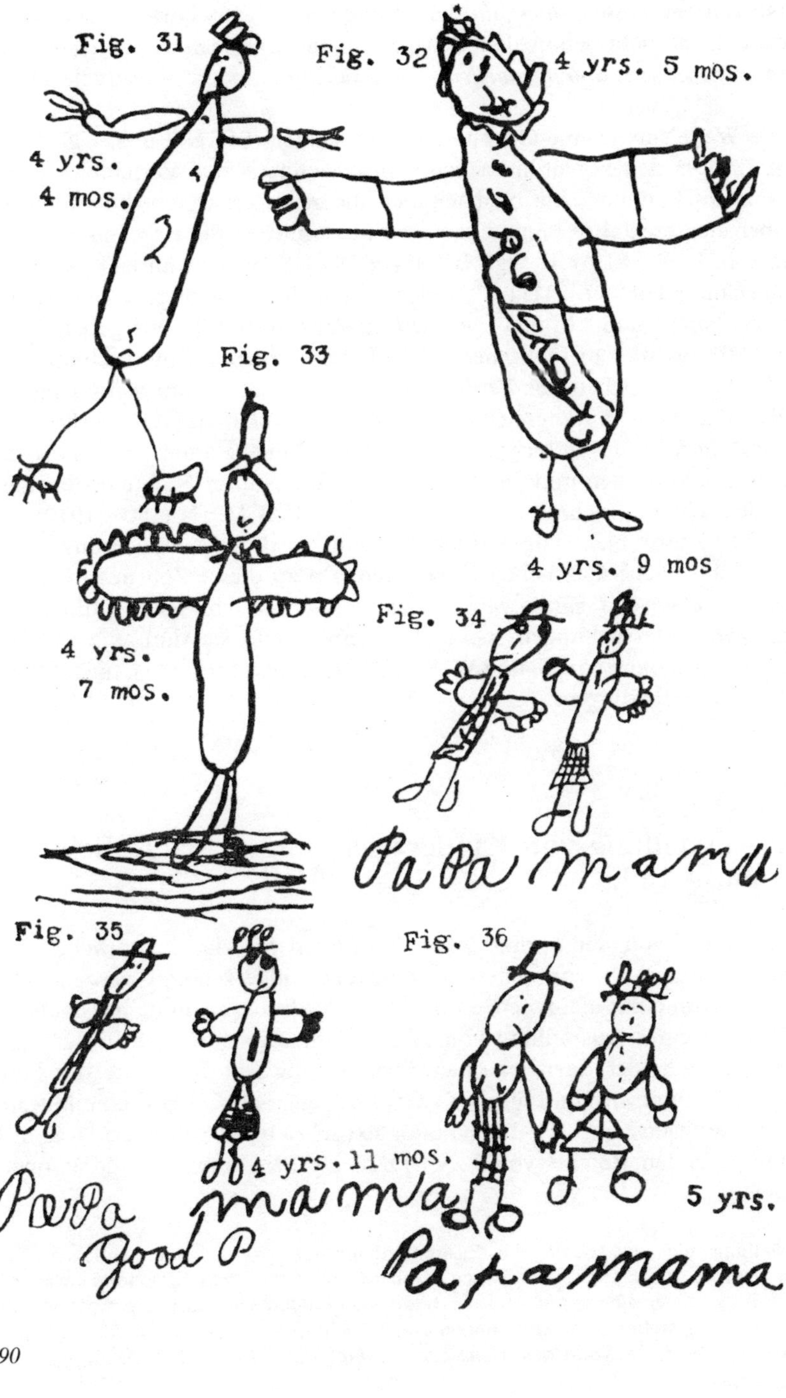

Abbildung 90

sein Darstellungsensemble *innerhalb* der „Fundamenteigenschaften“ der Dingwiedergabe erarbeitet; d. h. er sieht schon den Zusammenhang zwischen *kollektivem* zeichnerischen Verhalten einerseits und *individuellem* Bildrepertoire andererseits (vgl. O'SHEA 1897, S. 21 ff.).
Auf andere Weise suchte eine Gruppe von Autorinnen (SHINN u. a.; vgl. E. E. BROWN 1897) seit 1894/95 den Eigentümlichkeiten des zeichnerischen Verhaltens in der Kindheit auf die Spur zu kommen. Sie beobachteten die zeichnerischen Aktivitäten jeweils *eines* Kindes über mehrere Jahre, sammelten sie und verglichen die Ergebnisse miteinander. So sammelte z. B. K. W. SLACK (vgl. BROWN 1897, S. 31 ff.) während mehrerer Jahre die Zeichnungen ihrer Tochter „RUTH“, welche deren Vater wiedergeben sollte; auch Darstellungen von „Papa“ und „Mama“ wurden zusammengestellt. Wir geben eine Seite (vgl. Abbildung 90) aus diesem Dokument einer biographischen Untersuchungsmethode wieder, welche Menschzeichen der Vorschemaphase umfaßt – vom vierten bis zum fünften Lebensjahr. Die wohl umfangreichste Untersuchung über die „körperliche und geistige Entwicklung eines Kindes in biographischer Darstellung“ stammt von M. W. SHINN, die seit 1893/94 das Verhalten und die Ausdrucksereignisse ihrer Nichte beobachtete (deutsch 1905). Im deutschen Sprachraum waren es E. und G. SCUPIN (1907, 1910), welche ihren Sohn „BUBI“ zum Objekt von Verhaltens- und Ausdrucksbeobachtungen machten *und* dabei das zeichnerische Geschehen einbezogen. Da zu dieser Zeit noch keine gesicherten Informationen über den *gesamten* Entwicklungsverlauf vorlagen, mußten gerade diese biographischen Untersuchungen spekulativ bleiben, und sie sind, wie wir im folgenden Kapitel an der Erhebung von C. und W. STERN zu zeigen versuchen, nicht frei von Einflüssen oder gar Beeinflussungen.

f) Eine Ausstellung von Kinderzeichnungen macht Schule (Hamburg 1898)

Sieht man einmal von den sporadischen Hinweisen auf das „natürliche“ zeichnerische Verhalten des Kindes ab, von denen im folgenden einige genannt werden, so beginnt die Auseinandersetzung mit dem neu entdeckten Ausdrucksmedium im deutschsprachigen Raum 1898 mit einer Ausstellung von „freien Kinderzeichnungen in der Kunsthalle zu Hamburg“, die von der dortigen „Lehrervereinigung für die Pflege der künstlerischen Bildung“ ausgerichtet wird und für die C. GÖTZE, einer der Initiatoren und Referenten des 1. Kunsterziehungstages (1901), den Katalogtext schrieb. Er formulierte – zehn Jahre nach dem bahnbrechenden Referat von E. COOKE als Programm für dieses ungewöhnliche Unternehmen:

> „Die Ausstellung steht im wesentlichen Zusammenhang mit dem großen erziehlichen Fortschritt, den die letzten wenigen Jahre angebahnt haben – mit der künstlerischen Erziehung unserer Jugend. ... Diesen auf die künstlerische Erziehung der heranwachsenden Generation gerichteten Bestrebungen ordnet sich die ‚Ausstellung ...‘ ein, indem sie Aufschluß zu geben sucht über die künstlerischen Fähigkeiten, *mit denen die Natur den Menschen begabte*“ (GÖTZE 1898, S. 5; Hervorh. v. H.-G. R.).

Zur Information der Lehrenden, die sich damit zum ersten Mal in Deutschland Einblicke in die anthropogenen Bedingungen der „künstlerischen (= ästhetischen) Erziehung" verschaffen konnten, und der interessierten Laien werden in dem Katalog die „wichtigsten Resultate der Forschungen" vorgestellt und bildhaft veranschaulicht. Die Resultate der Untersuchungen von E. BARNES, H. T. LUKENS, J. SULLY u. a., die uns ja schon in Umrissen bekannt sind, wurden dort thesenhaft zusammengefaßt, wobei im Vordergrund der Darstellung die Katalogisierung von Themen/Motiven des kindlichen Bildens und seine Gliederung in Stufen standen. Die Formulierungen zur Erklärung des schemagebundenen Darstellens lehnten sich eng an die uns bekannten Aussagen C. RICCIs und (vor allem) J. SULLYs an. Eine Liste mit der wesentlichen Literatur (38 Titel!), die übrigens keine deutschsprachige Publikation über die Kinderzeichnung verzeichnete und lediglich die Pädagogen/Kunsttheoretiker F. FRÖBEL und K. LANGE erwähnte, rundete den informativen und reich bebilderten Katalog ab, dessen propagandistische Wirkung nicht hoch genug eingeschätzt werden kann. Zu dieser Wirkung dürfte auch der Titel der Ausstellung „Das Kind als Künstler" beigetragen haben.
Fünf Jahre vor diesem Ausstellungsereignis hatte (1893) der Kunsthistoriker K. LANGE mit dem Buch über „Die künstlerische Erziehung der deutschen Jugend" eine der Programmschriften für die Reform des Zeichenunterrichts vorgelegt. In dieser Schrift werden zwar Beobachtungen über frühe Kritzel- und Schmieraktivitäten wiedergegeben, und es werden frühe gegenstandsanaloge Zeichnungen beschrieben (1893, S. 73 ff.), aber da ihn bei diesen Fragen, wie er schreibt, die „experimentelle Pädagogik . . . im Stich" ließ, begnügte er sich mit einigen Hinweisen auf solche Aktivitäten, die ihm selbst aufgefallen waren. Nach dem dritten Lebensjahr verbinde das Kind „mit seinen Kritzeleien ein künstlerisches Illusionsspiel"; d. h. für ihn zählen schon die sinnunterlegten Kritzelgebilde zu den Ereignissen, die sich durch das Moment der „Illusion", des Scheins als *ästhetische Aktivitäten* zu erkennen geben. Mit dieser Auffassung ist K. LANGE seiner Zeit in der theoretischen Einschätzung der frühen Aktivitäten – zu denen er auch Phantasiespiele u. a. zählte – weit voraus, aber da er den Phänomenen selbst nicht nachzugehen versuchte (wie etwa sein Kollege C. RICCI), bleiben seine Darstellungen dann doch dem formalistischen System F. FRÖBELs verpflichtet. Seine Schlußfolgerung aus den unsystematischen Beobachtungen der zeichnerischen Aktivitäten lautet denn auch:

„Man kann das Zeichnen im vorschulpflichtigen Alter um so eher entbehren, als *ja der zeichnerische Illusionstrieb des Kindes im Stäbchen- und Fädchenlegen eine vollständige Befriedigung findet.*"

Aus der Zeit nach der genannten Ausstellung sollen noch die „Bemerkungen über Kinderzeichnungen" von K. PAPPENHEIM (1899) Erwähnung finden. Ihr Autor stützte sich auf die vorliegenden wesentlichen Veröffentlichungen über die Kinderzeichnungen (SULLY, O'SHEA, BARNES, LUKENS) und versuchte, sie für den Zeichenunterricht und für andere Unterrichtsfächer fruchtbar zu machen. So wollte er etwa im „botanischen Unterricht" das Gedächtniszeichnen einführen; d. h. den Heranwachsenden sollten (plastische) Modelle von Tieren und Pflanzen, im Einzelfall auch einmal das Objekt selbst, vor Augen geführt werden. Nach der Erarbeitung wesentlicher Merkmale dieser Objekte sollten die Schüler dann eine Gedächtniszeichnung anfertigen, welche als Kontrolle über die erarbeiteten Inhalte dienen sollte. Die Abbildung 91 aus einem seiner Unterrichtsversuche zeigt die

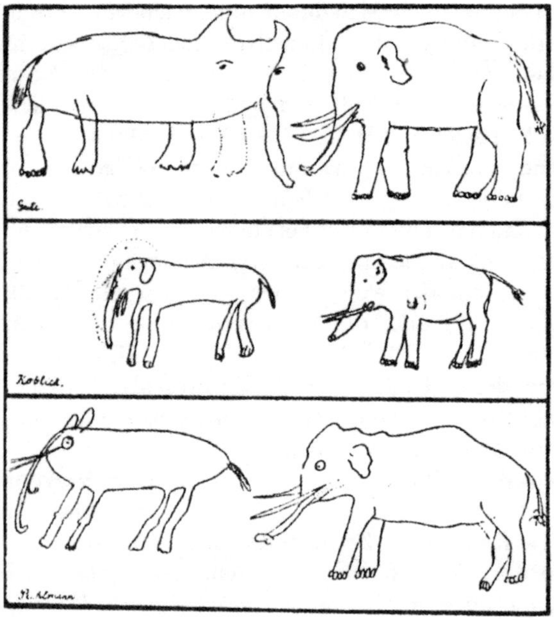

Abbildung 91

Darstellung von Elefanten vor (links) und nach (rechts) der Behandlung des Tieres im Unterricht (vgl. PAPPENHEIM 1899, S. 71).

g) Empirie und Dogmatik

(KERSCHENSTEINER 1904/1905)

Kurz nach der Jahrhundertwende beginnt der Münchener Stadtschulrat G. KERSCHENSTEINER mit seinen Versuchen über das spontane bildnerische Verhalten, von ihm „Gedächtniszeichnen" genannt. Auch er war auf der Suche nach einem „der kindlichen Natur entsprechenden Zeichenunterricht" (1904, Einleitung) und lehnte als Schulrat und Curriculum-Planer (wie man heute sagen würde) die gängigen Vorstellungen der Zeichenmethodiker (Modellzeichnen, Netzzeichnen) ab, fand aber auch in der in- und ausländischen Literatur keine gesicherten Ergebnisse über eine Methode des Zeichnens, welche die „Produktivität des Kindes . . . zu fördern" imstande wäre, „gegenüber der heute fast einzig und allein gebräuchlichen Förderung der Rezeptivität" (1904, Einleitung). Diese Erkenntnisse wollte er sich nun durch umfangreiche Untersuchungen über die „Art und Höhe der zeichnerischen Ausdrucksfähigkeit des Kindes" selbst verschaffen; denn, wie er mit (weit vorausschauender) Ironie schreibt, der „Zeichenunterricht . . ., mit dessen Reform sich heute so viele Kongresse, Bücher und Reden beschäftigen, auf dessen Altar so viele alte Götzen geschlachtet und neue erhoben werden, (benötige) vor allem (solche) Untersuchungen" (1905,

S. 13). Seine Untersuchungen hatten so gewaltige Dimensionen, weil KERSCHENSTEINER es verstand – und wohl auch die nötige Autorität hatte –, zuerst die Lehrenden an ausgewählten Klassen/Schulen für eine Art „Pilotprojekt", später die Kollegien ganzer Schulbezirke Münchens und seiner Umgebung in seine Erhebungen einzubeziehen. Am Ende waren es etwa 300000 Zeichnungen, die zusammenkamen und von KERSCHENSTEINER auf folgende Fragestellungen hin analysiert wurden:

1. „Wie entwickelt sich die graphische Ausdrucksfähigkeit des unbeeinflußten Kindes vom *primitiven Schema* bis zu *vollendeten Raumdarstellung?"*
2. „Welche *Qualitäten* der *Ausdrucksfähigkeit* kann bei Kindern von 6–14 Jahren billigerweise erwartet werden?"
3. Wie *gibt* das Kind/der Jugendliche *„konkrete" Personen, Tiere, Objekte wieder,* z. B. den (modellstehenden) Klassenkameraden, seine Eltern „in gedächtnismäßiger Darstellung", Pferde, Hunde und Katzen sowie Pflanzen und nicht belebte Gegenstände wie einen Wasserkrug?
4. „Wie verhält sich das Kind zum *Ornament?* Wie viel natürliche Befähigung ist vorhanden . . ., einen gegebenen Gegenstand ornamental zu schmücken?"
5. Wie unterscheiden sich die Ergebnisse des Zeichnens in den *verschiedenen Schulformen* (von der Handelsschule bis zur „Idiotenanstalt") voneinander? (1905, S. 7ff.; Hervorh. v. H.-G. R.).

Bei allem Respekt vor dem Einsatz, mit dem diese Untersuchung durchgeführt, die Ergebnisse publiziert und propagiert wurden – seit 1901 in Vorträgen, 1904 in einem Vorauspapier, 1905 in einer umfangreichen Monographie – und in ein Curriculum für den Kunstunterricht/Zeichenunterricht eingearbeitet wurden, muß man doch feststellen, daß die o. g. Fragestellungen eine Reihe von Einschränkungen und Annahmen aufweisen, die eine vorurteilsfreie Untersuchung des riesigen Materials nicht zuließen: In den Fragestellungen lag z. B. schon die Vorwegnahme eines Entwicklungsgefüges (in Stufen) sowie eines Endpunktes in einer (illusions-)perspektivischen Raumdarstellung. Das Kritzelgeschehen kommt, obwohl Kindergarten-Kinder in die Untersuchung einbezogen wurden, nicht in das Blickfeld des Autors. Schematisierende Darstellungsweise wird von Anfang an negativ bewertet – auch im engeren Kindesalter –, und Bedeutungen, Sinnzusammenhänge, die über die Darstellung sichtbarer Objekte („Gegenstandbedeutungen"/„Phänomensinn") hinausgehen, werden ausgeschlossen. So ist es zu verstehen, daß die Ergebnisse dieser „Massenuntersuchung" die hohen Erwartungen ihres Initiators nicht erfüllen konnten. Diese Erwartungen waren von einer naiv realistischen Kunstauffassung geprägt und *gleichzeitig* den eher klassizistisch zu nennenden Kunstidealen seiner Freunde, des Bildhauers A. v. HILDEBRAND und des Philosophen/Psychologen H. CORNELIUS, verpflichtet. A. v. HILDEBRAND und H. CORNELIUS, welche eine Art Beraterfunktion bei dieser Untersuchung innehatten, beeinflußten wohl vor allem die Auffassungen G. KERSCHENSTEINERs von der Fähigkeit der Heranwachsenden zu einer (perspektivisch organisierten) Raumdarstelllung und zu einer schmückenden Ornamentierung. Auch die Kennzeichnung „formgemäß", die den *künstlerischen* Rang einer Zeichnung angeben soll, entstammt den (Kunst-)Auffassungen der beiden genannten Berater. In der Zusammenfassung der Ergebnisse dieses Großversuches (vgl. KERSCHENSTEINER 1905, S. 476ff.) macht sich denn auch eine realistische (resignative) Einschätzung der Darstellungsfähigkeiten von Heranwachsenden bemerkbar:

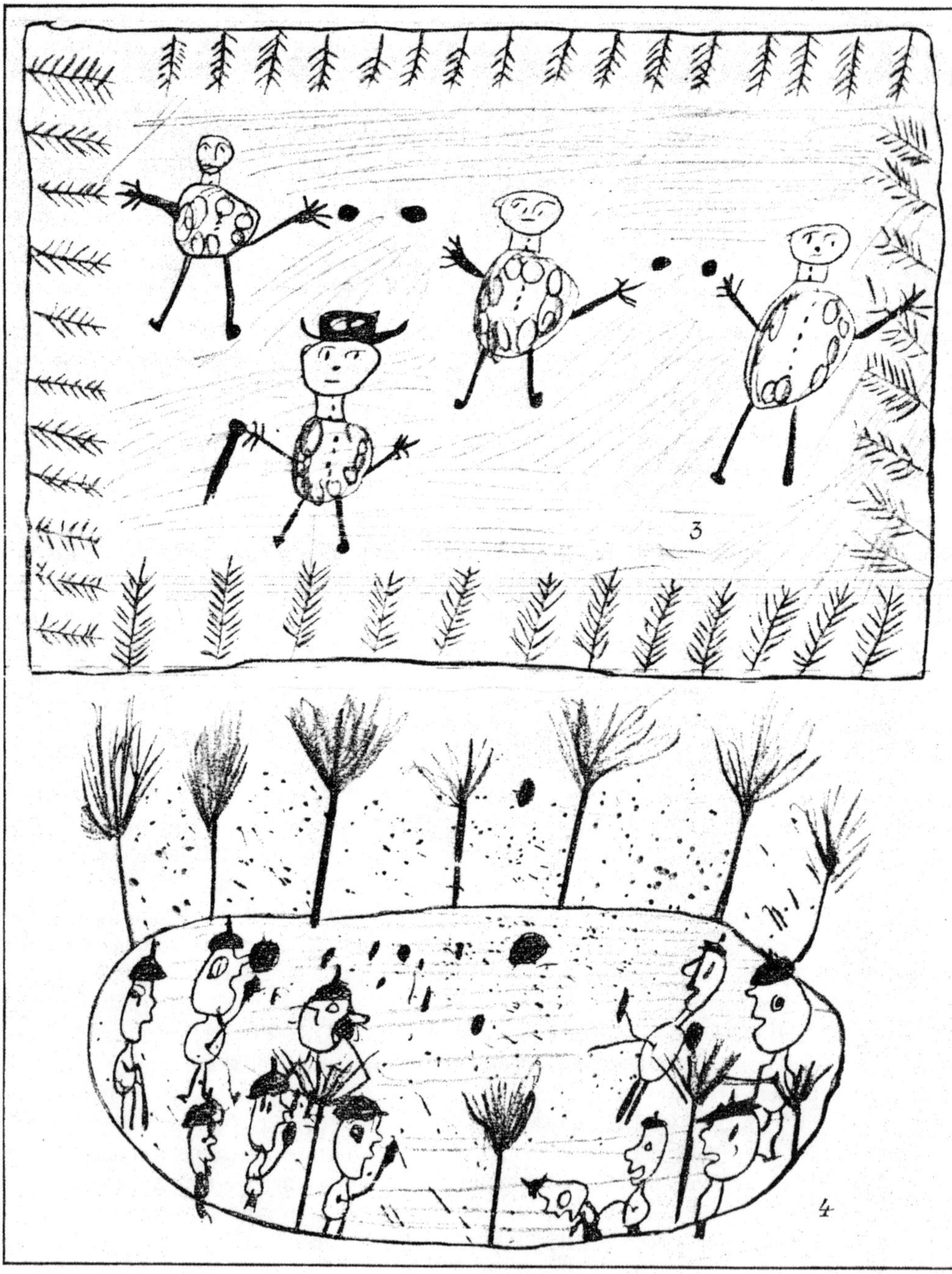

Abbildung 92

1. Die Zeichnungen der Heranwachsenden entwickeln sich von der *begrifflichen Niederschrift* der Gegenstandsmerkmale (vgl. J. SULLY) *zu erscheinungsanalogen Darstellungen.* Die Altersphase der mittleren und späten Kindheit ist von einer „schematischen Aufzeichnung“ der Gegenstandsmerkmale geprägt. Wenige Ausnahmebegabungen erreichen ein Stadium der realistischen („exakten“) Naturdarstellung.
2. Eine *perspektivische Darstellungsweise* beginnt bei Knaben im 7., bei Mädchen im 9. Lebensjahr. Das „Gefühl für den perspektivischen Ausdruck“ entwickelt sich dann weiter, erreicht aber nur bei Ausnahmebegabungen die Höhe künstlerischer Darstellung. Einer Stufentheorie der Raumdarstellung ist ein großer Teil der Erörterungen gewidmet.
3. Die *Nachahmung der Naturobjekte,* aber auch der vorgegebenen Medienbilder (Bilderbücher usw.) spielt eine dominierende Rolle im zeichnerischen Prozeß; „frühzeitige hohe Begabung für den graphischen Ausdruck ist (aber) nur dann entwicklungsfähig, wenn sie eine Vorstellungsbegabung ist“, d. h. aus einer in der Vorstellung geklärten Formauffassung stammt, und nicht aus einer unmittelbaren Imitation der Gegenstände. Diese Imitation wäre eine Form von Naturalismus, die in dem Münchener Kreis um A. v. HILDEBRAND streng verpönt war.
4. Ist sich der Heranwachsende des *Unterschiedes zwischen Bild und Wirklichkeit* bewußt (vgl. B. PÉREZ), hört er auf zu zeichnen (weil er der Unzulänglichkeiten seiner Darstellungen gewahr wird): „Für das Kind *bedeuten* die Darstellungen nicht etwas, sondern *sind* etwas.“ Vor allem hier spricht der enttäuschte Klassizist, der den Zeichnungen nicht den Status von Mitteilungen einräumen will, weil sie nicht den *formalen Gesetzmäßigkeiten* von Kunst entsprechen, wie sie H. CORNELIUS nachzuweisen versuchte (vgl. 1908; 1920).

Für uns haben die beiden Schriften G. KERSCHENSTEINERs (1904 bzw. 1905) heute vor allem den Wert von historischen Dokumenten; denn im Gegensatz zu vielen Veröffentlichungen über die Kinderzeichnung in jener Zeit entwickelte der Autor seine Vorstellungen über den Ablauf und die Zielrichtung des zeichnerischen Geschehens an einer Fülle von hochklassigen Reproduktionen in Faksimiledrucken. Diese Tausende von Abbildungen geben uns und späteren Historikern der „Kinderkultur“ (vgl. Kapitel XIX) einen repräsentativen Überblick über die Motivstruktur und die Entwicklungsformen der Kinderzeichnung um die Wende zum 20. Jahrhundert. Als Beispiel für diese Reproduktionen geben wir die Tafel 38 (aus 1904) mit den Darstellungen eines „Schneeballgefechtes“ wieder (vgl. Abbildung 92). Die Erläuterungen G. KERSCHENSTEINERs zu diesen Bildern zeigen etwas von dem Unverständnis, das er den Phänomenen entgegenbringt:

„*Versuch einer Raumdarstellung deutlich erkennbar, aber aus verschiedenen Gründen mißlungen.* Fig. 3: *Inselförmiger,* rechteckiger Raum; vertikale Bäume in die Zeichenebene umgeklappt. Gezeichnet von einem *Mädchen.* III. Klasse, *8 Jahre;* Fortgang Note II, zeichnet z(u) H(ause), hat *kein* Bilderbuch. Beruf des Vaters: Fabrikarbeiter. Fig. 4: *Inselförmiger,* ovaler Raum aus der *Vogelperspektive,* samt Bäumen und Figuren; aber Linienperspektive fehlt. Gezeichnet von einem *Knaben,* V. Klasse, *10 Jahre,* Fortgang Note III, zeichnet *nicht* z. H.; hat Bilderbücher, Beruf des Vaters: Fabrikdirektor“ (kursiv hervorgeh. Wörter im Original halbfett).

XVII. Elemente einer Forschungsgeschichte II: Ausweitung und Distanzierung

„The scientific interest in children's drawing reached its greatest high between 1900 and 1915."
(F. L. GOODENOUGH 1926; 1975, S. 1)

Während wir im ersten Kapitel dieses Dritten Teiles gewissermaßen archäologisch den Spuren der (kaum hundertjährigen) Entdeckungsgeschichte nachgegangen sind, soll uns dieses Kapitel bis an den Rand der großen Systementwürfe führen, welche 1927 mit der Schrift „Le dessin enfantin" von G.-H. LUQUET einsetzten. Diese Systementwürfe, von denen wir die wesentlichen vorstellen werden, bestimmen auch heute noch (in „ihren" Ländern bzw. in „ihren" Einflußgebieten) die Auffassungen über das Phänomen Kinderzeichnung. Das zeigt sich z. B. daran, daß die Schriften von G.-H. LUQUET, F. L. GOODENOUGH, G. MÜHLE, H. MEYERS u. a. in immer neuen Auflagen erscheinen: die von G.-H. LUQUET z. B. in 3. Aufl. 1977! Die Zeit zwischen den frühen Veröffentlichungen und den Gesamtdarstellungen, die wir in den nachfolgenden Abschnitten behandeln werden, ist gekennzeichnet durch eine Fülle *verschiedenartiger* wissenschaftlicher Ansätze. Das Phänomen Kinderzeichnung wird jetzt häufig nicht mehr um seiner selbst willen untersucht, sondern es wird in umfassende ethnologische, kunstpsychologische, entwicklungspsychologische Studien *einbezogen* und für die dort entwickelten Auffassungen *in Anspruch* genommen; d. h. die Untersuchungen über die Kinderzeichnungen werden jetzt häufig instrumentalisiert und dienen der Beweisführung in völkerkundlichen, ästhetisch-kunsttheoretischen, psychologischen Untersuchungen. Gleichzeitig macht sich eine gewisse Distanz gegenüber der frühen Forschungseuphorie bemerkbar; es dringt ein Moment der vergleichenden Betrachtungsweise, ja der Methodenkritik in die Darstellungen des Gegenstandsbereiches ein. So spricht J. KRETZSCHMAR schon 1912 von einem „gewissen Skeptizismus", der sich in der Erforschung der Kinderzeichnung breitmache. Wir haben dieser Distanzierung, welche u. E. das Ende der frühen Forschungsgeschichte markiert, Rechnung zu tragen versucht und den ersten Abschnitt des nachfolgenden Kapitels unter die Überschrift „Reflexionen" gestellt. Der Begriff der Reflexion soll also den Zugewinn an Aussagen *über die* beschreibend oder empirisch gewonnenen *Ergebnisse* der Untersuchungen an begleitenden, rechtfertigenden, begründenden Sätzen bezeichnen, und er soll das wissenschaftsmethodische Moment erfassen, das in dieser Phase der Forschungsgeschichte zum ersten Mal wirksam wird.

Eine solche frühe kritische Auseinandersetzung mit den bis zu diesem Zeitpunkt vorliegenden Darstellungen über die „Kunst des Kindes“ liegt uns in einem Aufsatz von J. KRETZSCHMAR vor, der (1912) unter dem programmatischen Titel „Die freie Kinderzeichnung in der wissenschaftlichen Forschung“ erschien. Wegen seines (schon erwähnten) Skeptizismus gegenüber den vorherrschenden Forschungsansätzen, aber besonders wegen seiner zukunftsweisenden Formulierungen verdient es dieser Aufsatz, ausführlicher referiert zu werden:

1. J. KRETZSCHMAR warnt vor der „übertriebenen Hoffnung“, daß das neu entdeckte Ausdrucksmedium einen unmittelbaren, leichten Zugang zu der „Psyche des zeichnenden Kindes“ gewähre. Für eine (wissenschaftliche) „Interpretation des *Darstellungsprodukts*“ (!) sei es notwendig, sich volle Klarheit über die „näheren Umstände ihrer Entstehung“ zu verschaffen:

„dann aber kann an ihrer Brauchbarkeit für die Zwecke des Forschens nicht mehr gezweifelt werden. Diesselbe ist natürlich auch nur dann vorhanden, wenn man die Zeichnung als *Ausdrucksmittel* für die Vorstellungswelt des Zeichners, als *Zeichensprache,* auffaßt und das rein Technische, insbesondere die Linienführung außer Acht läßt . . . Es ist vor allen Dingen der *Inhalt* der Zeichnung hinsichtlich seiner Wiedergabe in Betracht zu ziehen; aus ihm müssen sich Schlüsse ziehen lassen auf die geistige Verfassung des Darstellers, auf sein Vorstellungsleben und seine Urteilsreife, auf den Grad seiner seelischen und kulturellen Entwicklung – die Zeichnung muß letzthin *diagnostischen* Wert besitzen“ (1912, S. 380; Hervorh. v. H.-G. R.).

2. Diese *Definition des Forschungsgegenstandes* enthält eine so umfassende und präzise Charakterisierung des neu entdeckten Mediums, wie sie bis dahin in den (häufig dilettierenden) Untersuchungen nicht zu finden war: Es ist sowohl Repräsentation („Darstellung von äußeren Gegebenheiten“) *als auch* „Ausdrucksmittel“ von psychischen Gegebenheiten und unterliegt wie jede Repräsentation einem *interpretierenden* Zugang. Wichtig für diese (diagnostizierende, d. h. auf die Persönlichkeit des Zeichners rückschließende) Interpretation ist die Motivstruktur, der „Inhalt der Zeichnung hinsichtlich seiner Wiedergabe“. Wissenschaftliche Erkenntnis über die Motivstruktur und den Verlauf der Zeichenentwicklung lassen sich am ehesten aus „biographischen“ Quellen, d. h. aus der Beobachtung des zeichnerischen Verhaltens von einzelnen Kindern, schöpfen. Diese Betonung des Inhaltlich-Biographischen vor dem Formal-Graphischen (das ja wohl gleichfalls Ausdruckswert, Projektionswert besitzt) ist wohl als Reaktion auf die vielen Formulierungen von den „Kinderfehlern“, den Brüchen, den „logischen Fehlern“ o. ä. in der (graphischen) Kunst des Kindes o. ä. zu verstehen, die in der zeitgenössischen Literatur zu finden waren.

3. Aus verschiedenen vorliegenden Untersuchungen schließt J. KRETZSCHMAR (1912, S. 383ff.) auf einen *„gesetzmäßigen Entwicklungsgang“* im zeichnerischen Verhalten, der mit dem Kritzeln beginnt und mit *kulturgebundenen* Objektivationen endet. Den Kritzelereignissen komme eine „sekundäre“, beigefügte Bedeutung zu, vorrangig sei es als eine „motorisch-nachahmende Tätigkeit“ aufzufassen. Als Merkmal der Schemastufe wird von ihm das Ideoplastische (VERWORN), d. h. das Gedächtnismäßige, Beschreibende, herausgearbeitet; aber auch dieser damals bekannten Kennzeichnung fügt KRETZSCHMAR

eine neue Dimension hinzu, indem er von dem „Interesse" (1912, S. 387f.) des Kindes an besonderen Objekten spricht, das sich in der Zeichnung niederschlage. In der letzten Phase der Zeichnung des Heranwachsenden wechsele der Zeichner vom „Inhalt auf die Form", d. h. er gehe von der (nachahmenden) Darstellung vorgegebener Objektzusammenhänge auf die Wiedergabe *vorhandener* (traditioneller) Kulturobjekte über. Der Heranwachsende geht jetzt von der Frage aus:

„Wie mache ich die Darstellung richtig? ... Die Umgebung wird ihm die Antwort auf seine Frage geben und ihm hilfreich die Errungenschaften der Kultur auf dem Gebiete der Kunst zur Verfügung stellen" (1912, S. 388).

4. Die *Entwicklung des zeichnerischen Ausdrucks* soll, dazu will der Beitrag J. KRETZSCHMARs auffordern, mit den Erkenntnissen der Psychogenese konfrontiert werden – eine solche genetische Psychologie stecke zwar noch in den Kinderschuhen, Ansätze dazu sieht er aber in der Lehre L. V. STRÜMPELLs (z. B. 1888 oder 1890) „von der Entwicklung des Seelenlebens im Menschen". Eine solche Konfrontation lasse sich sowohl für die genetische Psychologie wie für die Interpretation der Kinderzeichnung fruchtbar machen.
5. Der Beitrag enthält aber nicht nur die Aufforderung, den (psychogenetischen) „Gesetzmäßigkeiten" im Ablauf des zeichnerischen Geschehens nachzugehen, sie am Phänomen zu untersuchen, sondern er gibt auch die Methode an, mit denen dies möglich ist: *Experimentell* läßt sich das freie Darstellen „erzeugen", wenn das Kind „unter bestimmten Bedingungen zum Zeichnen" aufgefordert wird; *beobachtend* geht der Forscher vor, wenn er auf den Moment wartet, wo sich das Kind zu einer „spontanen Darstellung" entschließt. „Endlich läßt er das Kind selbst außer Acht, beobachtet nicht den Vorgang des Zeichnens selbst, sondern nur das Produkt desselben, die Zeichnung" (1912, S. 392). Neben den bekannten experimentellen und beobachtend-biographischen Forschungsansätzen kennt Kretzschmar also auch schon einen *strukturanalytischen* Ansatz; auch *rezeptionstheoretische* Vorstellungen werden (1912, S. 393) von ihm in Betracht gezogen.
Wie in diesem umfangreichen Sammelreferat von J. KRETZSCHMAR werden auch in den Literaturreferaten von W. J. RUTTMANN (1911; 1912; 1914) die vorliegenden Forschungsansätze herausgearbeitet; auch er gibt der „biographischen Methode" einen gewissen Vorzug vor den anderen Untersuchungsmethoden. Seiner (durchaus kritischen) Darstellung der verschiedenen Ansätze zur Erfassung des spontanen und (experimentell) gelenkten Zeichnens läßt sich entnehmen, daß um die Zeit nach 1910 auch die ersten psychoanalytisch orientierten Studien über das Zeichnen von Erwachsenen („Hysterikerinnen") und Kindern erschienen sind (etwa im Jahrbuch für psychoanalytische und psychopathologische Forschung, hrsg. v. H. BLEULER u. S. FREUD). Der graphische Ausdruck, so resümiert RUTTMANN (1912, S. 436; Hervorheb. v. H.-G. R.), „kann unter Umständen eher *unbewußte Vorgänge* oder solche Dinge, die *verheimlicht werden sollen,* dokumentieren als der sprachliche und szenische Ausdruck". Er gibt auch schon einige Beispiele für „Verschiebung", d. h. für die Ersetzung eines (zensierten sexuellen) Inhaltes/Objektes durch einen anderen Inhalt/ein anderes Objekt, die aber nicht recht überzeugen; überzeugender ist da schon die Feststellung, daß in den Zeichnungen von psychopathologisch auffälligen Menschen *Regressionen* (in ontogenetisch frühe/überwundene Stadien des Zeichnens) zu beobachten seien. Interessiert, wenn auch kritisch-distanziert,

reflektiert RUTTMANN damit Grundbegriffe der psychoanalytischen Betrachtungsweise von Kunst/Kinderzeichnung und fügt den Auffassungen, welche die manifesten Inhalte in der Zeichnung herausstellen, solche hinzu, welche auch latente („verheimlichte") annehmen. W. J. RUTTMANN gibt auch (schon 1911) eine Übersicht über die Untersuchungsmethoden – z. B. die quantifizierende, die ethnologische, die experimentell-ästhetische Methode –, welche zu seiner Zeit an den Forschungsgegenstand Kinderzeichnung herangetragen wurden. Wir können auf eine Darstellung dieser Verfahren verzichten, da sie uns in den verschiedenen Systementwürfen, einzeln oder gebündelt, begegnen werden.

2. Frühe Bewertungen und Zusammenfassungen

a) Methode und Ergebnis I
(CL. u. W. STERN 1910ff.)

Die Vorzüge und Schwächen der „biographischen Methode" in der Erforschung des kindlichen Ausdrucks, welche nach 1910 gleichrangig neben die Verfahren der Massenversuche (BARNES, KERSCHENSTEINER, LEVINSTEIN u. a.) trat, werden besonders deutlich in den Untersuchungen über die „Zeichnerische Entwicklung eines Knaben vom 4. bis 7. Lebensjahr", in denen die Eltern CLARA und WILLIAM STERN ihren Sohn GÜNTHER (STERN-)ANDERS, den späteren Schriftsteller und Philosophen, zum Gegenstand ihrer Beobachtungen machten – wie sie vorher und gleichzeitig an ihm und ihren Töchtern die Entwicklung der „Kindersprache" zu verfolgen versucht hatten. Zwar berichtet der Beobachtete (in einem „Geleitwort" zur Neuauflage der „Psychologie der frühen Kindheit" 1952, vgl. 1971, S. IXff.), daß diese Beobachtungen von strengen „moralischen" Grundsätzen getragen gewesen seien und den Kindern immer als „Spiele" erschienen wären, aber die Lektüre des o. g. Aufsatzes macht doch deutlich, mit welchen Vor-Urteilen die Eltern den bildnerischen Objektivationen ihres Sohnes gegenübertraten; da:

- wird von „Erfolg" und „Mißerfolg" (S. 2f.) gesprochen, auf „ganz grobe Fehler" wird der Zeichnende sogar aufmerksam gemacht;
- werden Begabungslinien zum Vater (einem dilettierenden Zeichner) und Großvater (Musterzeichner) gezogen;
- fließen persönlichkeitswertende Vorannahmen permanent in die Beobachtungen ein, so wenn dem Kind eine frühe „Selbstkritik" (die u. U. nur als Reaktion auf die lästige Neugier der beobachtenden Eltern anzusehen ist) oder ihm „Sinn für Humor" (1910, S. 14) attestiert wird;
- wird der Tag begrüßt, wo der kleine Zeichner „einzusehen (beginnt), daß die Zeichnung nicht das wiederzugeben habe, was man wisse, sondern das, was man *schaue*" (1910, S. 11).

Diese wenigen Bemerkungen zeigen, daß auch geschulte Eltern, die zudem „im Kinde bereits den Menschen respektierten" (ANDERS), den Phänomenen nicht frei gegenüberstehen (können), sondern von den (internalisierten) Auffassungen über die Bedingungen und den Ablauf der *künstlerischen* Gestaltung (hier etwa im Sinne eines Realismus/Naturalismus) geprägt sind *und ihr* theoretisches („personalistisches") Konzept von Wissenschaft

zu exekutieren versuchen. Wenn man der Behauptung der Autoren Glauben geschenkt hat, „der Spontaneität möglichst freien Spielraum“ (1910, S. 3) gelassen zu haben, so verliert man diesen Glauben dann doch, wenn man an anderer Stelle (und in einem anderen Begründungszusammenhang!) liest, daß die Mutter ihrem Kinde GÜNTHER (am Ende seines ersten Lebensjahres!) „große Köpfe von Hund, Pferd und Katze an die Tafel gezeichnet hat“ (1971, S. 205). So verwundert es dann auch nicht, daß die Reproduktionen aus dem Aufsatz von CL. u. W. STERN (1910) kaum den uns bekannten Kinderzeichnungen ähneln. Wir geben (in Abbildung 93) eine Seite aus diesen Reproduktionen wieder, welche deutlich das zeichnerische Zusammenwirken von Kind „GÜNTHER“ (vier bis fünf Jahre) und Eltern zeigt.
Vorteile hat die „biographische Methode“ immer dann, wenn:

- ein bestimmter Zeichenablauf (Strich für Strich) dokumentiert werden soll, der für das Verstehen des Bildes wichtig ist;
- das Auftauchen und die Veränderungen von Formzusammenhängen/Motivkomplexen festgehalten werden können – CL. u. W. STERN beschreiben z. B. anschaulich die *„Phasen* eines derartigen Ringens mit einem (Darstellungs-)Problem“ (1910, S. 16);
- sich eine Verbindung zwischen bildnerischem Ausdruck und Lebenssituation (Reise, Krankheit, Tod eines Elternteiles o. ä.) herstellen läßt;
- unerwartete Objektivationen/Produktionen auftauchen. So nehmen z. B. die STERNs – leicht erstaunt über so viel Unkultur in ihrer von Kultur geprägten Häuslichkeit – zur Kenntnis, mit welcher Freude ihr Sohn GÜNTHER (im Alter von 5;5) Bilder aus Warenhauskatalogen zusammenklebt und malerisch verändert, allerdings ohne der Nachwelt Beispiele dieses frühen Collagierens zu vermitteln.

In seiner „Psychologie der frühen Kindheit“ (1914, Neuausg. 1952, 10. Aufl. 1971) hat W. STERN ein Resümee aus den gemeinsamen Beobachtungen im Stil der „biographischen Methode“ sowie aus vorliegenden Darstellungen über die Kinderzeichnung (vor allem G. KERSCHENSTEINER, W. KRÖTZSCH und K. BÜHLER) gezogen und in eine Systematik des ästhetischen Verhaltens und seiner Entwicklung („Vorstufen“) einzubringen versucht. Wir differenzieren nicht zwischen den einzelnen Auflagen dieses bekannten Buches und versuchen, den theoretischen Gesamtentwurf des Autors wiederzugeben (alle Hervorheb. v. H.-G. R.):
1. Das *Hantieren* mit Zeichenwerkzeug ist für jedes Kind „eine Quelle der Freude“, weil es eine „motorische Entladung“ gestattet. Die ersten Ergebnisse dieser Entladung – die frühen Kritzelgebilde – sind noch „bedeutungslos“, aber bald beginnt das Kind, in die

> „ursprünglich bedeutungslosen Striche einen nachträglichen Sinn hereinzulegen . . .; und endlich ist der Augenblick gekommen, wo schon bei Beginn der graphischen Bewegung eine Intention auf ein darzustellendes *Etwas* besteht: das eigentliche Zeichnen setzt ein“ (1971, S. 312f.).

2. Der stabilisierte Bewegungsablauf erlaubt die „graphischen *Markierungen* von Vorstellungen und Gedanken, die . . . den (Kindern) durch den Kopf huschen“. Die zeichnerische *Darstellung* ist also nicht auf die gegebene Wirklichkeit (bzw. ihre optischen Erscheinungen) gerichtet, sondern es ist die Wiedergabe von *„Gemeintem“* (Gedachtem, Gewußtem; vgl. 1971, S. 315). Das Schema ist demnach ein „optisches Gebilde, an dem ein Denkinhalt durch natürliche optische Symbole repräsentiert wird“.

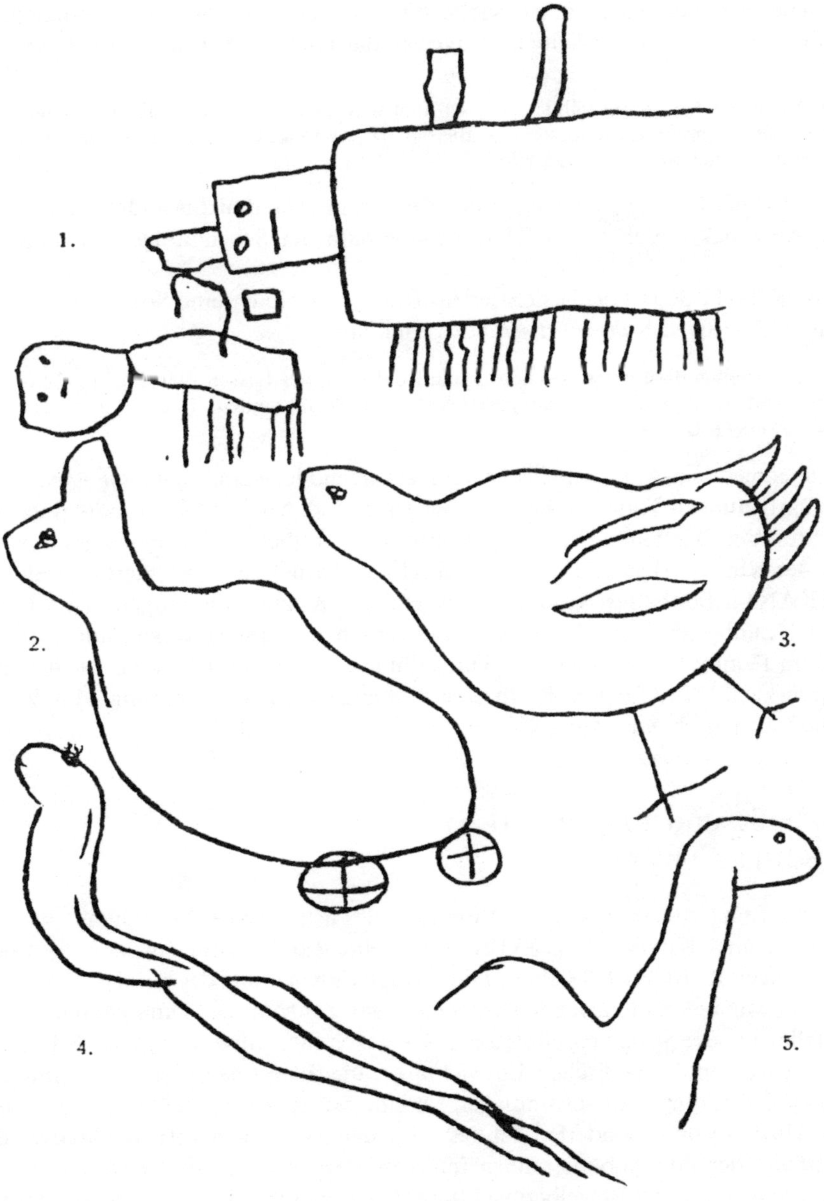

Tiere (Tafelzeichnungen).

1. Mutterkameel und Junges (Alter **4**; 0). — 2. Spielkaninchen auf Rädern (**4**; 9). — 3. Huhn (**4**; 9). — 4. Schlange, sich aufrichtend (**5**; 3½). — 5. Kameel (**5**; 5).

Abbildung 93

3. Das schematische Zeichnen ist Sache *aller* Kinder, ist von „allgemeinmenschlicher Bedeutung"; das „*bildhafte* Zeichnen" dagegen, das nach der Schemaphase einsetzen *kann,* ist

„stets nur Sache weniger Ausgewählter gewesen und wird es wohl immer bleiben. Es sind immer nur Menschen eines bestimmten Interessetypus, die den Drang in sich verspüren, ihr inneres Schauen in entsprechende Darstellung zu verwandeln" (1971, S. 320).

Daran wird seiner Meinung nach auch der Zeichenunterricht nichts ändern, sein Ziel soll es sein, die Ausdrucksfähigkeit des Kindes „innerhalb der Schemafolgen zu intensivieren" (ebd.).
4. Mit W. KRÖTZSCH (1917) sieht er im (freien) Zeichnen eine Sonderform des Bewegungsausdrucks, die sich *diagnostisch* auswerten läßt:

„tiefliegende Eigenschaften der seelischen Dynamik des Kindes (lassen sich dabei) erkennen: Ermüdung, Zerstreutheit, innere Zusammengerafftheit oder Zerfahrenheit, Energie oder Schwäche des Willens usw." (1971, S. 314).

5. Mit zunehmendem Alter entwickeln Kinder/Jugendliche eine *Genußfähigkeit* für künstlerische Darbietungen/Kunstwerke; sie bewegen sich dabei von einem individuellen Interesse am Stoff der Darstellung zu einer Urteilsfähigkeit über die formal-ästhetischen Eigenschaften des Kunstwerkes und gelangen (als Erwachsene) zum „uninteressierten Wohlgefallen" (KANT). Bildhafter Ausdruck während der Kindheit/der Jugend ist seinem Charakter nach „unbestimmtes" *Spiel,* pendelnd zwischen Phantasievollem und Eintönigkeit, während im Kuntwerk eine *adäquate* Darstellung „innerlich erlebter Phantasievorstellungen" verwirklicht wird, deren Kennzeichen die „Zusammenstimmung von wertvollem Gehalt und ästhetisch wirksamer Gestalt" ist (vgl. 1971, S. 289ff.).

b) Methode und Ergebnis II
(K. BÜHLER 1918ff.)

Nehmen die Erörterungen über die „Vorstufen des ästhetischen Verhaltens" in der „Psychologie der frühen Kindheit" W. STERNs eher eine Randposition ein, so rücken sie in den Untersuchungen K. BÜHLERs über „Die geistige Entwicklung des Kindes" (1918, 3. Aufl. 1922), denen wir uns nun zuwenden wollen, in das Zentrum der Darstellung, weil sie mit „Fragestellungen der Sprachpsychologie", bes. der Sprachentwicklung, der Ethnologie wie mit der „Lehre von der seelischen Entwicklung" überhaupt eng verbunden sind und weil aus solchen Erörterungen die Grundlagen für eine ästhetische Erziehung zu gewinnen sind (1922, S. 236ff.). Von besonderem Interesse für den Psychologen ist die Analyse des Zeichenaktes und der korrespondierenden internen Vorgänge. Einsichten in solche Abläufe lassen sich sowohl aus der Einzelbeobachtung (*biographische* Methode) wie aus der Darstellung der *Stilentwicklung* (d. h. der Beobachtung des „Entwicklungsganges" bei vielen Kindern), aber auch mit Hilfe der „besonders in Amerika gepflegten Entwicklungsstatistik" gewinnen. Bei dieser Methode werden „*Zeichenaufgaben* mit Hilfe statistischer Methoden analysiert" (vgl. 1922, S. 235ff.). Alle diese Methoden haben für K. BÜHLER ihren eigenen Rang; „sie stellen ja auch nur die rohesten Schemata psychologischer Methoden vor. Alle feineren Fragestellungen erfordern Maßnahmen, die sich nicht von vornherein vorschreiben oder nachträglich in solche feste Rahmen einfangen lassen" (1922, S. 240). Wir können aus seinen umfangreichen Erörterungen nur thesenhaft solche Punkte aufführen, in denen K. BÜHLER über die bis dahin (1918/1922!) vorgetragenen Auffassungen hinausgeht bzw. die Phänomene anders interpretiert:

1. *Beginn der zeichnerischen Darstellung und ihre Bewertung:* Ausgelöst werden die zeichnerischen Aktivitäten von einem „Nachahmungstrieb", der das Kind dazu führt, die Schreib- bzw. Zeichenbewegungen *anderer* zu imitieren. Wird der Zusammenhang von Bewegung und „Zeichenerfolg auf dem Papier" – Spur – erfaßt, entsteht eine „Spielfreude am Erzeugen von Strichen". Nach einiger Zeit (etwa mit Beginn des 3. Lebensjahres) gewinnt das „Strichemachen ... für den kleinen Kritzler einen anderen, wir können sagen, den *eigentlichen Sinn,* den wir mit dem Worte Zeichnen verbinden", denn die Gebilde erhalten eine *Darstellungsfunktion* (1922, S. 242). Vorher (in den ersten Monaten des 2. Lebensjahres) hatte sich aber schon ein – von der Sprachentwicklung abhängiges – Verstehen von Bildern, Strichskizzen o. ä. eingestellt, das sich rasch zu einer „beträchtlichen Vollkommenheit" entwickelt. Die Zeichenprodukte erhalten nach dieser Zeit einen festen Namen und verraten damit eine Darstellungsabsicht (S. 242f.). Im Gegensatz zur Sprache, bei der ein „assoziativer Zusammenhang" zwischen Zeichen und Bezeichnetem besteht – man würde heute von „konventionalisierter Beziehung" (DE SAUSSURE) sprechen –, beruht der Zusammenhang in der zeichnerischen (allgemein: bildhaften) Darstellung auf einer *Ähnlichkeit* (DE SAUSSURE: „analogen" Beziehung) zwischen stellvertretendem Gebilde und abzubildendem Objekt.

2. *Zur Analyse des Zeichenaktes und zum Charakter der Schemazeichnung:* Aus dem vorhandenen „Tatsachenmaterial" – z. B. aus den Massenuntersuchungen G. KERSCHENSTEINERs und S. LEVINSTEINs – zieht K. BÜHLER die psychologischen Schlüsse. Dabei geht er von der bereits bekannten Interpretation C. RICCIs, J. SULLYs u. a. aus, daß die „typischen", „spontanen", nicht abgeleiteten „Kinderzeichnungen ausgesprochene Gedächtniskunst (seien), d. h. das Kind zeichne zuerst weder nach Vorlagen noch nach der Natur, sondern aus dem *Gedächtnis"* (1922, S. 263). Er belegt diese These mit dem Hinweis auf Bildformen („Röntgenbilder" o. ä.) und Raumorganisationen (in der Art von „Fliegerphotographien"), die in imitativen Perzeptionen und in der erscheinungsadäquaten, gegenstandsorientierten Kunst keinen Platz hätten. Diese besonderen Merkmale der kindlichen Darstellung haben seiner Auffassung nach mehrere Wurzeln: Einmal liegt ihnen die „orthoskopische Darstellungsweise" zugrunde, die „man als das Dominieren gewisser Grundformen der Dinge in unseren ... Vorstellungen bezeichnen könnte" (1922, S. 266f.), dann bedient es sich „einfachster Mittel" (Linien, Schemata) bei der graphischen Darstellung der Gegenstände, und so werden die in der Vorstellung gespeicherten „Grundansichten der Dinge" („Orthoskopie") in einem reduzierten Formrepertoire („primitive Strichtechnik"), das den *Darstellungsbedürfnissen* des Kindes entspricht, wiedergegeben (ebd. S. 268f.). K. BÜHLER schwankt, ob er diese Darstellungsweise Schematismus oder Symbolismus (wie es J. SULLY oder auch K. LANGE taten) nennen soll, aber er hält diese Darstellungsweise für „sehr zweckmäßig" und formuliert damit ähnlich wie J. SULLY, dem er in der Darstellung des Schematismus/Symbolismus insgesamt verpflichtet ist, ein Prinzip der zeichnerischen Ökonomie, das in der Darstellung des Kindes wirksam ist: Der kleine Maler

wird von dem Bedürfnis beherrscht, seine „Resultate mit dem kleinsten Arbeitsverbrauch zu erzeugen". An einer Zusammenstellung von „Schematischen Menschzeichnungen" aus J. SULLY (vgl. Kapitel XVI, Abschnitt 2d) illustriert K. BÜHLER denn auch seine Auffassung vom Schematismus/Symbolismus (vgl. Abbildung 94). Ein weiteres Charakteristikum der Kinderzeichnung sieht er in der „Zerstückelung der leitenden Gesamtvorstellung (Grundansicht), die sich beim Zeichnen des Kindes einstelle, weil keine Gesamtintention/Gesamtentwurf (wie in der künstlerischen Darstellung) die zeichnerische Verwirkli-

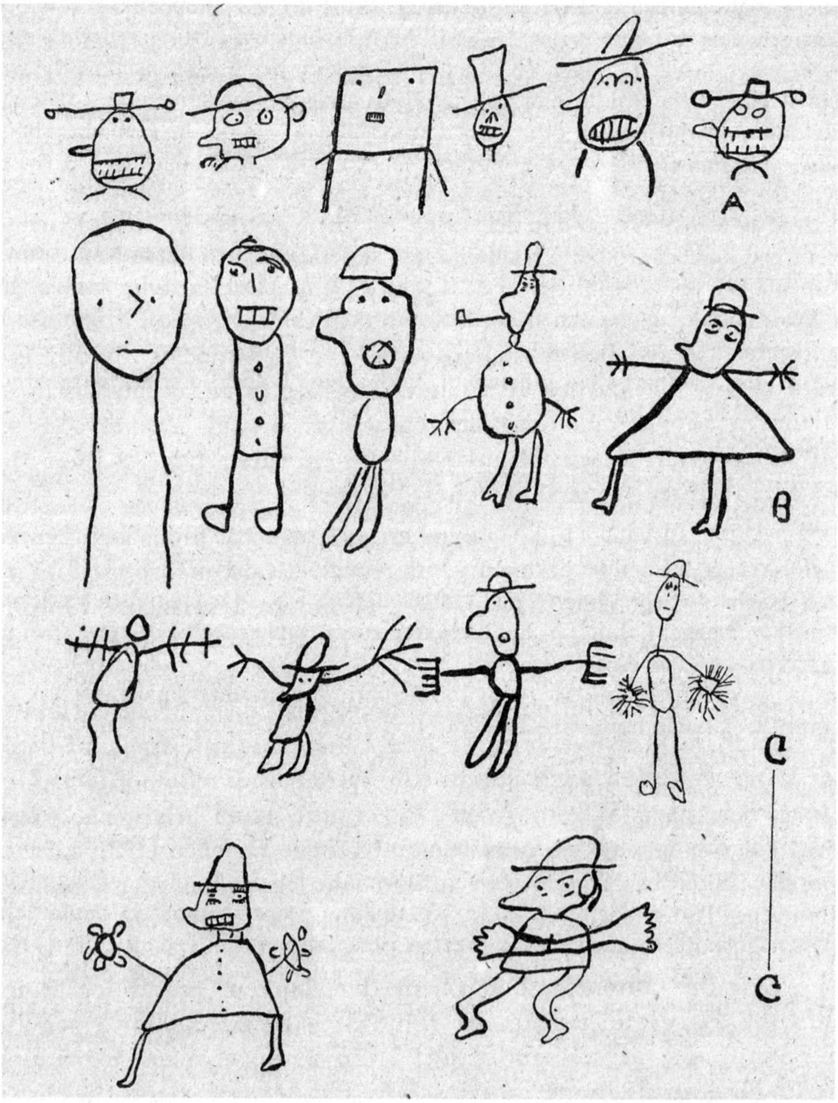

Abbildung 94

chung zusammenhalte, sondern die Anordnung der schematisierten Liniengebilde nach dem jeweiligen Stand des *Wissens* von dem Gegenstand/Gegenstandszusammenhang erfolge. Dieser *Übersetzung* sprachlichen Wissens in bildhafte Darstellung – mit seinen für diese Altersphase typischen Organisationsformen wie Reihung, Vereinigung von Gegensätzlichkeiten, „Unordnung" o. ä. – entstammen die meisten *Fehler* in der zeichnerischen Darstellung des Kindes, deren Hauptkennzeichen darum auch (wie in der Kindersprache) das Additive sei. Neben dem Moment der Zerstückelung sieht K. BÜHLER aber auch eine „Kombinationsleistung" in den Darstellungen des Kindes wirksam, sonst wären die „gute Symmetrie" und die akzeptablen Proportionsleistungen nicht zu erklären und die zeichnerischen Aktivitäten versänken in einem Chaos. Beim Aufbau der Darstellungssymmetrien (etwa in der Figur des Menschen) spielten wohl auch taktile Erfahrungen (Tastbild) und das Körperschema eine Rolle.

3. *Bewertung der Ergebnisse kindlicher Darstellungsaktivitäten:* In einem Vergleich mit den Zeichnungen von „auffallenden Talenten" (vgl. KIK 1909) und den Objektivationen von „Wilden" und Steinzeitmenschen (Felszeichnungen o. ä.) nimmt K. BÜHLER dann auch explizit eine Bewertung der Ergebnisse von bildnerischen Aktivitäten im Kindesalter vor, nachdem in die Analyse des Zeichenaktes schon implizit Wertungen eingeflossen waren, die sich in den Mängelkatalogen („Übersetzungsfehler", „Zerstückelung", „Kombinationsfehler") ausdrücken. Zwar steht für ihn das „Zeichen . . . von Anfang an im Dienste der *Darstellung*" (1922, S. 293), diesem „Bildermachen" mangele es aber an Möglichkeiten, zum *unmittelbaren* Ausdruck von Stimmungen mit Erregungen der Seele zu werden" (ebd.); d. h. es taugt im wesentlichen nur dazu, Gegenstandsinhalte (= Wissen um die Namen und ausgezeichnete Merkmale der Dinge) wiederzugeben: Nur in besonderen Fällen treten zu dem Wissen um die Gegenstände auch individuelle psychische Inhalte („ausgezeichnete" Erlebnisse), und aus dem begriffsähnlichen Repräsentationssystem wird ein System, in dem sich Objektdarstellungen (= gezeichneter Gegenstand als Zeichen/Symbol seiner selbst) *und* symbolische Motive (= Ineinander von manifestierenden, gezeichneten Formen und individuellem Inhalt) durchdringen. Aber eine solche ausdruckshafte und „beseelte" Darstellungsweise bleibe doch den zeichnerisch Hochbegabten vorbehalten, weil erst in der potentiell künstlerischen – und das heißt immer: erscheinungsadäquaten – Wiedergabe auch Mitteilungen über die Individualität des Zeichners, individueller Ausdruck zu erwarten sei. Erst in einem wesentlich späteren Werk („Abriß . . .", 1958 bzw. 1967) gab er in einem Kapitel Hinweise für eine Interpretation von individuellen Bedeutungen in graphischen Schemata. Wir haben diesen Ansatz im Kapitel XII, Abschnitt 1 referiert. Damit räumt er auch dem schematisierend zeichnenden (nicht hochbegabten) Kind die Möglichkeit ein, *Darstellung* und *Mitteilung* (über autobiographische Inhalte) *zu verbinden.* Offen bleibt allerdings, ob diese Verbindung als Regel oder als Ausnahme anzusehen ist. In seinen frühen Schriften über die Integration des Zeichengeschehens in das „Gesamtseelenleben" steht K. BÜHLER so unter dem Eindruck einer naturalistischen Kunst – aus manchen Formulierungen läßt sich auch eine Hinwendung zum Impressionismus als *höchstem* künstlerischem Ausdruck ablesen (vgl. z. B. 1922! , S. 300) –, daß dem Kind zwar Ausdrucks*intentionen* zugebilligt werden, aber die Realisation dieses individuellen Geschehens an dem „zeichnerisch falschen Ausdruck" scheitert und im begriffsnahen, ausdrucksleeren Schematismus verbleibt.

3. Ein früher Systementwurf: Kinderzeichnung als Teil des Gesamtausdrucks (KRÖTZSCH 1917)

Noch während des Ersten Weltkrieges erschien (1917) die umfangreiche Untersuchung von W. KRÖTZSCH, welche schon im Titel und Untertitel den Anspruch auf eine neuartige Sichtweise und eine schematische Darstellung erhob: „Rhythmus und Form in der freien Kinderzeichnung – Beobachtungen und Gedanken über die Bedeutung von Rhythmus und Form als Ausdruck kindlicher Entwicklung“. Im Titel tauchte damit schon der Begriff der „freien Kinderzeichnung“ (zur Begriffsgeschichte vgl. HESPE 1985) zur Kennzeichnung des *besonderen Bereiches* von spontanen Äußerungen des Kindes auf, die sich graphischer und malerischer Mittel bedienen. Außerdem werden mit dem Begriffspaar „Rhythmus und Form“ Hinweise auf die Ursprünge und die Entwicklungsrichtung dieser Erscheinungen gegeben, die zu beobachten und zu überdenken sich W. KRÖTZSCH anschickte. An Gewicht und Einfluß auf die nachfolgenden Auffassungen können diese Überlegungen von W. KRÖTZSCH nur noch mit den Darstellungen von J. SULLY und G. KERSCHENSTEINER verglichen werden.

a) Ursprungsmomente und Kritzelphasen

Zeichnen ist für W. KRÖTZSCH ein Teil des kindlichen „Gesamtausdrucks“: „Es ist ein ebenso natürliches und selbstverständliches Ausdrucksmittel, wie es die Sprache, wie es die Schrift, die Musik, der Gesang und der Tanz ist.“ Im Bild kann die „erfundene Gebärde“ festgehalten werden, und damit wird der kindliche „Mitteilungswille“ deutungsfähig. Alle diese Mitteilungsformen dienen dem Kinde, „um zu leben . . ., um zu gestalten . . ., Leben ist Gestalten“ (1917, S. 2f.). Zwar gibt W. KRÖTZSCH keine Hinweise auf die (theoretischen) Grundlagen seiner Auffassungen, aber die Nähe seiner Formulierungen zu der Feststellung von TH. LIPPS (1903, S. 107), daß „alle unsere Bewegungen in gewisser Weise Ausdrucksbewegungen (sind), ebenso wie alle Laute, auch die Sprachlaute, immer zugleich Ausdrucks- und Affektlaute sind“, ist nicht zu übersehen.
W. KRÖTZSCH folgt auch – modifizierend – dem Ansatz von TH. LIPPS, wenn er über den „ersten Anlaß“ zum Malen der Kinder sagt, er erfolge „nicht spontan, sondern aller Wahrscheinlichkeit nach in Nachahmung von Beobachtungen an Erwachsenen und durch Beeinflussung durch die letzteren“. Diese optisch initiierte Nachahmung trifft aber auf eine dem „Kinde ursprünglich zugehörig(e) . . . Freude an Bewegung. Auf ihr baut sich das Malen, um das es sich hier handelt, auf“ (vgl. S. 5). Wir erkennen in dieser Theorie von den frühen Malanlässen die Auffassung von den „Zwillingswurzeln“ allen Gestaltens (J. SULLY) wieder, nur der Charakter der „Wurzel“, die in den psychophysischen Bezirk hineinreicht, hat sich verändert: war es für J. SULLY ein triebhaftes Geschehen, das dem bildnerischen Tun zugrunde liegt, so ist es für W. KRÖTZSCH eine (nicht weiter ausgedeutete) „ursprüngliche Bewegungsfreude“.

Zuerst werden die Striche, die dieser Bewegungsfreude entstammen, ohne Darstellungsabsicht und ohne Merkmale gegenständlicher Ausdeutung, „hingeschrieben" (vgl. Abbildung 95), aber bald geraten sie in Beziehung zum Aufbau sprachlichen Ausdrucks, der sich in dieser Zeit in ähnlicher Weise rhythmisch, d. h. in Lall-Lauten und Ein-Wort-Sätzen äußert. Damit sieht W. KRÖTZSCH das Kritzelgeschehen, seine Ausdrucksmöglichkeiten und Gegenstandsbeziehungen, in „Parallelität" zur Sprachentwicklung entstehen. Er befindet sich mit dieser Ansicht in unmittelbarer Nachbarschaft zu den Auffassungen K. BÜHLERs, die auch in dieser Zeit (1918) zuerst veröffentlicht wurden.
Nachdem das Kind seine eigene Bewegung *entdeckt hat,* kommt es zu einer ersten „Auffassung" von dem „Zusammenhang zwischen seiner Bewegung und dem bleibenden graphischen Zeichen", dann zu einer Entdeckung eines „kausalen Zusammenhanges" zwischen Bewegung und Spur. Wenn diese Entdeckung interiorisiert ist (indem „das Kind die technische Entdeckung als Eigentum in sich trägt . . ."), setzt das eigentliche Ausdrucksgeschehen „Zeichnen" bzw. „Malen" ein, dessen Gesetzmäßigkeiten W. KRÖTZSCH aus der Differenzierung der „rhythmischen" Bewegung vom Grobmotorischen zum Feinmotorischen hin ableitet:

„Das Malen ist das getreue Abbild der Bewegung. Die Bewegung ist erst großtaktisch und einfach, verfeinert sich dann, wird kurztaktisch und vielfach. Die Formgebung ist erst fast gradlinig und ununterbrochen . . ., dann abgebrochen, mehr und mehr im Kraftmaß beherrscht, schließlich rundlinig, endlich spiralig" (1917, S. 10).

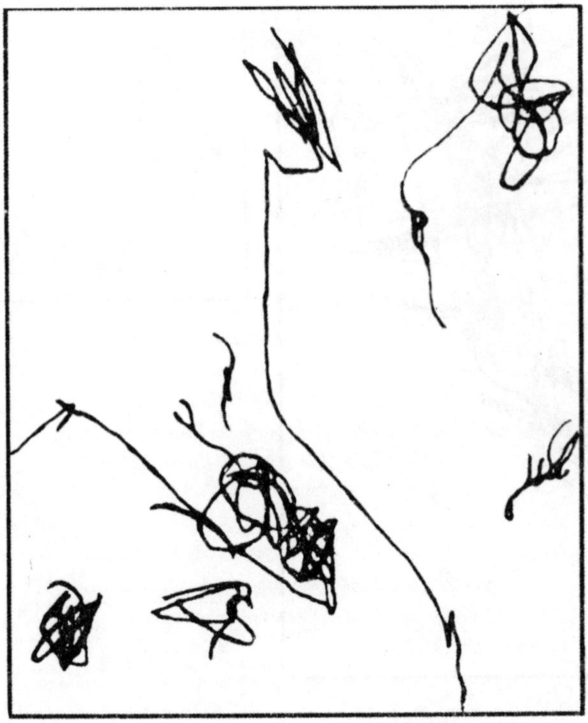

Abbildung 95

Diese Charakterisierung des frühen Kritzelgeschehens – das hier auch in der Wiedergabe von Abbildungen (96 und 97) aus der Schrift (vgl. S. 5–10) dokumentiert werden soll –, für das „der Rhythmus Ausgang und Prinzip ist", hat ihre Gültigkeit bis zu den Untersuchungen von H. MEYERS (1950 bzw. 1957) behalten. Erst von ihm wurden (notwendige) Korrekturen an dieser Auffassung vorgenommen, so z. B. der Tatsache Rechnung getragen, daß die Kritzelspuren *zuerst* „abgebrochen" erscheinen, dann „ununterbrochen" gesetzt werden.

Als zweite „Stufe" des Kritzelgeschehens behandelt W. KRÖTZSCH das „namengebende" Kritzeln. Wiederum in der Nachahmung von Tätigkeiten der Erwachsenen und gedrängt von diesen, benennt das Kind jetzt seine Gebilde: „Es ist erklärlich, daß mit der gänzlichen Unberechenbarkeit der Formgebung . . . die gänzliche Unberechenbarkeit der sprachlichen Benennung übereinstimmt" (S. 12). Aber bald kommt es zu festen Benennungen und absichtsvollen Aktivitäten. Die Ausdeutung erfolgt aber in zwei Phasen: einer nachträglichen und einer vorangehenden, in der das Kind den (mitgedachten) Inhalt seiner Kritzelformen ankündigt. Gleichzeitig vollzieht sich ein Wechsel in der „Linienführung", die erst starr ist, dann „veränderlich nach Belieben aus inneren Verhältnissen heraus" gestaltet werden kann. Am Ende dieser beiden frühen Stadien des kritzelnden „Malens" kommt es zum „Zeichnen", wenn die produzierten Liniengebilde „aufgrund groß aufgefaßter Ähnlichkeiten . . . mit Teilmerkmalen von Dingen aus der Umwelt in Verbindung gebracht"

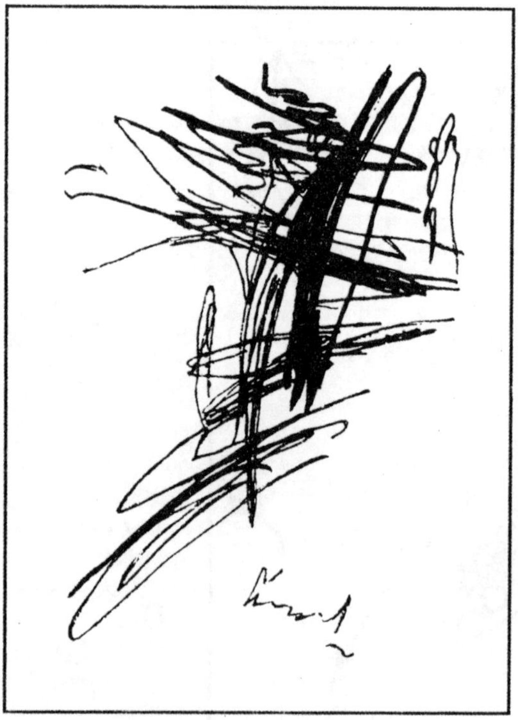

Abbildung 96

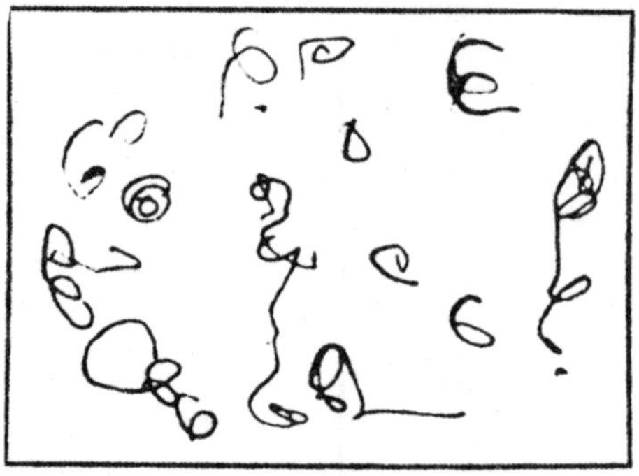

Abbildung 97

werden. Von diesem Augenblick an ist die Bildform „Ausdrucksmittel für Vorstellungsinhalte, für begriffliche Sonderung der Vielheit der Erscheinungswelt“ (vgl. S. 13f.). An diesem Punkt der Entwicklung (2;6) laufen für W. KRÖTZSCH „in wundervoller Gesetzmäßigkeit“ zwei bis dahin gesondert verlaufende Linien zusammen: der Abschluß des „natürlichen“ Aufbaues der bildnerischen Formelemente und der Beginn der sprachlich-begrifflichen „Erarbeitung“ der Welt, die jetzt nach einer Phase des vorbegrifflichen Denkens einsetzt. W. KRÖTZSCH versucht also, die Sprachentwicklung und die Entfaltung des bildnerischen Ausdrucksgeschehens in ihrem Verlauf voneinander abhängig zu machen: Zwar eilt die Sprachentwicklung dem Aufbau der bildnerischen Aussagefähigkeit immer etwas voraus, aber das bildhafte Tun stützt seinerseits die Sprachentwicklung.

b) Schema und Ziel der Entwicklung

Mit der Stabilisierung des rhythmischen Ablaufes und der Benennung der Gebilde ist die Schwelle zur „Formgestaltung“ erreicht:

> „Erst die Form gibt dem Kind das letzte Abbild, die letzte zeichnerische Objektivierung. Erst die Form gibt dem Kinde Leben in seinen Erzeugnissen. Form ist Leben in demselben Maße, in dem Leben Form ist, Begrenzung darstellt“ (S. 16).

Stand am Beginn der zeichnerischen Aktivitäten wie am Beginn allen Ausdrucksgeschehens der Rhythmus, so verliert er in dem Augenblick an Einfluß, wo das Kind seiner Fähigkeiten gewahr wird, (erste) Teilmerkmale des empirischen Objekts in Form umzusetzen; das Ziel dieser neu entdeckten Möglichkeiten ist es, in „unbewußter Linienführung bestimmte beabsichtigte Abbilder darzustellen, das Zeichnen also seinen Vorstellungen dienstbar zu machen“ (S. 16). Diese Darstellungsintention wird von W. KRÖTZSCH an der Entwicklung der Menschdarstellung erläutert. Wir stellen von dieser Entwicklung zum „Erscheinungsgemäßen“ nur einige grundsätzliche Momente dar, so wie wir auch einige Sonderformen des bildnerischen Ausdrucks, z. B. den Schreibrhythmus und das ornamentale Gestalten, denen W. KRÖTZSCH sehr große Aufmerksamkeit schenkt, aussparen; hier werden wohl (umweltbedingte) Einzelentwicklungen überbewertet bzw. zeitgenössische Einflüsse (Aufkommen der Graphologie) aufgegriffen (vgl. HESPE 1985, S. 97ff.).

Die bildliche Darstellung in einer stabilisierten Formgebung, die sich aus einer erscheinungsanalogen Gesamtform *und* charakteristischen Einzelformen zusammensetzt, gibt dem Kind die Möglichkeit, sich „mit dem Menschen seiner Umgebung bildlich auseinanderzusetzen“ (1917, S. 73). Die nächste Zeit (der mittleren Kindheit) dient dann nur noch der *Sicherung* des erworbenen syntaktischen Gefüges und seiner semantischen (namengebenden!) Beziehungen. In dieser Zeit erfolgen aber auch eine inhaltliche Bereicherung („Handlung“) des Bildens und das Verknüpfen der formalen Beziehungen zu komplexen Gefügen. Das „führt zur Bildgestaltung im engeren Sinne, zur Anordnung der Formen um einen Bildinhalt erst, um ein Raumganzes zuletzt“ (S. 74f.). Der Begriff des Schemas kennzeichnet also für W. KRÖTZSCH eine syntaktische Verfeinerung des Bildzusammenhanges und seine semantische Auffüllung. Zwischen den Vorstellungsbildern und den schematisierten „Bildzeichen“ bilden sich in dieser Zeit feste Beziehungen heraus.

Diese Beziehung kann aber auch zu einem formelhaften Automatismus herabsinken, dann wird das Schema zum bedeutungslosen, auf einen begrenzten Sinn fixierten, „stenographische(n) Zeichen". Das Schema stellt sich dann dar als ein Zustand der „Erstarrung auf sehr früher Stufe" (S. 57), ein Zustand also, in dem keine neuen semantischen und syntaktischen Beziehungen mehr in das bildnerische Gefüge aufgenommen werden. W. KRÖTZSCH hat schon in dieser frühen Schrift solche Erstarrungsformen auch im Zeichnen von „Anormalen" (Behinderten) nachgewiesen. Solange die bildnerische Gestaltung noch lebendig bleibt, „solange ein Kind noch Formteile erwirbt und suchend bildet", kann nicht in diesem negativen Sinn von Schema gesprochen werden. Aber die ganze Phase der mittleren Kindheit ist von einem „Kampf zwischen Bildabsicht und Schema" (S. 53) gekennzeichnet, d. h. daß die/der Zeichnende in jedem Bild der Erstarrung („Willensminderung", „Interessenerschlaffung" o. ö.) entgegenwirken muß.

Gegen Ende der Kindheit (diese Phase wird von W. KRÖTZSCH nur noch in Andeutungen umrissen) kommt es dann zu einer schematischen, „mechanisierten Formgebung", in der sich das Ende des „Kindermalens" ankündigt und die nur – dank einer besonderen Begabung – in einer Entwicklung „zur künstlerischen Vollwertigkeit" überwunden werden kann. Die künstlerische Darstellungsweise, so kann aus den verstreuten Andeutungen geschlossen werden, steht unter der „Herrschaft des Objekts" (vgl. S. 17), d. h. sie ist als naturalistisch oder realistisch anzusehen.

Die Bedeutung dieser Theorie von W. KRÖTZSCH liegt in der klaren Gliederung des Entwicklungsgeschehens und in der phänomenorientierten Untersuchung der *frühen* Phasen, die um diese Zeit (1917) häufig übergangen oder pauschal dargestellt wurden. Seine Gliederung des sprachgebundenen (sinnunterlegten) Kritzelns (nachträgliche, gleichzeitige und vorangehende Deutung) wird auch heute noch in der Literatur zum kindlichen Gestalten wiederholt: Sie kann als bestätigt angesehen werden, obwohl sie u. E. nie mehr empirisch untersucht worden ist. Auch terminologisch sind viele der späteren Autoren (K. BÜHLER, H. VOLKELT u. a.) von dieser frühen Theorie beeinflußt worden. Noch die vorliegende Darstellung ist in den ersten beiden Teilen z. B. den Begriffen *Mitteilung* („Mitteilungswillen", „bildhafte Auseinandersetzung" o. ä.), „erscheinungsgemäße *Darstellung", Ausdruck* verpflichtet, die von W. KRÖTZSCH eingeführt bzw. festgelegt worden sind.

XVIII. Systementwürfe

Die fünf Abschnitte dieses umfangreichen Kapitels bilden den Kern unserer historisch-systematischen Darstellung; sie geben jeweils einen eigenständigen Ansatz in der Untersuchung und Bewertung des Phänomens Kinderzeichnung wieder, der auch in der Gegenwart noch die Sicht von den Erscheinungsformen kindlicher Bildnerei bestimmt, obwohl die Auffassungen selbst z. T. schon recht antiquiert wirken. Paradox ausgedrückt könnte man sagen: sie sind überholt und wirksam zugleich. Diese Formulierung macht deutlich, daß einerseits die Wurzeln von einigen der referierten Positionen bis in die Zeit nach der Jahrhundertwende zurückreichen, daß aber andererseits keine neuen Systementwürfe mit *vergleichbaren theoretischen Hintergründen* konzipiert wurden und die vorhandenen nach wie vor (in Tests, zur Beurteilung/Interpretation von Kinderzeichnungen) in Anspruch genommen werden (müssen). Vielleicht entwickelt sich ja mit der Renaissance des Forschungsinteresses, von dem eingangs die Rede war (SELFE, vgl. Kapitel I), auch eine neue, theoretisch fundierte Gesamtdarstellung des Gegenstandsbereiches.
Die fünf referierten Ansätze unterscheiden sich hauptsächlich durch ihre theoretischen Ausgangspositionen und spiegeln damit die Vielfalt (oder auch das Chaos) in der Wissenschaft vom menschlichen Verhalten und Ausdruck wider. Wir beginnen (1.) mit den Auffassungen von G.-H. LUQUET, welche auch historisch am Anfang stehen, die sich als intellektualistisch oder bewußtseinstheoretisch bezeichnen ließen, und referieren dann (2.) den empirisch-analytischen Ansatz von F. L. GOODENOUGH, wohl der wirksamste von allen. Dem Komplex von tiefenpsychologischen Ansätzen (3.) folgt dann (4.) eine Auffassung, die besonders im deutschen Sprachraum bis heute dominiert; sie basiert auf ganzheitspsychologischen Positionen (mit gestalttheoretischen Einschüben) und ist daher international nicht (mehr so) wirksam, obwohl einige ihrer Vertreter die emotionalen/affektiven Momente des bildnerischen Ausdrucks konsequent in ihre Betrachtungen einbezogen haben. Als letzten Ansatz stellen wir (5.) die Auffassungen von R. KELLOGG dar, welche sich als phänomenologisch bzw. strukturanalytisch bezeichnen ließen, *wenn* die Autorin nicht ihre Untersuchungsergebnisse tiefenpsychologisch ausdeuten würde. Zusammen bilden diese fünf Entwürfe so etwas wie ein Spektrum der Wissenschaft von der Kinderzeichnung, in das natürlich noch Zwischenfarben und Mischungen eingefügt werden könnten. Die Auffassungselemente, die wir in den ersten beiden Teilen referiert haben, lassen sich in der Regel den einzelnen Grundfarben bzw. Mischfarben dieses Spektrums zuordnen.

1. Zeichnen – eine ureigene intellektuelle Aktivität des Kindes (LUQUET 1927)

Nach einigen Untersuchungen, die speziellen Fragestellungen der Kinderzeichnung gewidmet waren – etwa der Analyse von Zeichnungen eines Kindes (1913), der Entwicklung des Kopffüßlers (1920) sowie der graphischen Erzählweise („narration graphique“, 1924) –, legte H.-G. LUQUET 1927 (Neuauflagen 1967 und 1977) eine systematische Darstellung des Phänomens „Kinderzeichnung“ vor, welche die nachfolgenden Auffassungen von diesen Erscheinungen im französischen Sprachraum bis hin zu D. WIDLÖCHERs Buch „L'interpré dessins d'enfants“ (1965, deutsch 1974) beeinflußte, die aber auch ihre Spuren in J. PIAGETs Psychologie (vgl. z. B. 1969 und 1971) hinterlassen hat. Im deutschen Sprachraum dagegen ist seine „stark intellektualistisch getönte“ Auffassung (MÜHLE) kaum rezipiert worden; dabei ist sie souverän in der beobachtenden Analyse, eigenständig in der Terminologie und von einer Konsistenz, wie man sie in anderen frühen Darstellungen nicht so häufig antrifft. Allerdings – darin kann man G. MÜHLE zustimmen – ist diese Geschlossenheit auch das Resultat einer Vernachlässigung der emotionalen bzw. affektiven Momente kindlichen Ausdrucks. Wir wollen im folgenden (im Rahmen unserer Möglichkeiten) die Schwerpunkte seiner systematischen Darstellung zu skizzieren versuchen und dabei vor allem auf die neuartigen und die – im Vergleich mit den deutschsprachigen Untersuchungen – andersartigen Auffassungen unsere Aufmerksamkeit richten.

a) Realismus und Stadientheorie

Eine der grundlegenden Thesen, die LUQUET anhand des vielfältigen Materials, das er sammelte bzw. bei anderen Autoren (SULLY, KERSCHENSTEINER) vorfand, zu belegen sucht, lautet: „Die Rolle der Zeichnung ist es, etwas darzustellen“ (1927, S. 125f.). Deshalb bewege sich das Kind in seinen bildhaften Äußerungen im Felde von (realen) „Lebensformen“ (FRÖBEL) und nicht in „Schönheitsformen“, d. h. in unfigürlichen, geometrisierenden, abstrahierenden (Kunst-)Gebilden. Zwar verberge sich die realistische Intention häufig hinter den „Ungeschicklichkeiten der Ausführung“ – an anderer Stelle auch weniger wertend „psychomotorische Unreife“ genannt –, aber die Zeichnungen offenbarten dem kundigen Betrachter das Bemühen des Kindes um „Exaktheit der Details“, „Ähnlichkeit“ mit einzelnen Gegenständen und Realitätszusammenhängen. Insgesamt ist also für G.-H. LUQUET die „Konzeption der Zeichnung von Anfang bis Ende . . . vom Realismus beherrscht“ (1927, S. 131ff.) und kommt ohne Elemente der Formalisierung/Typologisierung, d. h. der bewußten Vereinfachung, sowie der Idealisierung und Stilisierung aus. Allerdings zwingen G.-H. LUQUET die Gegebenheiten, dieses realistische Konzept für die verschiedenen Altersstufen jeweils anders zu definieren und die (kontinuierlich verlaufende) Entwicklung in drei (bzw. vier) Phasen mit jeweils besonderen charakteristischen Merkmalen aufzugliedern.

1. Phase: der zufällige Realismus (bis ins 3. Lebensjahr): Nach dem zweiten Lebensjahr entwickelt sich beim Kind die Möglichkeit, reale Objekte mit Hilfe eines Ensembles von Linien darzustellen („représente"); erst dann ist der sensomotorische Apparat soweit gereift, daß der Absicht, Gegenstände wiederzugeben, auch Realisierungsmöglichkeiten zuwachsen. Vor diesem Zeitpunkt hinterläßt das Kind spontan und absichtslos Spuren als Folge eines „Überschusses an neuromotorischer Energie" (1927, S. 139), indem es z. B. allerlei Gegenstände abreibt:

„Dieses unfreiwillige Werk mag einem Erwachsenen bedeutungslos . . . erscheinen; für das Kind ist es aber das Produkt seiner Aktivität, eine Manifestation seiner Persönlichkeit, eine Schöpfung. Das auf diese Weise entstehende Bewußtsein von seiner produktiven Fähigkeit erhöht sein Selbstwertgefühl und ist die Quelle seines Vergnügens, welches das Kind zu erneuern versucht, indem es Zeichnungen beginnt, die, zuerst Produkte des Zufalls, nun beabsichtigt sind" (ebd.).

G.-H. LUQUET wendet sich mit dieser Auffassung auch gegen die zeitgenössischen Thesen von einem Nachahmungs*trieb,* einem instinkthaften Nachahmungsgeschehen als Ursache aller zeichnerischer Aktivitäten. Zwar ahme das Kind zeichnende, schreibende, spielende Kinder/Erwachsene nach; aber Nachahmung sei für das Kind der Zweck, nicht die Ursache produktiven Geschehens, weil jeder gelungene Nachahmungsakt das Selbstbewußtsein des Kindes stärke und es – in seinen Augen – auf die Stufe von Erwachsenen stelle. Wenn also die erste Phase der zeichnerischen Aktivitäten im wesentlichen durch zufällige, absichtslose Spuren bzw. Linienbildungen geprägt ist, denen keine Darstellungsabsichten zugrunde liegen, so ist sie doch für die psychische Entwicklung nicht bedeutungslos: Das Kind lernt, es den Erwachsenen gleichzutun, (sich) *zu produzieren.*

Am Ende dieser ersten Phase sind dann in den Zeichnungen die ersten Analogiebildungen zu bemerken. Zuerst noch unsicher und mit wechselnden „Interpretationen" („Bedeutungsgebungen"), dann bedeutungskonstanter werden einzelne charakteristische *Merkmale des Gegenstandes* (z. B. zwei vertikale Linien für Vogelbeine) in die Zeichnung aufgenommen und dann immer wieder zu reproduzieren versucht. Ähnlichkeiten, auf die das Kind im Zuge seiner Bedeutungsgebungen zuerst zufällig gestoßen sein mag, werden zunehmend auch intentional angestrebt und schließen sich endlich zur Darstellung (Repräsentation) eines bestimmten Objektes zusammen. Das Kind kann von sich sagen: „Anch'io son(o) pittore" (auch ich bin ein Maler; vgl. 1927, S. 144).

2. Phase: der mißlungene Realismus (bis ca. 5 Jahre): Nach der Phase zufälliger zeichnerischer Aktivitäten/Spuren mit einzelnen Analogien zum Gegenstand kommt eine Zeit des Überganges, die von Unsicherheiten in der zeichnerischen Wiedergabe gekennzeichnet ist, bis sich dann eine Zeit stabiler Repräsentationen einstellt. In dieser Übergangsphase hat das Kind zwar die generelle Absicht, alle Elemente des Gegenstandes detailgenau abzubilden – bzw. das mentale Bild des Gegenstandes zeichnerisch zu reproduzieren: auf diesen Unterschied werden wir im nächsten Abschnitt eingehen –, aber seine Aufmerksamkeit und seine zeichnerischen Fähigkeiten sind rasch erschöpft, und so stellt das Produkt/die zeichnerische Objektivation nur ein unzureichendes, mißlungenes Äquivalent des Gegenstandes bzw. seines mentalen Bildes dar.

Diese „Unfähigkeit zur Synthese" (1927, S. 155), d. h. zu einer einheitlichen Behandlung der Gegenstandsmerkmale und der (optischen) Beziehungen von Gegenständen zueinander, äußert sich in dieser Phase vor allem in der Raumdarstellung. Die Wiedergabe der optischen Beziehungen (Größe, Raumlage, Kontinuität o. ä.) wird vernachlässigt zugunsten einer „repräsentativen“, bedeutungsverstärkenden Darstellung: Elemente, die für das Kind wichtig, „bedeutsam“ sind, werden „unbewußt“ detaillierter und größer dargestellt als unwichtige; wo Kontinuität zu erwarten wäre, herrschen noch Vereinzelung (von Formen) und Diskontinuität. In der Zeichnung (vgl. Abbildung 98) von „JEAN L.“ (4;10 Jahre alt) z. B. sind Reiter und Pferd noch nicht in eine optische Synthese gebracht, sondern „hängen“ unverbunden (?) übereinander. Diese Unfähigkeit zur Synthese „nimmt aber in dem Maße ab, in dem die Aufmerksamkeit des Kindes kontinuierlicher und geordneter wird“ (vgl. 1927, S. 162f.) und es damit in die Lage versetzt wird, Beziehungen optisch zu erfassen und graphisch wiederzugeben und Details in das Gesamtgefüge zu integrieren.

3. Phase: der intellektuelle Realismus (bis zum 8./9. Lebensjahr): Mit dieser Phase erreicht das Kind die Höhe *seiner* (realistischen) Darstellungsfähigkeit. Es vermag jetzt die Wiedergabe von exemplarischen („wesentlichen“) Details in einer *Gesamtdarstellung* zu integrieren sowie unsichtbare (aus einem perspektivisch festgelegten Blickwinkel nicht sichtbare) Merkmale des Gegenstandszusammenhanges den sichtbaren synthetisierend, bildlogisch zuzuordnen. Dabei hat das Kind immer mehrere Möglichkeiten, zu einer Synthese zu gelangen:

„Die Entscheidung, die es für diese oder jene Verfahrensweise ... trifft, ist immer vom Prinzip des intellektuellen Realismus bestimmt: die größte Anzahl oder gar die Totalität der wesentlichsten Elemente des darzustellenden Objektes hervortreten zu lassen *und zugleich* jedes Element in seiner charakteristischen Form – man könnte sagen in seinem Ansich – zu belassen“ (1927, S. 170).

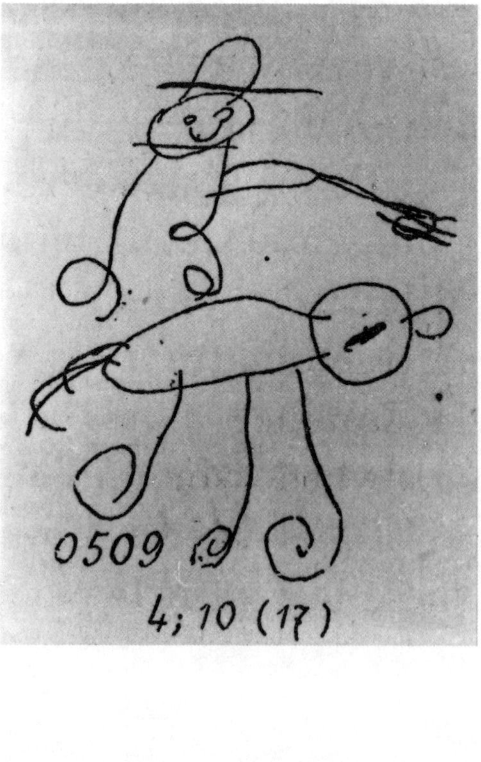

Abbildung 98

Dieses Prinzip führt zu Darstellungen mit Transparenzeffekten (Röntgenbild), zu Kombinationen von Frontal- und Profilansichten, zum Wechsel in den Sichtweisen, zur „Vogelperspektive“ und zu Umklappungen („rabattement“). So gelingt es dem Kind, verschiedenartige optische Gegebenheiten *und* exemplarische (kindeswesentliche) Details in einer Zeichnung organisch/einheitlich zu verbinden. Dieses Merkmal des intellektuellen Realismus, dessen Ursache, wie noch zu zeigen sein wird, in der mentalen („intellektuellen“) Verarbeitung empirischer Gegebenheiten zu suchen ist, unterscheidet den kindlichen Darstellungsrealismus vom künstlerischen Realismus, der sich an eine vorher festgelegte Sichtweise (Blickwinkel, Raumorganisation, Motivstruktur) zu binden versucht und im Extremfalle eine photographisch genaue Wiedergabe des Gegenstandszusammenhangs anstrebt. G.-H. LUQUET versucht an vielen Beispielen nachzuweisen, daß der synthetische Realismus der Kinderzeichnung als eine eigenständige und adäquate Darstellung von Realität angesehen werden muß. In der bekannten Zeichnung (vgl. Abbildung 99) der Französin „SIMONE L.“ (7;7 Jahre alt) hat G.-H. LUQUET (1927, S. 179) dieses Prinzip der Synthetisierung verschiedenartiger Blickwinkel verdeutlicht. Die Darstellung eines Pferdefuhrwerkes zeigt das Pferd „von der Seite“, die Räder und das Wagendach „umgeklappt“ sowie den Wagen samt Kutscher „von oben“.

4. Phase: der visuelle Realismus: Am Ende der Kindheit genügt dem Zeichner aber auch der synthetische Realismus, der von D. WIDLÖCHER später (1965) der *kindliche Realismus* genannt werden wird, nicht mehr, weil seine Realisationsformen (Umklappungen, exemplarische Details o. ä.) den Ansprüchen des Heranwachsenden an die Wiedergabe von Wirklichkeit nicht mehr gerecht werden. Der Jugendliche ersetzt daher schrittweise und in einem beständigen Kampf mit den „tiefverwurzelten Gewohnheiten“ des synthetischen Realismus die genannten Merkmale durch Elemente optischer Wiedergabe wie Frontalansicht, Undurchsichtigkeit, Einheit des Blickwinkels bis hin zu (prä-)perspektivischen Darstellungsformen (Luft, Schatten o. ä.). H.-G. LUQUET bezeichnet (1927, S. 198 ff.) dieses Endstadium der Kinderzeichnung als „visuellen Realismus“. Dieser direkte, imita-

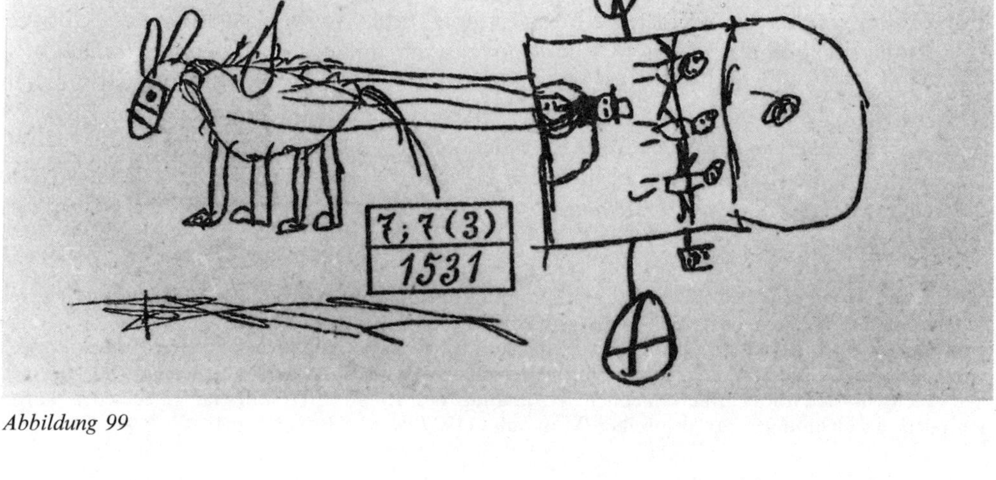

Abbildung 99

tive Realismus ist eher imstande, die Erfahrungen des Jugendlichen auszudrücken, als das auf Synthetisierung und Schematisierung beruhende System von Formen und Motiven in der Kindheit. G.-H. LUQUET wendet dieser Phase aber wenig Aufmerksamkeit zu, weil sie nicht mehr in den engen Bereich der Kinderzeichnung gehört.

b) Schema und inneres Modell

Wir können festhalten, daß G.-H. LUQUET im Entwicklungsverlauf des kindlichen Zeichnens ein Moment des Realistischen, der gegenstandsgebundenen Wiedergabe wirksam sieht und es in seinen altersspezifischen Ausprägungen theoretisch zu begründen versucht. Der Begriff des Realismus – wir haben ihn in den ersten Kapiteln dieser Untersuchung durch den kunsttheoretisch nicht so belastenden Begriff der (gegenstandsanalogen) *Darstellung* ersetzt – verstellt ihm aber nicht den Blick für den speziellen Rahmen von Grundformen, in dem sich diese zeichnerischen Aktivitäten bewegen, und er sucht wiederum nach (bewußtseinsspezifischen) Ursachen für dieses Agieren in einem begrenzten Bildvokabular. Während viele frühe Beobachter und Autoren (bes. G. KERSCHENSTEINER und K. BÜHLER) diese spezielle Art des „kindlichen Realismus" abwertend beschreiben („Kinderfehler", Übersetzungsfehler" o. ä.), bemüht sich Luquet um einen verstehenden mediengerechten Zugang zu dem Phänomen, das er Typisierung („le type") nennt und das hier, dem deutschen Sprachgebrauch folgend, mit Schematisierung übersetzt werden soll. Intensiv und genau geht er (1927, S. 54ff.) diesen Schemabildungen vom Kopffüßler bis zu den Figurationen des visuellen Realismus nach. Allerdings weisen auch seine Beschreibungen immer dann krittelnde, abwertende Bemerkungen auf, wenn das Kind den vorgeschriebenen „realistischen" Entwicklungsgang nicht sachgerecht (d. h. gegenstandsadäquat) einzuhalten scheint; wenn es z. B. nach dem Auftauchen des Rumpfes die Arme noch (in Kopffüßler-Manier) an den Kopf zeichnet, dann ist auch für ihn jede Entschuldigung unangebracht (vgl. 1927, S. 55).
Beobachtungen über die Entwicklung der Zeichenabläufe und der Strukturbildungen führen LUQUET zu der Formulierung eines Gesetzes, nach dem das Kind eine einmal entwickelte, graphisch niedergelegte Form „automatisch" (d. h. absichtslos, reflektorisch) zu erhalten suche und sie auch in neue Motivzusammenhänge aufzunehmen trachte bzw. ihre Ähnlichkeit mit anderen Gegenständen ausnutze und die übernommene Form mit einer neuen (gegenständlichen) Bedeutung versehe – eine Vorgehensweise, die LIQUET (1927, S. 69) *analogen Transfer* („transfert analogique") nennt. Diesem *Prinzip der Erhaltung,* welchem die *Konstanz* von bestimmten Formen zu verdanken ist, läuft das Bestreben des Kindes entgegen, *neue Darstellungsformen* und Motive aufzunehmen, das Schema zu modifizieren:

„Nachdem einmal eine Modifizierung am Ursprungsschema erfolgt ist . . ., geht das zweite Schema mit dem ersten eine Koexistenz ein, und es neigt ebenso wie das erste dazu, sich zu erhalten. So kann es entweder zu einer Koexistenz beider Schemata kommen . . . oder zu einem relativen Zurückdrängen eines der beiden Schemata oder zum völligen Verschwinden eines der beiden Schemata. Im allgemeinen wechseln sich diese unterschiedlichen *Resultate des Konflikts* . . .während verschieden langer Perioden in Zeichnungen mit demselben Motiv ab" (1927, S. 63; Hervorh. v. H.-G. R.).

Die charakteristischen Elemente des Schemas, die dem Verständnis des Betrachters solche Schwierigkeiten bereiten, werden damit als Resultat der gegensätzlichen Impulse *Stabilisierung* und *Modifizierung* angesehen *und* von den Darstellungsgegebenheiten, dem *Motiv,* abhängig gemacht. Zur Modifikation von Schemata führen verschiedene Faktoren, so z. B. nachhaltige Erlebnisse, Bekanntschaft mit neuen (visuellen) Gegebenheiten, z. B. anderen Häuserformen, aber auch die Imitation von Schemata aus Zeichnungen anderer Kinder. Zeichenschemata sind nun aber keinesfalls – und damit kommen wir zum psychologischen Kern der Auffassung von G.-H. LUQUET – nur die zeichnerische Übersetzung von Wahrnehmungen (mittels „Linienbündeln"), sondern eine „eigenständige Rekonstruktion, die trotz aller Spontaneität das Ergebnis einer sehr komplizierten Ausarbeitung ist" (1927, S. 80). Diese (intellektuelle) „Elaboration" empirischer Gegebenheiten, die sich als „Brechung des Objektes durch den Geist" verstehen läßt, führt zu einem Vorstellungskomplex vom Gegenstand, den G.-H. LUQUET „inneres Modell" nennt:

„Die Bezeichnung inneres Modell soll gerade diese geistige Vorstellung (‚représentation mentale'), die der Zeichnung zugrunde liegt, klar vom Gegenstand oder einem Modell im eigentlichen Sinne" (=Vorlage) unterscheiden (1927, S. 80).

Dieses innere Modell des Gegenstandes bildet sich durch den ersten Zeichenversuch und stellt für alle weiteren Reproduktionen dieses Gegenstandes/Gegenstandszusammenhangs eine Art Matrix dar. Diese innere Grundform macht sich auch in der Bedeutungsgebung geltend – vor allem wohl in den frühen Stadien kindlicher Bildnerei. Entspricht z. B. ein bestimmtes Liniengefüge, das mit der Intention, ein Fenster darzustellen, gezeichnet wurde, dem inneren Modell „Haus", so deutet das Kind u. U. während des Zeichenaktes das entstehende Gebilde um, und es entsteht tatsächlich ein Haus. Stabilität bzw. Modifikation des Schemas werden damit von Dauerhaftigkeit und Festigkeit der Beziehung zwischen motorisch realisiertem zeichnerischen Gebilde und innerem Modell abhängig gemacht.

Zwei besondere Merkmale des Schemas, seine Tendenz zu exemplarischen Bildungen und zur Kombination von Formen/Motiven, lassen sich für G.-H. LUQUET unmittelbar an dieser Beziehung zwischen Zeichnung und innerem Modell ableiten: Exemplarität entsteht immer dann, wenn dem „inneren Modell eines individuellen Objektes ein allgemeiner Wert" (1927, S. 91) zukommt; d. h. wenn die innere Matrix des Gegenstandes sich im Laufe der zeichnerischen Aktivitäten mit allgemeinen Zügen anfüllt und an die Zeichnung weitergibt. So entwickelt sich das Liniengefüge „Tier" aus dem generellen Zeichen für Lebewesen (Kopffüßler o. ä.; vgl. Kapitel II, Abschnitt 6) durch Anreicherung des inneren Modells und – davon abhängig – der Zeichnung mit exemplarischen, typischen Elementen wie z. B. Vierfüßigkeit, horizontale Gestaltbildung usw. Neben diesem Vorgang der exemplarischen Individualisierung wirkt eine „weitere Operation auf die Konstituierung des inneren Modells ein", die G.-H. LUQUET Synthetisierung („synthèse") nennt. Dabei schließen sich exemplarische Elemente bestehender innerer Modelle zusammen und werden in dieser neuen Einheit zur Matrix für neue zeichnerische Gebilde. Die Auswahl der exemplarischen Elemente und die Art der Synthese hängen dabei von der Bedeutung bestimmter Züge des Gegenstandes/Gegenstandszusammenhanges für das Kind, von seinen Interessen, Erlebnissen und Erfahrungen ab. Aus den verschiedenen inneren Modellen – die LUQUET mit Photographien vergleicht, „die nur einige und nicht immer dieselben scharfen Stellen"

aufweisen (vgl. 1927, S. 45) – komponiert das Kind (selegierend) solche Elemente zu einem Bild, die es als *wesentlich* und *bedeutsam* ansieht. Wir haben diese Form der Auswahl und der Synthetisierung von bedeutungstragenden Elementen an der Darstellung des „Pferdewagens mit Kutscher" (vgl. Abbildung 99) zu veranschaulichen versucht. Viele Auffälligkeiten kindlicher Bildnerei (wie z. B. Größenunterschiede bei gleichgroßen Gegenständen/Figuren) haben danach ihre Ursache in der Tatsache, daß die ausgewählten Elemente wiederum nach Wichtigkeit (VOLKELT: „Kindeswesentlichkeit") geordnet werden. Dadurch entsteht eine Hierarchie von Formen und Bedeutungen, die den Seh- und Darstellungsgewohnheiten des Erwachsenen zuwiderläuft.
Zu dem Darstellungsgeschehen, dessen charakteristische Merkmale G.-H. LUQUET zu analysieren und auf (hauptsächlich) intellektuelle Vorgänge zurückzuführen versucht, gesellt sich aber in der kindlichen Bildnerei noch ein Geschehen, das „mit Strichen darstellt, was eine Erzählung mit Worten beschreibt" (1927, S. 205). Dem sukzessiven Verlauf der Rede (DE SAUSSURE: Linearität) entsprechen in der bildhaften Wiedergabe drei Modelle der Wiedergabe von Ereignissen. Wir haben in einem eigenen Kapitel (VI) diese Modelle der „graphischen Erzählung" dargestellt (vgl. auch Schema 3) und an Beispielen erläutert. Die Ausführung G.-H. LUQUETs über die Formen der Bilderzählung haben u. E. bis heute ihre Gültigkeit nicht verloren.

c) Vom Zweck der Kinderzeichnung

Wie viele andere Autoren rechnet G.-H. LUQUET die zeichnerischen Aktivitäten des Kindes dem Formenkreis „Spiel" zu (vgl. 1927, S. 7f.), aber anders als viele dieser Autoren hat er dezidierte Vorstellungen über den Zweck der gesamten Spielaktivitäten und der speziellen zeichnerischen Tätigkeiten: Diese stellen für ihn produktive Handlungen dar, die einmal als zeichnerische Aktivitäten auf die mentalen Operationen einwirken, die inneren Modelle der visuellen Gegenstände entwickeln und ihre Elemente synthetisieren, und die zum anderen wiederum Manifestationen dieser Synthesebildungen sind. Die zeichnerischen Aktivitäten tragen damit Wesentliches zum Aufbau von Erfahrungen, von individuellen und sozialen Verhaltensweisen bei, welche in der Kindheit erworben werden müssen. Alle Arten von Diskontinuität, die sich in der Zeichnung entdecken lassen – etwa die Umdeutungen, die räumliche Inkohärenz der Bilder, das Nebeneinander zeitverschiedener Motive usw. –, sind notwendige *Übungsformen und Übergangsformen* im Hinblick auf eine Kontinuität (des Verhaltens), die sich das Kind erst erwerben muß. Es übt sich mit diesen (Ernst-) Spielen in der Bildung von spekulativen, reversiblen Hypothesen und Analogien, d. h. in Konzepten, die wieder in Frage gestellt werden müssen, die aber in seiner jeweiligen Situation Geltung für die Lösung von Erkenntnis- und Darstellungsproblemen erhalten. Durch den Umgang mit der Realität werden im Laufe der Zeit Korrekturen an diesen hypothetischen, phantasievollen Lösungen vorgenommen: „Der Geist muß umsichtig werden, ohne die Hypothese bliebe er jedoch starr und unfähig, Fortschritte zu erzielen" (1927, S. 245). Die Kinderzeichnung mit ihren eigenartigen Merkmalen, die auch die Verständnisfähigkeit G.-H. LUQUETs manchmal strapazierten, ist damit Teil einer *inneren Zweckgerichtetheit,* die auf den Aufbau eines *produktiven Lebenskonzeptes* gerichtet ist.

2. Menschzeichnung und Intelligenzmessung (GOODENOUGH 1926)

a) Person und Zeichnung

Zwar enthalten, wie wir zeigen konnten, bereits die frühen Untersuchungen der kindlichen Bildnerei (quantifizierende) Auflistungen bestimmter Merkmale, ja die empirische Massenuntersuchung – an Zehntausenden von Zeichnungen, häufig mit Hilfe von Fragebogen – kann geradezu als das Merkmal der Zeit um den Wechsel von der frühen zur zweiten Forschungsphase angesehen werden, aber diese Analysen dienten der Einteilung von Entwicklungsverläufen, dem Verhältnis von Kinderzeichnung und „primitiver Kunst" bzw. Hochkunst, dem Darstellungsstil der Kinderzeichnung, der Auflistung von Motiven und Themen. Alle diese Massenuntersuchungen sollten Einsichten in das Phänomen „Kinderzeichnung" vermitteln, Aufklärung über seine Entwicklung und Struktur geben. Nur zögernd setzte sich von dieser Untersuchungslinie eine andere ab, welche die Beziehung zwischen *Zeichner und Werk* zum Gegenstand hatte. Wenn in den Titeln früher Darstellungen, z. B. in dem Aufsatz von O'SHEA: „Children's expression through drawing" (1893, deutsch 1897: „Was offenbart das Kind durch seine Zeichnung?") auf diese Beziehung verwiesen wird, dann geht es dort, wie unsere Darstellungen im Kapitel XVI, Abschnitt 2e gezeigt haben, eher um allgemeine Merkmale kindlicher Bildnerei. In den Untersuchungen von F. L. GOODENOUGH „Measurement of Intelligence by Drawings" (1926, Reprint 1975) haben wir daher die wohl umfangreichste und folgenschwerste Darstellung *eines* Aspekts dieser Beziehung: der Beurteilung/Einschätzung („Messung") der Intelligenz der/des Zeichnenden mittels einer besonderen (Mensch/Mann-)Zeichnung. In der Einführung der Darstellung des Problemzusammenhanges sieht sich die Autorin in der Nachfolge von M. C. SCHUYTEN (1901), E. CLAPARÈDE (1907), LOBSIEN (1905) u. a., welche empirische Methoden zur Feststellung von Entwicklungshöhe („age norms") und künstlerischen bzw. intellektuellen Fähigkeiten benutzten. Besonders in den „außergewöhnlich sorgfältigen" Beobachtungen G. ROUMAs (1912) über die bildnerische Darstellung der menschlichen Figur von ausgewählten Gruppen von Kindern – Mittelschichtkindern/Unterschichtkindern, Schülern von Regelschulen/Sonderschülern („subnormal children") – entdeckt sie Ansätze für ihre eigene Methode der Beurteilung von Intelligenzleistungen durch Kinderzeichnungen.

Ihre intensive Analyse der vorliegenden Literatur – fast 200 Untersuchungen werden angegeben und viele davon besprochen – umfaßt aber auch die biographisch orientierten Ansätze und die Parallelismustheorien. Am Ende dieser Analyse (1975, S. 12f.) kommt sie zu einer zusammenfassenden Einschätzung der vorliegenden Ansätze, aus deren zwölf Punkten hier einige vorgestellt werden sollen, um den Stand der wissenschaftlichen Diskussion um 1926 zu charakterisieren und den Ausgangspunkt der Untersuchung von F. L. GOODENOUGH zu kennzeichnen:

1. „Bei jungen Kindern wird eine feste Beziehung zwischen der Begriffsentwicklung (‚concept development'), wie sie sich in der Zeichnung zu erkennen gibt, und der allgemeinen Intelligenz sichtbar.
2. Kindliche Bildnerei ist vornehmlich eine Sprache, eine Form des Ausdrucks, weniger ein Mittel der Gestaltung (‚creating beauty').

...

4. Die ideoplastische Basis der Kinderzeichnung (ideoplastisch = begriffsabhängig, vgl. VERWORN 1907) zeigt sich am deutlichsten in den Größenverhältnissen der einzelnen Teile. Das Kind übertreibt die Größe der Elemente, die ihm interessant oder wichtig erscheinen, andere Teile werden verkleinert oder weggelassen.
5. Die Entwicklungsabfolge ist bemerkenswert konstant, selbst zwischen Kindern mit sehr unterschiedlicher Herkunft ... Das trifft besonders auf die menschliche Figur zu, wahrscheinlich wegen der universellen Vertrautheit mit dieser Figur.
6. Die frühesten Zeichnungen der Kinder enthalten vollständig das, was man als graphische Aufzählung von Elementen bezeichnen könnte. Vorstellungen von Mengen, von den Größenverhältnissen der Teile und von den räumlichen Beziehungen sind sehr viel später in der Entwicklung.

...

8. Zeichnungen von Kindern mit subnormaler Intelligenz gleichen denen von jüngeren Kindern in ihrem Mangel an Details und ihrem gestörten Empfinden für Proportionen. Sie zeigen oft qualitative Unterschiede, besonders im Hinblick auf die Beziehungen der einzelnen Teile zueinander.

...

12. Kinder bis zum zehnten Lebensjahr bevorzugen in ihren Zeichnungen die menschliche Figur vor jedem anderen Gegenstand."

b) Entwicklung des Mann-Zeichen-Tests

Auf der Grundlage der zitierten Zusammenfassung von Erkenntnissen über die Verfassung der kindlichen Bildnerei kommt F. L. GOODENOUGH zu dem Schluß, daß nur die Zeichnung einer menschlichen Figur den Bedingungen einer „objektiven" Beurteilung des Entwicklungsstandes und einer Einschätzung der Intelligenz entspreche, nur dieser Gegenstand sei den Kindern gleichermaßen vertraut, er interessiere sie und ziehe sie an; nur er zeige möglichst wenig Spielraum in seinen wesentlichen Merkmalen; dabei sei er leicht auszuführen und doch genügend kompliziert in seinen Details, um die Fähigkeiten des Heranwachsenden einschätzen zu können. Wegen der größeren Einheitlichkeit der *Kleidung* wird dann nicht die weibliche Figur bzw. das Kind selbst als Gegenstand der Zeichnung bestimmt, sondern die männliche Figur (vgl. GOODENOUGH 1975, S. 15f.).
Seit dem Jahre 1920 läßt F. L. GOODENOUGH dann „unter standardisierten Bedingungen" Kinder aus Kindergärten und Grundschulen in Abständen von einem halben Jahr etwa 4000 Mann-Zeichnungen anfertigen und vergleicht diese zusammen mit anderen Personen im Hinblick auf die Entwicklung, auf das Anwachsen von Elementen des Menschzeichens. Sie bewertet dabei die vorhandenen bzw. nicht vorhandenen Körperelemente, die Richtigkeit der Größenverhältnisse und die Auge-Hand-Koordination mittels einer Punkteskala. Die Meßgenauigkeit wird dabei von drei Bedingungen abhängig gemacht:

„Die Zeichnung muß (1) eine hinreichend übereinstimmende Beurteilung erlauben, (2) eine möglichst große Trennschärfe zwischen je zwei Altersstufen (= Jahren, H.-G. R.) aufweisen und (3) zwischen Kindern gleichen Alters, aber verschiedener Schulklassen eine klare Unterscheidung ermöglichen" (GOODENOUGH 1975, S. 17f.).

Als Ergebnis dieser Literaturanalyse, Revisionen und Neubewertungen des Mannzeichnens entsteht eine Liste von 51 Merkmalen („credits"), die hier in der Übersetzung und Zusammenfassung von SEHRINGER (1957, S. 230ff.) mitgeteilt wird (Druckfehler berichtigt v. H.-G. R.):

1 Kopf vorhanden
2 Beine vorhanden
3 Arme vorhanden
4a Rumpf vorhanden
4b Rumpflänge größer als -breite
4c Schultern definitiv erkennbar
5a beide Arme und Beine mit Rumpf verknüpft
5b Beine mit Rumpf verknüpft; Arme an der richtigen Stelle mit Rumpf verknüpft
6a Hals vorhanden
6b Außenlinie des Halses übergehend in die des Kopfes, des Rumpfes oder in beide
7a Augen vorhanden
7b Nase vorhanden
7c Mund vorhanden
7d Nase und Mund in 2 Dimensionen gezeichnet; Lippenpaar erkennbar
7e Nasenlöcher eingezeichnet
8a Haar erkennbar
8b Haar mehr als nur Linie um den Kopf herum, besser als nur Gekritzel, nicht durchsichtig (d. h. Außenlinie des Kopfes darf nicht durch das Haar hindurch zu erkennen sein)
9a Kleidung vorhanden
9b wenigstens 2 Kleidungsstücke, die nicht durchsichtig sind (d. h. den Teil des Körpers verbergen, den sie bedecken sollen)
9c ganze Zeichnung frei von Durchsichtigkeiten, wenn beide Ärmel und Hosenbeine zu sehen sind
9d vier oder mehr Kleidungsstücke deutlich erkennbar
9e komplettes Kostüm (z. B. Uniform), ohne Widersprüche
10a Finger vorhanden
10b richtige Anzahl der Finger
10c Finger in 2 Dimensionen gezeichnet, Länge größer als Breite, der von ihnen gebildete Winkel nicht größer als 180°
10d Oppositionsstellung des Daumens
10e Hand von Fingern oder Arm unterschieden
11a Arm gegliedert gezeichnet – entweder Ellbogen, Schulter oder beides
11b Bein gegliedert gezeichnet – entweder Knie, Knöchel oder beides
12a Kopfproportion: Größe nicht mehr als $^{1}/_{2}$ oder weniger als $^{1}/_{10}$ des Rumpfes
12b Armproportion: ungefähr entsprechend der Rumpflänge; Dicke der Arme geringer als die des Rumpfes
12c Beinproportion: wenigstens so groß oder höchstens doppelt so groß wie der Rumpf
12d Fußproportion: Füße und Beine in 2 Dimensionen; Länge des Fußes größer als Höhe von Sohle zu Spann; Länge nicht mehr als $^{1}/_{3}$ und nicht weniger als $^{1}/_{10}$ der ganzen Beinlänge
12e beide Arme und Beine in 2 Dimensionen gezeichnet
13 Ferse bzw. Absatz vorhanden
14a Bewegungsmäßige Koordinierung: A-Striche (alle Linien ziemlich fest und sicher, treffen sich größtenteils säuberlich an den Verbindungspunkten, ohne besondere Tendenz, sich zu überschneiden oder an den Enden Lücken zu lassen; Grad der Komplexheit der Zeichnung ist zu beachten, eine Zeichnung mit wenig Linien ist steifer als eine, die häufigen Wechsel in der Richtung der Linien zeigt; skizzenhafte Zeichnungen sind gewöhnlich gut, wenn die meisten Außenlinien aus vielen kurzen Strichen bestehen, weil diese Begrenzung nur bei Zeichnungen von guter Reife vorkommt)

Die Auszählung der Punkte von Gruppe 14 ist vielleicht weniger objektiv als die der meisten anderen; die Zuerkennung dieser Punkte soll darum streng sein!

14b Bewegungsmäßige Koordinierung: B-Striche (alle Linien sind sicher gezogen und korrekt verbunden). Dieser Punkt verlangt eine strengere Interpretation der Anweisungen für 14a. Zubilligung natürlich nur dann, wenn auch 14a zugebilligt worden ist.

14c Bewegungsmäßige Koordinierung: Kopfumrißlinie (ohne ersichtlich ungewollte Unregelmäßigkeiten; Kopfform muß besser sein als bloßer Kreis oder Ellipse)

14d Bewegungsmäßige Koordinierung: Rumpfumrißlinie (Beurteilung wie bei 14c)

14e Bewegungsmäßige Koordinierung: Umriß von Armen und Beinen (wie bei 14c)

14f Bewegungsmäßige Koordinierung: Gesichtszüge (gesichtssymmetrisch in jeder Hinsicht; alles in 2 Dimensionen gezeichnet; richtige Abstände)

15a Ohren vorhanden

15b Ohren vorhanden in korrekter Stellung und Proportion

16a Augendetail: Brauen, Wimpern oder beides gezeichnet

16b Augendetail: Pupille vorhanden

16c Augendetail: richtige Proportion in Höhe und Weite

16d Augendetail: Blick (nur bei Profil; Auge muß eventuell perspektivisch gezeichnet sein, d. h. nicht mandelförmig, sondern als Kreissektor, oder die Pupille muß bei gewöhnlicher Mandelform mehr zur Stirn hin als in die Mitte des Auges liegen; Verrechnung soll streng sein)

17a Stirn und Kinn vorhanden

17b Kinnwölbung sichtbar; Kinn klar unterschieden von Unterlippe

18a Profil A: Kopf, Rumpf und Fuß fehlerlos im Profil; höchstens einer der folgenden 3 Fehler ist erlaubt:

1. eine körperliche Durchsichtigkeit (z. B. Rumpflinie durch Arm hindurch sichtbar)
2. Beine nicht im Profil (hinteres Oberbein muß aber verdeckt sein)
3. Arm mit Rückenlinie verknüpft, aber trotzdem nach vorn weisend

18b Profil B: Figur im vollen Profil, ohne Fehler und Durchsichtigkeit

Normtafel GOODENOUGHs *zur Auswertung der Zeichnungen*

3 Jahre	2 Punkte	9 Jahre	26 Punkte
4 "	6 "	10 "	30 "
5 "	10 "	11 "	34 "
6 "	14 "	12 "	38 "
7 "	18 "	13 "	42 "
8 "	22 "		

F. L. GOODENOUGH legte aufgrund der skizzierten Längsschnittuntersuchungen fest, daß bei diesen insgesamt 51 möglichen Punkten (= Darstellungselementen) eine Zuwachsrate von durchschnittlich vier Punkten jährlich zu erwarten sei, zuzüglich einer anrechenbaren Grundzahl von zwei, welche für die nicht gewerteten ersten Lebensjahre stehen. Dabei erreichen mindestens 75% einer Altersgruppe die ausgewiesene Anzahl von Gegenstandsmerkmalen; diese gelten damit als integrierte Bestandteile der *kindlichen Auffassung vom gezeichneten Objekt* (vgl. SEHRINGER 1957, S. 208). So ergibt sich das sog. Mannzeichenalter aus der Gesamtpunktzahl, geteilt durch die Zuwachszahl vier, zuzüglich zwei; der sog. Intelligenzquotient (IQ) aus dem errechneten Mannzeichenalter, geteilt durch das Lebensalter.

Als Beispiele für das System messender Beurteilung sollen – auch im Hinblick auf die nachfolgenden Erörterungen über den (diagnostischen) Wert des Tests – zwei „spezielle Zeichnungen samt ihrer Punktwertung" (vgl. GOODENOUGH 1975, S. 144f.) vorgestellt werden:

1. *Englisches Mädchen, 6;8 Jahre alt.* Punkte: 2, 7a, 7b, 7c, 8a, 10a, 16a. Gesamtzahl: 7; Mannzeichenalter 4;9 Jahre; IQ 86 (vgl. Abbildung 100).

„Das Mädchen ist von normaler Herkunft und ist bis zum Alter von zweieinhalb Jahren normal aufgewachsen, dann erkrankte es schwer, wahrscheinlich an einer Gehirnhautentzündung. Nach seiner Genesung verlor es die Fähigkeit zu sprechen (es sprach vor seiner Krankheit bereits ausgezeichnet) und litt an Orientierungsstörungen; es lief dabei in Richtungen, die es zufällig wahrnahm, bis es aufgehalten und zurückgebracht wurde. Es lernte schrittweise wieder sprechen, doch war es immer noch sehr fahrig und unsicher ... Es wurde nur eine kurze Zeit wieder in die Schule geschickt. Die Anzeichen für eine Psychopathie in der Zeichnung sind schwer zu definieren. Sie bestehen hauptsächlich in einer unsicheren Linienführung und in vielen eindeutig bedeutungslosen Details ..., obwohl die Zeichnung sonst von einem sehr einfachen Typus ist. Die zwei schwarzen Punkte zeigen die Backen an, die Kreise darüber sind die Augen."

2. *Junge, Amerikaner, 9;9 Jahre alt.* Punktzahl: 1, 2, 3, 4a, 4b, 4c, 5a, 5b, 6a, 7a, 7b, 7c, 7d, 8a, 9a, 9d, 10a, 10c, 11b, 12b, 12c, 13, 14a, 14f, 15a, 15b, 16a, 16b, 16c, 17a, 17b. Gesamtzahl 31. Mannzeichenalter: 10;9 Jahre. IQ 110 (vgl. Abbildung 101).

„Eine von den ausgewählten Zeichnungen, die psychopathische Elemente ... zeigt. Man beachte die ‚individuellen' Charakteristika, die große Anzahl von augenscheinlich bedeutungslosen ‚wörtlichen' Details und vergleiche die Reife der Gesichtsdarstellung mit der einfachen Zeichnung von Hals und Rumpf. Dieses Kind wurde von den Lehrern als *furchtsam, instabil, unkonzentriert, auffällig, ruhig* und *halsstarrig* beschrieben."

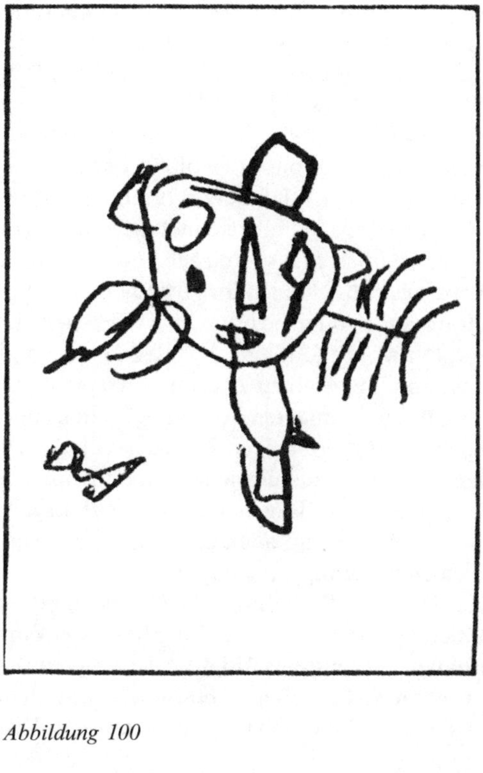

Abbildung 100

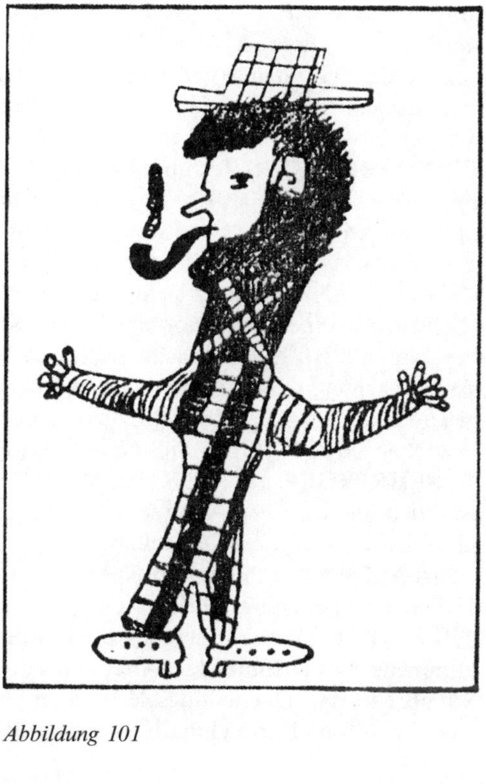

Abbildung 101

c) Bewertung und Wirkungsgeschichte

Kein anderer Zeichentest hat eine so intensive Diskussion ausgelöst und eine solche Wirkung entfaltet wie der DAM von F. L. GOODENOUGH. W. SEHRINGER zählt 1957 schon etwa 80 Veröffentlichungen, die sich direkt, d. h. zustimmend, verändernd, ablehnend, mit dem Verfahren auseinandersetzen; D. B. HARRIS fügt 1963 dieser Literaturliste noch eine Reihe von Titeln hinzu. Bemerkenswert ist vor allem die Ausweitung der Beurteilungsverfahren auf Zeichnungen:

- rassisch verschiedener Kinder europäischer Emigranten (schon durch GOODENOUGH 1926) sowie von Indianerkindern (HAVIGHURST u. a.);
- von Kindern mit verschiedenartigen Behinderungen, z. B. von taubstummen Heranwachsenden (SHIRLEY/GOODENOUGH);
- organisch kranker Kinder (REZNIKOFF u. a.);
- von Kindern mit neurotischen und psychotischen Krankheitsbildern (GOLDWORTH, FINGEST u. a.);
- von Jugendlichen und Erwachsenen (EARL, LEVY, DYETT, BERDIE u. a.).

Für viele Länder wurden Adaptionen des ursprünglichen Verfahrens entwickelt, so für Deutschland von H. ZILER (1950, 3. Aufl. 1971) und G. CLOSTERMANN (1959; zur geographischen Verbreitung vgl. SEHRINGER 1957, S. 158ff.). Außerdem kann das Beurteilungssystem von F. L. GOODENOUGH als Ausgangspunkt für eine ganze Scala *interpretierender* Verfahren (MACHOVER, ABRAHAM, JOLLES, HAMMER u. v. a.) angesehen werden, von denen wir einige in den Kapiteln über die personalistischen und psychoanalytischen Interpretationsverfahren vorgestellt haben. Dieser Entwicklung in Richtung auf eine psychoanalytische Ausdeutung der Menschzeichnung haben auch GOODENOUGH/HARRIS Rechnung getragen. In einer Studie über die Psychologie der Kinderzeichnung (1950, S. 370) beschreiben sie das Interesse an der Kinderzeichnung als einer „projektiven Methode" und stellen der frühen Aussage: „Das Kind zeichnet mehr das, was es *weiß*, als das, was es sieht", die neue Hypothese gegenüber: „Das Kind zeichnet mehr das, was es *fühlt*, als das, was es sieht oder weiß." Allerdings enthielt auch ihre frühe Darstellung (1926) schon eine Diskussion der Frage, ob sich in den Kinderzeichnungen Anzeichen für Psychopathien („Indications of psychopathy", vgl. 1975, S. 62ff.) nachweisen lassen, und sie beobachtete neben *Entwicklungsverzögerungen* an einer kleinen Anzahl von Zeichnungen auch „qualitative Abweichungen" von den regulären Elementen des Mannzeichens und bewertete sie in Richtung auf *Verhaltensstörungen*, wie unsere beiden Beispiele belegen.
W. SEHRINGER hat (1957) den Mann-Zeichen-Test einer ausführlichen experimentellen *und* methodologischen Analyse unterzogen. Wir berichten im folgenden über seine Ergebnisse, soweit sie unsere Darstellung der (historischen, in diesem Falle aber auch: gegenwärtigen) Auffassungen über den Charakter der Kinderzeichnung berühren:
1. Die Untersuchungsschritte von vollen Lebensjahren („Staffelung in Jahresgruppen") haben sich als zuverlässig erwiesen; die Abfolge der 51 Punkte, die in Häufigkeit ihres Vorkommens mit zunehmendem Alter den Test aufbauen, ist „mustergültig". Allerdings ist die Streubreite der Darstellungselemente in bestimmten Lebensaltern (besonders zwischen sechseinhalb und neuneinhalb Jahren) größer als angenommen. Dadurch verliert der Test

an Aussagekraft über *individuelle* Zeichenleistungen. Die Zeit, nach der die einzelnen Merkmalsgruppen erreicht werden, verkürzt sich gegenüber den ursprünglichen Angaben F. L. GOODENOUGHs (bis zu einem vollen Jahr im neunten Lebensjahr). Darin können sich andere Sozialstrukturen und/oder andere Sehgewohnheiten (Medien!) ausdrücken. Auch geschlechtsspezifische Unterschiede im zeichnerischen Verhalten, wie sie schon von F. L. GOODENOUGH in Rechnung gestellt wurden, lassen sich nachweisen.

2. Zur Frage der Beziehung zwischen der errechneten Zeichenhöhe und der Intelligenz des Zeichners referiert W. SEHRINGER die Auffassungen anderer Autoren, die ihre Ratlosigkeit darüber ausdrücken, was der Test an Intelligenzleistung mißt und welcher Art die Intelligenz ist, die in Frage steht: z. B. allgemeine Intelligenz oder Sonderfunktion „geistige Reife" („mental maturity"). Schon früh wurde erkannt (BENDER, BERRRIEN u. a.), daß der Test in der Bestimmung von Zeichenhöhe und Intelligenz bei kranken (z. B. encephalitischen), behinderten (z. B. geistigbehinderten, verhaltensauffälligen u. ä.) Kindern zu falschen Aussagen kommt und daß auch inhaltliche, z. B. sozial-kulturelle Bedingungen, entgegen der Auffassung der Autorin, in den Test eingehen. Die oben angeführten Beispiele sollten ja belegen, daß der Test bei kranken und/oder verhaltensauffälligen Kindern die Intelligenz – oder „was auch immer durch das originale GOODENOUGHsche Punktsystem erfaßt sein mag" (BRILL) – zu niedrig bewertet, weil die Zeichen*leistung* von der Gesamtstruktur der Persönlichkeit (und ihren körperlichen/seelischen *Problemen*) abhängig ist. S. COTTE (1946) u. a. trennen daher zwischen einem „Zeichenalter" und einem „Intelligenzalter", das sie mit Hilfe der üblichen Intelligenztests bestimmen. Dieser Kritik an den Ansprüchen des Tests, Intelligenzmomente zu messen, schließt sich F. SEHRINGER (1957, S. 210ff.) auch mit methodologischen Argumenten an. Für ihn liegt dem Verfahren kein zureichendes Persönlichkeitsbild zugrunde, sondern es mache sich ein *negativer Positivismus* in der Anlage und Auswertung bemerkbar:

> „Je besser das Persönlichkeitsmodell, zu desto treffenderen Aussagen werden Tests geführt werden können, denn nur soweit wir den Menschen verstehen, ist uns der Test zugänglich . . Weil man diesen Bezugspunkt in allen Anstrengungen um den GOODENOUGH-Test außer acht ließ, blieb nach enttäuschenden Korrelationen (mit anderen Tests; H.-G. R.) nur Ratlosigkeit."

Diese (theoretische) Ratlosigkeit sollte aber (auch nach der Auffassung F. SEHRINGERs) nicht dazu führen, gerade den Mann-Zeichen-Test nicht einzusetzen, weil er schnell (gruppenweise) und relativ präzise Einsichten in die formale Leistungshöhe des jeweiligen Entwicklungsstandes vermittle und als *Vorberreitung* auf ausdruckskundliche und projektive Analysen angesehen werden könne.

3. Ganzheitstheorie und zeichnerische Gestaltung (WELLEK, MÜHLE, MEYERS 1950–1957)

Der Titel dieses Abschnittes unserer Darstellung von Systematisierungsversuchen verweist schon auf die wissenschaftliche Herkunft der Auffassungen vom kindlichen Bilden, die im folgenden skizziert werden sollen: die Auffassungen von H. MEYERS (1950; 1957) und

G. MÜHLE (1955) sind der Ganzheitspsychologie verpflichtet und haben dabei (notwendigerweise) Querverbindungen zur Gestalttheorie/Gestaltpsychologie. Dennoch oder deshalb haben sie im deutschen Sprachraum die größte Wirkung ausgeübt – besonders im Feld der Unterrichtstheorie/Unterrichtspraxis, das ja abhängig ist von Erkenntnissen über das bildnerische, produktive Verhalten, die Ausdrucks- und Verständnismöglichkeiten des Kindes. Die Autoren suchten zu einem Zeitpunkt, als die Aufmerksamkeit für die Phänomene der kindlichen Bildnerei hierzulande schon zu versiegen begann, an bestimmten Einzelproblemen – z. B. der Entwicklung von Profildarstellungen (MEYERS 1950) – Erkenntnisse über Entwicklungsabläufe zu sichern, und sie versuchten, die Ergebnisse der vorliegenden Untersuchung zur Kinderzeichnung an der ganzheitspsychologischen Theorie zu überprüfen. Sie stehen dabei in der Tradition einer Psychologie *und* Philosophie (WERTHEIMER, KRUEGER, WELLEK), welche an künstlerischen Problemen Grundfragen „seelischen Seins" (WELLEK) zu entwickeln versuchte. Da sich ihre Darstellungen ausdrücklich auf (wissenschafts-)theoretische Positionen berufen, soll in unserer Skizze dieser Aspekt der Grundlegung einer „*Theorie* der zeichnerischen Gestaltung" (MÜHLE) im Vordergrund stehen und der einer entwicklungspsychologischen Gliederung und Zuordnung erst an zweiter Stelle behandelt werden.

a) Ausdruck, Darstellung, Gestaltung

Die „zeichnerische Darstellung des Kindes bis zur Pubertät . . . ist gegenständliche und nicht Ausdruckswiedergabe, das Physiognomische zwar Eindrucks-, aber nicht Darstellungsqualität; die Zeichnung besitzt der Intention nach einen Gegenstandssinn, aber keinen (spezifischen) Ausdruckssinn". In einer Erörterung der tragenden Begriffe dieser zentralen Aussage der Darstellung des „zeichnerischen Gestaltens" (MÜHLE 1955, S. 47), die in einer ähnlichen Formulierung schon im ersten Satz der Schrift (vgl. S. 1) anklingt, soll die Sichtweise herausgearbeitet werden, unter der in dieser (Mainzer) Schule der Ganzheitspsychologie das Phänomen Kinderzeichnung betrachtet wurde. Bestimmend für diese Sichtweise war dabei das Verständnis von ausdruckshaft-künstlerischen (bes. musikalischen, aber auch literarischen) Vorgängen, das A. WELLEK (Literatur in: RICHTER 1976) den genannten Autoren vermittelt hat. Wir gehen daher in unserer Darstellung dieser Auffassungen von einer grundlegenden Erörterung der Begriffe „Ausdruck, Darstellung, Gestaltung" aus, welche A. WELLEK (1952 mit G. MÜHLE) vorgetragen hat. Mit der Explikation dieser drei Begriffe versuchten die Autoren, die sprachliche Wirrnis in der Kennzeichnung künstlerisch-bildhafter Äußerungsvorgänge in eine begriffliche Ordnung zu bringen. Es kommt unserer Darstellung zugute, daß wir damit auch den Begriff der Gestaltung in unsere Analyse einbeziehen können, weil ja auch in vielen Darstellungen, die wir referiert haben, von der zeichnerischen, bildnerischen *Gestaltung* des Kindes und des Jugendlichen die Rede ist.

Im *Begriff des Ausdrucks* unterscheiden die Autoren zwei Merkmale, die ihn als *psychologischen* Terminus von einer *allgemeinen* geisteswissenschaftlichen Kategorie, „d. i. objektivierter oder Werkausdruck" abheben: (1.) den „Erlebnis- und Wesensausdruck" und (2.) den „Gefühlsausdruck" (1952, S. 110). Diese beiden inhaltlichen Schichten des psychologi-

schen Ausdrucksbegriffes lassen sich nach der Auffassung der beiden Autoren, die hier nur verkürzt wiedergegeben werden kann, folgendermaßen differenzieren: Im Erlebnis- und Wesensausdruck werden strukturell zusammenhängende und überdauernde Merkmale seelischen Geschehens sichtbar. Einerseits werden sie als anschaulich-bildhafte („physiognomische") Qualitäten den *wahrgenommenen Gegenständen* der Objektwelt, etwa der „ausdrucksvollen" Landschaft, zugeordnet, oder sie sind als Folge des prägenden „Welterlebens" (M. SCHELER) *Menschen* und *Tieren* abzusehen. Andererseits „formt sich physiognomisches Welterleben ... als Erkenntnisausdruck in den Darstellungs- und Gestaltungsvollzügen insbesondere *künstlerischer* Schöpfungen und Wiedergaben oder Nachgestaltungen" (1952, S. 11; Hervorh. v. H.-G. R.) aus. Gegenüber dieser Form von Ausdruck mit seinen relativ konkreten, überdauernden Merkmalen zeigen sich im Gefühlsausdruck die *aktuelle* „Befindlichkeit", das *Unmittelbare* und *Unwillkürliche,* das Vital-Emotionale. Als Beispiel kann hier auf die Mimik und Gestik verwiesen werden.
Jede *Darstellung,* und damit kommen wir zum zweiten der drei Begriffe in der Festlegung von G. MÜHLE und A. WELLEK, unterscheidet sich vom „bloßen" Ausdrucksvorgang durch die *Konstanz* der Ausdruckserscheinung und die Kontrolle über die Darstellungsmittel. Es ist psychologisch und auch pädagogisch von

„besonderem Interesse, das Ausdrucksphänomen gerade in dem Augenblick zu erfassen, wo es Darstellung zu werden beginnt: in dem Moment der Ablösung aus der ursprünglich so engen Gefühls-Ausdrucks-Einheit. Denn damit so etwas wie ein Gebärden-‚Spiel', ein Rollenspiel oder überhaupt ein Spiel möglich werde, bedarf es der (funktionalen) Verselbständigung der Ausdruckserscheinungen, die fernerhin unabhängig von ihrem ursprünglichen Gefühlsanlaß gewissermaßen spontan gesetzt und damit, als fester Formbestand des Ausdrucks, frei verfügbar werden können" (1952, S. 123).

Ausdrucksvorgänge *gerinnen* also *in der Darstellung zu formalisierten Gefügen* mit musikalisch-rhythmischen und/oder bildlichem und/oder szenischem Charakter. Gesten z. B. können zu „Bewegungsbildern", Handlungsabläufe zu Riten werden. Mit der Einschaltung *realisierender* Mittel (körpereigener und objektivierender *Materialien)* und der kontrollierenden Instanz des Bewußtseins tritt das Spontane und Vital-Emotionale in der Ausdruckshandlung zurück zugunsten einer eigenartigen Relation von *seelischem Geschehen* und (kulturgebundenen, erlernten) *realisierender Mittel* künstlerischer Produktion („Stil"). Damit das „bloß Expressive", Ausdruckhafte aber tatsächlich Darstellung wird, muß ein Moment der Mitteilung, muß die Absicht hinzukommen, einem bestimmten Gegenüber etwas Bestimmtes (bildhaft) vermitteln zu wollen. Das Gegenüber („Du") muß in der Lage sein, den Sinn der Mitteilung zu verstehen (vgl. 1952, S. 122ff.).
Der *Begriff der Gestaltung,* den es jetzt noch zu betrachten gilt, wird von G. MÜHLE und A. WELLEK scharf von dem der Darstellung unterschieden: Dominiert in der Darstellung das (kontrollierbare) „Leitgefühl" (VOLKELT), so kommt es in der Gestaltung zu einem äquivalenten Spiel von „Leitgefühl" und „Leitgedanken" (1952, S. 128); d. h. zu dem Expressiv-Erlebnishaften, das zum Ausdruck drängt, tritt in dieser höchsten Form menschlichen Ausdrucks die *gerichtete* Vorstellungstätigkeit als „Vorstellungsphantasie" *und* die *reflektierende* Urteilsfähigkeit. Gestaltung vollzieht sich immer, auch wenn sie sich eines gegenständlichen Motivs („Sujet") bedient, nach den Prinzipien der Verwandlung, Umgestaltung, Umstrukturierung; sie ist Orgaisation in einem vorgegebenen ästhetischen Feld (von künstlerischen Mitteln) und in einem Bereich tradierter Inhalte, Gegenstände und

Motive. Sie wird damit nur vom Künstler erreicht. Die „qualitativ andersartige Steuerung“ (MÜHLE/WELLEK 1952, S. 128) der Ausdrucksvorgänge in der Gestaltung läßt sich kunst*psychologisch* auf eine Form von Begabung zurückführen. Kunst*theoretisch* läßt sich feststellen, daß der Gestaltende („Künstler“, „Macher“) die Realisierungsvorgänge in seine „Gewalt und Wahl“ (HEGEL) bekommt und über seine *Mitteilungsabsicht* verfügt, ohne die Beziehung zum ursprünglichen Gefühlsausdruck zu verlieren. Der Schaffende kennt und verändert den (tradierten) Sinn von Gegenständen und Motiven und fügt sie zu neuen „aufschließenden Symbolen“ (MÜHLE/WELLEK nach WEINHANDL) zusammen. Die künstlerische Organisation ist also abhängig von den besonderen Bedingungen des „Leistungsgebietes“ (BUSEMANN u. a.), den jeweils besonderen Realisationsformen und Realisationsmaterialien. So ist es z. B. etwas anderes, ob ein Mensch das Motiv Hubschrauber „gestaltet“, indem er mit seinem Körper die Bewegungsrichtung und mit seinen Armen die Bewegungsformen der Rotoren angibt, oder ob er dieses Motiv in ein graphisches, malerisches, plastisches o. ä. Zeichen überträgt (vgl. das Beispiel bei U. ECO 1972, S. 206). Der Gegenstand, das Motiv bleibt als *Leitvorstellung* erhalten, aber die *Gestaltung* verändert ihn durch die *Transposition* in ein jeweils anderes Feld ästhetischer *Realisationsformen.*

Wir verstehen jetzt, warum das Zeichnen des Kindes und des Heranwachsenden bis zur Pubertät – und damit kehren wir zum einleitenden Zitat dieses Abschnittes zurück – für G. MÜHLE weder ‚Ausdruckswiedergabe“ ist, noch „Darstellungs*qualität“* besitzt oder gar als „Gestaltung“ angesehen werden könnte: Die Gesichtssinne nehmen zwar optische Eindrücke auf und verbinden sie mit Erlebnissen und Ausdrucksgeschehen zu einer „physiognomischen Qualität“, geben sie aber an die Zeichnung *nicht* in Form einer *systematischen* Darstellung weiter, weil die Zeichnung (noch) nicht Ausdruck einer „Verselbständigung der Ausdruckserscheinungen“ ist, sich das Kind in seinen beiläufigen und von altersspezifischen Bedingungen abhängigen Produktionen *nicht* auf ein reguliertes und kontrolliertes Gefüge (System) von Realisations*mitteln* beziehen kann. Kinderzeichnungen haben keinen „Stil“, d. h. in ihnen ordnen sich die Figuren nicht nach den Regeln und Gesetzmäßigkeiten ästhetischer Produktion. Stil setzt eine relativ feste Beziehung zwischen dem seelischen Geschehen (den „Leitgefühlen“ *und* „Leitgedanken“) einerseits und erlernten Darstellungs- bzw. Gestaltungsmustern andererseits voraus. Die kindlichen Motive, die Inhalte seines „Lebensgeschehens“ (PIAGET), können noch nicht in einer Hierarchie von Darstellungs- und Gestaltungsgefügen aufgefangen werden, weil die Heranwachsenden noch nicht Mitglieder eines „rein ideellen Ordnungssystems“ (DILTHEY) sind, das ihnen die tradierten künstlerischen Mittel zur Verfügung stellen würde. Sogar die (systematische) Wiedergabe von Ausdruck (im oben genannten Sinne) ist ihnen verwehrt: Erst wenn dem Heranwachsenden in der Pubertät *Kenntnisse* von vorgegebenen Darstellungsmustern vermittelt werden können, erhält die zeichnerische Wiedergabe oder erhalten andere objektivierende Systeme den Rang von „Ausdrucks*wiedergabe“,* vermitteln sie „Ausdrucks*sinn“;* d. h. jetzt erst transportieren die zeichnerischen Gefüge Inhalte, die dem stilkundigen Interpreten über die Analyse von Realisationsmitteln wie Farbe, Raum, Komposition u. a. zugänglich sind; jetzt erst verweisen die dargestellten Gegenstände auf künstlerische Motive, die dem Betrachter ihrer Bedeutung nach aus der Kunstgeschichte, Kulturgeschichte bekannt sind. So lassen sich die Darstellungsabsicht, die formale Struktur und die Motiv-

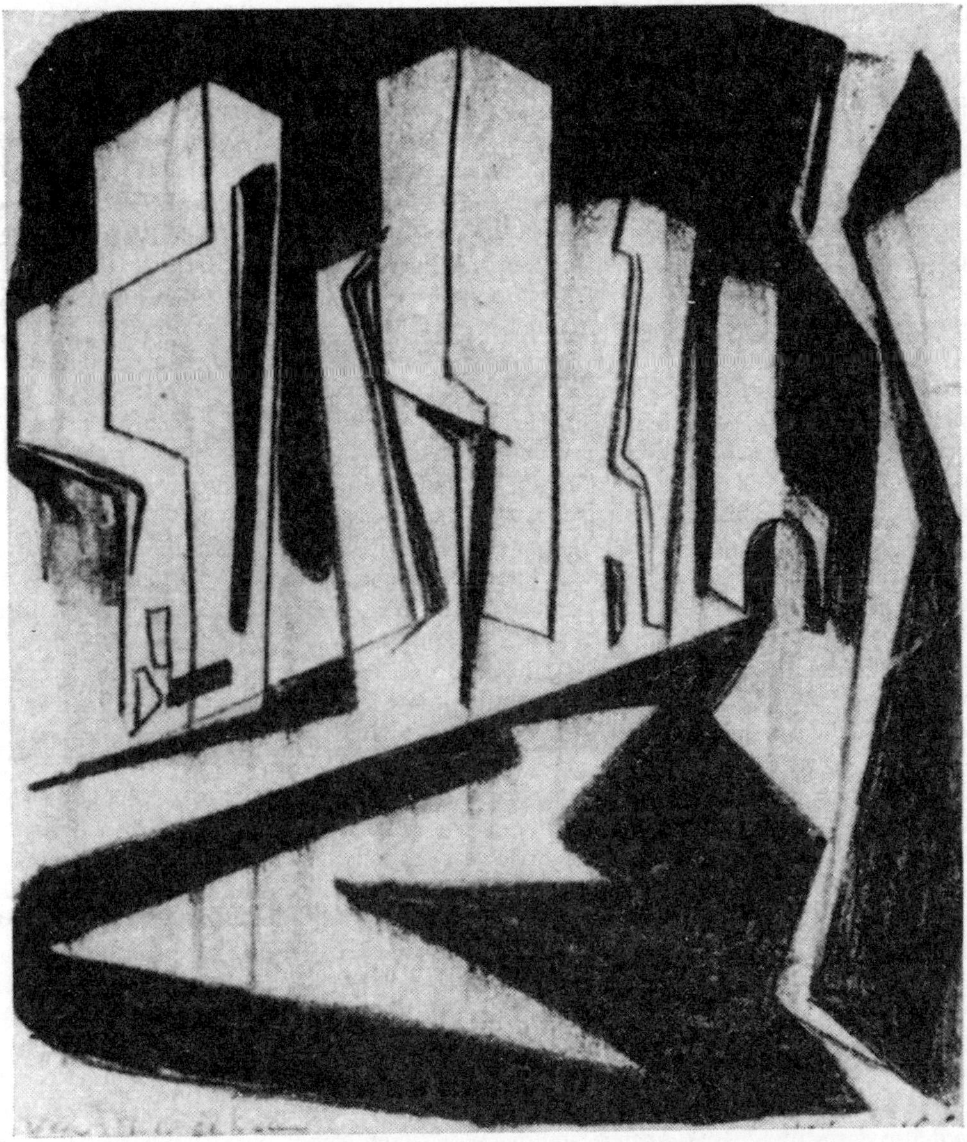

Abbildung 102

ebenen der abgebildeten Zeichnung (vgl. Abbildung 102) eines siebzehnjährigen Gymnasiasten (aus: WESTRICH 1968) analysieren, weil eine deutliche Beziehung zu expressionistisch/kubistischen Gestaltungsformen besteht. Ob es im Jugendalter – aufsteigend in der Hierarchie von Ausdrucksebenen – zur künstlerischen „Gestaltung" kommt, hängt jetzt aber nach der Meinung der Autoren wieder von der Begabung des einzelnen ab.
Bei dieser grundlegenden Festsetzung (kunst-)psychologischer Begriffe ist die Kinderzeich-

nung nur mit negativen Bestimmungen bedacht worden. Wie lassen sich nun diese bildhaften Aktivitäten positiv charakterisieren; was ist die Kinderzeichnung ihrer Natur nach? Die Antwort G. MÜHLEs auf diese Frage lautet, wie das angeführte Zitat belegt: „Die zeichnerische *Darstellung* ist gegenständliche" *Wiedergabe,* „besitzt der Intention nach einen Gegenstandssinn". Kinderzeichnung wäre demnach die Wiedergabe von (optisch aufgefaßten) Gegenständen ihrer Form *und* ihrem Gegenstandssinn nach. Das Kind bezeichnet z. B. in dem graphischen Realisat „Baum" die Form und den Begriff (bzw. die Vorstellung) „Baum", sonst nichts. In einer ausführlichen Auseinandersetzung mit dem BÜHLERschen Begriff des Symbols und dem Phänomen der Symbolisierung (BÜHLER 1934; 1967) schließt G. MÜHLE das Prinzip der Symbolisierung, d. h. der *Übertragung* von Bedeutungselementen unterschiedlicher Art auf einen Formzusammenhang, für das kindliche Bilden aus. Das zeichnerische Realisat verweist direkt auf den empirischen Gegenstand (bzw. auf sein Korrelat in der Vorstellung) und behandelt ihn dabei in Analogie zum sprachlichen Begriff. Wenn MÜHLE (1955, S. 48) mit Blick auf die zunehmende Beherrschung der zeichnerischen Mittel dennoch von einem „innigen Zusammenhang von Formqualität und Bedeutung" spricht, dann ist mit dem Begriff der Bedeutung nur der sprachlich formulierbare, sprachlich denotierte oder als Vorstellungsbild gespeicherte, „gegenständliche" Inhalt des graphischen Realisats gemeint. Diese Art der Repräsentation, der Vertretung eines bestimmten Inhalts durch ein Bild, ließe sich mit J. PIAGET als „einfaches Bild" (vgl. RICHTER 1976a, S. 145ff.) oder als „bloße Abbildungsbedeutung" (WITTKOWER 1979, S. 228) bezeichnen. Nur in dieser einschränkenden Festlegung auf die Wahrnehmungsrepräsentation darf der Begriff der Bedeutung überhaupt benutzt werden. Da über den Verfasser der Zeichnung, seine Lebenssituation, seine Motive nichts zu erfahren ist, es sei denn, wie sein wahrnehmendes Bewußtsein funktioniert und seine Wiedergabefähigkeit organisiert ist, richtet sich das Interesse der Psychologen dieser Schule (und der davon beeinflußten Pädagogen) auf die *„Formqualität"* der Zeichnung und auf die Abbildungs*bedeutungen,* die den einzelnen optischen Formen bzw. den Formkomplexionen inhärent sind. Wir haben am Beispiel der (pädagogischen) Beurteilungen von W. EBERT (1967; vgl. Kapitel IX, Abschnitt 2) diese Form der Analyse von Kinderzeichnungen zu charakterisieren versucht.

G. MÜHLE spricht dem Kind mit dieser Auffassung keineswegs ein eigenartiges, sogar „physiognomisches" (d. h. bildlich-ausdruckshaftes) *Erleben* ab; aber dieses Erleben verläuft für ihn *parallel* zu den Formen bildhafter Realisation und geht in die Realisate selbst *nicht* ein. Wenn er doch in diesem Zusammenhang den Begriff des „Motivs" (Bildmotive u. ä.) benutzt, dann dient er nur zur Kennzeichnung einer Komplexion, eines Zusammenschlusses von Abbildungsformen und Abbildungsbedeutungen. In einer Zeichnung wird also das Motiv „Rotkäppchen und der Wolf" (vgl. Abbildung 103, aus: G. MÜHLE 1971, Tafel XIX) dargestellt, wenn die figürlich-formale Konstellation „Mädchen + Tier + Korb + Blumen usw." mit ihren entsprechenden Abbildungsformen und Gegenstandsbedeutungen verwirklicht worden ist. Daß es sich bei dieser Konstellation um das Märchenmotiv „Rotkäppchen" mit seinen inhaltlichen Implikationen handelt, kann nur aus dem Kontext (Erzählung des Kindes o. ä.) erschlossen werden und hat für die Beurteilung der Zeichnung kaum Bedeutung. Die Kenntnis des Motivzusammenhanges verhilft nur zu einer genaueren Festlegung der *Gegenstandsbedeutung.*

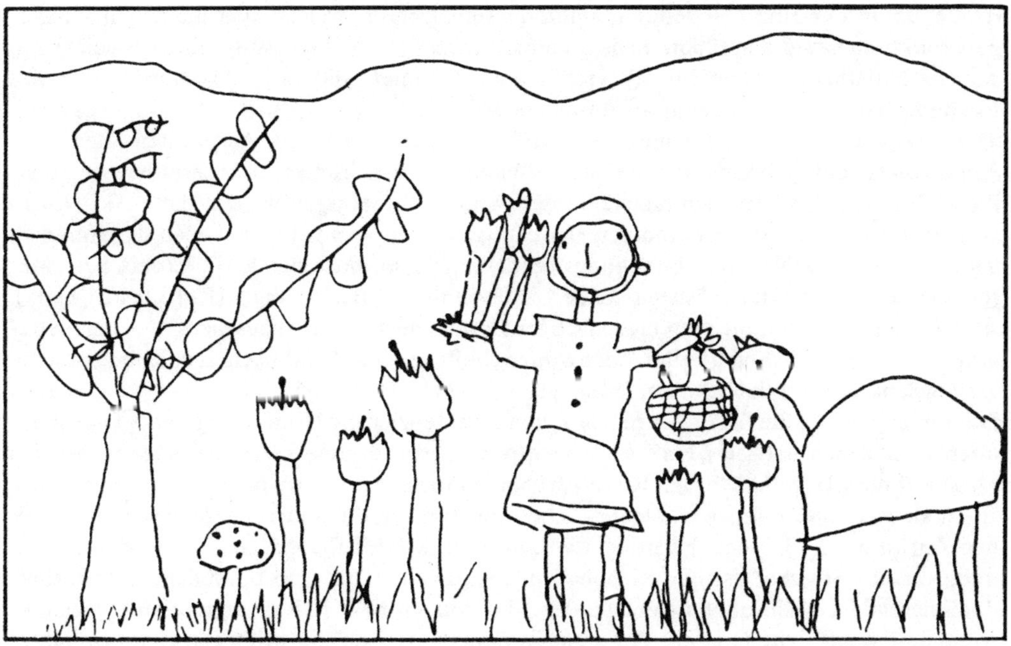

Abbildung 103

b) Ganzheit/Gestalt und zeichnerische Entwicklung

Unsere Darstellung des begrifflichen Gerüsts dieser Auffassungen hat zu zeigen versucht, wie eng (auch hier wiederum) die Bewertung des Phänomens Kinderzeichnung von kunstpsychologischen/kunsttheoretischen Positionen abhängig ist. Vor allem G. MÜHLE folgt einer Auffassung vom Kunstwerk als einem formal-optischen Ereignis (so etwa WÖLFFLIN), einem Ereignis, das „es nicht mit dem Was, sondern mit dem Wie der Erscheinung zu tun" hat und welches sich „das Was namentlich durch Dichtung und Religion fertig liefern" läßt (RIEGL). Da das Kind noch nicht aktiv an diesen kulturellen Ereignissen teilnimmt, teilt es in seiner Zeichnung auch nichts über sich und seine Auseinandersetzung mit kulturellen Inhalten mit, sondern zeigt nur *sein seelisches Wachstum* vor. Innerhalb dieses kunstwissenschaftlichen Mantels, dem damit eine wissenschaftstheoretische Funktion zufällt, gehen die Autoren dann den Phänomenen des kindlichen Bildens nach und deuten sie auf dem Hintergrund ganzheitspsychologischer Theorienstücke – wobei G. MÜHLE systematisierend, allerdings mit vielen (verwirrenden) Hinweisen auf die verschiedenartigsten Auffassungen verfährt und H. MEYERS einen musisch-ganzheitlichen Standpunkt einnimmt, der die merkwürdigsten Urteile darüber zuläßt, was „Kindeswesentlich" ist und was nicht. Im folgenden sollen (vor allem aus MÜHLE 1955) einige Elemente ganzheitspsychologischer Auffassung über den *Ablauf* und den *Charakter* der zeichnerischen Entwicklung wiedergegeben werden. Es sollte nicht allzusehr überraschen, wenn in dieser Darstellung der Phänomene dann doch Begriffe auftauchen, welche kollektive, aber auch individuelle Ausdrucks- und Darstellungs*qualitäten* signalisieren, welche über die reinen Wiedergabefunktionen und den Phänomensinn hinausgehen. Es ist eben etwas anderes, sich einem wissenschaftstheoretischen Modell verpflichtet zu fühlen und es in der Ausdeutung von Phänomenen auch konsequent anzuwenden:

1. Kritzelphase: Ausgelöst werden die frühesten zeichnerischen Aktivitäten durch die *Nachahmung* der Schreib- und Zeichentätigkeiten Erwachsener; u. U. werden sie sogar direkt von anderen Personen angeregt oder veranlaßt. Getragen werden diese Aktivitäten von einem diffusen und von anderen Bewegungsformen wenig abgehobenen dynamischen *Tunsbedürfnis* (BÜHLER: „Bewegungsfreude"). Die so entstehenden „graphischen Spuren" dieser Aktivitäten besitzen keine „sachsinnhafte Bedeutung" (L. HOFFMANN), sondern sind als Resultat verschiedenartiger Bewegungsformen anzusehen: „. . . der Bewegungsschwerpunkt wandert allmählich vom Schultergelenk distal nach dem Ellbogen, dem Handgelenk und schließlich dem Fingergelenk" (MÜHLE 1955, S. 26).

Die Liniengebilde, die bei dieser motorischen Differenzierung (Entfaltung von „Tunsqualitäten") entstehen – Hieb-, Haken-, Bogenformen, spiralartige Elemente –, bewegen sich rasch auf ein „Urgebilde" (MÄRTIN) früher bildnerischer Aktivitäten zu: auf den *Kreis*. Er ist als *eine Endform* des Kritzelgeschehens anzusehen; die andere, welche sich in derselben Zeit (um 2;2–2;5) entwickelt, ist die *Linie* (vgl. MÜHLE 1955, S. 27). Mit der Ausbildung dieser „Strecke" ist ein zeichnerisches Äquivalent für eine besondere, erlebnishaft dominierende Gefühlsqualität entstanden, die von G. MÜHLE „Langqualität" genannt wird, und wenn „zur Qualität der Langgestrecktheit noch die primitive Gefühlsqualität ‚Winkligkeit' hinzutritt, dann genügen die gegeneinander gesetzten Einzelstücke bereits den Anforderungen einfachsten ‚Darstellungsverlangens'" (ebd.; vgl. Abbildung 104, aus: G. MÜHLE 1971, Tafel II). Der Kreis verfügt über so elementare Darstellungsqualitäten – gefühlshafter und *nicht* visueller Art –, weil die Geschlossenheit einer linearen Figur „ihrem wesentlichen Gehalt nach Umschlossensein, Geborgensein, Beschütztsein" (!) wiedergibt

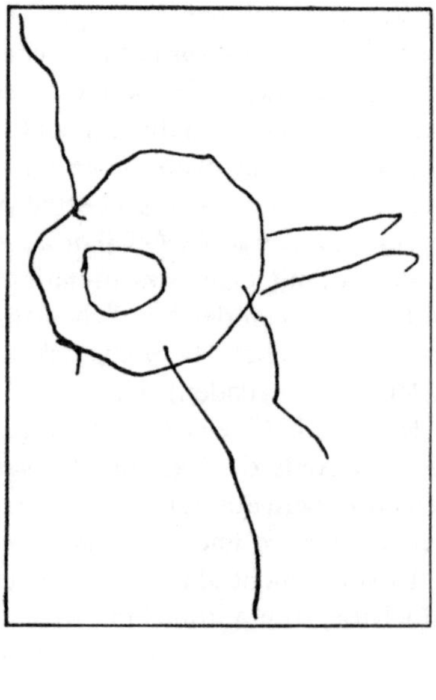

Abbildung 104

(vgl. 1955, S. 34). Diese elementaren Gefühlsqualitäten lassen sich auch in vielen anderen „Rundbauten" des Kindes (Sandburgen, Häuschen o. ä.) entdecken.
Mit der Kombination von Rundform/Kreis und Strich/Strecke ist dem Kind die Möglichkeit gegeben, komplexe Gebilde („Formbildungen") zu zeichnen, die vom jeweils erreichten Status des Bewegungsgefüges, der Bewegungsverfestigung abhängen und (psychologisch) als *„Ergebnis von Tuns-, Umgangs- und Funktionsqualitäten* aufzufassen sind" (MÜHLE 1955, S. 35); d. h. von primitiv-ganzheitlichen Momenten des Gefühlshaften, die noch über keinen eigenen Ausdruck – übertragen auf den (Objektivations-)Bereich kindlichen Zeichnens: über keine Abbildungsmöglichkeiten *und* keine gegenstandsorientierte Bedeutungsgebung – verfügen. Das Gebilde auf dem Papier („Etwas") steht für (im Sinne optischer Differenzierung) diffuse, erlebnishaft getönte Tunsqualitäten („Etwas"), die als „Leitgefühl" jegliche Tätigkeit initiieren und die auch noch beim Erwachsenen (Künstler) als „differenziertes Tätigkeitsgefühl von bewußtseinserfüllender Breite (den) Hintergrund des schöpferischen Gestaltens jeder Art" bilden (MÜHLE 1955, S. 53).
2. Schemaphase: Die Überwindung der Bildnerei des „Etwas-für-Etwas" bahnt sich in den „Sowas-Lösungen" (L. HOFFMANN) an, die zwar noch keine „feste ‚Konfiguration', d. h. Lokalisierung und Gliederung im Sinne des ‚Gegenstandes' aufweisen, aber bereits über *Zuordnungen* von gegenstandsbezeichnenden Strichen und Rundungen verfügen und damit einen Übergang vom primitiv-ganzheitlichen zum gliedernd-fügenden Zeichnen dokumentieren" (vgl. MÜHLE 1955, S. 54). Als Beispiel für diesen Übergang beschreibt MÜHLE die Entwicklungswege zum Kopffüßler, die hier nicht im einzelnen verfolgt zu werden brauchen.
Die Zeit nach diesem Übergang – etwa am Ende des vierten Lebensjahres – ist gekennzeichnet durch die Wendung zum Optischen, d. h. auf der Bildfläche schließen sich jetzt unter der *Vorherrschaft des Optischen* bestimmte figurative Elemente mit Darstellungscharakter zu Bild*gestalten* zusammen (vgl. MÜHLE 1955, S. 61 f.). Die Entwicklungslinien, in denen sich dieser Vorgang gestalthafter Objektivation vollzieht, sind für G. MÜHLE noch unklar und bedürfen weiterer Untersuchungen. Am Beispiel der Entwicklung der Profildarstellung (vgl. MEYERS 1950) versucht er, den Gesetzmäßigkeiten der Hinwendung zur gegenstandsnahen Wiedergabe *und* zu gestalthaften Gliederungsformen nahe zu kommen. Er wendet sich dabei gegen eine „evolutionistische-morphologische" Betrachtungsweise, welche die Entwicklung der Darstellungsfähigkeit, „als ein ‚organisches Wachsen' vom Gestaltkeim bis zur ausgewachsenen Endform" begreift (vgl. 1955, S. 69). Vielmehr geht seiner Meinung nach die Weiterentwicklung des zeichnerischen Gefüges von wechselseitigen Impulsen zur „Formgestaltung" und „Situationsgestaltung" aus.

„Verfestigt sich die Formgestaltung zum (Einzel-),Schema', dann erfolgt regelmäßig der Anstoß zur Auflockerung des formalen Gefüges von der Situationsseite her" (ebd.).

Das Schema kann zur Schablone erstarren, hat aber im allgemeinen die Funktion, Mitteilungen (!) in einem System von gegliederten Bildgehalten an einen Adressaten zu richten (vgl. ebd., S. 59). Allerdings ist auch in diesem Alter die Bedeutung der Bildgestalten – bei der Beschreibung des Gefüges von Bildelementen bedient sich G. MÜHLE fast durchgehend gestalttheoretischer Formulierungen, z. B. der von F. SANDER (1928) oder W. METZGER (1936/1954) – noch schwankend und labil, weil das Bewußtseinskorrelat des Schemas seinerseits „schemenhaft“ und wenig bestimmt ist. Mit W. BETZ benutzt er zur Kennzeichnung dieser unbestimmten Matrix den Neologismus „Schehm“. Diese unbelastete Neubildung soll eine Matrix kennzeichnen, die jeder Begriffsbildung und Vorstellungsbildung *vorgeordnet* und nicht lediglich als inneres Modell äußerer Gegebenheiten anzusehen ist, sondern als ein Mittler zwischen gefühlshaften und intellektuell-wahrnehmenden Funktionen („Qualitäten“). G. MÜHLE versucht damit, seine Vorstellung von einer Theorie des Vorstellungskorrelats von derjenigen LUQUETs („modèle interne“) abzugrenzen, die wir im 1. Abschnitt dargestellt haben, weil die intellektuell organisierten inneren Modelle äußerer Objekte zu wenig an „Bedeutungsgefühlen“ enthalten und an die Zeichenschemata weitergeben. Er sieht aber durchaus die Nähe zwischen den beiden Auffassungen und stimmt G.-H. LUQUET zu, wenn dieser die Bedeutung der Bildgestalten als „exemplarisch“ kennzeichnet; d. h. als typisierend, zusammenfassend, bestimmte Merkmale heraushebend u. ä.:

„In diesem exemplarischen Moment dürfte der spezifische Gehalt der *primitiven Zeichenfunktion des Schemas* gelegen sein. Es ist wegen seiner Undifferenziertheit vielfältig verwendbar; denn es repräsentiert als solches weder die Gattung (oder gar den Allgemeinbegriff), noch das Individuum, noch den ‚Typus‘, sondern kann nach Belieben für den einen oder den anderen ‚Fall‘ eingesetzt werden. Die spezifische ‚Bedeutung‘ ergibt sich für das Kind aus der Gesamtkonstellation und nicht etwa aus entsprechenden Formqualitäten; sie ist – vorerst – eine funktionale und keine formale“ (MÜHLE 1955, S. 121).

Zu der Entwicklung von Formqualitäten kommt es – wenn überhaupt – erst *nach* der Zeit der Schemaphase, die im 10./11. Lebensjahr endet, weil damit die Grenze kindlicher Bildnerei überschritten wird. Wir haben eingangs darzustellen versucht, daß frühestens der Jugendliche zur ausdruckshaften Darstellung oder gar Gestaltung (d. h. zur Produktion von seelischen bzw. formal-künstlerischen Figurationen) fähig ist – eine entsprechende Begabung vorausgesetzt. Wir haben im 2. Abschnitt des IV. Kapitels die Auffassungen G. MÜHLEs über die Endphase kindlichen *Bildens* (Wiedergabe von Gegenstandsformen und Phänomensinn) und die Anfangsphase jugendlichen *Gestaltens* skizziert. Wie E. WESTRICH (1968), der dem Zeichnen des Jugendlichen eine der wenigen Studien gewidmet hat, sieht er diesen Übergang von krisenhaften Erscheinungen im bildnerischen Ausdruck begleitet, während wir die antagonistischen („dialektischen“) Ausdrucksformen des Heranwachsenden als reguläre bildnerische *Probehandlungen* zu charakterisieren versucht haben.

4. Archetypus, Traum und Macht: Auffassungen vom kindlichen Bilden in der Nachfolge S. FREUDs

a) Das Bild als Einkleidung von archetypischen Grundmustern

(JUNG, KOCH, JACOBI, READ)

Wir haben in den Kapiteln über die Interpretation bzw. Tiefenhermeneutik keinen Ansatz zur inhaltlichen Ausdeutung von Kinderzeichnungen dargestellt, welcher der Komplexen

Psychologie C. G. JUNGs verpflichtet ist, weil die Deutungsansätze mit vielen begrifflichen Elementen belastet sind, welche nur im Zusammenhang mit der Gesamtauffassung zu verstehen sind. Im folgenden sollen die theoretischen Grundlagen dieses Interpretationsansatzes daher kurz skizziert werden, ehe auf die Auffassung vom produktiven Geschehen, von der kindlichen Bildnerei (etwa JACOBI 1953; READ 1958/1962) eingegangen wird. Diese Auffassungen führen uns mit der „Frage nach der Natur des Unbewußten" in „außergewöhnliche Denkschwierigkeiten", wie C. G. JUNG es (1967, S. 214) selbst formulierte. Es handelt sich denn auch bei den heutigen Adaptionen dieser Auffassungen häufig nur um popularisierte Splitter seines Denkgebäudes, die in den Formulierungen „Mandala", „Archetypen" veräußert werden. Anders als S. FREUD experimentierte C. G. JUNG aber selbst mit bildnerisch-künstlerischen Ausdrucksformen (vgl. BINIEK 1982, S. 27), und es bildete sich seit den zwanziger Jahren eine ganze Schule von Auffassungen über die „Bildnerei aus dem Unbewußten" (z. B. PANETH 1929; HEYER 1929; SCHULTZE 1938 u. a.), die direkt oder indirekt von seiner Komplexen Psychologie beeinflußt worden sind. Es können hier nur die allernotwendigsten Konstellationen seiner Lehre dargestellt werden, zumal sich die Auffassungen von C. G. JUNG weniger auf die (zeichnerischen) Mechanismen der bildnerischen Aktivitäten beziehen, sondern eher auf bestimmte „Grundbilder der Phantasie" (BLOCH), die allerdings in *allen* „operativen Gestaltungsprinzipien" (JUNG 1967, S. 233) wirksam sein sollen.
C. G. JUNG vergleicht die Psyche mit dem Farbspektrum und seinen sichtbaren und unsichtbaren Gebieten: „Die nicht quanitativ, sondern nur qualitativ zu bestimmenden Wirkungseinheiten des Unbewußten, nämlich die sogenannten Archetypen" (1967, S. 262) gehören bei dieser Analogie zu dem unsichtbaren, ultravioletten Gebiet des Spektrums: Sie scheinen „als solche nicht bewußtseinsfähig" zu sein, nur ihre *Wirkungen* in den *vorgestellten* Archetypen nehmen den Charakter des Anschaulichen, des Gestalthaften an. C. G. JUNG unterscheidet also zwischen den archetypischen Vorstellungen, dem Bildmaterial der Phantasie, das – um beim Bild vom Spektrum zu bleiben – zu dem sichtbaren, violetten Gebiet hinüberwechseln würde, und dem „Archetypus an sich", welche das *energetische, aber unanschauliche Grundelement* dieser Vorstellung abgibt:

„Man muß sich stets bewußt bleiben, daß das, was wir mit Archetypus meinen, an sich unanschaulich ist, aber Wirkungen hat, welche Veranschaulichungen, nämlich die archetypischen Vorstellungen, ermöglichen" (ebd., S. 244f.).

Die vorgestellten Archetypen selbst sind also keine vererbten Bilder, keine „angeborenen Vorstellungen", sondern *Einkleidungen* der ursprünglichen Archetypen, bildhaft gewordene „Urmuster". Erst der Archetypus *an sich* stellt für C. G. JUNG die „gewaltige geistige Erbmasse der Menschheitsentwicklung dar, wiedergeboren in jeder individuellen Hirnstruktur" (1967, S. 183). Archetypen (an sich) wären damit die (vererbten) weitergegebenen *Organisationsmuster* von Vorstellungen:

„Sie assimilieren Vorstellungsmaterial, dessen Herkunft aus der Erscheinungswelt nicht bestritten werden kann, und werden dadurch sichtbar und psychisch" (1967, S. 263.).

Wie viele Axiome, welche die Theorie vom Seelenleben bei C. G. JUNG bestimmen, ist auch diese Annahme von den psychischen „Spuren" der Entwicklungsgeschichte des Menschen im Individuum äußerst umstritten. A. PORTMANN hat die Frage nach der biologischen Anbildung der Archetypen, die von C. G. JUNG in Anlehnung an R. SEMON als gehirnphysiologische „Engramme" angesehen werden, in Zweifel gezogen:

„Ob der Archetypus ein Niederschlag ungezählter Erfahrungen oder ob er überhaupt erst die vorgegebene Voraussetzung von menschlicher Erfahrung sei, das wissen wir nicht" (zitiert nach J. JACOBI 1957, S. 46f.; vgl. zu dieser Frage auch POKORNY 1954).

Folgt man dieser Theorie, so erweisen sich die Bilder vom Numinosen, die Mythen, Sagen und Märchen als Formen symbolischer Poetik, in denen die menschlichen *Grundsituationen* sich immer neu mit *individuellem* Material einkleiden. Die „kulturelle Bedeutung" der archetypischen Grundmuster ist evident, die „Symbolbildung schafft Kultur", d. h. die unbewußten Grundmuster enthalten schon in sich die Möglichkeiten für die Fülle der Phantasiebilder, aber – und darauf hat T. WOLFF (1953, S. 151) hingewiesen – „nur in der Form von Ahnungen und Träumen", und erst der aufschließenden Kraft des Bewußtseins kann es gelingen, diese Bilder zu stabilisieren, sie in ästhetische Organisationen zu überführen: „Jeder Kulturfortschritt ist in psychologischer Hinsicht erweiterte Bewußtheit."
In der „schöpferischen Phantasiefähigkeit" (C. G. JUNG) lassen sich also immer wiederkehrende Motive und Formelemente nachweisen, als deren „*Regulatoren*" die Archetypen gelten müssen. Ein (unvollständiger) Katalog typischer Grundbilder der Phantasie sieht nach C. G. JUNG so aus:

„. . . das chaotische Vielfache und die Ordnung, die Dualität, der Gegensatz von Hell und Dunkel, Oben und Unten, Rechts und Links, die Einigung des Gegensatzes im Dritten, die Quaternität (Viereck, Kreuz), die Rotation (Kreis, Kugel) und schließlich die Zentrierung und radiäre Anordnung, in der Regel nach einem quaternären System" (vgl. 1967, S. 233f.).

Es fällt auf, daß in diesem Katalog sich formale Elemente, energetische – man möchte sagen – kompositorische Grundformen sowie bedeutungshafte Momente vermischen. Aber die Theorie von den bio-psychischen, aller ‚menschlichen Geistestätigkeit" zugrunde liegenden archetypischen Determinanten läßt sich sowohl auf formale und kompositorische Festlegungen anwenden als auch auf inhaltliche, motivartige Strukturen. So zeigt C. G. JUNG an einem häufig auftauchenden „Bild", dem Mandala, dessen „Bedeutung etwa als zentral angegeben werden kann" (1967, S. 234), daß es einmal mehr den Charakter eines „Motivs" (Mythologem u. ä.) haben kann und ein andermal als formales Element angesehen werden muß.
Von K. KOCH ist (1949) dieser zweifache Aspekt der archetypischen Dominanten dazu benutzt worden, um mit Hilfe eines ontogenetisch und phylogenetisch herausgehobenen Gegenstandes (Baum) und seiner Anordnung in der Fläche (Raumsymbolik) einen projektiven Test aufzubauen. Aber auch für ihn sind die „archetypischen Bilder keineswegs unabhängig von der Erscheinungswelt, die sie vielmehr assimiliert haben", sondern sie sind „umordnende Kräfte unserer Vorstellung" (1972, S. 36f.). In diesen Worten zeigt sich aber deutlich eine Umpolung der strukturbildenden Einflüsse: Waren es in den intellektualisti-

Schema 10

Strukturschema der zeichn. Entwicklung (R. Kellogg)		Alter	Tiefenpsychologische Interpretation (J. Jacobi)
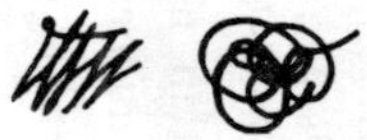	Kritzelei, vor- und zurücklaufend oder flachgezogen und spontane zirkuläre Bewegungen	$1^1/_2$—2	Das Kind »bohrt« sich in die »Existenz hinein« und zeigt damit symbolisch etwas von der Entstehung des Selbst
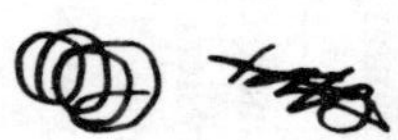	Automatische kreisförmige Linien mit »Extradurchkreuzungen«; später voneinander unabhängige Kreuze	2—3	In den kreisförmigen Gebilden kommen erste individuelle Abgrenzungen des Selbst gegenüber der unbestimmten Umgebung zum Ausdruck. Die Durchkreuzungen verbinden die Gebilde strukturell
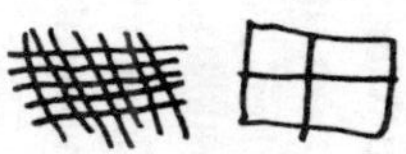	Es entwickeln sich gitterartige Gebilde aus sich kreuzenden Linien	3	Kreuz und Quadrat sind die Endformen der vermutlich noch unbewußten, ungerichteten Kritzeleien (Mandalformen). Danach setzen Isolierungs- und Kombinationstendenzen ein
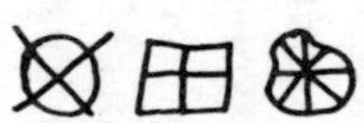	Isolierte Kreise, Quadrate etc. mit Durchkreuzungen (vier- oder achtstrahlig)	3—$3^1/_2$	Das Kind entwickelt ein Gefühl für das wohltuende Gleichgewicht und die Harmonie dieser Formen. Vier- und Acht-Teilung scheinen sich aus einem natürlichen Rhythmus zu ergeben
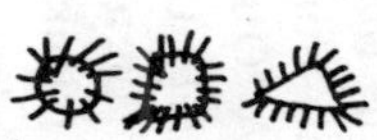	Kreis- und quadratartige Flächen mit vielstrahligen Ausläufern. Sonnenzeichen (Kombinationsformen)	$3^1/_2$—4	Kreis oder Quadrat stellen das Selbst (Innenwelt), die übrigen Linien das Nicht-Selbst (Umwelt) dar. Das Kind veranschaulicht unbewußt die Beziehungen, die zwischen diesen Bezirken herrschen
	Gesichter Kopffüßler	4	Mit dieser Stufe ist die »Geburt des Ich, das Gefühl einer Identität mit sich selbst« erreicht
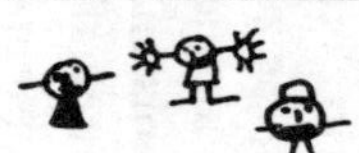	Männchen (Menschzeichen)	5	Mann kann jetzt von einem Sicherantasten des Kindes an das Innewerden des »Körperschemas« sprechen

schen Theorien, als deren herausragendes Beispiel wir die Auffassungen von G.-H. LUQUET skizziert haben, die Erscheinungen der Außenwelt selbst (PIAGET: *„Konstanz der Objekte"*), welche die Kohärenz von Vorstellungsbildern *und* die Organisationsformen der Zeichnungen bestimmten, so sind es in den von C. G. JUNG beeinflußten psychoanalytischen Auffassungen *vorgegebene psychische* (unbewußte) *Grundmuster*, welche sich die sinnlich vermittelten Daten assimilieren und erst durch eine Anreicherung mit Wahrnehmungs- und Vorstellungsmaterial bewußtseinsfähig und darstellungsfähig werden. Alle bildhaft-symbolischen Äußerungen, von den ersten Kritzelakten bis zu den ästhetischen Objektivationen Erwachsener, bilden in ihren kompositionellen und motivhaften Organisationen diese internen Grundstrukturen ab und wachsen mit der Assimilation von Sinnesdaten *in die strukturell vorgezeichneten Richtungen.* Auch das Bilden des Kindes und da besonders die früheste Bildnerei, in der ja das Vorstellungsmaterial noch spärlich fließt, muß in Abhängigkeit von den archetypischen Grundkonstellationen gesehen werden.

J. JACOBI, eine Schülerin C. G. JUNGs, hat (1953) die frühen Bildnereien des Kindes einem psychogenetischen Ablauf zugeordnet und die Entwicklung der Formgefüge mit der psychischen Genese konfrontiert. Sie kommt dabei zu der These, „daß die Entwicklung des Ich mit den Ausdrucksformen der Zeichnung *gleichlaufend*" einhergeht (1953; S. 51; Hervorh. v. H.-G. R.), und illustriert sie mit Beispielen aus der großen Materialsammlung von Kinderzeichnungen, die von der Amerikanerin R. KELLOGG zusammengetragen worden ist. Wir werden im nächsten Abschnitt dieses Kapitels zu zeigen versuchen, daß R. KELLOGG eine Art Strukturtheorie des kindlichen Bildens aufstellt, d. h. die Entstehung und den Zusammenschluß kleinster formaler Elemente (Linie, Kreuz, Oval, Viereck usw.) zu größeren Aggregaten beschreibt. J. JACOBI benutzt diese Materialsammlung, um daran ihre Auffassung zu entwickeln, daß diesen frühen Elementen und deren Zusammenschlüssen eine jeweils *eigene Bedeutung* zukommt, Stadien auf dem Wege vom Selbst zum Ich *wiedergeben* (vgl. Schema 10, in dem ich 1976, S. 75 den Entwicklungsformen – in Nachzeichnungen – die Beschreibungen R. KELLOGGs und die Analysen J. JACOBIs gegenübergestellt habe).

Dieser Ansatz unterscheidet sich damit grundsätzlich von den Darstellungen anderer Autoren (J. SULLY, W. STERN, G.-H. LUQUET u. a.), in denen die Auffassung vertreten wird, daß motorische Gesten und Funktionsfreude (als Verhältnis von physischen *und* psychischen Funktionen) den graphischen Spuren zugrunde liegen. Für J. JACOBI „findet" das kritzelnde Kind *unbewußt* immer die gleichen Formelemente, weil diese Elemente *Inkorporationen der kollektiven Archetypen* darstellen. Besonders die „Urbilder" vom Mandala-Typus (Kreis-, Viereck-, Kreuzformen) nehmen dabei die frühen psychischen Motive auf, und das Kind versucht damit, „wenn auch unwissend dessen, was es tut und meint, aus dem Großen Unbekannten das individuelle Selbst durch einen Kreis oder ein Quadrat abzugrenzen" (1953, S. 54). Konsequenterweise sieht J. JACOBI die frühen Kritzelereignisse, welche *vor* den Kreis- und Vierecksformen auftreten, nur als *Vorstadien* an, die zu den Mandala-Formen hinführen. An unserer schematischen Gegenüberstellung ist abzulesen, wie J. JACOBI die syntaktischen Zusammenschlüsse von frühen Zeichenereignissen, die von R. KELLOGG morphologisch analysiert werden, als Vereinigung von „inselhaften Punkten", die aus dem „Meer des Unbewußten" auftauchen, interpretiert. Die Kombinationsformen (strukturelle Zusammenschlüsse von Kreis-, Viereck- und Kreuzformen) signalisieren das Zusammenwachsen von Ichkomplexionen, die sich von den undifferenzierten Zonen des Selbst abzuheben beginnen. Mit dem Stadium des Kopffüßlers, am Ende des dritten Lebensjahres, ist die Phase der frühen Differenzierungsbemühungen beendet und „die ‚Geburt des Ich', das Gefühl einer Identität mit sich selber" eingeleitet. Für eine (methodologische) Betrachtung des kindlichen Gestaltens ist dabei besonders wichtig, daß die frühen zeichnerischen Gebilde *per se* symbolischen Charakter haben, weil sie einmal den Grundformen des kollektiven Unbewußten Gestalt verleihen und *gleichzeitig* der individuellen psychischen Situation „eines noch im Werden begriffenen Ichs" Ausdruck zu geben vermögen. So erlangte ein Kind (mit ca. einem Jahr) nach dem Bericht eines Kinderpsychotherapeuten, der bei J. JACOBI zitiert wird, im Kreiskritzeln ein Wissen um ein ‚abgegrenztes Etwas . . ., das es Ich nannte" (vgl. S. 59f.). Einige Jahre später (1969) hat J. JACOBI C. G. JUNGs Auffassungen davon, „wie sich im Bilde eine innere Anschauung der Seele widerspiegeln kann", auch für die Erwachsenenbildnerei nachzuweisen versucht. Wie in den Kinderzeichnungen sieht sie auch in den produktiven Aktivitäten von Erwachsenen die „kollektiven und individuellen psychischen Determinanten wirksam".

Während J. JACOBI ihre Auffassung von der Repräsentation des unbewußten psychischen Geschehens (in der Entwicklung vom Selbst zum Ich) im graphischen Material als Arbeitshypothese betrachtet, sieht H. READ (1962, S. 169), dessen Untersuchungen des kindlichen Bildens auch von den psychoanalytischen Modellen C. G. JUNGs (und S. FREUDs) ausgehen, irgendwelche „Bedenken hinsichtlich dieser Hypothese . . . durch das Material . . . völlig zerstreut". Auch er betont die Häufigkeit und die herausragende Stellung des Mandala-Symbols, das er auch in den „phantasierenden" Gestaltungen Jugendlicher nachzuweisen versucht. So sieht er in den „Phantasiebildern" von Jugendlichen zwischen dem 13. und 14. Lebensjahr (vgl. Abbildungen 105 und 106), die er sammelte, solche „Man-

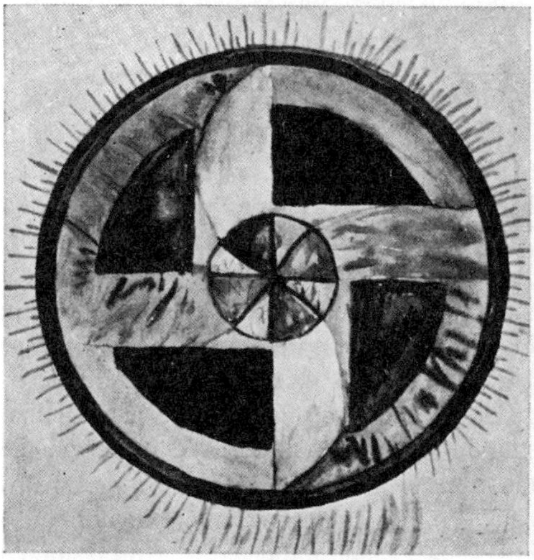

Abbildung 105

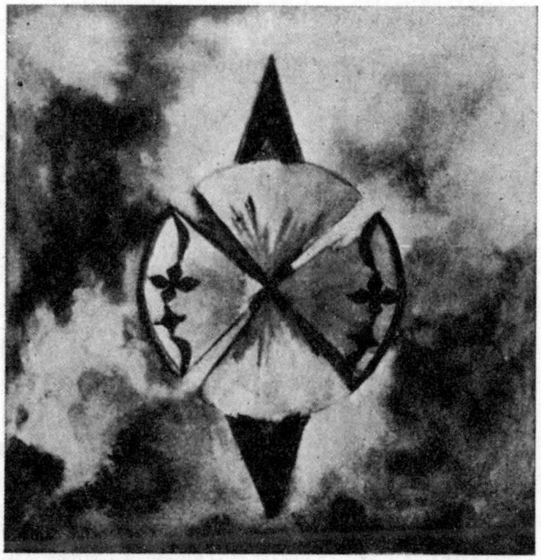

Abbildung 106

dala-Symbole“ verwirklicht. H. READ hat auch auf der Grundlage der Jungschen Typenlehre eine komplizierte (und sehr unanschauliche) Typologie des bildnerischen Gestaltens bei Heranwachsenden entwickelt, die von zwei polaren Bewußtseinseinstellungen, der Extra- und Introversion, ausgeht. J. JACOBI wollte es zukünftigen „vergleichenden und systematischen Untersuchungen“ überlassen, ob „schon in diesen Gebilden die ersten Zeichen einer anlagemäßig gegebenen Extra- bzw. Introversion“ festzustellen sind:

„Was wirklich im Kinde vor sich geht, wissen wir nicht, aber es ist schon wertvoll für uns zu sehen, daß es für das Kind solche Ausdrucksmöglichkeiten gibt und welche Befriedigung ein solcherartiges Herausstellen von tiefen inneren emotionalen Vorgängen schon auf der präverbalen Stufe sie zu vermitteln imstande“ sind (1953, S. 56).

b) Was eine Kinderzeichnung verrät. Zur Psychoanalyse des kindlichen Bildens

(D. WIDLÖCHER 1965/1974)

Das Interesse C. G. JUNGs für alles Künstlerische *und* Archaische und seine besondere Auffassung von der Verknüpfung von individuellen Objektivationen mit archaischen Grundmustern hat seine Schüler und Anhänger dazu geführt, sich auch mit den Zeichnungen von Kindern und Jugendlichen zu beschäftigen, um darin weitere Belege für die Existenz kollektiver und archetypischer Wirkungsmechanismen zu suchen. Dagegen fehlte es lange Zeit an systematischen Darstellungen des kindlichen Bildens, die dem Vater der Psychoanalyse verpflichtet sind. Der Grund dafür ist sicher auch darin zu suchen, daß S. FREUD den bildhaften Äußerungen von *Kindern* kein Interesse entgegenbrachte – wohl aber den Analogien zwischen der „Traumarbeit und der schöpferischen Arbeit“ (P. RICŒUR) im Werk des *Künstlers* nachging. Ja man kann sagen, daß er den Entwurf „eines dynamisch wirksamen unbewußten Seelenlebens“ (A. FREUD) auch und gerade an künstlerisch-literarischen Werken entwickelte – es sei z. B. erinnert an seine Analyse von W. JENSENs Erzählung „Gradiva“ (vgl. v. MATT 1972). So ist denn auch die Zahl der Untersuchungen, die dieser Dynamik des Unbewußten in literarischen Objektivationen auf die Spur kommen wollen, schier unübersehbar (Zusammenstellung in URBAN 1973), während sich die Darstellungen, welche mit psychoanalytischen (Interpretations-)Methoden der „geheimen Kunstgeschichte“ (GOMBRICH) auf die Spur kommen wollen, in überschaubaren Größen halten (Übersicht in KRAFT 1984). Auch in der FREUD-Schule wurde den Umsetzungsmechanismen der kindlichen Phantasien – ein Begriff, der uns im folgenden noch beschäftigen wird – in die zeichnerischen Aktivitäten wenig Aufmerksamkeit geschenkt. Für A. FREUD (1966, S. 32f.) war zwar das Zeichen ein „weiteres technisches Hilfsmittel, das neben der Verwertung der Träume und Tagträume in manchen meiner Kinderanalysen sehr im Vordergrund stand . . ., (und) für eine Weile fast an die Stelle aller anderen Mitteilungen“ trat; zu systematischen Erörterungen führte diese Einsicht aber nicht. Erst mit den Untersuchungen des französischen Psychiaters und Psychoanalytikers D. WIDLÖCHER (1965, deutsch 1974) sind daher die Auffassungen S. FREUDs in eine umfassende Betrachtung des Phänomens Kinderzeichnung integriert worden. Bei unserer Skizze dieses Systementwurfs sollen die psychoanalytischen Theorieelemente im Vordergrund stehen.

Man kann die Betrachtungen D. WIDLÖCHERs in drei relativ selbständige Ebenen gliedern: Auf der ersten geht es um das Verhältnis von Gegenstand und Bildzeichen unter wahrnehmungstheoretischen, semiologischen und kunsttheoretischen Aspekten. Auf der zweiten behandelt er dann die Frage, was die bildhaften Konfigurationen bedeuten („verraten"!) könnten und wie sich diese Bedeutung erschließen läßt. Es schließen sich im dritten Teil Überlegungen zu den verschiedenen Tests an, in denen Kinderzeichnungen eine Rolle spielen. Für uns ist dieser Teil der Schrift von geringem Interesse, weil wir im Zweiten Teil dieses Handbuches vergleichbare Interpretationen und tiefenhermeneutische Verfahren vorgestellt haben.

Schon in den einleitenden Bemerkungen verknüpft D. WIDLÖCHER die Aspekte des ersten und des zweiten Teils, indem er sich gegen die Vorstellung wendet, die Interpretation einer Kinderzeichnung gleiche dem Erlernen einer fremden Sprache: Zwar „richtet sich die Interpretation wirklich auf einen verborgenen Sinn der Zeichnungen" (1974, S. 18), aber dieser Sinn kann der einzelnen Zeichnung nur entnommen werden, wenn den *projektiven* Aussagen die Kenntnisse über den Aufbau der Wahrnehmungsfunktionen und ihrer Manifestationen im zeichnerischen System, über die „graphischen Besonderheiten" und über die allgemeinen bildhaften Erzählvorgänge („narrativer Wert" der Zeichnungen) zugrunde gelegt werden. Der Sinn der bildhaften Nachricht wird also nicht dadurch erschlossen, daß der Empfänger ein (vielleicht nur ihm geläufiges) Entschlüsselungsschema an die Zeichnung anlegt, sondern dieser Sinn erschließt sich dem, der die Nachricht in ihrem „Kontext", d. h. im Zusammenhang mit dem gesamten physischen und psychischen Geschehen zu lesen versteht. Die Interpretation besteht in einem *schrittweisen Übergang* vom Bekannten zum Unbekannten, von den „sicheren Zeichen" (Wahrnehmungsrepräsentationen, feststehenden Motivzusammenhängen = „Allegorien", Ausdrucksgesten) zu den Inhalten des Unbewußten. Zu deren Analyse bedarf es dann allerdings einer besonderen tiefenpsychologischen Methode.

(1) Spurschmieren und Spurkritzeln

D. WIDLÖCHER geht in seiner Untersuchung von der These G.-H. LUQUETs aus, daß das Kind in seinen Zeichnungen stets versuche, die „Realität wiederzugeben". Er schließt sich dieser These an, modifiziert sie allerdings dahingehend, daß dieser Begriff des Realismus, wendet man ihn auf das kindliche Bilden an, von allen inhaltlichen Merkmalen gereinigt werden müsse, die auf historisch-realistische Kunststile verweisen. Das bildhafte Tun des Kindes stelle keine Vorform des künstlerischen Realismus dar, sondern das Kind drücke sich in einem „psychologischen Realismus" aus:

> „Zu jeder Zeit bilden die graphischen Schemata, über die es entsprechend seinen motorischen Fähigkeiten und seinen Möglichkeiten der räumlichen Orientierung verfügt, ein Vokabular, das ihm erlaubt, die Wirklichkeit darzustellen" (1974, S. 28f.).

Natürlich wäre es (sprachlich) schöner und zutreffender, von einem „psychischen Realismus" zu sprechen oder auch von einem „bewußtseinsnotwendigen" (MÜHLE), aber die

notwendige Abgrenzung des kindlichen Darstellungsstils von jeder künstlerischen „realistischen Gestaltung wird mit dieser Feststellung vollzogen.
Den „Beginn des zeichnerischen Ausdrucks" charakterisiert D. WIDLÖCHER mit einigen Sätzen von A. WALLON, in denen der Anfang bildhafter Tätigkeit in den Zeitraum gelegt wird, in dem „die Spur oder die Linie das Motiv der Gebärde wird, selbst dann, wenn sie als zufällige begonnen hätte. Es muß eine Rückwirkung der Wirkung auf die Ursache geben" (1974, S. 30). Es ist also das Moment der *Intentionalität* (Umschlag von der zufälligen Gebärde zur gemeinten Spur), das die rein motorischen Aktivitäten von den liniensetzenden und spurziehenden abgrenzt. Wir haben ähnliche Auffassungen auch bei vielen anderen Autoren dargestellt (vgl. Kapitel II). Den Tiefenpsychologen D. WIDLÖCHER interessieren aber auch Spuren, die *nicht zeichnerisch* als Griffel- oder Bleistiftspuren objektiviert werden, sondern die als *Schmierspuren* im Umgang mit Nahrungsmitteln oder Kot entstehen. Es kommt bei der Analyse dieser Phänomene zu der (von ihm selbst als spekulativ gekennzeichneten) Aussage:

„Die Spur ist also ursprünglich Ausdruck der primitivsten Funktionen des objektiven Lebens. Mit dem Vorherrschen des Interesses an der Funktion des Exkrementierens (anales Stadium) wird diese Verknüpfung zwischen den organischen Funktionen und der Spur noch enger. Der Ausdrucksfunktion des Strichs geht nicht nur die Funktion der Spur voraus, sondern diese prägt sich auch den elementarsten Determinismen des Instinktlebens auf" (1974, S. 33f.).

Leider haben wir sehr wenige Dokumente über (geschweige denn wissenschaftliche Untersuchungen von) Schmieraktivitäten im späten Säuglingsalter und im beginnenden Kleinkindalter (7./12. Monat–2./3. Jahr). M. BALINT hat (1970, S. 167f.) im Hinblick auf den frühkindlichen Umgang mit bestimmten Materialien wie Luft und Wasser von *primären Substanzerfahrungen* gesprochen, die noch *vor* der ersten Objektbeziehung (der „primären Objektliebe") ausgebildet würden. Die langandauernde Beschäftigung des Heranwachsenden und der Erwachsenen mit diesen „regressiven" Materialien, aber auch mit Sand, Lehm und anderen Substituten wie Ton, Plastilin, Farbbrei o. ä. zeigt die Bedeutung dieser primären Substanzerfahrung, die mit analen Ereignissen einhergehen bzw. in diese übergehen:

„Denn nicht nur die Analregion (wird) mit Libido besetzt, sondern auch deren Produkt, der Kot ... Solange die Eltern nicht intervenieren, gehört das kindliche Kotschmieren und Kotkneten zu den befriedigensten Tätigkeiten des 2. Lebensjahres. Wer das Kind an dieser Befriedigung hindert, raubt ihm ein hohes Maß seinen wachsenden Selbstvertrauens und seiner sich bildenden Kreativität, denn mit Stolz präsentiert das Kind seinen Eltern oder Pflegern sein erstes, eigenständiges, von ihm selbst ‚gemachtes' Produkt" (BORNEMAN 1981, S. 113).

Gegenüber diesen ontogenetisch frühen und „vegetativen" Spurformen sind die kulturell bedingten Formen des Griffel- oder Bleistiftkritzelns stabil und wiederholbar, dauerhaft und von *eigener Realität*. Die graphische Spur „ist eine Quelle des Glücks, weil sie als erstes Produkt vor den Augen des kleinen menschlichen Wesens eine eigene, von ihm losgelöste Wirklichkeit ... darstellt" (WIDLÖCHER 1974, S. 32).
D. WIDLÖCHER setzt sich dann mit den motorischen Grundformen (Differenzierung der Grob- und Feinmotorik, wachsende Kontrolle der Motorik, Verlangsamung der Bewegungen u. a.) des Kritzelgeschehens auseinander. Diesen Differenzierungsstadien entsprechen

jeweils eigenartige Formen und syntaktische Zusammenschlüsse von Formen, die aber von ihm nur pauschal dargestellt werden. Am Ende des 2. Lebensjahres setzt eine optische Kontrolle des Zeichenaktes ein, und mit den „Fortschritten auf dem Gebiet der Wahrnehmung" kommt es zu einer „doppelten Kontrolle", d. h. einer Kontrolle von Anfangs- und Endphase des Zeichengeschehens:

„Die doppelte Kontrolle ermöglicht eine neue Bereicherung des Formenschatzes. Vielecke, die Andeutungen von Quadraten oder Dreiecken werden möglich. Nichtgeschlossene Ovale oder Kreise können vollendet werden. Alles steht für den Versuch des Kindes bereit, eine darstellende Zeichnung zu entwerfen."

Ist dieses Stadium des *darstellenden Zeichnens* als Resultat von biogenen und physiogenen Reifungszuständen erreicht, entwickeln sich die ersten „echte(n) Schemata, in denen die motorischen und visuellen Faktoren eine Rolle spielen" (1974, S. 38f.). Ungefähr zur selben Zeit hat sich die Fähigkeit des Kindes ausgeformt, „Bilder zu lesen"; es hat also gelernt, kompliziertere Komplexe von Formen und Farben auf ihre gegenständlichen Bedeutungen hin zu interpretieren. Damit wachsen die Vermögen zur optischen und zeichnerischen Diskriminierung von Formen und die Fähigkeit, eine „symbolische Entschlüsselung" *vorgegebener Informationen* vorzunehmen, zusammen, und es kommt zum Aufbau eines gegenstandsbezogenen „Zeichensystems". Vorher handele es sich um einen zufälligen Realismus, danach um ein Symbolsystem, das man seit G.-H. LUQUET den „intellektuellen Realismus nennen kann" (1974, S. 45f.).

(2) Objekt und Wahrnehmung, Sprachzeichen und Bildzeichen

In der Beschreibung der genannten Phasen kindlicher Bildnerei orientiert sich D. WIDLÖCHER dann weitgehend an der Phasentheorie G.-H. LUQUETs, die wir hier nicht mehr zu wiederholen brauchen, weil sie im ersten Abschnitt dieses Kapitels skizziert wurde, ohne daß er spezifische Elemente psychoanalytischer Auffassungen – z. B. die Konflikte der ödipalen Phase (5. Lebensjahr), der Kastrationsangst o. ä. – aufgriffe. Erst in den Darstellungen der mittleren und späten Kindheit entdeckt er eine andere inhaltliche Dimension, die der unmittelbaren Betrachtung nicht mehr zugänglich ist: die Schicht der latenten Inhalte. Für D. WIDLÖCHER muß sich also erst das System bildsprachlicher Zeichen *stabilisiert* haben, ehe die „fremde Ausdrucksweise" (S. FREUD) in der bekannten entdeckt werden kann. Anders als in den tiefenpsychologischen Auffassungen, die ihre Wurzeln in der Komplexen Psychologie C. G. JUNGs haben, findet diese fremde Ausdrucksweise (= Unbewußtes) *keinen* unmittelbaren Eingang in die formale Ebene des Bildes, sondern sie ist der bildhaften (Gesamt-)Struktur *inhärent,* und diese Struktur ist für D. WIDLÖCHER abhängig von den Wahrnehmungsaktivitäten und dem Aufbau innerer Modelle (LUQUET).

In einer Diskussion der Beziehungen zwischen Zeichnung und Wahrnehmung, Objekt und Bewußtseinskorrelat des Objekts fragt er nach der Natur des Zeichenaktes und seiner Beziehung zum Ding, ehe er in einem Vergleich mit dem Zeichensystem der Sprache die Möglichkeiten und Grenzen bildhafter Kommunikation festzulegen versucht. Er beruft sich auf die Auffassungen von F. BRENTANO und E. HUSSERL, J. P. SARTRE und M. MERLEAU-PONTY, um darzulegen, daß „die Wahrnehmung vor allem ein Akt ist, und daß das aus ihm resultierende Bild viel mehr das Ergebnis unserer Intentionen und unserer Verhaltensweisen ist als das Spiegelbild der Sache selbst" (1974, S. 61f.). Wie es beim künstlerischen Akt des Zeichnens und Malens darauf ankommt, durch die entsprechenden technischen Mittel eine bildhafte *Repräsentation* des Gegenstandes zu erreichen, die vom empirischen Gegenstand verschieden ist, so kommt es analog in den bildhaften Aktivitäten des Kindes auf eine Zuordnung „symbolischer, keineswegs natürlicher Ausdrucksmittel" an:

„Wenn Zeichnen bedeutet, daß wir ein bestimmtes Formenrepertoire benutzen, um in uns eine Annäherung zwischen dem Bild und einem wahren Ding entstehen zu lassen, bekommt die Kinderzeichnung eine andere Bedeutung ... Sie wird ihrerseits ein Stil, authentischer Ausdruck einer Wahrnehmungshaltung, die ihr eigen ist" (1974, S. 64).

Verglichen mit der reichen „Skala symbolischer Ausdrucksmittel", die dem erwachsenen Produzenten zur Verfügung steht, weist der Stil des kindlichen Ausdrucks allerdings Bindungen auf – D. WIDLÖCHER kritisiert bei der Charakterisierung dieser Bindungen die pejorative Begrifflichkeit, die sich z. B. in Kennzeichnungen wie „Unfähigkeit" und „Mangel an Geschicklichkeit" ausdrücke –, so z. B. die Bindung an die Wahrnehmungsbedingungen der einzelnen Stufen der psychophysischen Entwicklungen. So meint D. WIDLÖCHER mit M. MERLEAU-PONTY und R. MEILI, daß das „Kind eine synkretistische Anschauung von Dingen (habe), das heißt es nimmt einfache Formen leichter in ihrer Gesamtheit wahr als in den Details". Andererseits wird es bei komplexen Formen „auf Kosten der Gesamtheit Details häufen". Diese Bedingungen führen zu einem „Stil" eigener Prägung, der dem Kind zwar einen „spielerischen" Umgang mit dem Repertoire der ausgebildeten Formen erlaubt, dem aber das Improvisative, Individuelle der Erwachsenenkunst fehlt:

Die perzeptiv-motorischen „Schemata bilden Stereotypen, die das Kind durch die Erfahrung – entsprechend den Objekten, die es darstellen will – gebrauchen lernt. Es gibt sich bis zu dem Tage mit den formalen Analogien zufrieden, die es in dieser Entsprechung findet, an dem ihm der Rückgriff auf einen zweiten Typus, auf ein neues Schema geboten scheint" (1974, S. 68f.).

Dem Schema haftet also nicht nur etwas *Transitorisches* (vgl. W. SALBER: „Werdeform") an, sondern auch etwas *Synkretistisches:* Es stellt für D. WIDLÖCHER, um einen Begriff von J. PIAGET zu gebrauchen, eine Form von „Juxtaposition" dar; d. h. es kann als eine besondere Form von *gegenstandsabbildender Zusammenstellung* (kindeswesentlicher) *Einzelzüge* des Objekts angesehen werden.

Als Einleitung zu seinem eigenen Ansatz in der Beurteilung des kindlichen Zeichnens entwickelt D. WIDLÖCHER dann Gedanken zum Verhältnis von „Sprachwelt" (B. L. WHORF) und „Bildwelt" (J. PIAGET). Wir können diesen Gedankengang verkürzt wiedergeben, weil die Beziehungen und die Unterschiede dieser beiden Zeichensysteme hier in einem eigenen Kapitel (VIII) dargestellt wurden. Bei der Abgrenzung des verbalen und des nicht-verbalen Ausdruckssystems ordnet D. WIDLÖCHER mit F. DE SAUSSURE den Sprachzeichen drei Grundprinzipien zu: Sie sind (1.) konventionell, (2.) linear und (3.) diskret: Die Signifikanten (die Bedeutungsträger) dieses Zeichensystems sind als willkürliche Setzungen unabhängig von den Merkmalen der bezeichneten Gegenstände/Dinge

(konventionell), sie werden in einem zeitlichen Kontinuum (linear) ausgedrückt und sind nicht mit anderen Zeichen identisch (diskret). Gegenüber dieser Festlegung der Sprachzeichen sind die Bildzeichen (des Kindes) nicht mit gleicher Deutlichkeit begrifflich zu charakterisieren, weil sie hohe Anteile von Wahrnehmungsaktivitäten *und* von vorstellungsartig-begrifflichen Akten enthalten. Nur schematisierend läßt sich daher dem Konventionellen das *Motivierte* (DE SAUSSURE), d. h. eine *analoge Beziehung* zwischen Objekt und zeichnerischer Form, dem Linearen das Flächig-Synchrone (bzw. in den späten Kinderzeichnungen: das Räumlich-Synchrone) gegenüberstellen. Dem Prinzip des Diskreten in der Wortsprache entspricht in der Bildsprache der Grundsatz der Kontextgebundenheit; d. h. die *Identität* des Bildzeichens ist nur dadurch herzustellen, daß dem einzelnen Element von dem gesamten Zeichen her Bedeutung/Sinn verliehen wird: So ist das dreieckige Gebilde „Dach" nur in bezug auf das Gesamtzeichen „Haus" ein (diskretes) Element dieses Zeichens, für sich genommen bedeutet es nichts. Erst wenn es wiederum in einen anderen komplexen Zusammenhang aufgenommen wird (etwa als „Spitze" in einen „Tannenbaum") wird es wieder bedeutungshafter Teil einer Darstellung.
D. WIDLÖCHER faßt seine Auffassung der „Sprachlehre" des kindlichen Bildens folgendermaßen zusammen (1974, S. 87f.):

„Das graphische System, das die Zeichnung für das Kind darstellt, ist nicht konventionell: es stützt sich auf Formen, die das Kind in dem Maße *seiner Fähigkeiten, der Wahrnehmung und der Motorik* und in Abhängigkeit von den Bildern, die es zu identifizieren lernt, zu gebrauchen vermag. Aber in jedem Augenblick bedingen diese Formen einen ganzen Darstellungsstil, ein ganzes System bildlicher Darstellung mit Regeln, von denen das Kind nicht abweichen kann" (1974, S. 84, Hervorh. v. H.-G. R.).

Der Tiefenpsychologe D. WIDLÖCHER grenzt sich mit dieser Auffassung von Tendenzen der FREUD-Schule (z. B. bei M. KLEIN) ab, Objekt-Wahrnehmung *und* zeichnerische Realisation unter das ausschließliche Diktat von Phantasien, d. h. von innerpsychischen, unbewußten Ereignissen, zu stellen, die *vor* den Wahrnehmungsaktivitäten liegen.

(3) Ausdrucksebenen und Interpretationsansätze

Als Anhänger einer phänomenologisch orientierten Auffassung (MERLAU-PONTY) von Wahrnehmung *und* des semiologischen Strukturalismus (DE SAUSSURE) ist für D. WIDLÖCHER also die Kinderzeichnung weder (direkte) „Bildnerei aus dem Unbewußten" noch das Produkt alogischen Phantasierens, sondern Darstellung, die in einem „Analogiebezug" (S. 45) zur Realität bleibt *und* Mitteilungen in einer bestimmten Ordnung von Zeichen/Symbolen – allerdings mit einem „schwachen informativen Wert" (S. 47) – enthält. Diese Feststellung über das besondere, „schwache" Mitteilungspotential der Kinderzeichnung hat ihre Berechtigung, wenn man das ikonische Zeichensystem des einzelnen Kindes (und des Kollektivs) vor dem Hintergrund des sprachlichen Verständigungssystems *und* der künstlerischen Stile, die sich realistischer Mittel bedienen, betrachtet. Im Vergleich mit diesen äquivalenten Verständigungssystemen ist allerdings der Mitteilungsumfang geringer und die Mitteilungstiefe *der Lebenswelt und der Lebenserfahrung des Kindes angemessen.*
D. WIDLÖCHER unterscheidet nun vier Ebenen, auf denen das Lebensgeschehen des Kindes und seine Persönlichkeitsstruktur in der zeichnerischen Darstellung zum Ausdruck gebracht wird:

1. *Die Ebene des zeichnerischen Ausdrucks (im engen Sinne):* Auf dieser Ebene gerinnen bestimmte Gebärdenabfolgen und die affektiven Zusände, die ihnen entsprechen (WALLON) zu einem persönlichen, aber situativ getönten Dokument: der aggressive, wütende Druck, das zögernde, verhaltene Hinsetzen von Strichen o. ä. Hilfsmittel bei der Ausdeutung von Zusammenhängen zwischen bestimmten Linienabfolgen und Persönlichkeitsmerkmalen kann die Graphologie sein. Allerdings bleiben für D. WIDLÖCHER die Ausdeutungen dessen, was er die „Grammatik des Ausdrucksvermögens" nennt, „zu vage, um sich für nuancierte Beurteilungen zu eignen" (1974, S. 104f.). Auch der Farbe kommt neben dem Darstellungswert (Charakterisierung der Farboberfläche des *Gegenstandes*) ein Ausdruckswert zu. Aber nicht allein die Farbqualität muß in einer Interpretation berücksichtigt werden, sondern auch die Art der Farbbehandlung (deckend-transparent, vermischend-isolierend usw.).
2. *Der Projektionswert der Zeichnung:* Die genannten Ausdrucksmerkmale *zusammengenommen* ergeben den formalen Status der Zeichnung. Allerdings wird diese Ebene der *formalen Organisation* (Anordnung von Formen, Farben = kompositionelle Struktur) des Bildes bei WIDLÖCHER nicht sehr intensiv behandelt. Seine Darstellung besteht fast ausschließlich in der kritischen Besprechung der Untersuchung von F. MINKOWSKA (z. B. 1963) über das Verhältnis von Gestaltungsstil und Persönlichkeitsstruktur bei Künstlern, die dann – schon von ihr – auf das kindliche Bilden übertragen wurden. Diese Betrachtungsweise endet notwendig in Typologien, wie sie z. B. in dem Gegensatzpaar „linear-malerisch" (WÖLFFLIN) vorliegen. Auch für WIDLÖCHER bahnt „das minutiöse Feststellen stilistischer Züge in der Art des Kunsthistorikers ... den Weg für eine ganze Semiologie. Wenn wir auch noch nicht wissen, zu welchen Schlüssen und Entdeckungen sie führen kann, so bereichert sie doch wenigstens die Betrachtung der Zeichnung" (1974, S. 112).
3. *Die narrative Ebene:* Sie umfaßt die Motivwahl, die Zusammenstellung von Gegenständen, welche gleichzeitig *Darstellungen* empirischer *Objekte* und *Bedeutungsträger* sind. Die Objekte/Motive entstammen der „täglichen Welt" des Kindes, aber auch seinen Büchern – und den übrigen Medien (wie Fernsehen), müßte man ergänzen! In den Motiven und Motivzusammenstellungen (= Thema) „offenbart" das Kind „uns seine Interessensschwerpunkte, seine Sorgen, seine Neigungen" (1974, S. 99). Diese Äußerungen seines „emotionalen Lebens", die in einer Vielzahl nicht-verbaler Objektivationen (Mimik, Gestik, Bauen u. a.) sichtbar werden, wenngleich sie in der Zeichnung in einer umfassenderen Weise dargeboten werden, lassen sich in einer „symbolischen Interpretation" aufschließen, weil sie *nicht* zu den Inhalten gehören, die unter die Zensurmechanismen fallen; d. h. WIDLÖCHER nennt schon die Zugriffsmöglichkeit auf den thematischen Zusammenhang (der *in dem formalen* sichtbar wird) *Symbol*interpretation, weil sie sich auf die Bedeutungsvielfalt der dargestellten Gegensätze bezieht. Bei dieser Interpretation manifester („narrativer") Inhalte braucht keine psychoanalytische Methode in Anspruch genommen zu werden. Das Interpretationsverfahren auf dieser Ebene bedient sich bekannter hermeneutischer Kategorien wie Vergleich, Vorliebe für besondere Themen, Wiederholungen, Art der Veränderung von Motiven, spezifischer Darstellungscharakter der Motive (= Art der bildnerischen Organisation o. ä.). Symbolinterpretationen dieser Art finden sich bei K. BÜHLER (1967, S. 156ff.) u. a. (vgl. Kapitel XII, Abschnitt 1).

4. *Die psychoanalytische Ebene:* Interpretatorisch zu trennen von der vorhergehenden Ebene manifester symbolischer Äußerungen ist der Bereich unbewußter Repräsentationen, die in einem Bild zum Ausdruck kommen. Dieser Bereich soll hier der sprachlichen Klarheit wegen „tiefensymbolisch“ genannt werden, um ihn von dem Feld (manifester) symbolischer Äußerungen abzuheben, obwohl dieser sprachlichen Trennung keine scharfe Trennung der Phänomene entspricht. Die Veröffentlichungen des zweiten (nicht logisch organisierten) „Gedankensystems“ weisen nämlich eine Besonderheit auf: Das System selbst „verfügt nicht über Ausdrucksverfahren, die ihm eigen sind“. Diese Aussage D. WIDLÖCHERs ist nur zu verstehen, wenn man erstens die tiefensymbolische Repräsentation als *Fortsetzung* allgemeiner symbolischer Repräsentation versteht; d. h. diese „neue Ausdrucksebene unterscheidet sich also nicht von der vorhergehenden, sie schließt sie ein und überlagert sie“ (1974, S. 118). Die Unterscheidung liegt allein in der *Betrachtungsmethode,* welche die Bereitschaft einschließt, neben („hinter“) der allgemeinen symbolischen Repräsentation noch Indizien *verborgener* Motive und Affekte anzuerkennen und zu erschließen. Diese Aussage muß zweitens auf dem Hintergrund des psychoanalytischen (besonders des FREUDschen) Symbolbegriffs gesehen werden, der – zumindest in der Tendenz – eine feste Beziehung zwischen einem psychischen Inhalt und seiner symbolischen Manifestation impliziert (vgl. unsere Darstellung dieser Beziehungen im Kapitel XVI, Abschnitt 2 und des Beispiels für eine starre Beziehung in dem Interpretationsansatz von R. W. PICKFORD 1967). Strenggenommen dürfte es also nach diesem Interpretationsmodell nur eine (monovalente) Interpretation eines bestimmten bildhaften Zusammenhanges geben. So referiert D. WIDLÖCHER auch die Auffassung S. MORGENSTERNs, die von einer „allgemein gültigen Interpretation für das gesamte symbolische Material“ ausgeht: „Übergroße Rauchwolken bei Lokomotiven wären zum Beispiel ein Indiz für angstvolle Beschäftigung des Kindes mit seinen Geschlechtsteilen und für seine Kastrationsangst“ (1974, S. 124).

Gegenüber dieser erstarrten, symptomatologischen Interpretationsmethode, bei der das komplexe Verhältnis von Bild und psychischem Inhalt auf eine feste Beziehung zwischen dem bildhaften Symptom und einem zugeordneten (neurotisierenden) Inhalt verkürzt wird, will D. WIDLÖCHER in seiner Analyse bildhafter Symbole versuchen, „die Verdichtungs- und Verschiebungsarbeit wiederzufinden, die, wie FREUD gezeigt hat, die zwei großen Vorgänge (darstellen), denen wir die Form unserer Träume verdanken“ (1974, S. 134). Wir haben zu zeigen versucht (vgl. Kapitel VIII, Abschnitt 3), daß die „Verdichtungsarbeit“ als Charakteristikum *jeder* Symbolisierung anzusehen ist: Der „Doppelsinn“ (RICŒUR) des Bildwerkes beruht ja gerade auf der Übertragung komplexer (und gegensätzlicher) Inhalte (Signifikate) auf figurativ-formale Gebilde (Signifikanten) – ein Vorgang, der mit „Verdichtung“ zutreffend beschrieben wird. So verstanden, leistet auch der Traum, wenn er als symbolisierende Tätigkeit aufgefaßt wird, „Verdichtungsarbeit“, weil Bedeutungen aus verschiedenen Altersphasen (Gegenwart und Vergangenheit des Träumers) und aus verschiedenen Stadien affektiver und intellektueller Verfaßtheit „in den Brennpunkt eines einzigen Eindrucks zusammengedrängt“ werden, wie F. CREUZER schon 1810 (S. 65f.) diesen Vorgang der Symbolisierung beschrieben hat. Als Indiz *psychoanalytischer* „Arbeit“ muß daher die „Verschiebung“ angesehen werden (vgl. FREUD 1900 bzw. 1901). So evoziert in der Kinderzeichnung eines Mädchens, das unter der Trennung seiner Eltern

Zeichnung A

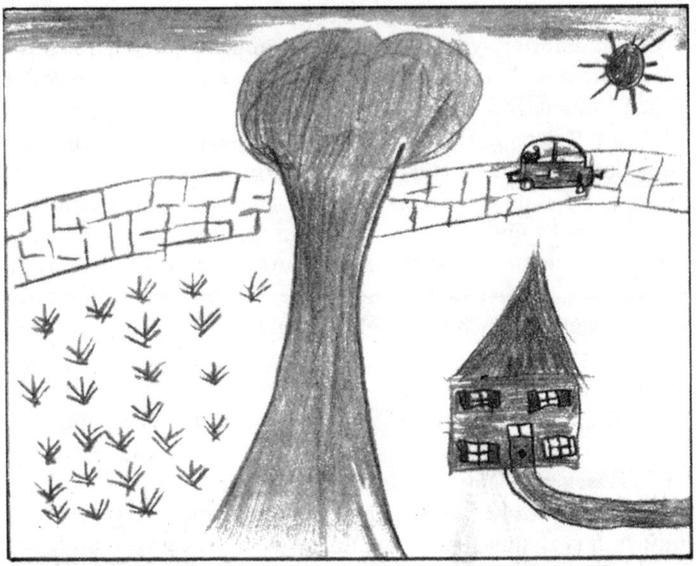

Zeichnung B

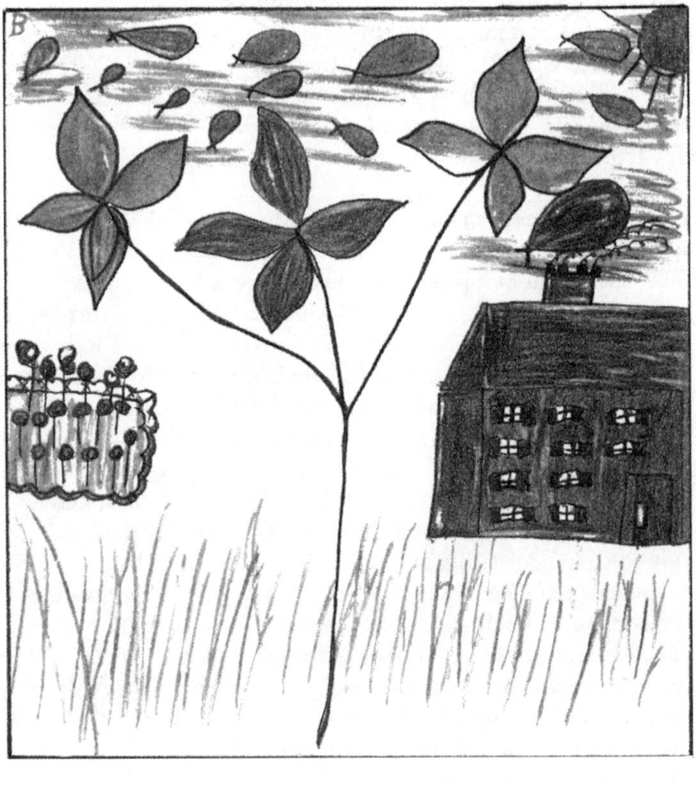

Abbildung 107

leidet – die Zeichnung (vgl. Abbildung 107, A und B) wird bei D. WIDLÖCHER in einer Musterinterpretation auf ihren „verräterischen" Sinn hin befragt –,

„der Baum die väterliche Gestalt nicht *direkt* . . ., sondern durch ein Spiel der *Verschiebung* . . ., hat sich die Darstellung des Vaters auf die eines Waldes verschoben, der häufig den Rahmen für ihre Zusammenkünfte bildete, und dann auf einen einzigen Baum diese Waldes" (WIDLÖCHER 1974, S. 134).

Allerdings kommt diese besondere Verschiebung wohl nicht von ungefähr: Wie der eben angesprochene Rauch ist auch der Baum als Sexualzeichen (Penis) anzusehen. Weil die Ich-Instanzen eine direkte Äußerung affektbesetzter, primärer Motive (wie in diesem Falle wohl Motive der Ödipus-Situation) nicht zulassen, verfallen sie der Verdrängung und dürfen nur noch „verschoben", in einem anderen figurativen Gebilde versteckt, geäußert werden.

In dieser Art der Objektivierung von verdrängten Motiven ähnele die Zeichnung, so meint D. WIDLÖCHER, weniger dem Traum als dem Witz. Zwar teilt sie mit „dem Traum eine ganz bemerkenswerte Qualität, die der bildlichen Darstellung"; aber das Kind stellt sich in seiner Zeichnung viel stärker dem Konflikt, es

„weicht nicht dem Mißvergnügen aus wie der Träumer, der vor allem zu schlafen versucht und der das Erscheinen einer Vorstellung, die auf einen Wunsch Bezug hat, nur als die halluzinatorische Weise der Pseudo-Realisierung duldet" (1974, S. 152).

In der Zeichnung dagegen geht das Kind über sein „ursprünglich logisch entwickeltes Thema" hinaus und erreicht durch Analogiebildungen bildhafter Art, durch Überschreitung der eingrenzenden Thematik eine Doppeldeutigkeit der gezeichneten Gebilde, die mit der Doppeldeutigkeit des (Sprach-)Witzes zu vergleichen ist. Wie im Witz die logisch entwickelte Ausgangssituation durch sprachliche Verschiebungen und Verdichtungen pointiert und dadurch u. U. in ihr Gegenteil verkehrt wird, so überlagern sich in der Zeichnung ursprüngliches Thema (= narrativer Inhalt) und konterkarierende (primäre) Motive:

„Um den Zusammenhang der ersten Zeichnung zu bewahren, muß das Kind notwendigerweise diese ungewöhnlichen Elemente, die in bezug zum neuen Thema stehen, verbergen. Es muß also bestimmte Details behandeln, indem es auf alle Hilfsmittel der Verschiebungs- und Verdichtungsmechanismen zurückgreift" (1974, S. 157).

Diese Mechanismen arbeiten nun – und damit wird doch eine Beziehung zwischen Traum und Zeichnung hergestellt – in der Form von Bildern, d. h. die „symbolischen Umformungen" erfolgen *nicht* im Medium der Sprache (z. B. durch Metaphern und Metonymien; vgl. Kapitel XV, Abschnitt 2), sondern durch *bildhafte* Assoziationen und Umstrukturierungen.

Mit dieser Auffassung von den bildhaften Substituten (= Verschiebungen) und Übertragungen (= Verdichtungen) respektiert D. WIDLÖCHER mehr den Charakter des Mediums als andere Autoren, die den Auffassungen S. FREUDs von der „Sprache" des Unbewußten verpflichtet sind (vgl. z. B. Kapitel XIII, Abschnitt 1 und 2), ohne dabei die Verbindung zur analytischen Psychologie aufzugeben.

Schema 11

Signifikanten	Formale Signifikanten	*Ausdruckswert:* z. B. Linienführung und Linien*formen* und Farbverwendung usw. stehen in Beziehung zu bestimmten Merkmalen des „Affektlebens" wie Aggressivität, Angst, Konflikte o. ä.	*Projektionswert:* Die Wirkungen aller *formalen* Merkmale *zusammengenommen* ergeben das Gesamtbild einer Persönlichkeit	Der wörtliche Sinn der Zeichnung
		Immer in der *Darstellung* von empirischen Gegenständen		
	Vorbewußte/ Bewußte Signifikate	*Narrativer Wert:* Die gewählten Gegenstände/Motive und Themen haben einen „symbolischen Wert", d. h. das Kind offenbart darin seine Interessen, Sorgen, Neigungen. Die (nicht-analytische) Symbolinterpretation arbeitet mit den Methoden des Vergleichs, der Beschreibung von Themenvorlieben, der Veränderung und Wiederholung von Motiven o. ä. Immer auf dem Hintergrund der formalen Organisation		
	Unbewußte Signifikate	*Tiefensymbolischer Wert:* Veröffentlichungen des primären (unbewußten) „Gedankensystems", die auf die vorstehenden drei Ausdrucksebenen angewiesen sind, weil sie über keine eigenen Ausdrucksverfahren verfügen. Die Interpretation muß neben der (allgemeinen) „Verdichtung" auch der „Verschiebung", d. h. der Verlagerung der Bedeutung von einem Vorstellungsbild auf ein anderes gerecht werden. Ursache der „Verschiebung" ist die Zensur.		Der latente Sinn der Zeichnung

(4) Tiefenpsychologisches Ausdruckssystem

In einer zusammenfassenden Übersicht (vgl. Schema 11) soll noch einmal der spezielle, tiefenpsychologisch orientierte Teil des Ansatzes von D. WIDLÖCHER herausgestellt werden, um das „Spiel der Signifikate" (RICŒUR) zu kennzeichnen, welches als charakteristisch für die Tiefensymbolik anzusehen ist. Das Schema soll verdeutlichen, wie die (unbewußten) Inhalte des „zweiten Gedankensystems" (FREUD) auf die vorbewußten/bewußten Inhalte *und* die formalen bildnerischen Tatbestände angewiesen sind, um veröffentlicht zu werden. Sie selbst haben ja, wie wir darzustellen versuchten, keinen eigenen Ausdrucksweg, sondern können sich nur *in anderen* Gegebenheiten (dem eingeweihten Betrachter) zu erkennen geben. Die formalen Tatbestände der Kinderzeichnung, wie sie von D. WIDLÖCHER im „Ausdruckswert" und „Projektionswert" beschrieben werden, bilden also *zusammen* mit den dargestellten Inhalten/Motiven, die im „narrativen Wert" angesprochen wurden, die Bedeutungsträger (Signifikanten) für die unbewußten Inhalte (Signifikate); d. h. vorbewußte/bewußte Signifikate können nach dieser Auffassung, welche sich der Begriffe, aber wohl nicht der Inhalte der Semiologie DE SAUSSUREs (vgl. 1967) bedient, Träger unbewußter Signifikate sein; das Verborgene ist dem Offenbaren inhärent. Wir haben in der Wiedergabe von mehreren Beispielen zu zeigen versucht, welche Schwierigkeiten dieser tiefenhermeneutische Ansatz dem „ersten Gedankensystem" bereitet, *falls* die Analyse nicht mit den symptomatologischen („ideographischen") Mustern arbeitet, die in den Darstellungen (vgl. z. B. Kapitel XIII, Abschnitt 1 und 2) überall anzutreffen sind.

c) Individualpsychologie und Kinderzeichnung

(1) Lebensplan und Gemeinschaftsgefühl

Es gibt nur wenige Belege für die Analyse von Kinderzeichnungen aus der Sicht der Individualpsychologie A. ADLERs, obwohl er von allen Schülern und Mitarbeitern S. FREUDs der „Kindererziehung" – so auch der Titel eines Buches von 1930 (ADLER 1976) – wohl die meiste Aufmerksamkeit geschenkt hat, ja sein psychologischer Ansatz anthropologische und pädagogische Züge trägt. So ist für ihn z. B. jede Handlung des Kindes nur auf dem Hintergrund der „gesamten Lebensgeschichte" zu verstehen.

„Dieses Phänomen bezeichnet (er) als Einheit der Persönlichkeit. Die Entwicklung dieser Einheit – die Koordinierung von Handlungen und Ausdrucksmittel zu einem bestimmten Muster – setzt in sehr früher Kindheit ein. Die Anforderungen, die das Leben stellt, zwingen das Kind, seine Reaktionen zu vereinheitlichen, und diese vereinheitlichte Reaktionsweise angesichts bestimmter Situationen konstituiert nicht nur den kindlichen Charakter, sondern individualisiert auch alle Handlungen und hebt sie von ähnlichen Handlungen anderer Kinder ab" (ADLER 1976, S. 17).

Wie diese Auffassung von der „Einheit der Persönlichkeit" trägt auch die von der „Zielstrebigkeit" aller seelischen Bewegungen den Charakter anthropologischer Argumentation und verläßt den Rahmen feststellender psychologischer Analyse. Diese individuelle Bewegung hat ja ihre Wurzeln in der frühesten Lebensgeschichte des Kindes (z. B. in der Familienkonstellation) und bewegt sich mit Notwendigkeit auf ein je „eigenes Ziel" zu; „es gibt sozusagen in seinem Gesamtsystem keine Bewegung, die nicht in Richtung seines Zieles verliefe" (ADLER 1976, S. 22). Der individuelle Lebensplan des Kindes, der als Ausdruck dieser Finalität anzusehen ist, muß nun zwangsläufig mit natürlichen und gesellschaftlichen Bedingungen („objektiven Realitäten") in Konflikt geraten: Im Gegensatz zu vielen anderen Tiefenpsychologen sieht A. ADLER den Lebensstil des einzelnen in einer gewissen Abhängigkeit von seiner Stellung in der Gesellschaft *und* seinen Leistungen in den drei „Lebensgebieten" Beruf, Gemeinschaft und Ehe.

Die soziale Komponente der individuellen Lebensgeschichte wird nun gestört von einem spezifisch anthropogenen „Streben nach Überlegenheit":

„Soweit wir erkennen können, ist dieser dynamische Drang, seine Selbstbehauptung unter allen Umständen zu sichern, Kindern wie Erwachsenen gemeinsam. Er läßt sich auf keine Weise auslöschen" (ADLER 1976, S. 25).

Dieses Überlegenheitsstreben ist als „Kehrseite" eines Minderwertigkeitsgefühls anzusehen, dessen Wurzel u. a. in einer physischen Minderwertigkeit zu sehen sind, etwa in einer fehlerhaften Funktion bestimmter Organe („Organminderwertigkeit"). Es entsteht daher eine Spannung zwischen dem Ich mit seinem Streben nach Überlegenheit, Macht, der Kompensation von Minderwertigkeitsgefühlen und den Erfordernissen der sozialen Umwelt, die sich im Individuum als „Gemeinschaftsgefühl" manifestieren: Das Gemeinschaftsgefühl kann verdrängt werden, um den individuellen Lebensplan nicht zu gefährden. Die Erziehung muß daher das Gemeinschaftsgefühl zu entbinden und im Einklang mit dem individuellen Lebensplan zu bringen versuchen. Aus dieser Maxime ergeben sich eine ganze

Reihe von Leitvorstellungen für das pädagogische Handeln, die hier nicht näher charakterisiert zu werden brauchen (vgl. ADLER 1976; dort auch Angaben über die weiteren Veröffentlichungen A. ADLERs über „Heilen und Bilden"!).

(2) Bildnerei als Ausdruck des Lebensplanes (GUREWICZ 1948)

S. GUREWICZ hat (1948) eine Untersuchung „zur Beurteilung freier Schüleraufsätze" – heute würde man von freien Schülertexten sprechen – „und freier Schülerzeichnungen auf Grund der ADLERschen Individualpsychologie" vorgelegt. Die umfangreiche Arbeit rekapituliert, formelhaft verkürzt, die Ansätze zur Entwicklung und Struktur des kindlichen Bildens und deutet die Zeichnungen als eigenartige Ausdrucksbewegungen (KLAGES), die neben Kindheitserinnerungen und Träumen „als Quellen zur Erfassung der individuellen Persönlichkeit" dienen können (vgl. GUREWICZ 1948, S. 51f.). Zwar sieht er mit L. KLAGES diese Ausdrucksbewegungen als interpretationsbedürftige, widersprüchliche, antagonistische Leistungen mit „unauflösbarem Rest" an, aber er versucht doch, dieses Unauflösliche mit dem vorgegebenen ADLERschen Denksystem, welches ja auch eine antagonistische Struktur aufweist – man denke z. B. an die Polaritäten von Minderwertigkeit und Überlegenheitsstreben, Individuum und Umwelt –, auf den Begriff zu bringen. In einem Vorversuch mit kleiner Population und einem Hauptversuch mit 488 Schülerinnen/Schülern von Primar- und Sekundarschulklassen einer Großstadt in der deutschsprachigen Schweiz ließ er Aufsätze und Zeichnungen mit *freier Themenwahl* anfertigen. Zusätzlich erhob er (einige wenige) Daten über die soziale Stellung der Familie, die Geschwisterkonstellation und die Schulleistungen der Probanden. Die Zeichnungen und Texte wertete er dann vor allem im Hinblick auf die Geschwisterkonstellation und auf die „Organminderwertigkeiten", zu denen er Linkshändigkeit, Kurzsichtigkeit, Hörschwächen, Fettleibigkeit und Rothaarigkeit (!) zählt, aus.
An dem Beispiel des Textes und der Zeichnung eines siebenjährigen Mädchens soll die Analysenmethode von S. GUREWICZ (1948, S. 180f.) vorgestellt werden. Das allgemeine Verhalten des Mädchens wird als „unruhig, ablenkbar, . . . schwatzhaft und unordentlich" beschrieben; sie soll „schnell weinen", hat „Angst vor dem Wolf", „möchte ein Bub sein" und ist nach Angaben der Lehrer eine mittelmäßige Schülerin. Sie stammt aus einer „mittelsituierten" Familie und hat einen älteren Bruder, der zehn Jahre alt ist. Der Protest gegen ihre Mädchenrolle und die Angst vor dem Wolf deuten nach Auffassung des Autors auf Erziehungsfehler hin, die aber durch das vorliegende Material nicht eindeutig zu belegen seien. Die nachfolgende Analyse des Textes und der Zeichnung (vgl. Abbildung 108) sind hauptsächlich um solche Stellen gekürzt, in denen Farbbeschreibungen vorkommen und in die Deutung einbezogen werden. Da die – u. E. differenzierte – Zeichnung auch im Original schwarz-weiß reproduziert ist, können diese Angaben nicht überprüft werden. Die Schriftprobe wird u. a. mit Hilfe des graphologischen Ansatzes von M. PULVER (1931 bzw. 1940, vgl. Kapitel XII, Abschnitt 3) analysiert; tatsächlich läßt sich eine gewisse Korrespondenz zwischen dem Schrift*bild* (Längen, Eckigkeit u. a.) und der graphischen Realisation feststellen. Weitergehende Schlußfolgerungen verbieten sich aber wohl bei einem Kind, das gerade Schreiben gelernt hat, von selbst:

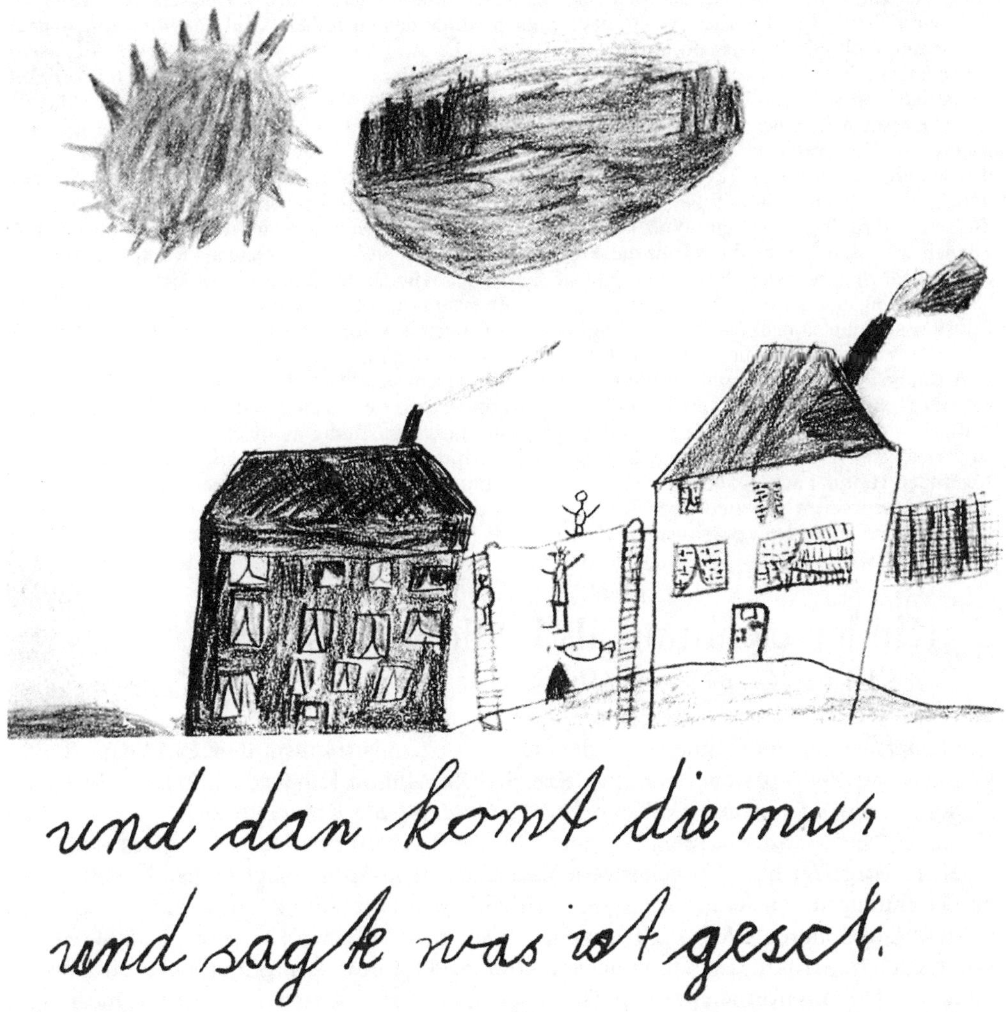

Abbildung 108

„Aufsatz: ‚Es war mir ein Delechen zerschlagen, da habe ich gebrigt und dann komt die mutter zu mir und sagte was ist geschen. dan sagte ich es war mir ein delerchen aus der hand geschlifpt. Ich habe einmal einen Baum ausgerisen ganz gros und der ist mir auf den Kofp und ich lag am Boden wie dot bin ich gesein aber ich bin noch nicht dote ich bin immer noch.'

Sie beschreibt in ihrem Aufsatz zwei Mißerfolge. Warum! Der Pessimismus ist nicht Selbstzweck, er ist mehr. Diese Jüngste hat das Weinen, die Schwäche, die Unselbständigkeit als Kampfmittel verwenden gelernt. Sie stellt ihre Unbeholfenheit zur Schau, damit man Mitleid hat mit ihr und ihr hilft, damit man sie beachtet. Wie könnte sie sonst ihrem starken und großen Bruder gegenüber aufkommen? Ja, wenn sie ein Bub wäre, wie sie so gerne möchte! Für Mädchen bleibt die leidende Rolle, deshalb hat sie ihren Angstkomplex entwickelt. Der böse Wolf, der sie zu fressen droht, hat etwas Gemeinsames mit der violetten, drohenden schweren Wolke in der Zeichnung: sie sind Bedrohung, aber sie geben einem

Anspruch auf Schutz, und das ist doch eine Art Macht über andere. Dort, wo sie schrieb, daß sie ein Bub sein möchte, stand vorher ‚Wolf', nachträglich wurde das ausradiert. ‚Bub' hat also anscheinend für sie mit Wolf allerlei Gemeinsames . . .
Wir glauben, daß dieses verhätschelte Kind, das am liebsten spielt, vor dem ‚bösen' Leben überhaupt Angst hat und sich durch jede Anforderung, also dauernd bedroht fühlt. Sie hat ihr Dasein bereits scharf eingeteilt in Spiel und Arbeit, in Lust und Verantwortung, und sie sucht vor allem das, was leichter ist. Das grausame Leben, in dem man nicht spielen darf, sondern leisten, sich bewähren, mit den anderen zusammenwirken und konkurrenzieren muß, erscheint ihr drohend mit seinen vielen unbekannten, noch nicht auf die Möglichkeit ihrer Selbstbehauptung abgetasteten, daher gefährlichen Tücken. Sie müßte schon ein Wolf oder doch wenigstens ein Bub sein, um das Leben meistern zu können. Als Mädchen bleibt ihr nur die Angst, und sie hat bereits gelernt, diese als Kampfmittel gegen die Umwelt zu verwenden. Entmutigt, gibt sie sich kaum Mühe, selbständig zu werden, um so weniger, als ihre Umgebung ihr wohl nur dank dieser lebensuntauglichen Haltung Gelegenheit gibt, ihre Prioritätsstellung zu behaupten. Allerdings hat dies Ringen um Vorzugsbehandlung um jeden Preis sie gelehrt, sehr wendig zu sein. (Vergleiche die Schrift.) Das Kind ist noch nicht schreibreif und schreibt zum Teil noch mit Strichimpuls, was eine Analyse sehr erschwert. Die Schrift zeigt aber doch auch, wie gut sie es schon gelernt hat, immer ein Plätzchen zu finden, wo sie es sicher und bequem hat. Ihre ganze Aufmerksamkeit richtet sich darauf, solche bequeme Ecken ausfindig zu machen und mit Raffinesse zu verteidigen. Ihr nervöser Lebensstil drückt sich in ihrer Sprunghaftigkeit, Unsicherheit und in der zögernden Haltung aus. Dabei ist sie sicher nicht unintelligent, aber ihre Intelligenz und Logik haben einen ausgesprochen privaten Charakter, wie er in den Rahmen ihres Lebensplanes, dem das Wohl und Wehe der anderen wenig ausmacht, hineinpaßt."

5. Kinderzeichnung als bildlogisches System (KELLOGG 1959; 1969)

Die Untersuchungen der amerikanischen Kindergarteninstruktorin R. KELLOGG (Publikationen seit 1949) basieren auf etwa einer halben Million Kinderzeichnungen, die in der „Rhoda Kellogg Child Art Collection of the Golden Gate Kindergarten Association, San Francisco" aufbewahrt werden. Nachdem sie zuerst (1959) eine Darstellung des Kritzelgeschehens vorgelegt hatte, erweiterte sie ihre Untersuchungen später (1969, 2. Aufl. 1970) auf Zeichnungen von Kindern bis zum achten Lebensjahr. Ihre Analyse der Kinderkunst („Analyzing Children's Art") geht auf einer ersten methodischen Ebene, die man phänomenologisch bzw. strukturanalytisch nennen könnte, den Entwicklungen und den Zusammenschlüssen von Bildformen („Gestalts") nach; auf einer zweiten dem Sinn („meaning") dieser Figurationen, den es zu verstehen gilt. Im Falle der Formanalyse bedient sie sich der Begrifflichkeit der Gestaltpsychologie (z. B. der Autoren D. KATZ, F. SANDER, vor allem aber R. ARNHEIM); die Bedeutung/den Sinn dieser Elemente sucht sie mit Hilfe kunsttheoretischer Auffassungen und nicht zuletzt mittels Künstlertheorien, etwa der Auffassungen P. KLEEs, zu erschließen. Es hat somit wohl programmatische Bedeutung, daß sie den Begriff der „Kinderkunst" weiter verwendet, der seit den zwanziger Jahren aus der Mode gekommen ist, anstelle der sonst im Englischen üblichen Bezeichnung „Children's drawing". Es ist ihr nicht entgangen (vgl. 1970, S. 11), daß ihr offener Untersuchungsansatz viele Deutungsmöglichkeiten zuläßt und sich leicht adaptieren läßt (vgl. JACOBI 1953). Im folgenden sollen zuerst Elemente ihrer Untersuchung des Formgefüges nachgezeichnet werden, ehe der Interpretationsansatz zur Sprache kommt.

a) Basiselemente, Diagramme, Kombinationen und Aggregationen

Während in den Untersuchsungen von W. KRÖTZSCH (1907/1917) und H. MEYERS (bes. 1957, S. 45ff.) der Ablauf des Kritzelgeschehens in vier bis fünf *Stadien* mit jeweils *einem dominanten Gebilde* aufgegliedert wurde, präsentiert die Darstelung R. KELLOGGs (1970, S. 14ff.) eine ungleich höhere Anzahl von Basiselementen („basic scribbles“), und zwar ca. zwanzig. Ein Vergleich der Zusammenstellungen dieser Gebilde bei MEYERS (vgl. Abbildung 3) und R. KELLOGG (vgl. Abbildung 5) macht aber rasch deutlich, daß diese Vermehrung eine Folge der Reduzierung von Gesamtgebilden auf einzelne graphische Elemente ist, die im *Kritzelvollzug* nicht isoliert auftauchen. Um dies deutlich zu machen, haben wir in der „kompletten Liste der Kritzel“ die Elemente, die auf der Bildfläche in der Regel eine Figuration bilden, grau unterlegt (vgl. Abbildung 109). Es bleiben also lediglich sechs „ursprüngliche“ Gebilde übrig; zu den uns bekannten Figurationen gesellt sich damit lediglich die „zigzag or waving line“ bzw. die „loop line“, die als „Schreibkritzel“ von vielen anderen Autoren beschrieben worden ist und auch in der Übersicht bei MEYERS nicht ausgeschlossen wird (vgl. zu dem genannten Abschnitt Kapitel II, Abschnitt 3f.). In dieser Reduzierung auf Elemente, die u. E. nur *als Teile* einer größeren Einheit zeichnerisch benutzt werden, zeigt sich ein Grundzug der „Analyse“ von R. KELLOGG, die weitreichende Folgen bis in die Interpretation des Phänomens hat: Diese *Elemente* und nicht etwa die frühen *Gesamtereignisse* (SANDER: „Vorgestalten“) bilden für sie die Grundsteine („building blocks“) der *Kunst überhaupt*. Auch ihre Auffassung von der Verteilung der Gebilde auf der Fläche („the placement patterns“) macht deutlich, daß sie an diese „Streubilder“ Vorstellungen von kompositionellen Grundstrukturen heranträgt, die wohl aus der Erwachsenenkunst stammen. So unterscheidet sie 17 Konstellationen von Kritzelereignissen auf der Fläche und benennt sie (vgl. Abbildung 110, welche Position 10 und 11 wiedergibt), *ohne* die Umstände der jeweiligen zeichnerischen Aktivität zu berücksichtigen.
Ihre Darstellung der Entwicklung der Hand-Auge-Koordination unterscheidet sich nicht wesentlich von den uns bekannten (und skizzierten) Auffassungen; wir können daher gleich zu dem nächsten Entwicklungsschritt übergehen: den Diagrammen („the diagrams“) und den Zusammenschlüssen von Formelementen. Wie R. KELLOGG diese frühe Schemabildung („diagrams and combines“) beschreibt, soll an einer Passage aus ihrer Untersuchung (1970, S. 45) verdeutlicht werden.

„Die Kinderkunst läßt sich in Form von sechs Diagrammen aufgliedern. Fünf von ihnen sind geometrisch regelmäßige Figuren: das Rechteck (einschließlich des Quadrats), das Oval (einschließlich des Kreises), das Dreieck, das Griechische Kreuz und das Diagonalkreuz. Obwohl es dieser kindlichen Version (von Grundformen) an geometrischer Präzision mangelt, sind diese Diagramme doch ganz deutlich gezeichnet, oft mit zügigen, nicht unterbrochenen Linien. Das sechste Diagramm, eine unregelmäßige Form, dient als Sammelbezeichnung für jede überlegt gesetzte Linienformation, welche einen unbestimmten Fleck umschließt.
Diese Diagramme sind analytisch leicht von anderen Linienformationen zu unterscheiden, aber sie sind nicht oft isoliert anzutreffen, statt dessen existieren sie entweder im Verein mit (‚combined‘) Kritzelelementen oder mit anderen Diagrammen oder mit beiden. Wenn Kritzelelemente zu einem Diagramm zusammengefügt werden, dann handelt es sich bei der daraus entstehenden Konfiguration häufig um Flächenmuster (‚placement pattern‘) oder die angedeutete Form eines anderen Diagramms.

Wenn Diagramme sich zusammenschließen, ist das Ergebnis das, was ich eine Kombination (‚combine'), d. h. eine Einheit von zwei Diagrammen oder eine Aggregation (‚aggregate') nenne, d. h. eine Einheit von drei oder mehr Diagrammen. Diagramme, Kombinationen und Aggregationen erscheinen meist gleichzeitig in der Entwicklung der Kinderkunst, und sie müßten in diesem Buch zusammen behandelt werden. Aber die Einteilung, die sich auf diesen Gebilden gründet, ist einfacher zu verstehen, wenn sie einzeln behandelt werden, und deshalb widme ich den Kombinationen und den Aggregationen seperate Kapitel.
Unter dem Gesichtspunkt des Optischen betrachtet, haben die Diagramme Ähnlichkeit mit bestimmten Flächenmustern und den vorschematischen Formen (‚emergent diagram shapes'), unter dem der Entwicklung betrachtet, zeigen die Diagramme eine anwachsende Fähigkeit, kontrollierten Gebrauch von der Linie zu machen und das Gedächtnis einzusetzen."

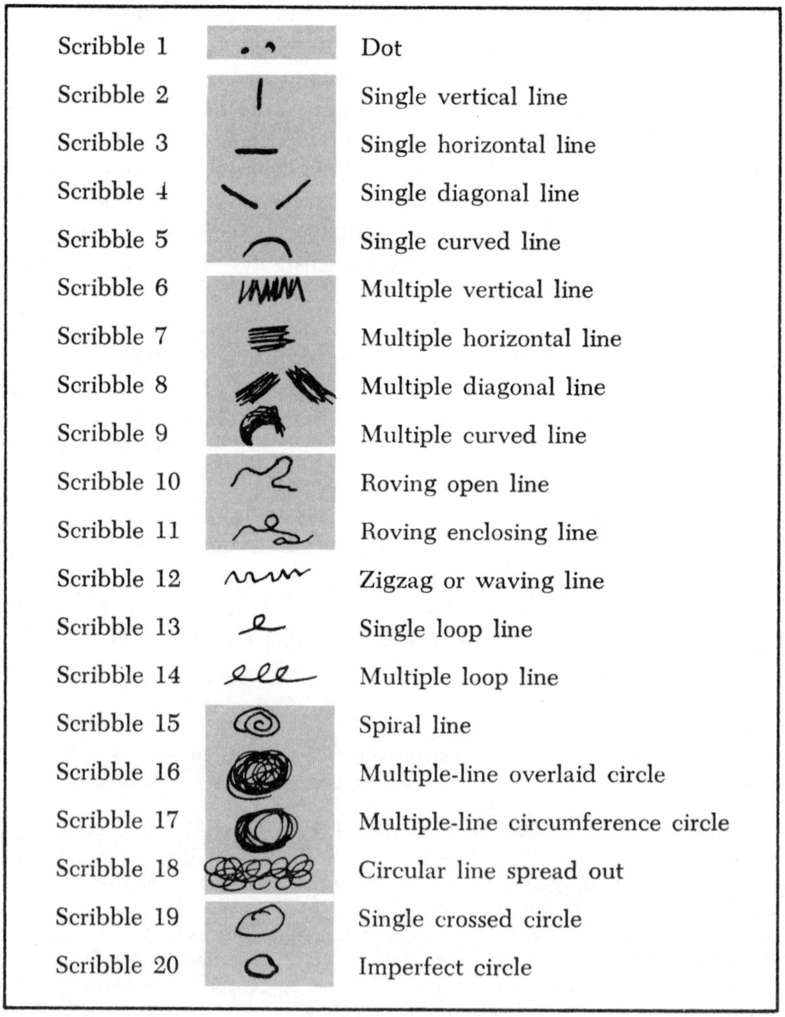

Abbildung 109

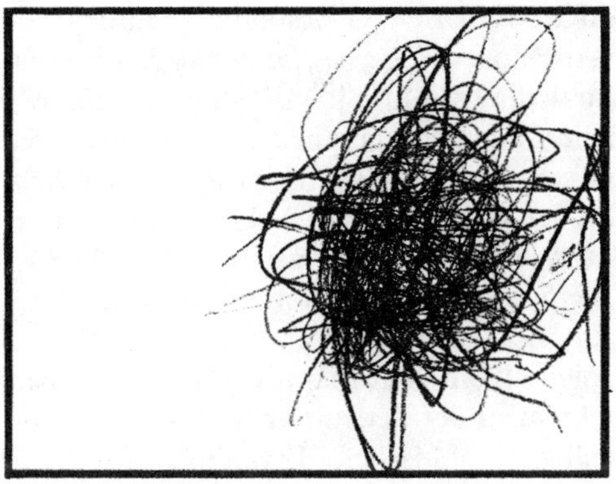

P10, two-thirds division (28 months)

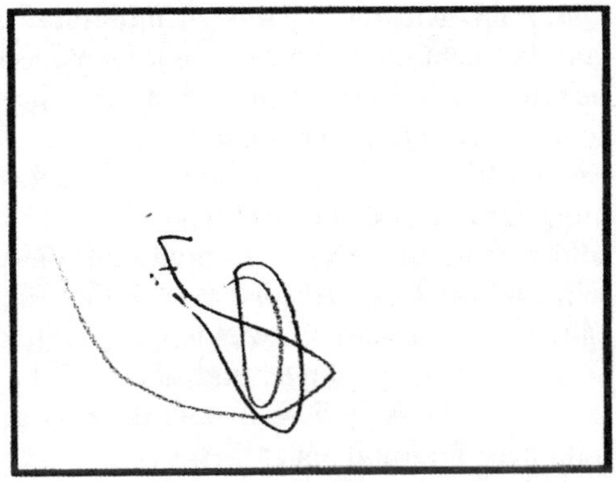

P11, quarter page (31 months)

Abbildung 110

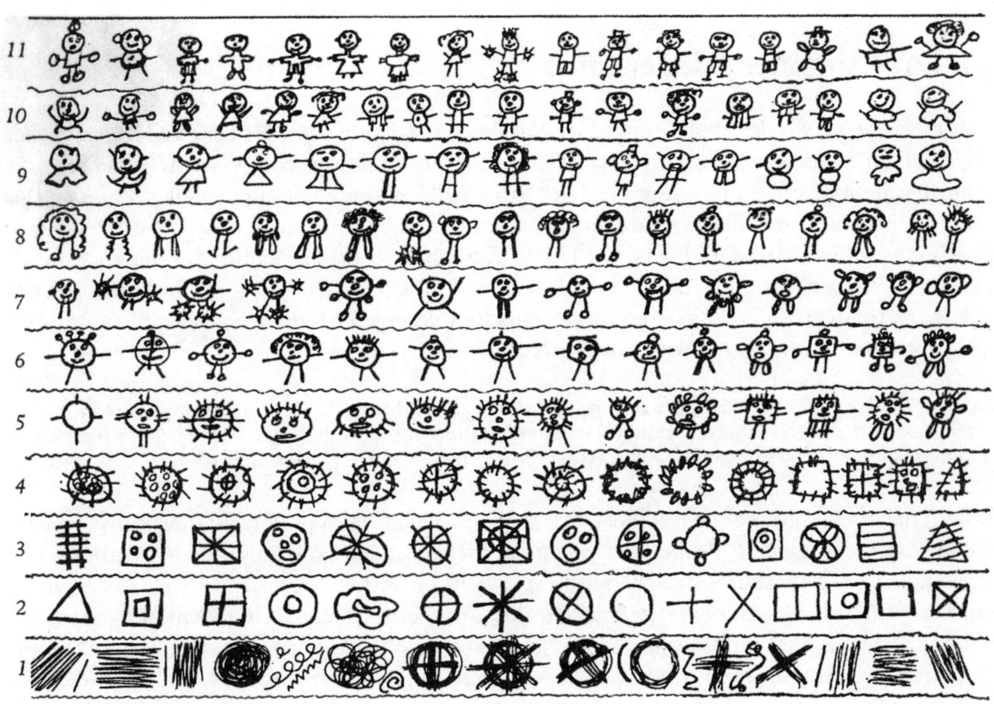

Abbildung 111

Das Zitat macht den Untersuchungsansatz von R. KELLOGG besonders deutlich: Sie verfolgt nicht die Entstehung und den Zusammenschluß von *gegenstandsanalogen* Figurationen, denen eine *Mitteilung* inhärent ist (= Darstellungsform mit Mitteilungscharakter), sondern ihr Interesse gilt den Kombinationsmöglichkeiten von graphischen Formen, deren Entwicklung von einer *einfachen* zu einer *komplexen* Struktur (vgl. auch ihre Nachzeichnung der Entwicklung der Mensch*komplexion* aus den *Basisformen* in Abbildung 111). Eine solche Strukturanalyse – so muß man diese Methode nennen, auch wenn R. KELLOGG sich eher der Gestalttheorie verpflichtet fühlt – gerät leicht in Kollision mit dem *tatsächlichen* (individuellen) Entwicklungsverlauf, sie legt sozusagen Querschnitte durch Reihen von Entwicklungsgängen und sieht auf die mögliche Kombinatorik von Formen. Außerdem vernachlässigt diese Betrachtungsweise das Element der Bedeutung, der *Motiv*kombinationen aufgrund einer besonderen, individuellen (graphischen) Erzählung. Es sei in diesem Zusammenhang an die Formulierung von W. STERN erinnert: „Keine Gestalt ohne Gestalter!" Auf die Methode R. KELLOGGs übertragen, müßte man sagen: Keine Struktur ohne bedeutungsgebendes Individuum! Allerdings bietet ihre Darstellung eine Fülle von Material über mögliche Zusammenschlüsse und Entwicklungsvarianten, die zudem in einer exzellenten Weise präsentiert werden (vgl. z. B. den „Kosmos der Kinderzeichnung" in Abbildung 11). Als Phänomenologie der Kinderzeichnung – in der vollen Bedeutung dieses Wortes – dagegen ist ihre Untersuchung nicht anzusehen.

b) Vom Sinn der Kinderkunst

Auf die Frage nach der Bedeutung der „Kinderkunst" antwortet R. KELLOGG mit eher allgemeinen kunstwissenschaftlichen Hinweisen: Das bildlogische System („the visually logical system of child art") repräsentiert ihrer Auffassung nach ein visuelles *Denken,* das nicht identisch ist mit dem rationalen Denken, dem sprachlichen Ausdruck oder der Expression von Gefühlszuständen (vgl. 1970, S. 255), und obwohl es häufig mit diesen anderen „Gestaltsystemen" – etwa der Perzeption der „thing Gestalts" – kollidiert und schwer davon zu trennen ist, stellt es eine ursprüngliche und eigenartige *ästhetische* Aktivität dar, die von keiner anderen Ausdrucksweise ersetzt werden kann:

„Meine Analysen der Kinderkunst zeigen, daß die Wahrnehmung der Kunstgestalten (‚art Gestalts') verschieden ist von der Wahrnehmung der Dinggestalten und daß die Entwicklung der Kinderkunst unabhängig von Vorstellungstätigkeit (‚associations') und sozialer Umgebung ist" (1970, S. 259).

Wie in der Erwachsenenkunst nähert sich der Betrachter auch in der „Kinderkunst" einem Grundzug menschlichen Verhaltens, wie er in ästhetischen, mythologischen, symbolischen Systemen zum Ausdruck gebracht wird (vgl. 1970, S. 263).
Offensichtlich ist die Autorin der Ansicht, daß diese ästhetische Aktivität in der sogenannten Modernen Kunst direkt, ohne Umwege über tradierte, gegenstandsgebundene Bildvorstellungen, in ein autonomes bildlogisches System eingebracht werden könne und daß die Kinderzeichnung als *Vorform* eines solchen Systems „autonomer" Kunst anzusehen sei. Mit dieser Ansicht steht sie, in den sechziger Jahren, am Ende einer Entwicklung zur ab-

strakten bzw. konkreten Kunst hin, nicht allein: Auch R. PFENNIG hatte in seiner Kunstdidaktik „Gegenwart der Bildenden Kunst“ (1964) ähnliche Auffassungen vertreten. Bis in die Wortwahl hinein sind beide Auffassungen von Künstlertheorien, etwa der PAUL KLEEs, beeinflußt:

„Die Akzeptierung der abstrakten Kunst hilft den Heranwachsenden, sich so frei zu fühlen, daß sie kindhafte Kunst – als Gegensatz zu kindischer verstanden – produzieren können“ (KELLOGG 1970, S. 266).

Das Kindliche wird als schöpferische Potenz angesehen, das in der Kunst über die Kindheit hinaus wirksam wird und in der abstrakten Kunst ihren Höhepunkt erreicht hat. Die gegenständlichen Darstellungen der Kinderzeichnung, die ja auch von R. KELLOGG nicht übersehen werden können, stellen sozusagen die jeweils verschiedene gegenstandsgebundene *Einkleidung* der „unterliegenden Form“ dar – auch hier eine Parallele zur linguistischen Strukturtheorie (WHORF u. a.). Die Dingrepräsentationen („thing Gestalts“) leihen also *zeitweise und jeweils anders* den Kunstgebilden („art Gestalts“) ihren Mantel; aber die Kunstgestalten können auch ohne gegenständliche Einkleidung existieren und Bedeutungen vermitteln. Diese Bedeutungen haben dann den Charakter von Mythologemen, d. h. von Urformen menschlichen Erlebens, wie sie in den Märchen und Mythen der Völker zum Ausdruck gebracht werden. Dieser Deutungsansatz führt R. KELLOGG (1970, S. 263 ff.) in die Nähe der Auffassungen C. G. JUNGs und seiner Schüler von der kulturellen Bedeutung der archetypischen Grundmuster. Dieser Auffassung ist sie auch in der Bezeichnung mancher Kritzelereignisse („Mandala“ o. ä.) verpflichtet.

XIX. Kinderzeichnung und Kinderkultur

1. Bemerkungen zur Entdeckungsgeschichte des Kindes und der Kinderkultur

Wir verlassen in den nachfolgenden Abschnitten für zwei Kapitel die Vermessungs-, Beschreibungs-, Erklärungs- und Deutungsversuche des scheinbar ahistorischen und wertfreien Phänomens „Kinderzeichnung" und wenden uns in einigen ausgewählten Fragestellungen dem Verhältnis von kindlicher Bildnerei und kulturellen Ereignissen zu. Wir stellen damit das zeichnerische Geschehen in kulturhistorische Zusammenhänge, fragen nach seinem Wert als Dokument individuellen und geschichtlichen Lebens, suchen nach den Frühformen/Vorformen künstlerischen Ausdrucks. Wie keine andere Problemstellung dieser Untersuchung wären diese Fragen einer (lebens-)langen Beschäftigung wert, denn nicht nur die Historiker der Kindheit müssen sich beeilen, wie es K. RUTSCHKY eindringlich formuliert hat (1983, S. XLI), wenn sie dem Vergilben der Dokumente und den hermeneutischen Fallstricken zuvorkommen wollen, sondern auch die Historiker der *Kinderkultur,* wenn man darunter nicht nur die Kultur *um* und *für* das Kind, seine Pflege, Erziehung, Bildung, sein Leben in Sozialgemeinschaften versteht, sondern die Kultur *des* Kindes, d. h. seine sprachlichen, musikalischen, bildhaften Äußerungen, seine Spielformen, seine religiösen Andachtsformen o. ä. *in* der jeweiligen Gesellschaft und deren Geschichte. Sind z. B. die frühen Bestände an sog. „freien Kinderzeichnungen", die ab 1880 in Europa allenthalben gesammelt wurden – z. B. in Leipzig (Sammlung LAMPRECHT, vgl. KRETZSCHMAR 1910), München (vgl. Zeitschr. f. Päd. Psychol. u. experiment. Pädagogik, 1918, S. 423), in Mannheim (Archiv für Jugendzeichnungen, vgl. G. HARTLAUB 1928), um nur die räumlich und zeitlich nächsten zu nennen –, alle im Zweiten Weltkrieg vernichtet worden? Wo sind die Dokumente des „freien literarischen Schaffens" (vgl. MESSER 1915, S. 37) geblieben, die E. BORNEMAN (1973; 1974) beweisen würden, daß es schon eine *Geschichte* offener *und* „verbotener" Lieder, Verse o. ä. gibt, die von Kindern verfaßt wurden?
Mit der Frage nach dem Verbleib und der kulturhistorischen Auswertung der genannten Dokumentationen bewegen wir uns ja erst auf eine historische Grenze zu, die gerade einhundert Jahre zurückliegt und an der, wie wir zu zeigen versuchten, schon eine allgemeine wissenschaftliche Erforschung der „Produkte der kindlichen Phantasie" einsetzte – übrigens neben und zusammen mit der Entdeckung und Untersuchung der „Bildnerei des Geisteskranken" (SIMON 1888; RÉJA 1907 u. a.).
Wenn wir schon über das Schicksal dieser fast zeitgenössischen, teilweise veröffentlichten Dokumentationen so wenig wissen, wie mag es dann um die Zeugnisse der ästhetischen Aktivitäten von Kindern und Jugendlichen bestellt sein, von denen beispielsweise J. H. PESTALOZZI und F. FRÖBEL berichten oder die der originelle (Heil-)Pädagoge P. GEORGENS (zusammen mit DEINHARDT) schon 1861/1863 *beschreibt* und als deren

Konsequenz er im Aktivitätsfeld Werken/Bauen den Ankersteinbaukasten (ca. 1884) entwickelte. Sollten in den Archiven und Nachlässen von Pädagogen und Schulreformern, wenigstens des 18. und 19. Jahrhunderts, keine Hinweise auf zeichnerische, werkhafte o. ä. Aktivitäten der „Zöglinge“ zu finden sein und sei es am Rande von Kladden und Arbeitsheften? Es würden uns ja schon einige Zettel mit Zeichnungen genügen, wie sie der Arzt JEAN HEROARD zu Beginn des 17. Jahrhunderts in sein Tagebuch mit Aufzeichnungen über die Entwicklung seines Schützlings LUDWIG XIII. einfügte (vgl. SOULIÉ/DE BARTHÉLEMY 1868). Aber es ist wohl tatsächlich leichter, den (literarischen) Zeugnissen des Onanierverbots (ELSCHENBROICH 1977, S. 133 ff.) nachzugehen, als den Spuren der produktiven Tätigkeiten von Kindern (und Jugendlichen) zu folgen. Aus den vielen literarischen Belegen und den künstlerischen Bilddokumenten lassen sich wohl noch am besten die *historischen Formen* des Kinderspiels rekonstruieren (vgl. ZINGERLE 1873)

Auch die Ansätze einer Geschichte der ästhetischen Erziehung (OTTO 1969; KERBS 1976; KEMP 1979; RICHTER 1981; HESPE 1985) vermitteln auf der Ebene der produktiven Tätigkeiten wenig mehr als die Geschichte der (bildhaften) *Vorlagen* und Vorgaben für zeichnerische Aktivitäten. Wiederum erst seit jüngerer Zeit haben wir Zeugnisse über die zeichnerischen Aktivitäten von Heranwachsenden, die nicht in einer Künstlerlehre o. ä. standen. Aber auch da handelt es sich hauptsächlich um Reaktionen auf didaktische Instruktionen, kaum um „freie“ Zeichnungen (vgl. KEMP 1979, S. 277 ff.; s. auch die Abbildung 112 aus einem Zeichenheft für Schüler nach SPEMANN-STUHLMANNs Methode, ca. 1893; unten: Abzeichnung einer Vorlage, Wandtafel?, oben freiere Zeichnung, unter Verwendung einer Vorlage?).

Wenn man das Unverständnis beobachtet, das den Phänomenen der zeichnerischen Aktivitäten von Kindern noch in der Entdeckerphase ab 1880 entgegengebracht worden ist, dann nimmt es nicht wunder, daß wir nur einige wenige *bildnerische Biographien* besitzen (vgl. Kapitel XVI). Wir haben in den vorhergehenden Kapiteln einen Eindruck zu vermitteln versucht, wie wenig sogar professionelle Beobachter von Kindern mit deren Produktionen anzufangen wußten/wissen: Erinnert sei an das Unverständnis, mit dem die Eltern CL. u. W. STERN auf die Versuche ihres fünfjährigen Sohnes GÜNTHER reagierten, Bilder aus Warenhauskatalogen auszuschneiden und sie zu collagieren und zu übermalen. Sie haben auf diese einzigartige psychologische Entdeckung nicht mit Erstaunen, Neugier oder speziellen Untersuchungen o. ä. reagiert, sondern ihre Beobachtung als Randbemerkung unter einem Wust anderer Bemerkungen (eher pikiert) versteckt. Erst aus jüngster Zeit besitzen wir Ansätze zu solchen Dokumentationen (vgl. HARTLAUB 1930; KLÄGER 1974; MOSIMANN 1979; GRÜNEWALD 1980; BUSHOFF 1984), vor allem von interessierten – und das heißt in diesem Falle: künstlerisch tätigen/kunstpädagogisch ausgebildeten – Eltern. Als Dokumente der „historischen Psychologie“ („psychohistory“) werden sie einmal den Rang erhalten, den wir den eher verstreuten Dokumenten „historischer Kinderzeichnungen“, mit denen wir uns in den nachfolgenden Abschnitten beschäftigen wollen, zumessen. Aber werden sie dann als ikonische Ereignisse einer „pädagogischen Kindheit“, ja einer „Kinder-Kindheit“ (v. HENTIG 1975, S. 34 f.) nicht dem Verstehen einen ähnlichen Widerstand entgegensetzen, wie wir ihn in den bildhaften Dokumenten der historischen Psychogenese zu überwinden haben? Denn in der Betrachtung dieser Zeugnisse wachsen die Verständnisschwierigkeiten mit der Entfernung zur Entstehungszeit „im

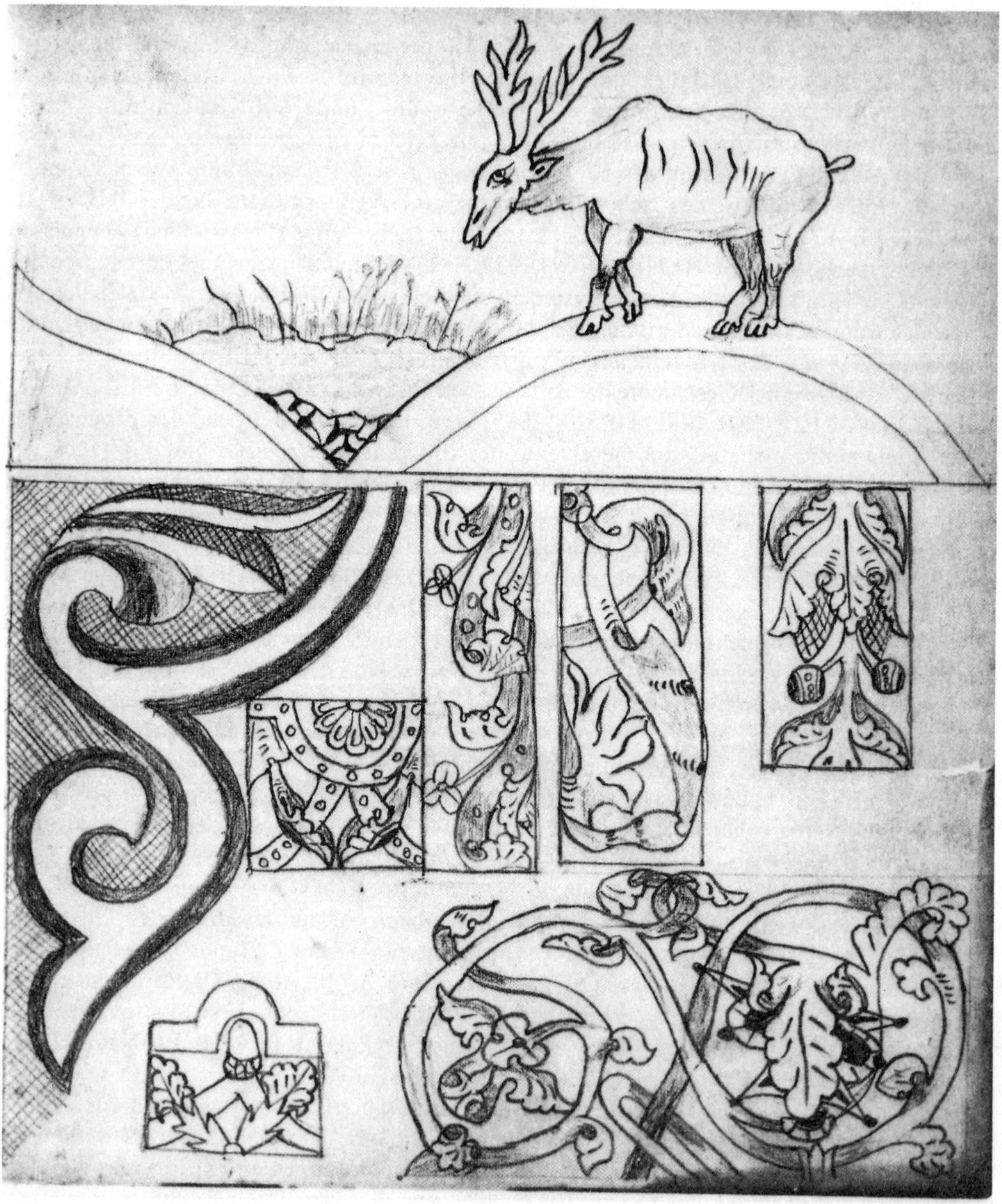

Abbildung 112

Quadrat". Haben wir es doch mit einer Sorte von Dokumenten zu tun, die speziellen (z. B. biographisch-strukturanalytischen) Interpretationsmethoden unterworfen werden müssen. Wie läßt sich dabei das biographische Moment rekonstruieren, wenn es schon in der Interpretation von Kunstwerken häufig nicht gelingt, eine Verbindung von künstlerischem Ausdruck und biographischem Ereignis herzustellen? In den Kinderzeichnungen handelt es sich ja um Dokumente, in denen die historischen Reflexe, die Widerspiegelung geschichtlicher Ereignisse nur einem kollektiven Darstellungsstil entnommen werden können, die zudem häufig durch die Art der Wiedergabe verstümmelt und fast immer aus einer bestimmten, meist pädagogisch-psychologischen Sicht *vor*beurteilt sind. Weil es sich um historische Dokumente eigener Art handelt, sollte man aber auch nicht versuchen, in diesen Objektivationen jenen „natürlichen" (ROUSSEAU) oder gar gesellschaftlichen Fortschritt realisiert zu sehen, der in den (kulturellen) Äußerungen der Erwachsenen so schmerzlich vermißt wird; es würde dann in den Aktivitäten der Kinder eine „spezifische Potenz am Werk (gesehen), die es ihnen erlaubt, den bereits degenerierten Erwachsenen gegenüber die Utopien des Schöpferischen, Kreativen und Spontanen" zu entwerfen (RUTSCHKY 1983, S. XXXII). Wir sind dieser romantisierenden Verherrlichung alles Kindlichen in unserer Darstellung mehrfach begegnet. Diese Sichtweise ist schon in einem Wort von G. H. WACKENRODER (TIECK?) charakterisiert und *relativiert* worden, das ich nur aus der Erinnerung wiedergeben kann: „Es ist ein Unglück für den Menschen, daß er seinen Verstand nur bekommt, um die Unschuld seiner Seele zu verlieren."

2. Die historische Kinderzeichnung

D. WIDLÖCHER hat (1974, S. 12f.) die These aufgestellt, daß die „Kinderzeichnung ein Produkt unseres industriellen Zeitalters" sei. Zur Begründung dieser Auffassung führt er an, daß die kindliche Bildnerei auf bestimmte „Ausdrucksmittel" (Bleistift, Wasserfarbe, Filzstift) angewiesen und nicht unabhängig von diesen billig produzierten, pädagogisch eingesetzten Realisationsmaterialien zu denken sei. Außerdem lasse sich beobachten, daß durch jedes neu hinzukommende Material (z. B. Filzstift) eine Ausweitung der Ausdrucksmöglichkeiten erzielt worden sei. Er nimmt dieser These allerdings etwas von ihrer Schärfe, weil er gleichzeitig bedauert, daß wir keine „historischen Dokumente" über die kindliche Bildnerei – etwa aus dem Mittelalter – besäßen und weil er eine deutliche Parallele zwischen den Darstellungen der Volkskunst, wie sie sich auf Votivbildern, Ladenschildern o. ä. präsentieren, und der kindlichen Bildnerei herausarbeitet.
Nach den spärlichen, aber eindeutigen Belegen, die im folgenden vorgestellt werden sollen, läßt sich die These WIDLÖCHERs nicht halten: Zwar ist es unbestreitbar, daß mit dem Zeitalter der „pädagogischen Kindheit" – diese Formulierung von H. v. HENTIG (1975, S. 34) soll formelhaft verkürzt jene Wende zu einer bewußten, pädagogisch angeleiteten Weitergabe von Fertigkeiten, Kenntnissen und Werten charakterisieren, die sich im Verlauf des 19. Jahrhunderts beobachten läßt (vgl. ARIÈS 1975, S. 47ff.) – eine ungeheure Ausweitung der dokumentierten bildnerischen Aktivitäten des Kindes einhergeht und daß die verfügbaren Realisationsmittel wie Papier, Bleistift, Farbkästen o. ä. ihren Teil zu dieser Ausweitung beigetragen haben. Aber es hieße, das Medium zur Ursache zu machen, wenn

das bildnerische Verhalten des Kindes von der Verfügung über Papier und Bleistift abhängig gemacht würde. So haben wir z. B. auf die *Beschreibung* F. FRÖBELs in seiner „Menschenerziehung" (1826; vgl. HOFFMANN II, S. 46) hingewiesen, die eine genaue Wiedergabe von frühen Zeichenaktivitäten mit Hilfe „eben gefundener Steine" – wohl weicher kreideartiger Materialien – enthalten: *vor* der Verbreitung billiger Zeichenmaterialien. Allerdings haben wir auch zu zeigen versucht, wie des „Kindes Zeichenlust" (FRÖBEL) in einem System von Strichen mit Netzcharakter gezähmt werden sollte. Andere Hinweise auf zeichnerische Aktivitäten von Kindern finden sich in der „Ästhetik" G. F. W. HEGELs (erschienen als Vorlesungsnachschriften 1835) und den pädagogischen Schriften F. SCHLEIERMACHERs – z. B. in den Nachschriften seiner Vorlesungen von 1813/1814 – 1826 (vgl. Ausgabe 1966, Neudruck 1983/84, S. 212). Beide Autoren sprechen im Hinblick auf die kindlichen Bildnereien im Felde der Zeichnung oder in Wachs, Ton o. ä. von „symbolischen Gebilden", die das, was sie „darstellen sollen, nur andeuten" (HEGEL 1955, S. 665f.), wobei F. SCHLEIERMACHER zudem die „kindliche Phantasie" in diesen Gebilden wirksam sieht. Sie beweisen damit – auf dem Hintergrund ihrer ästhetischen bzw. pädagogischen Vorstellungen (vgl. RICHTER 1976, S. 11f.; dort auch eine Bestimmung des Symbolbegriffs bei HEGEL) – eine *Kenntnis* der kindlichen Ausdrucksaktivitäten und eine theoretische Einschätzung der Phänomene, der sich erst (nach 1905) die zweite Generation der Forscher (BÜHLER, STERN, LUQUET u. a.) wieder annäherte.
W. KEMP hat (1979, S. 238ff.) eine Reihe literarischer Zeugnisse gesammelt, in denen (heute) Bekannte (G. KELLER, K. SPITTELER u. a.) und Unbekannte (B. GOLTZ, R. S. ZIMMERMANN u. a.) über ihren frühen Umgang mit selbstgefertigten und vorgefertigten Mal- und Zeichenmaterialien berichten, z. B. über Aktivitäten mit „roter Tinte und Grünspan in Essig aufgelöst" (v. KLOEDEN), dem käuflich zu erwerbenden „Muschelfarbkasten" (GOLTZ), den „ersten Bleistiften"(ZIMMERMANN) usw. Diese Autoren versuchten auch, ihre Gefühle angesichts der „Tintenlandschaften und Kleksereien" (GOLTZ) in Worte zu fassen. Es ist eine Frage der Bewertung historischer Bedingungen, ob man sich der Auffassung W. KEMPs anschließt, daß um 1800 „das Zeichnen und Malen selbst bei schon angeregten Kindern häufig an schierem Materialmangel scheiterte" (1979, S. 241). Sicher war es nur den Kindern wohlhabender, bürgerlicher Eltern möglich, sich in *traditionellen* bzw. professionell-künstlerischen Materialien wie Feder, Tinte und Papier auszudrücken. Aber auch in diesen Kreisen herrschte allgemeine Unkenntnis über die natürliche „Kunstbildung" (PESTALOZZI, FRÖBEL u. a.) des Kindes; es bestanden bestenfalls Zweifel, ob solche Materialien auch in Kinderhände gehörten, während den Kindern von Bauern, Tagelöhnern und Arbeitern elementare Ausdrucksmittel wie Lehm, Sand, Steine, Hölzer u. v. a. zur Verfügung standen – *falls* die allgemeine Armut dieser Schichten solche „Kindereien" wie den Umgang mit den genannten Materialien überhaupt zuließ. Aber wenn wir die Berichte der „beobachtenden Pädagogen" (vom Ende des 18. Jahrhunderts an) nicht nur als Beschreibungen von pädagogischer Idylle (mit Zweckoptimismus) abtun, dann hat es auch zu jener Zeit schon „offene" Spiele gegeben, in denen produktive Aktivitäten dominierten, z. B. das Bauen von Hütten, die Ausgestaltung einer Höhle, das Auslegen einer Landschaftsszenerie *und* das (Ab-)Zeichnen vorgefundener Gegenstände auf Tischen und Wänden (vgl. z. B. FRÖBEL, in: HOFFMANN II, S. 64ff.). Als wohl ältestes Zeugnis dieser Art kann eine Bemerkung CAREL VAN MANDERs

(1548–1606) angesehen werden, der in einem „Lehrgedicht“ beklagte, daß die „leerlustighe Jenght“ in der Schule, anstatt zu schreiben, das Papier mit „manneken“, „schepen“ (= Schiffe) und „verscheyden dieren“ bedeckten (vgl. ARNDT 1970, S. 261).
Nun bewegen wir uns in der Auswertung dieser *literarischen,* meist autobiographischen Zeugnisse auf dem unsicheren Boden von „fiktiven Fakten“ (RUTSCHKY), d. h. von Ereignissen, welche durch die Lebensgeschichte (häufig: Leidensgeschichte) des Erzählenden, die gewählte Form der Darstellung, deren Tradition und Absicht, die subjektive Sicht von sozialen Verhältnissen usw. nicht selten so „verstellt“ sind, daß ein unmittelbarer Zugang schwierig ist. Ob es überhaupt möglich ist, aus diesem Stimmengewirr eine Stimme herauszuhören, welche unser Wissen über den historischen Gegenstand „Kinderzeichnung“ bereichert, darf bezweifelt werden. Zum Glück besitzen wir aber für den engeren Gegenstandsbereich „historische Kinderzeichnung“ neben den *literarischen Zeugnissen* auch – einige wenige – *ikonische Fakten,* welche zeigen, daß die Lust am bildnerischen oder gar zeichnerischen Ausdruck nicht irgendwann am Ende des 18./Beginn des 19. Jahrhunderts erwachte, sondern daß Kinder sehr viel früher schon gezeichnet haben:

- Die frühesten Belege für solche zeichnerischen Aktivitäten hat H. ARNDT (1970, S. 261 ff.) in Schulbuchausgaben von Äsop-Fabeln und Horaz-Gedichten entdeckt, die kurz nach 1500 erschienen sind. Sie zeigen u. a. einen „Fähnrich mit zwei Hunden“ (vgl. Abbildung 113) und sind nach Auffassung der Autorin auf ca. 1520/25 zu datieren. Der zeichnende Lateinschüler hat in diesen Büchern neben allerlei anderen Sentenzen auch den eindrucksvollen Satz hinterlassen: „Johannes est stultus. Amen“.

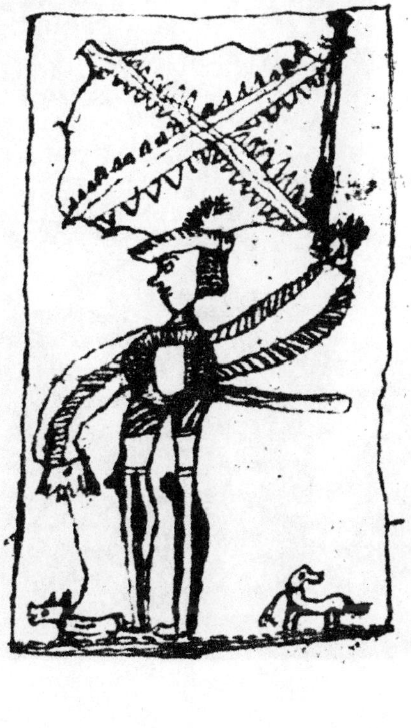

Abbildung 113

- Ungefähr zur gleichen Zeit entstand die *reproduzierte Darstellung* einer Kinderzeichnung als Teil des bekannten Knabenportraits von GIOVANNI FRANCESCO CAROTO (1480–1546). Interpretatorisch stellt uns diese „Kinderzeichnung“ vor besondere Probleme, weil wir zwar aus unserer heutigen Kenntnis über die Entwicklung des zeichnerischen Ausdrucks das „Menschzeichenalter“ auf 7/8 Jahre festlegen können, aber die Funktion der Zeichnung in dem Dreieck „dargestelltes Kind“-Maler-Betrachter/Auftraggeber nicht mit Sicherheit bestimmen können. W. KEMP hat (1979, S. 25) die angefangenen Darstellungen von Kopf und Auge *neben* der menschlichen Figur zum Anlaß für allerlei Spekulationen über mögliche Vorlagen und Eingriffe von außen genommen; aber auch er kommt nicht umhin, eine „weitgehende Identität des Erscheinungsbildes, nicht nur bei Betrachtung der Augen, sondern auch des gesamten Menschenschemas“ mit dem „Befund der Kinderzeichnungen des 20. Jahrhunderts“ festzustellen. Ein wenig weicht allerdings die Darstellung der Kniegelenke (Kreisformen) von diesem Befund ab: Vielleicht ist darin doch die korrigierende Hand des wiedergebenden Malers zu spüren (vgl. Abbildung 114).

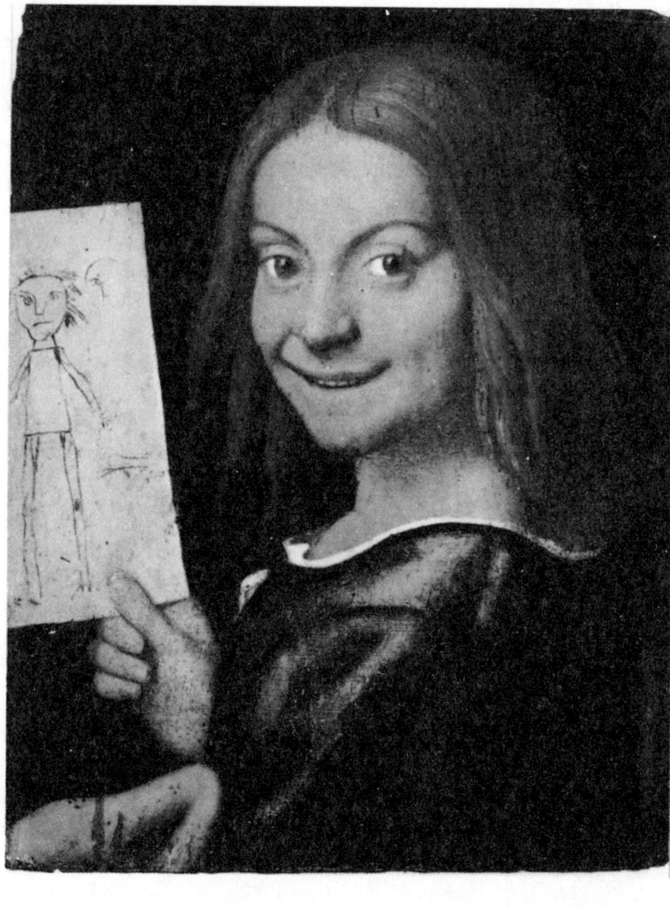

Abbildung 114

- Von besonderer Bedeutung sind die Zeichnungen (vgl. Abbildungen 115 und 116) des achtjährigen LUDWIG XIII. in den schon erwähnten Tagebüchern seines Arztes JEAN HEROARD (1609), zeigen sie doch in der Darstellung der Kutsche/des Wagens ein noch heute bekanntes Schema aus Kreis- und Kastenelementen (vgl. unsere Wiedergabe der Untersuchungen von W. EBERT im Kapitel IX, Abschnitt 2). Aber der Differenzierungsgrad der Pferde (Vorformen plastischer Rumpfzeichnung, differenzierte Beinstellung) *und* die überlappende Darstellung der Pferdegespanne, d. h. das Hintereinander im Raum anstelle eines Neben- bzw. Übereinanders auf der Fläche, übertreffen die zu erwartende Zeichenfähigkeit („Menschzeichenalter") eines Achtjährigen und lassen Anleitung und Führung vermuten.

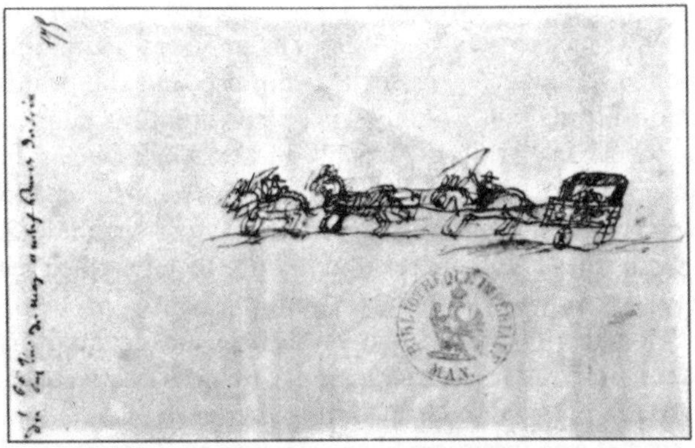

Abbildung 115

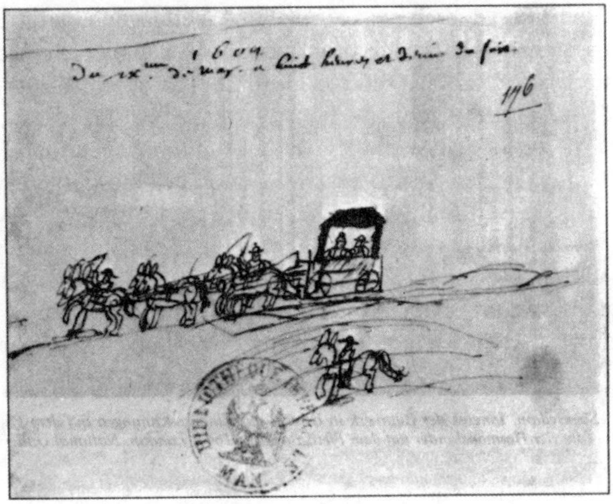

Abbildung 116

- Aus der Mitte des 17. Jahrhunderts ist uns wiederum die *Darstellung* einer Kinderzeichnung überliefert: In einem Bild des niederländischen Architekturmalers PIETER J. SAENREDAM (1597–1665) springt dem Betrachter ein Graffito ins Auge, das an herausgehobener Stelle einen Pfeiler der streng kubisch geometrisierend angeordneten Architektur „ziert" und den Charakter einer Kinderzeichnung hat. W. KEMP hat (1979, S. 36) sie als Darstellung der „vier Haimonskinder auf dem Pferd Bayard" identifiziert. Der Maler rational konstruierter, z. T. ideal überhöhter Kirchenarchitektur hat diese Verunstaltung des makellosen Raumgefüges durch ein laienhaftes Geschmiere dokumentarisch genau, aber sicher nicht ohne (ironischen) Hintergedanken mitgeteilt: So machen sie's alle, sogar in Kirchen!

Vor allem dieses letzte Beispiel einer Kinderzeichnung auf einer Kirchenwand aus dem kargen Fundus (erhaltener) historischer Kinderzeichnungen erinnert uns wiederum an das Problem der Deutung eines solchen „fiktiven Faktums", an der wir uns ja in diesem Falle auch versucht haben, und es führt uns vor Augen, daß das Ausdrucksgeschehen selbst überhistorisch – nicht ahistorisch – genannt werden kann. Zwar hängt die *materielle Realisation* dieses Geschehens von den jeweiligen *Mitteln* ab und von den Materialien wiederum *bestimmte Züge* des Ausdrucksergebnisses – mit einem Kreidestein kann man nicht malen! –, aber die anthropogen verankerten Ausdrucksimpulse sind die primären Ereignisse und nicht die wechselnden Materialien. Es hieße auch die Verhältnisse auf den Kopf zu stellen, wenn man das kindliche Ausdrucksgeschehen von der *Nachahmung* historischer Formen der Kunst, etwa der Entwicklung der „freien" *Künstler*zeichnung in der Renaissance, abhängig machen will (vgl. KEMP 1979, S. 29ff.). Welches kritzelnde, schmierende, linienziehende, bauende Kind dieser Zeit hatte überhaupt ein Gemälde, geschweige denn eine Künstlerzeichnung vor Augen? Vollends „unhistorisch" erscheint die Behauptung W. KEMPs, *historisch* habe sich zuerst so etwas wie die grobmotorische graffitoartige Kinderzeichnung, dann – *nach* der Entwicklung der freien Künstlerzeichnung – die feinmotorische, gegenstandsadäquate Kinderzeichnung herausgebildet: Die Entwicklung der menschlichen Motorik hat sich in diesem historisch kurzen Zeitraum wohl kaum so schwerwiegend geändert. Verändert haben sich die Möglichkeiten der materiellen Realisation in der Darstellung vorgegebener natürlicher und kultureller Gegebenheiten, die Formen der Dokumentation und der Weitergabe und der Grad der (pädagogischen) *Induktion,* d. h. der Aufforderung, Anleitung zur zeichnerischen Wiedergabe, der direkten *und* indirekten Beeinflussung. Verändert hat sich auch die Toleranzspanne gegenüber den kindlichen Ausdrucksaktivitäten: Gab es in den „historischen" Zeiten der Kinderzeichnung offensichtlich nur ein mißbilligendes Gewährenlassen, wie es im Bild von P. J. SAENREDAM zum Ausdruck kommt, so werden diese Aktivitäten in den „pädagogischen" Zeiten Teil der individuellen Entwicklungsgeschichte, sichtbarer *Ausdruck von Kindheit* – allerdings werden sie auch als Beschäftigung, Ablenkung, als Form der „Entlastung" (GEHLEN) vom Bedürfnisdruck benutzt. Aber wir sollten diesen Einstellungswandel nicht überschätzen:

Noch in den ersten Forschungsberichten (RICCI, BÜHLER u. a.) findet sich die Formulierung von den „Narrenhänden, die Tische und Wände beschmieren", und C. RICCI unterscheidet zwischen „guten" Kinderzeichnungen und „schlechten" (erotischen) Graffiti von Halbwüchsigen und Erwachsenen.

3. Von der überhistorischen Form- und der historischen Motivstruktur

Wenn wir im vorhergehenden Abschnitt von den „überhistorischen" Aspekten des kindlichen Ausdrucksgeschehens gesprochen haben, das im (Sonder-)Falle der Kinder*zeichnung* an historisch vorgegebenen Realisationsmitteln wie Schiefertafel und Griffel, Papier, Feder, Tinte o. ä. gebunden ist, so gilt diese Feststellung nur für die Ebene der „Werde*formen*", d. h. für die formale Teilstruktur kindlicher Darstellungen. Die Kutschenbilder LUDWIG XIII. von Frankreich (1609), gezeichnet mittels Feder und Tinte auf Papier, präsentieren sich uns auf dieser formalen Ebene als Konstellation aus Kasten- und Kreis-/Sonnenzeichen. Diese Konstellation „bezeichnet" das räumliche Gebilde Wagen/Kutsche so, wie es das Formenrepertoire des Achtjährigen zuläßt. Das *Motiv* „Kutsche" als *gegenstandsanaloger* Zusammenschluß von kastenförmigem Chassis und baldachinartigen Aufbauten dagegen gehört natürlich in das Zeitalter der Kutschen, hatte Realität nur für „Kutschenkinder"; heute könnte es nur noch medial vermittelt werden, es wäre Darstellung einer Darstellung. Ähnliches gilt für die Reiter und die Insassen der Kutsche: Zu dem „überhistorischen" Menschzeichen als Resultat bestimmter *formaler Zusammenschlüsse* (Kasten- und Kreiselemente) treten jeweils charakteristische Merkmale (Kopfbedeckung), welche einer bestimmten *geschichtlichen Epoche* entstammen und das Motiv „historisch" anbinden. Ganz deutlich wird diese Verbindung von formaler (unterliegender) Grundstruktur und historisch gebundener Motiventwicklungen in den beiden anonymen Kinderzeichnungen aus dem Schulbuch von 1510/1520, welche bei H. ARNDT (1970) publiziert sind. Diese Zeichnungen eines älteren Kindes/Jugendlichen von 10/11 Jahren – bei dieser Festlegung sollten wir uns an die Feststellung von P. ARIÈS (1975, S. 50ff.) erinnern, daß in der genannten Epoche, d. h. „im sehr weit fortgeschrittenen Mittelalter", Kindheit und Jugend eine sehr viel kürzere Zeitspanne umfaßten als heute, und die Heranwachsenden in einem unmittelbaren, unreflektierten Lebensverhältnis zu den Erwachsenen standen – geben einen zeitgenössischen (?) Fahnenträger wieder mit Stulpenstiefel, Wams/Rüstung (?), Barett, Schwert und Fahne, der, merkwürdig genug, ein Hündchen an der Leine führt. Wiederum macht der Vergleich von nicht historisch zu fixierendem Tier(zeichen) und zeitgenössisch ausstaffiertem Mensch(zeichen) den Unterschied zwischen den überhistorischen Grundformen und den historisch gebundenen Motivzusammenschlüssen deutlich. Die Darstellung einer Kinderzeichnung auf dem Knabenportrait G. F. CAROTOs (von ca. 1520) dagegen zeigt uns ein relativ „reines" Formschema: wohl weil der Maler eine *kindliche* Zeichnung dem Portraitierten beifügen und dem Betrachter/Auftraggeber vorführen wollte.

Wenn wir den engen Bereich der „historischen Kinderzeichnung" verlassen und uns den gut erhaltenen Dokumentationen von Kinderzeichnungen seit 1880 zuwenden, so läßt sich unsere These, daß in der jeweiligen Zeichnung die elementare („unterliegende"), historisch nicht gebundene formale Struktur häufig durch historisch bedingte Motivzusammenschlüsse *überlagert* wird, an vielen Beispielen belegen; ja man kann sagen, mit Ausnahme von „Landschaftsdarstellungen" wie Baum-, Wasser-, Wolken-/Himmelmotive o. ä. *müssen* die überhistorischen Grundformen in jeweils besonderen, geschichtlich gebundenen

Motivelementen/Motivkomplexen realisiert werden. So lassen sich z. B. aus den materialreichen Untersuchungen von G. KERSCHENSTEINER (1904 bzw. 1905) und S. LEVINSTEIN (1904), ergänzt um H. WOLFF (1927, S. 12ff.) und in neuerer Zeit um H. EGEN (1967), ganze Kataloge von historischen Motiven zusammenstellen – auch wenn deren Geschichte z. T. noch andauert:

- Badezuber; Beile, Messer, Äxte; Schultaschen; Pferdesättel, Zaumzeug; Uhren; Waffen o. ä. Solche Darstellungen von Gegenständen des täglichen Lebens dienen auf vielen Kinderzeichnungen als Verdeutlichungen/Elemente von Erzählbildern.
- Ähnlich verhält es sich mit dem Bereich von Kleidung und Mode: Vom Federhut über den Hosenträger bis zu den Stöckelschuhen werden modische Details zu Elementen von Menschzeichen.
- Segelschiffe/Dampfschiffe und deren Kombinationen. Eisenbahnzüge, bes. Dampflocks, „Trambahnwagen"; Luftschiffe, Flugzeuge; Fahrräder, später auch Autos sind als technische Gebilde wichtige, häufig sogar bildbestimmende Motive.
- Religiöse Szenen (z. B. aus der biblischen Geschichte), mythologische und pseudomythologische Szenen (z. B. „Osterhasenfamlie"; vgl. Kapitel XII, Abschnitt 1), historisierende Darstellungen wie Ritterspiele, Festungen, Schlachtenbilder o. ä. können zu bildbestimmenden Motivarrangements werden.

An den Gegenständen der letzten beiden Motivkreise läßt sich deutlich ablesen, daß Kinderzeichnungen sogar einen historisierenden Charakter haben können, daß die Zeichner also Szenen aus der näheren oder ferneren *Geschichte* wiedergeben und/oder sich sogar in das Gebiet „unhistorischer" Mythologien/Allegorien vorwagen. S. LEVINSTEIN teilt staunend (1904, S. 55ff.) alle Themen/Motive von 34 Zeichnungen eines Vierzehnjährigen mit, von dem seine Lehrer sagten, daß er „mündlich und schriftlich nichts leiste (und) vagabondiere." Es handelt sich um Darstellungen von Szenen aus dem Deutsch-Französischen Krieg von 1870/71 und aus dem Burenkrieg, um Indianerüberfälle und andere „Westernszenen", historisierende Darstellungen („Wie ein Bauernsohn ein Raubritter wurde") und vor allem Urwaldszenen mit „Eingeborenen" – alle von hohem zeichnerischem Niveau. S. LEVINSTEIN bezweifelt u. E. zu Recht die Beurteilung der Persönlichkeit durch die Lehrer und weist darauf hin, daß bei dem Jungen sicher nur die Phantasie und die Lektüre „vagabondierend" gewesen sei. Verallgemeinernd sagt er (1904, S. 58) dann, daß die „Bedeutungsvorstellungen" – so nennt er sehr anschaulich den semantischen Anteil der internen Repräsentationen von Motiven/Themen – die *Individualität* des Zeichners widerspiegele. In der Tat ist diese Teilstruktur in der Lage, individuelle Inhalte (wie z. B. die exotischen oder sogar eskapistischen Vorstellungen des genannten Vierzehnjährigen) aufzunehmen und *in der kollektiven formalen Grundstruktur zu realisieren.* In noch stärkerem Maße als in den o. g. Biographien alter Menschen aber ist das Historische in den Zeichnungen Heranwachsender *gebrochen* durch die Individualität des Kindes, seine spezifische („kindeswesentliche") Weltsicht *und* die vorgegebenen Darstellungsmöglichkeiten. Nicht immer – wie etwa in den „Kinderzeichnungen" aus dem Konzentrationslager Theresienstadt oder den Zeichnungen von zerstörten Häusern im Polen der Nachkriegszeit (vgl. Kapitel XV, Abschnitt 2) – ist das Historische ja erlebte (erlittene) Geschichte, sondern es ist (medial) vermitteltes Ereignis, das dem Heranwachsenden zum Darstellungsmaterial für *seine* individuellen Inhalte dient. Schon C. KIK bemerkte (1909, S. 126f.), daß sich nicht abschätzen ließe, „wieviel Kriegsbilder von Kinderhand in Anschluß an die Burenkämpfe, den deutschen Feldzug in China und den russisch-japanischen Krieg entstanden" seien, und führt derartige „Phantasiebetätigungen" auf die (schädliche) Lektüre von Tageszeitungen und eine Jugendlektüre zurück, „die auf den für das Gewaltsame und Außergewöhnliche gerichteten Sinn der Kinder" spekulierten! Mit dieser Verurteilung von Kriegs- und Gewaltdarstellungen (die nicht dem eigenen Erleben/Erleiden entstammen) entspricht dieser Autor ja schon heutigen Vorstellungen. In unserem Zusammenhang geht es allerdings eher darum, festzuhalten, daß auch in diesen vielen Kriegs- und Gewaltdarstellungen keine neuen bzw. anderen formalen Grundstrukturen auftauchen. Zwar lassen sich eine Fülle von zeitgebundenen Darstellungsgegenständen (= Motiven) entdecken, aber keine Besonderheiten in der Darstellungsstruktur.

4. Kinder-Künstler, Künstler als Kinder, Kinder von Künstlern

Auf solche Besonderheiten in der Darstellungsstruktur der Kinderzeichnung könnten wir stoßen, wenn wir uns jetzt bestimmten Heranwachsenden zuwenden, deren sozial-kulturelle Lebensverhältnisse außergewöhnliche zeichnerische Aktivitäten, qualitativer und quantitativer Art, erwarten lassen oder denen schon früh ungewöhnliche „künstlerische" Fähigkeiten attestiert wurden. Wie die Überschrift zu diesem Abschnitt ausweist, haben wir versucht, drei besondere Gruppen von Heranwachsenden, die auch in der Literatur behandelt werden, zu identifizieren, und zwar solche, die:

- früh als „Künstler", „besondere Begabung" o. ä. apostrophiert wurden, die *Wunderkinder* der Bildenden Kunst sozusagen, deren Spur sich (für uns) dann aber verliert bzw. deren Ausdrucksfähigkeit sich kaum mehr entwickelt hat. Sie sollen hier (a) unter der Bezeichnung „Kinder-Künstler" auftreten dürfen.
- später solche Bezeichnungen, die ihnen schon als Kinder verliehen wurden, auch rechtfertigten, d. h. die als Künstler hervortraten. Sie werden hier (b) unter der Überschrift „Künstler als Kinder" angesprochen; natürlich wäre es auch interessant zu untersuchen, wie hoch der Anteil derjenigen Künstler ist, die in ihrer Kindheit/frühen Jugend *nicht auffallend* künstlerisch tätig waren. Aber auch nur ein Seitenblick auf diese Gruppe würde den Rahmen unserer Untersuchung sprengen.
- in einem künstlerischen Milieu, vor allem eben als Kinder *von* Künstlern, aufwuchsen und andere sozial-kulturelle Voraussetzungen und/oder Dispositionen für ihre bildnerischen, literarischen o. ä. Aktivitäten hatten (c).

Diese Aufgliederung sollte nur als Versuch angesehen werden, komplexe Zusammenhänge überschaubar und innerhalb der vorgegebenen Möglichkeiten darzustellen. Bei näherem Hinschauen handelt es sich nämlich fast immer um individuelle Ereignisse, die sich einer typologisierenden Betrachtungsweise entziehen, weil sie z. B. unter zwei oder gar alle drei der genannten Kategorien fallen: So ist etwa PABLO PICASSO als Sohn eines Künstlers ein „Wunderkind" gewesen und ein Künstler von höchstem Rang geworden.

a) Die Kinder-Künstler oder zu sog. „übernormalen Zeichenbegabungen" in der Kindheit

Schon um die Jahrhundertwende haben sich die Autoren für die Frage interessiert, ob sich bestimmte sozial-kulturelle Bedingungen und ethnisch-kulturelle Besonderheiten in der Gesamtstruktur der Kinderzeichnung nachweisen lassen. G. KERSCHENSTEINER z. B. faßt für die von ihm beurteilten Zeichnungen eine Reihe von Angaben zu einer Art Milieucharakterisierung zusammen. Für die wiedergegebene Zeichnung (vgl. Abbildung 117) z. B. lautet diese Charakterisierung so:

„Gezeichnet von einem *Knaben,* IV. Klasse, *10 Jahre,* Fortgang Note III, gezeichnet z(u) H(ause), hat *kein* Bilderbuch, Beruf des Vaters Briefträger" (vgl. 1904, Tafel 28, Fig. 23).

Diese Angaben sollten die Frage nach dem Verhältnis von schulischer Leistung (= Indikator für Intelligenzhöhe) und Zeichenfähigkeit beantworten; daneben interessierte sich G. KERSCHENSTEINER aber vor allem für die Probleme der (künstlerischen) „Begabung" des Heranwachsenden, sein „Verhältnis zur Kunst". Diese Suche nach den Anzeichen einer Entwicklungslinie vom Schema zur künstlerischen *Gestaltung* bestimmt geradezu die Methodik seiner Untersuchungen: Er will herausfinden, *wie viele* der Heranwachsenden den Weg von einer (notwendig schematisierenden) frühen Kinderzeichnung zu einer „formgemäßen Darstellung" (= realistisch/naturalistische Wiedergabe) gehen, welche Art von „Begabung" dazu notwendig ist und ob die Anregungen des Elternhauses den Weg dorthin beeinflussen.
Während G. KERSCHENSTEINER das Außergewöhnliche suchte und (bis auf einige Ausnahmen) das Gewöhnliche fand, untersuchte C. KIK zur gleichen Zeit (seit 1905) als einer der ersten die ungewöhnliche, die „übernormale Zeichenbegabung bei Kindern" (1909, S. 92ff.). Seine Darstellung zeichnet sich vor vielen anderen dadurch aus, daß er zu den Abbildungen kurze Biographien der *vierzehn* „hochbegabten" Kinder stellt, die eine Art Persönlichkeitsprofil zu geben versuchen. Er *interpretiert* also aufgrund von Angaben der Eltern, Lehrer o. ä., die er brieflich eingeholt hat, wenn ihm die zeichnerischen Leistungen eines Kindes auf Ausstellungen, in Bücherreproduktionen (z. B. in der Zeitschrift „Kind und Kunst") auffielen. C. KIK versuchte in seinen Beschreibungen immer, auch den Schwerpunkt der bildnerischen Aktivitäten zu bestimmen, also z. B. festzulegen, ob die/der Zeichnende imitativ, abzeichnend vorgeht („Kopist" ist) oder eher „aus dem Gedächtnis" arbeitet. Als Beispiel für die Methode C. KIKs (1909, S. 44ff.) soll im folgenden seine Charakterisierung der „Phantasiebegabung RUDI B." (geb. 29. 8. 1897) ausschnitthaft mitgeteilt und die Interpretation eines Bildes (KIK 1909), das dieser im Alter von sechs Jahren malte, angeführt werden:

Die „Phantasiebegabung" RUDI B.: Persönlichkeit des Zeichners und Analyse eines Bildes

(KIK 1909)

„R. ist der Sohn eines Breslauer Architekten, besucht die Vorschule einer Breslauer Realanstalt, und zwar, da er wegen Krankheit der Schule 1 Jahr fern bleiben mußte, das zweite Jahr die Oktava. Er ist ein Schüler von genügender Leistungsfähigkeit.

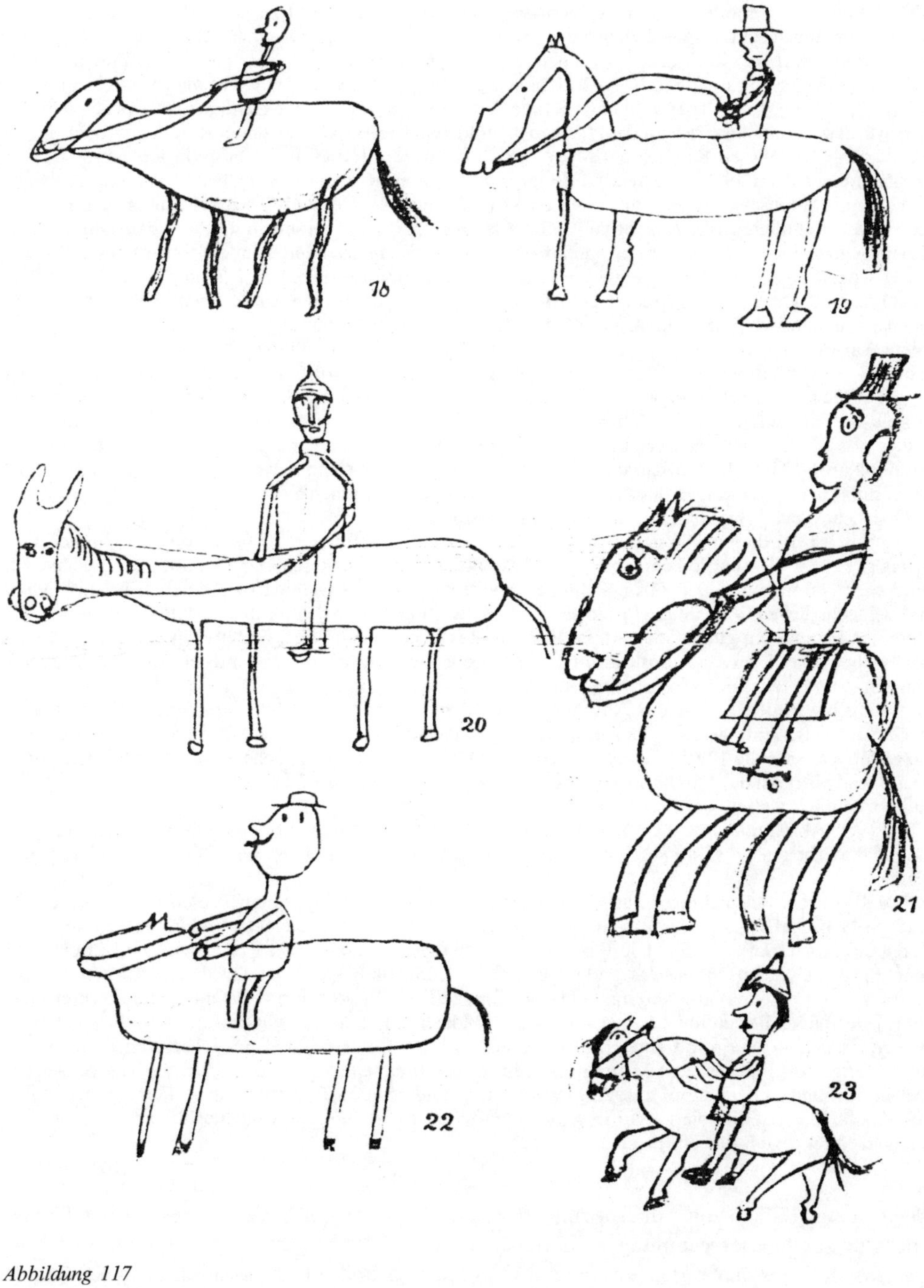

Abbildung 117

Die zeichnerische Veranlagung, die der Knabe von seinem Vater ererbt zu haben scheint, äußerte sich in ihren Anfängen schon im 2. Lebensjahre (Kreise und kettenartige Ornamente). Die Blütezeit seiner Produktivität war das 4., 5. und 6. Lebensjahr. Im vorschulpflichtigen Alter wurde das Zeichnen von der Mutter als Ablenkung des sehr regen Knaben gern gesehen. Der Vater hat es nie gefördert, ja sogar später, als die Kräfte des schwächlichen Kindes durch Schularbeiten zur Genüge in Anspruch genommen wurden, direkt ungern gesehen. Trotzdem und ohne jeglichen Zeichenunterricht ist noch heute das Zeichnen für diesen Knaben ein Mittel, sich auszuleben. Langsam im mündlichen Ausdruck, ist das Zeichnen für ihn eine Sprache, die Zeugnis gibt von einer unendlich reichen, aus Naturbeobachtungen und Bildanschauungen konstruierten Vorstellungswelt, die er als Träumer nur ungern verläßt. Eine außerordentlich große Anzahl von Skizzenbüchern, die zum Teil bis in das 3. Lebensjahr zurückdatieren, gibt einen Einblick in den Gedankenkreis dieses eigenartigen Kindes. Ihn interessiert alles, was Farbe, Leben und Bewegung hat: Flaggen, bunte Uniformen und Rüstungen, phantastische Kostüme und Ornate, grellgemalte Schiffe, Prozessionen mit wehenden Fahnen, Soldatenaufzüge, Leichenbegängnisse, Eisenbahnen in vollster Bewegung. Sein Lieblingsthema ist der Krieg, stets mit einem Aufwand roter Farbe wiedergegeben. Er zeigt uns Weiße mit Wilden, Russen mit Japanern und Schwarze untereinander in einem erbittertem Handgemenge; stolze Kriegsschiffe mit brennenden Segeln führen einen schonungslosen Vernichtungskrieg, der nichts übrig läßt als rauchende Schiffsrumpfe auf bewegten Wellen. Überhaupt ist das Feuer das Hauptelement seiner Darstellung. Es schlägt aus Schiffen und Häusern in mächtiger Lohe empor. Feuerspeihende Berge färben den Himmel mit dunkelroter Glut. In den Kampfszenen gibt der rote Feuerschein der Gewehre und der krepierenden Granaten den Grundton der Stimmung. In qualm- und flammengefüllten Höllenbildern sehen wir fürchterliche Teufel ihr Spiel mit armen Sündern treiben.

Interessant ist es, diesen Darstellungen auf die Quellen ihres Entstehens nachzuprüfen. Immer sind Anregungen aus Natur, Leben, Spiel und Abbildungen nachzuweisen. Der Knabe ist zunächst ein geborener Naturfreund, der eifrig Steine, Schmetterlinge und Vogelfedern sammelt. Für das Leben und seine täglichen Vorgänge (Prozessionen, Leichenbegängnisse, militärische Aufzüge) hat er ein offenes Auge und ein gutes Gedächtnis. Was ihn das Leben nicht lehrt, findet er in den Abbildungen der Bücher. Das Konversationslexikon ist sein treuester Berater in allen internationalen Wappen-, Flaggen-, Trachten- und Uniformfragen, in Schiffs- und Eisenbahnkonstruktion. Liebigbilder und Bilderbogen vermitteln ihm die Anschauung fremder Gegenden. Wirklichkeit und Spiel treten in merkwürdige Beziehungen zur Phantasie: er baut Papierschiffe, die er in eine Wasserschüssel setzt und anzündet, um sich die Illusion einer Seeschlacht zu verschaffen. Aus Liebe zum Feuer wird er sogar zum Brandstifter an der Kirche seines Baukastendorfes. Das sind die Elemente, auf die seine inhaltlich außerordentlich vielseitigen Darstellungen zurückgehen.

Fig. 1 (vgl. Abbildung 118 des sechsjährigen RUDI B.) Es liegt wahrscheinlich eine Beeinflussung durch Bilderbogen vor; aufstellbare Papiersoldaten waren jahrelang das Lieblingsspielzeug des Kindes.

RUDI B. ist das Beispiel einer ausgesprochenen Phantasiebegabung, deren Wesen ja nicht in einem völligen Neuschaffen, sondern nur in einem freien Verarbeiten des gedächtnismäßig aufgenommenen Vorstellungsmaterials besteht. Die Phantasie gerade dieses Knaben ist so produktiv und üppig, daß beim Produzieren ein Motiv das andere geradezu drängt und erdrückt. Die heterogensten Motive finden wir auf einem Blatte vereinigt. Die Leichtigkeit der Produktion führt zum Phantasieren, das ohne jede innere Beziehung Motive auf einem Bilde häuft; um eins von zahlreichen Beispielen zu nennen: in den Vordergrund eines Bildchens stellt er eine Bittprozession mit wehenden Fahnen und einer Menge von Figuren; den Mittelgrund füllt er mit brennenden Kriegsschiffen auf starkbewegten Wellen aus, und in dem subtil ausgeführten Hintergrund zeigt er die brennenden Häuser einer Stadt. Der Knabe hat selten kopiert. Nur in ganz vereinzelten Fällen und stets mit negativem Erfolg hat er versucht, direkt nach der Natur zu zeichnen."

Allen diesen Fällen von „übernormalen Zeichenbegabungen", wie sie bes. in der frühen Literatur zur Kinderzeichnung beschrieben werden, ist eine frühe bzw. verfrühte *realistische Darstellungsfähigkeit* eigen, die auf dem Hintergrund von zeitgenössischen Kunstauf-

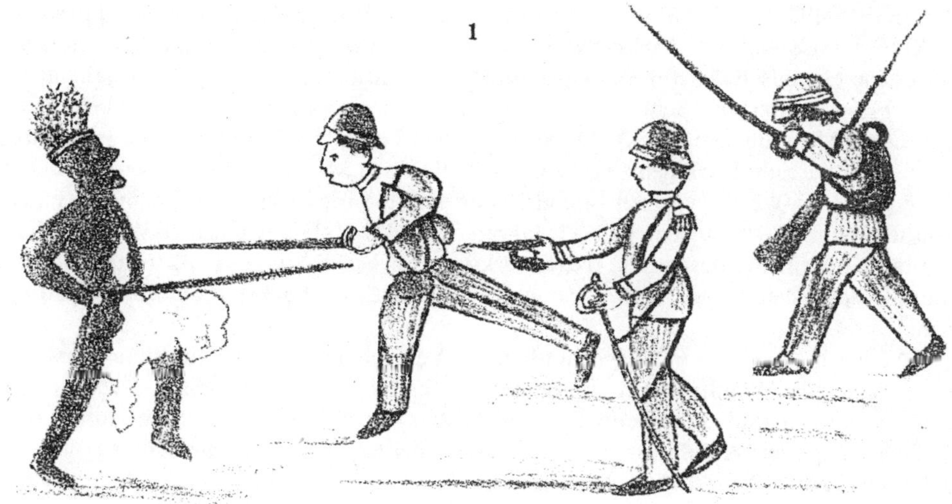

Abbildung 118

fassungen vor allen Dingen solche Betrachter und Interpreten erstaunte, welche die Kinderzeichnung mit „wirren", „ungeordneten" o. ä. Kritzeleien in Verbindung brachten. Diese besondere Fähigkeit zur realistischen Wiedergabe *einiger weniger* ausgewählter Motive kann als Resultat des Zusammenwirkens von angeleiteten oder selbstgewählten *Übungen* (Kinder von Künstlern, Architekten oder Kunsthandwerkern!) und/oder einer Disposition für realistische (bildnerische) Wiedergabe von Gegenständen angesehen werden. Diese Fähigkeit sollte aber, wie unsere Darstellung der „Künstler als Kinder" zeigen wird, nicht mit einer *künstlerischen* Ausdrucksfähigkeit verwechselt werden. Das Beispiel des zeichnenden Kindes PAUL KLEE, das im folgenden zur Sprache kommen wird, zeigt, daß es eben nicht nur diese Fähigkeit zur realistischen Wiedergabe von Gegenständen ist, welche die frühen bildhaften Äußerungen von Künstlern auszeichnen. Auch die erhaltenen Kinderzeichnungen von JOHN EVERETT MILLAIS, HENRI DE TOLOUSE-LAUTREC, PABLO PICASSO u. v. a. (vgl. PAINE 1981) belegen, daß sich darin schon spezifische und besondere (jeweils andere) Ausdrucksmerkmale nachweisen lassen – auch wenn sich dieser Nachweis wohl nur retrospektiv, d. h. vom Werk des erwachsenen Künstlers her gesehen, führen lassen wird.

Lassen sich also die meisten dieser „übernormalen Zeichenbegabungen" relativ einfach auf eine Kombination von Übung/Drill, Interesse für bestimmte Motive sowie einer (relativ häufigen) Disposition für die realistische Wiedergabe zurückführen, so bleiben doch zwei Fälle von wahrhaft rätselhaftem Charakter übrig, die in der z. T. umfangreichen Literatur unter dem Vornamen der beiden (behinderten) „Kinderkünstlerinnen" diskutiert wird. Die Rede ist von JANE C. und NADIA, auf deren Werk wir noch hinweisen wollen:

1. Der Fall JANE C.: Über die Biographie und das Werk von JANE C., deren Eltern aus dem kanadischen Staat Alberta stammen und der gehobenen Mittelschicht zugerechnet werden können, sind wir durch die Veröffentlichungen ihres Entdeckers und Interpreten

M. KLÄGER (1978; 1981) unterrichtet worden. Bald nach der Geburt am 30. 4. 1949 wurde bei JANE „Trisomie 21“ (Down-Syndrom, „Mongolismus“) festgestellt. Sie besuchte verschiedene Grundschulen für Geistigbehinderte und trat mit dem 13. Lebensjahr in die Doktor Franklin Perkins Schule ein, eine Internatssonderschule für Geistigbehinderte in Lancaster, Massachusetts, USA. Diese Schule legt besonderen Wert auf eine Förderung im musischen Bereich. Intelligenz-Tests mit verschiedenen Methoden und zu verschiedenen Zeiten ergaben IQ-Werte zwischen 44 und 50 und z. B. ein Intelligenzalter von 6;4 bei einem Lebensalter von 16;10 Jahren. Mit 23 Jahren verließ JANE auf eigenen Wunsch diese Schule und trat in die geschützte Textilwerkstatt Le Fil d'Ariane in Montréal ein. Sie wohnte zu dieser Zeit wieder zu Hause und arbeitete in dieser Werkstatt an ihren Wandteppichen.

M. KLÄGER hat in einem sehr aufschlußreichen Versuch die Anlage eines Bildes (bzw. der Vorlage für einen Wandteppich) skizzenhaft festhalten können. Er hatte JANE dieses Thema *vorgegeben* und dokumentierte den Arbeitsablauf (z. T. filmisch) minutiös. Die Dokumentation (vgl. Abbildung 119) zeigt den überlegten Gestaltungsvorgang und die enge Beziehung zwischen Motiv („Die Frau mit dem Regenbogenhut“) und dem Motivhintergrund, der in der Person der Mutter von JANE auszumachen war. Arbeitsvorgang und Äußerungen JANEs über die Mutter werden im folgenden (leicht verkürzt) wiedergegeben, ehe ein allgemeinerer Interpretationsversuch M. KLÄGERs skizziert werden soll.

„Die Frau mit dem Regenbogenhut“ – JANE 22. 9. 1976

(KLÄGER 1978)

„JANE arbeitete an diesem Thema volle 100 Minuten, und zwar in zwei Abschnitten, die durch die Mittagspause entstanden. Sie begann sofort mit dem Zeichnen, gleichzeitig verkündend, daß diese Frau mit dem Regenbogenhut ihre Mutter sein werde. Die Zeichnung begann mit dem Kopf, dem Gesicht, dann folgte der Umriß der Figur, und zwar so, daß im Kleid auch Aussparungen für die Beine angebracht wurden . . . Das Design des Regenbogens für den Hut war der nächste Schritt. Später ging JANE an die Binnenzeichnung heran. Die Beine und Zehen wurden gezeichnet. Die Schuhe ‚darübergezogen‘. Dann wurde das Hutmodell weiterbehandelt. Sie bemalte die Socken und übermalte dabei die ursprünglichen Formlinien (sie sagte wörtlich ‚Formlinien‘). Die hierfür verwendete grüne Farbe wurde dann wiederum mit schwarzen Linien übermalt. Mit Bedacht wählt sie die Farben aus einem Kasten mit 24 Filzstiften. So schwankte sie z. B. zwischen zwei Gelb und wählte dann das hellere. Die in den Konturen angelegten Flächen wurden mit Farbe gefüllt, von außen nach innen, also von der Kontur her. JANE begleitete ihr Zeichnen mit gelegentlichen Bemerkungen, u. a. sagte sie: ‚Dies ist die Farbe der Haut (bei den Zehen und Beinen), das sind die Fingernägel – toesie, toesie‘ oder ‚Ich schaue aus wie meine Mutter, meine Mutter schaut mir ähnlich. Meine Mutter und ich verstehen uns gegenseitig – sind Landmädchen. Mein Vater und meine Schwester wurden in der Stadt geboren. Mein Bruder sieht meinem Onkel ähnlich, der nach seinem Geburtstag starb.‘ Das große Herz auf der Schürze entstand ebenfalls in Abschnitten, es wurde allmählich vergrößert und so zum Schluß die dreiteilige Form erstellt. Symbol für die Einheit der Familie, von Vater, Mutter und Tochter?

Interessant ist die Tatsache, daß JANE sowohl beim Zeichnen der Finger wie der Zehennägel ‚toesie, toesie‘ sagte. Fingernägel können also Zehennägel sein und umgekehrt . . .

Zum Gestaltungsvorgang ist abschließend zu sagen, daß JANEs Arbeitsweise absolut zielgerichtet und sicher ist, sowohl in der Auswahl der Farben wie in der Strukturierung und Vollendung der Formen. Teile, die zuerst ohne direkten Zusammenhang gezeichnet wurden, werden im Laufe des Arbeitsvorganges, wie bei einem Zusammensetzspiel, in die Gesamtkomposition eingefügt und integriert.“

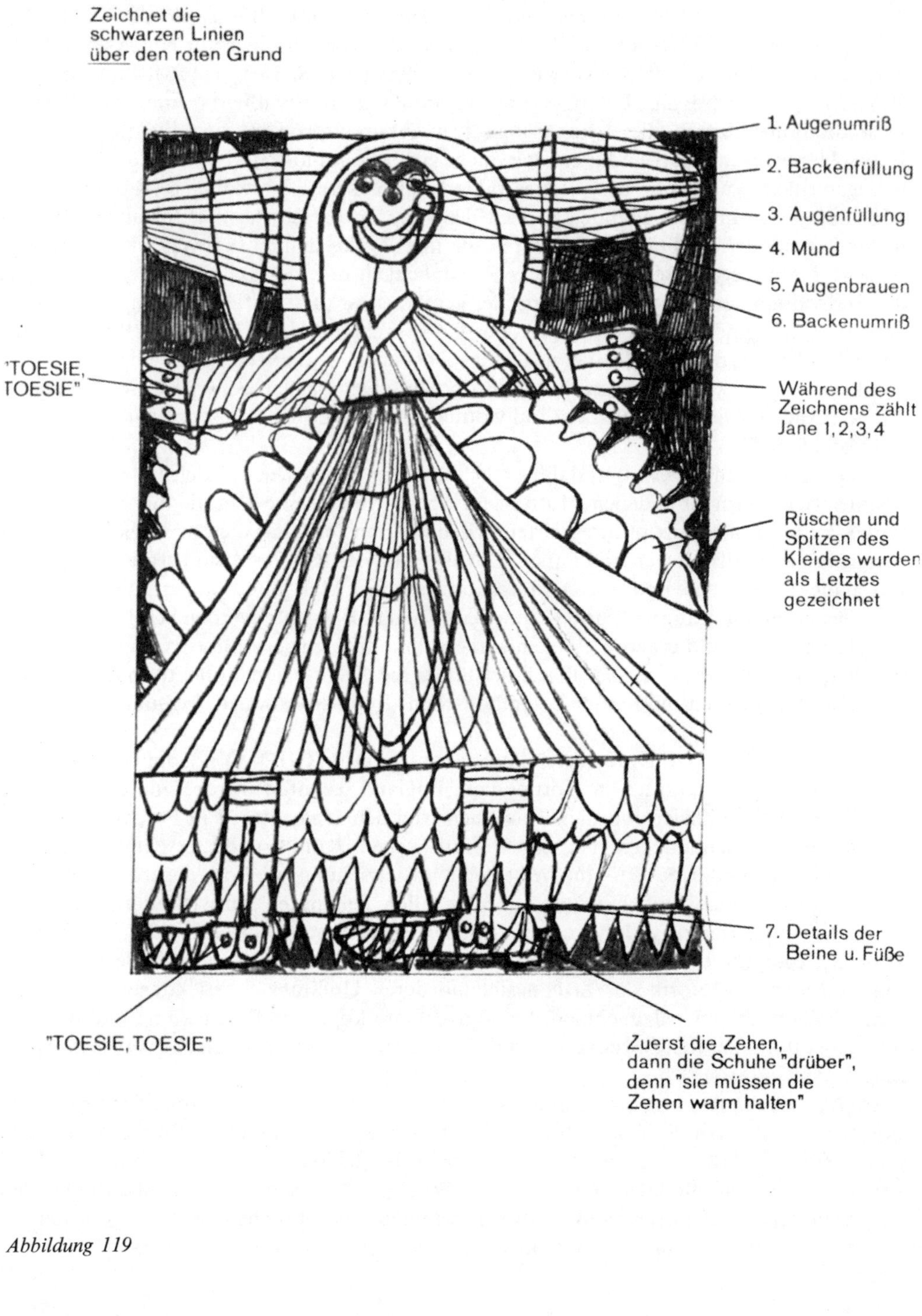
Zeichnet die schwarzen Linien über den roten Grund
1. Augenumriß
2. Backenfüllung
3. Augenfüllung
4. Mund
5. Augenbrauen
6. Backenumriß
"TOESIE, TOESIE"
Während des Zeichnens zählt Jane 1, 2, 3, 4
Rüschen und Spitzen des Kleides wurden als Letztes gezeichnet
7. Details der Beine u. Füße
"TOESIE, TOESIE"
Zuerst die Zehen, dann die Schuhe "drüber", denn "sie müssen die Zehen warm halten"

Abbildung 119

An einer großen Anzahl von Zeichnungen, Gemälden bzw. Bildteppichen JANEs hat M. KLÄGER einen Interpretationsansatz entwickelt, von dem hier nur einige Grundzüge dargestellt werden können. Er geht davon (vgl. bes. 1978, S. 35ff. u. 153ff.) aus, daß die *Behinderung* bei JANE eine Überlagerung der primären (unbewußten) traumnahen Phantasieproduktionen durch die rational-logischen Sekundärprozesse, wie sie im regulären Entwicklungsverlauf notwendig erfolge, nicht zugelassen habe. JANE arbeite also unverbildet mit dem Fundus archetypischer Bilder (vgl. unsere Darstellung in Kapitel XVIII, Abschnitt 4a), ohne die Manifestationen des Primärprozesses an den Instanzen des Bewußtseins und der Realität zu überprüfen. Ja, ihre Werke stellten so etwas wie eine Bildersprache des archetypischen Teil unserer Persönlichkeit dar, des Teils also, der älter ist als das Individuum und in dem ahistorische, synthetische (d. h. Affektives und Rationales vermengende) Inhalte aufbewahrt werden. Dabei hebt M. KLÄGER (bes. 1981, S. 22f.) besonders hervor, daß der Motivkreis dieser Künstlerin – und um eine solche handelt es sich zweifellos – aus mythologischen und anthropologischen Quellen gespeist werde („Lebensbaum", Androgynie u. ä.), die dem Individuum JANE rational *nicht zugänglich* seien (vgl. Farbtafel 6, S. 98).

Es sei die Anmerkung gestattet, daß es sehr schwer zu übersehen ist, welche traditionellen, überlieferten kulturgebundenen Motive von einer – voll in eine Familie mit einem relativ weiten kulturellen Horizont integrierten – Behinderten (bes. mit diesem speziellen Down-Syndrom) internalisiert werden können. Darüber sagt der IQ-Wert kaum etwas aus. Zudem zeigen die Bildelemente und ihre Organisation ein hohes Maß an rationaler Durchdringung von Gestaltungsvorgängen: Formale und motivartige Elemente werden regelartig (bildlogisch) kombiniert und ergeben eine einheitliche und differenzierte Bildstruktur. Es ist also durchaus fraglich, ob zur Erklärung dieser Bilder die Theorie vom kollektiven („archetypischen") Unbewußten und seinen symbolischen Repräsentationen bemüht zu werden braucht.

2. Das Mirakel NADIA: Kinderzeichnungen von NADIA (CHOMYN), die 1967 als Tochter ukrainischer Emigranten in Nottingham, England, geboren wurde, sind erstmals von L. SELFE 1977 publiziert worden. Das Buch trug den Untertitel „Ein Fall von außergewöhnlicher Zeichenfähigkeit bei einem autistischen Kind" und „erschütterte" – so R. ARNHEIM (1980, S. 79) – die Welt der Kunsterziehung, weil die abgebildeten Zeichnungen so außergewöhnlich waren, daß sie allen bekannten Entwicklungsformen der kindlichen Bildnerei zu widersprechen schienen. Zudem stand diese Zeichenfähigkeit im krassen Gegensatz zu den außerordentlich eingeschränkten sprachlichen Äußerungen, der unkoordinierten Motorik der Zeichnerin und deren Unfähigkeit, an konstruktiven und symbolischen Spielen teilzunehmen. Diese irreguläre kognitive Entwicklung und die Einschätzung des gesamten Sozialverhaltens führten zu der Diagnose „frühkindlicher Autismus".

Diese Krankheit, deren Ätiologie umstritten ist, öffnet der Spekulation über das Phänomen NADIA Tür und Tor. So wurde ihre außerordentliche Zeichenfähigkeit für die Auffassung von B. BETTELHEIM in Anspruch genommen, bei frühkindlichem Autismus handle es sich um einen „emotionalen Rückzug (vgl. SELFE 1981, S. 51), der in überraschenden speziellen (etwa zeichnerischen) Äußerungsformen durchbrochen werde" (vgl. unsere Darstellung der Zeichnungen autistischer Kinder im Kapitel VII, Abschnitt 6). In der

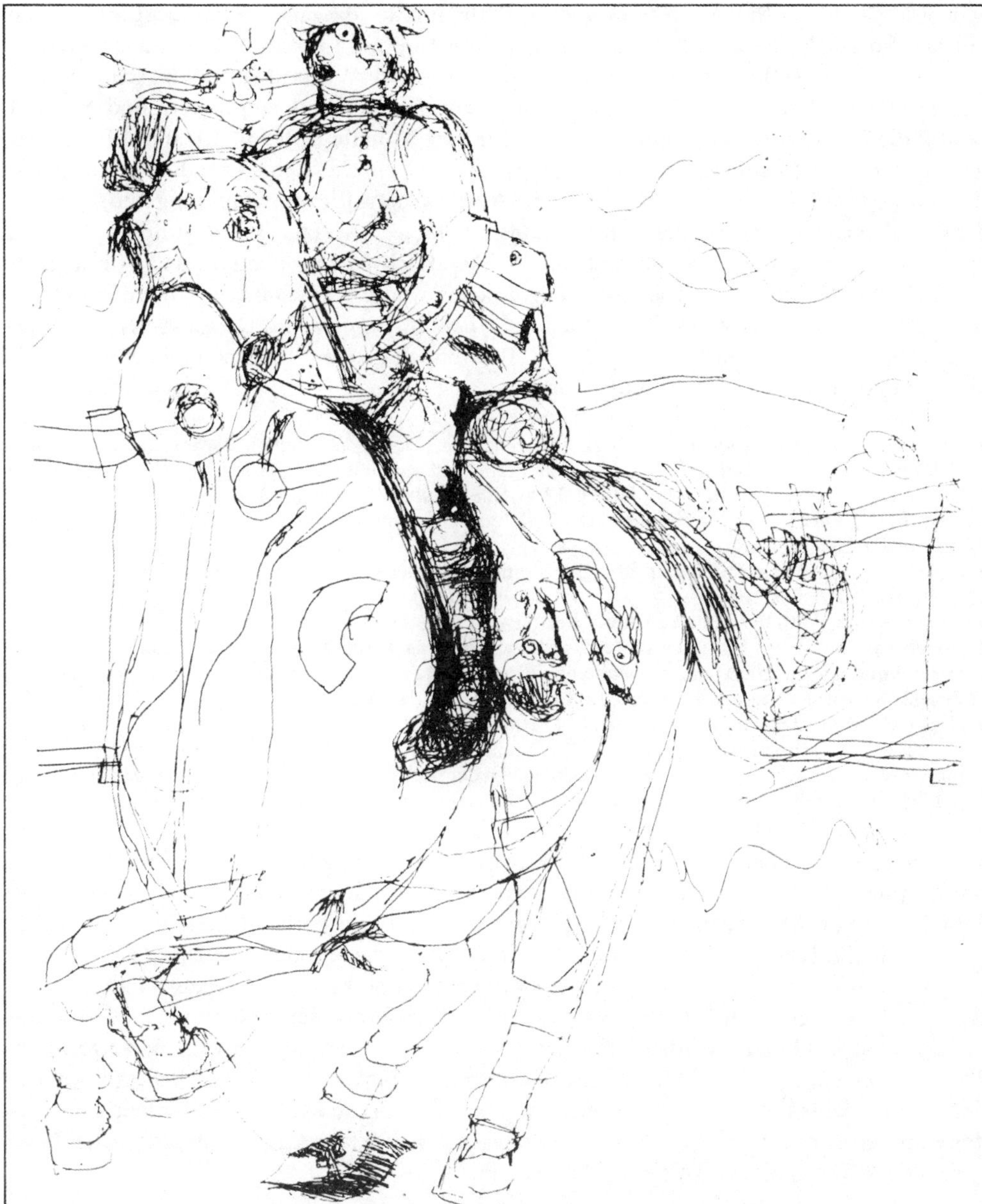

Abbildung 120

Lebensgeschichte NADIAs gäbe es viele Anhaltspunkte, die eine solche Deutung stützen würden: So wuchs sie zweisprachig auf, weil ihre Eltern an ihrem unkrainischen Dialekt auch in England festhielten. Als sie drei Jahre alt war, wurde ihre Mutter, die schon länger Anzeichen von Depressionen zeigte, mit Brustkrebs in eine Klinik eingeliefert, und NADIA kam in die Obhut ihrer Großmutter, die sie für drei Monate isolierte. Als ihre Mutter aus dem Krankenhaus kam, fing NADIA (mit 3;5 Jahren) zu zeichnen an, und zwar Pferdebilder von ungewöhnlicher Strichführung und Ausdruckskraft (vgl. Abbildung 120).
L. SELFE charakterisiert die Darstellungsfähigkeit NADIAs als „photographischen Realismus" (1981, S. 52) und stimmt mit R. ARNHEIM darin überein, daß ihre überragende Zeichenfähigkeit im Zusammenhang gesehen werden müsse mit ihrem Unvermögen, die gezeichneten Gegenstände begrifflich zu erfassen. Eine solche Deutung vertieft allerdings eher das Rätsel, anstatt es zu lösen. Tatsächlich zeigen ihre Zeichnungen schon im frühesten Alter ungewöhnliche Züge von:

- einer *Unabhängigkeit von Entwicklungs- und Entfaltungsvorgängen:* Schon die ersten Zeichnungen weisen einen hohen Grad von Realitätswiedergabe und Realitätsumformung auf (vgl. dazu und zu den nachfolgenden Punkten Abbildung 120). Eine weitere Entwicklung findet dann kaum noch statt. In der Pubertät soll, wenn man den Berichten Glauben schenken darf, die Darstellungsfähigkeit nachgelassen haben.
- *räumlicher Darstellungsfähigkeit* im Sinne einer künstlerisch (*nicht* mathematisch-konstruktiv) aufgefaßten Perspektive.
- *Ausdrucksfähigkeit,* der man künstlerisches Niveau attestieren muß. Dieser künstlerische („professionelle") Charakter der Zeichnungen ist vor allem das Resultat der Strichführung, die einmal tastend und wiederholend den Gegenstandsformen nachfährt und zum anderen Verkürzungen (wie Gelenkformen, Köpfe u. ä.) mit *einer* gebrochenen Linie sicher erfaßt.
- einem überragenden *Imitationsvermögen:* Die meisten Zeichnungen sind Wiedergaben von Darstellungen in Kinderbüchern oder anderen Vorlagen. Aber *wie* diese häufig grob realistischen Darstellungen wiedergegeben werden, macht den Rang der Zeichnung von NADIA aus: Diesem Rang wird die Kennzeichnung „photographischer Realismus" nicht gerecht.

Alle Interpreten heben den Unterschied zwischen den Zeichnungen NADIAs und den Darstellungen/Fähigkeiten von „idiots savants", d. h. überragender, aber *antrainierter* Fähigkeiten von Menschen mit niedrigem Intelligenzniveau hervor; alle kapitulieren aber auch vor der Aufklärung des „Mirakels" NADIA. Zwar behauptet L. SELFE (1981, S. 63), daß es vergleichbare (Zeichen-)Fähigkeiten auch bei anderen autistischen Kindern gebe; aber das beigefügte Bildmaterial zeigt, daß es sich zwar um ungewöhnliche andere, vom Regulären abweichende Ausdrucksformen handelt, aber eben *nicht* um Gestaltungen vom Rang der Zeichnungen NADIAs. Ihre Gestaltungsfähigkeit muß m. E. im Rahmen der Krankheit „Autismus" gesehen werden: Auf bisher unerklärbare Weise hat hier in frühester Kindheit eine mentale „Dysfunktion" eine dem Erwachsenenalter entsprechende, hoch künstlerische Zeichenfähigkeit entstehen lassen.

b) Künstler als Kinder

Einige wenige Untersuchungen (Übersicht in PAINE 1981) beschäftigen sich mit den Kinderzeichnungen von Künstlern – etwa mit den frühen Werken von JOHN EVERETT MILLAIS, HENRI DE TOULOUSE-LAUTREC, PABLO PICASSO u. a. –, um sie als *Vorformen* späterer Ausdrucksmöglichkeiten oder auch als *Spezialfall* allgemeiner bildnerischer Aktivitäten (GARDNER 1980) zu charakterisieren. Das Thema ist unerschöpflich und hoch spekulativ, solange es nicht möglich ist, die zeichnerischen Aktivitäten mehrerer späterer (großer?) Künstler *in der Zeit ihrer Entstehung* zu beobachten und die Ergebnisse (z. B. strukturanalytisch-biographisch) zu analysieren. Betrachtet man die frühen Versuche von bekannten Künstlern aus der Rückschau, so wird sich immer der Anschein einer gewissen „sinnvollen“ Entwicklungslinie einstellen, weil der Interpret geneigt ist, auch die frühen Äußerungen einer *mit sich selbst identischen* Persönlichkeitsentwicklung zuzuordnen – zumal ja auch in den dokumentierten Fällen meist nur einige wenige Zeichnungen erhalten sind und daher keine geschlossene Entwicklungslinie rekonstruiert werden kann. Aber erst Längsschnittuntersuchungen von „künstlerisch auffälligen“ Kinder könnten uns Gewißheit darüber verschaffen, ob und wie sich das „Talent“ oder gar das „Genie“ in den frühen Äußerungsformen zu erkennen gibt.
Wir wollen im folgenden an dem „Fall“ PAUL KLEE zeigen, daß es einen Künstler der Modernen Kunst gibt, der *für sich selbst* solch eine Entwicklungslinie zu rekonstruieren versuchte, der *seine* Kinderzeichnungen in seine künstlerische Autobiographie zu integrieren versuchte. Zwar entgehen wir auch bei dieser Selbstrekonstruktion nicht der Spekulation, wie die nachfolgenden interpretierenden Äußerungen zeigen, aber wir haben es zumindest mit einer Serie von authentischen Kinderzeichnungen eines Künstlers zu tun.

Ein Künstler als Kind: PAUL KLEE

Von den bedeutenden Künstlern der Neuzeit hat sich wohl keiner so intensiv mit der Kinderzeichnung auseinandergesetzt wie PAUL KLEE. Sie waren ihm gegenwärtige Zeugnisse für die „Uranfänge der Kunst“, und er stellte sie (in einem Aufsatz von 1912) in eine Reihe mit den „ethnographischen“ Belegen für die Frühformen von Kunst, d. h. den Ausdrucksformen von „Wilden“ und „Primitiven“, und den „Zeichnungen Geisteskranker“. Die notwendige Reform der Kunst, die er und seine Mitstreiter anstrebten, sollte bei diesen Erscheinungen ursprünglicher Bildnerei ihren Ausgangspunkt nehmen. Allerdings stand für ihn auch die Kinderkunst schon in der Gefahr, korrumpiert zu werden, weil die Kinder in ihren bildnerischen Aktivitäten nicht mehr „hilflos“ seien, sondern anfingen, „entwickelte Kunstwerke in sich aufzunehmen oder (sie) gar nachahmten“ (vgl. WERCKMEISTER 1981, S. 125).
Wir erleben in diesen programmatischen Anschauungen eine charakteristische Umformung eines (doppelten) Motivs, das seit der deutschen Romantik Kunst und Kunsttheorien (G. H. WACKENRODER, L. TIECK, NOVALIS u. a.) sowie die Pädagogik (bes. bei F. FRÖBEL) befruchtete und seinen Niederschlag auch in der Psychologie/Psychoanalyse (C. G. CARUS, später C. G. JUNG, L. KLAGES u. a.) gefunden hat: das Motiv vom Ursprünglichen, Reinen, Unschuldigen, ja Göttlichen im Kinde *und* vom Kindlichen im Künstler. Aber während die Romantiker – man denke z. B. an die Kinderbilder PH. O. RUNGEs – ihre Kinder*darstellungen* mit diesen Bedeutungen ausgestattet haben und sich als Künstler in das „goldene Zeitalter“ der Kindheit zurückträumten, widmen sich die Künstler wie P. KLEE, aber auch W. KANDINSKY, A. MACKE u. a. um 1910 den bildhaften *Produktionen* der Kinder selbst, und sie leiteten aus dem zeichnerischen Schaffen von Kindern auch

Folgerungen für ihre Kunst ab. So ist für W. KANDINSKY (1912) die für „uns wichtige Seite der guten Kinderzeichnung . . .: die kompositionelle. Hier springt uns ins Auge die unbewußte, wie von selbst gewachsene Anwendung der beiden . . . Teile“, die, wie er vorher erläutert hat, in der *Durchdringung* des Äußeren, Formalen mit Innerem, Geistigem besteht. In der Kinderzeichnung erscheint ihm die Verbindung von einer „*Gesamterscheinung,* die sehr oft präzis ist, auch hier und da bis ins Schematische steigt, und . . . *einzelnen,* die große Form bildenden *Formen,* von denen jede ein eigenes Leben führt“, beispielhaft verwirklicht (KANDINSKY/MARC 1912, S. 93; bzw. 1965, S. 169).
Während W. KANDINSKY in diesen Sätzen ziemlich allgemein auf Parallelen zwischen der formalen Organisation von Kinderzeichnungen und der kompositionellen Struktur von Werken der sog. Modernen Kunst hinweist, geht P. KLEE über dieses *Formproblem* (das für W. KANDINSKY allerdings immer auch ein geistiges Problem war) weit hinaus: Als er im Jahre 1911 mit 31 Jahren (!) begann, seinen Oevrekatalog anzulegen, setzte er an den Anfang eine Reihe von 18 Werken, die er vom dritten bis zum zehnten Lebensjahr gezeichnet hatte, und die er aus einem größeren Konvolut von Kinderzeichnungen auswählte, welche seine Schwester MATHILDE gesammelt und datiert hatte (vgl. GLAESEMER 1973, S. 9f.). P. KLEE zog diese Blätter auf Karton auf und signierte (!) einige. Er führte mit diesem Akt seine künstlerische Biographie bis in seine frühe Kindheit zurück, so wie er auch seine Tagebücher als Selbstinterpretationen konzipierte (vgl. z. B. Abbildung 121 des fünfjährigen PAUL KLEE).

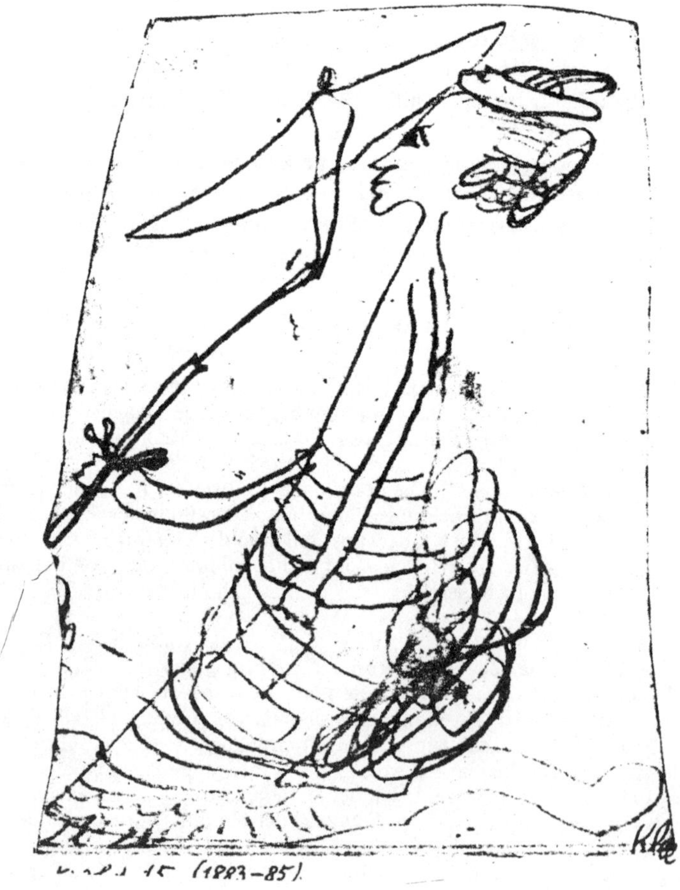

Abbildung 121

Für den Interpreten von Kinderzeichnungen und den Kunsttheoretiker muß diese Aufnahme einer relativ großen Zahl von Kinderzeichnungen in einem Oevrekatalog als Glücksfall angesehen werden. Zwar kennen wir auch von anderen Künstlern Kinderzeichnungen; aber im Falle PAUL KLEEs werden (einige) Kinderzeichnungen (nachträglich) *autorisiert,* in den Rang von Kunstwerken oder doch von künstlerischen Frühwerken erhoben, während etwa die Jugendzeichnungen von ihm zum größten Teil verworfen werden und nicht in das Werkverzeichnis aufgenommen wurden (vgl. WERCKMEISTER 1981, S. 131f.). Dieses Vorgehen gibt uns die Möglichkeit, die ausgewählten Bilder gleichsam mit den Augen des Künstlers zu betrachten, den Intentionen und Motiven für dieses ungewöhnliche Verhalten eines Autors gegenüber seinen vor-ästhetischen Produktionen nachzuspüren (1.) und gleichzeitig die Zeichnungen einer formalen und/oder interpretatorischen Analyse zu unterziehen (2.).

1. In seinen „Erinnerungen an die Kindheit" (Tagebücher) hat P. KLEE dargestellt, wie seine Großmutter die bildnerischen Aktivitäten des Kindes förderte (und stützte), während seine (musikliebenden und musikausübenden) Eltern den Fünfjährigen nach dem Tode der Großmutter zu einem intensiven Geigenstudium anhielten. Noch lange wird sich der vielfach befähigte PAUL KLEE (Maler, Musiker, Dichter) nicht entscheiden können, ob er die Musik oder die Bildende Kunst zum Lebensinhalt machen soll. Mit der Entscheidung für die Malerei distanziert er sich von den Erwartungen seiner Eltern und ihrer Bewunderung für das frühreife musikalische Talent ihres Sohnes – immerhin war PAUL KLEE schon mit zehn Jahren außerordentliches Mitglied des Berner Stadtorchesters. Rückblickend schreibt er: „Nur das Verbotene freute mich. Zeichnungen und Schriftstellerei" (Tagebücher; vgl. WERCKMEISTER 1981, S. 132). Nun, in seinem einunddreißigsten Jahr, sanktioniert er mit der Aufnahme seiner Kinderzeichnungen in sein Werkverzeichnis auch diese Entscheidung für das gefährdete Leben des produktiven Künstlers und gegen die Ansprüche und Wünsche der Eltern, die ihren Sohn in der sicheren Existenz eines reproduzierenden Musikers sehen wollten.

In diesem ungewöhnlichen Akt der Aufnahme von (eigenen) Kinderzeichnungen in das Werkverzeichnis läßt sich aber auch noch ein kunsttheoretisches Motiv entdecken: PAUL KLEE verlegt die „Uranfänge" *seiner* Kunst in die Kindheit mit ihrem eigenartigen, von seinen Zeitgenossen eben erst entdeckten Ausdrucksgeschehen und nicht in die Jugendjahre mit ihren tastenden, aber der *gegenständlichen* Wiedergabe verpflichteten Kunstübungen. Er entdeckt für sich (und für viele andere, die es ihm gleichtaten oder nachmachten) die „selbstentwickelte Symbolik" (MEILI-DWORETZKI) der Kinderzeichnung und leitete daraus Gestaltungsgesetze für eine neue Kunst ab: ... „nur Linien und Formen, und zwar im Kinderstil, das heißt so, wie Kinder es zeichnen würden" (Briefe; vgl. WERCKMEISTER 1981, S. 134). Es muß hier nicht den Mißverständnissen und Kontroversen nachgegangen werden, die diese Adaption von Darstellungsmerkmalen der Kinderzeichnung in ein System (halb-) autonomer Gestaltungsmittel schon bei den Zeitgenossen auslöste (vgl. dazu WERCKMEISTER 1981), wir möchten nur zeigen, daß PAUL KLEE an einem bestimmten Punkt seiner Lebensgeschichte und im Hinblick auf sein Lebenskonzept seine künstlerische Entwicklung „stimmig" zu machen versuchte, indem er bewußt bei der (vermeintlichen) Naivität von (KLEE: „primitiven", „reinen") Formen und Linien der Kinderzeichnung anzuknüpfen versuchte und ihren Schematismus in ausdrucksvolle, groteske, gegenrealistische Gestaltungen zu übersetzen begann. Wie O. K. WERCKMEISTER (1981) schon bemerkt hat, leitete ihn dabei die Absicht – entgegen den Auffassungen über den Entwicklungsgang der Kinderzeichnung, die sich ja um diese Zeit erst auszubilden begannen –, das Schöpferische der Darstellung/Gestaltung ausschließlich in die *frühe Phase des zeichnerischen Ausdrucks* zu verlegen und die realitätsnahen Spätphasen abzuwerten. Auch theoretisch versuchte er, diese Anknüpfung mit dem (eminent romantischen) Argument zu rechtfertigen, der Künstler müsse ein „gehobenes Kind" bleiben.

Aus der Sicht des (heutigen) Theoretikers der Kinderkunst handelt es sich allerdings bei dieser Argumentation um ein produktives Mißverständnis, das dem Künstler KLEE den Zugang zu einem unentdeckten Bereich bildnerischer Ausdrucksformen öffnete, aber nur, weil er den tatsächlichen Entwicklungsgang vom ausdruckshaft-motorischen Agieren zum realitätsnahen Darstellen, den er ja selbst auch gegangen war, verleugnete und eine unmittelbare Linie von der (frühen) „Kinderkunst" zum „Kinderstil" zog, d. h. zu einem Gestaltungs*system* von *reinen* Formen und Linien mit einer gewissen *Nähe* zur frühkindlichen Darstellungsweise (vgl. Abbildung 122). In der Kunstpädagogik der

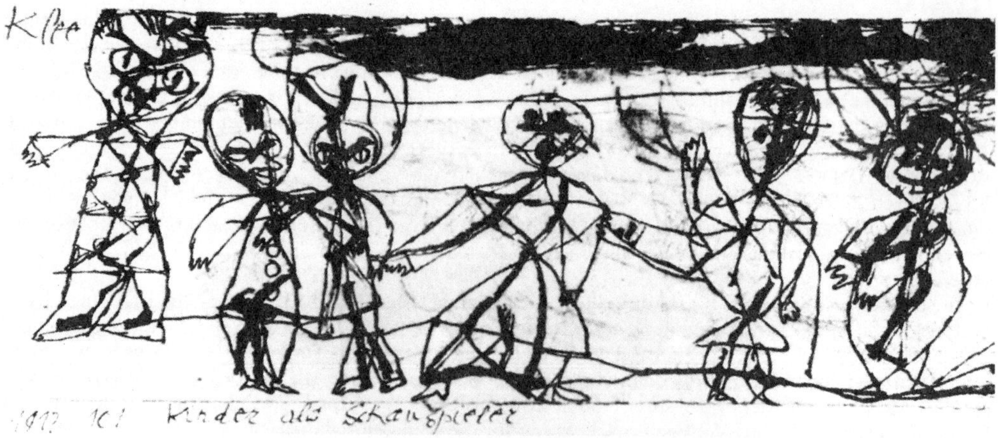

Abbildung 122

dreißiger Jahre, die ja nach dem Zweiten Weltkrieg eine Renaissance erlebte, hat diese Argumentation – und natürlich das künstlerische Beispiel PAUL KLEE – zu der Auffassung (bei F. WEISMANTEL, F. GEIST, R. OTT, H. MEYERS, R. PFENNIG u. a.; vgl. RICHTER 1981) von der „Wesensgleichheit zwischen Künstler und Kind" und der Verwandtschaft zwischen Kinderkunst und künstlerischer Gestaltung geführt.

2. Die Kinderzeichnungen von PAUL KLEE geben dem interessierten (und mit der Materie vertrauten) Betrachter aber auch die besondere und seltene Möglichkeit, Dokumente der „intimen Biographie" selbst zu studieren, d. h. sie auf dem Hintergrund anderer Selbstzeugnisse (Tagebücher, Briefe o. ä.) und fremder Hinweise auf das „Familiendrama" zu interpretieren. Was sonst nur in einer „Pathographie" erschlossen werden kann, liegt hier in (interpretationsbedürftigen) *bildhaften* Zeugnissen vor aller Augen. Wie tiefschürfend verquer allerdings die kunsthistorische Ausdeutung einer solchen Kinderzeichnung ausfallen kann, sei am Beispiel der Zeichnung (vgl. Abbildung 123) einer Uhr mit römischen Ziffern des fünfjährigen PAUL KLEE (vgl. GLAESEMER 1973, S. 16) erläutert. J. GLAESEMER wie O. K. WERCKMEISTER sehen in dieser Zeichnung der Uhr, deren Zifferblatt rechts auf der Horizontalachse mit der Zahl Zwölf endet, fast unisono den „vollkommenen Ausdruck für die Freiheit des fünfjährigen Jungen, linkshändig zu zeichnen und dabei das gegebene Schema des Zeitablaufs umzukehren und zu brechen. Der 31jährige Künstler kann es nicht ohne Reflexion auf das unwiederholbare rückläufige Wachstum, das es darstellt, betrachtet haben. Es erscheint wie ein Originaldokument für KRAUS' Satz ‚Ursprung ist das Ziel', den W. BENJAMIN 1931 auf KLEEs ‚Angelus Novus' bezog" (WERCKMEISTER 1981, S. 128). Der unvoreingenommene Betrachter stellt in dieser Analyse eher eine „Freiheit" von entwicklungspsychologischen Kenntnissen fest; denn natürlich ordnet ein fünfjähriges Kind, das dominant linkshändig ist, auch wenn es schon Ziffern und Buchstaben beherrscht, diese nicht gegenstandsadäquat an, sondern etwa in der Weise, den Kreis verkürzend und gegenläufig, wie der junge KLEE das hier vorführt. Es handelt sich also um eine völlig „reguläre" Zeichnung des für Kinder besonders interessanten Gegenstandes Uhr. Darin schon die Antizipation späterer Zeitauffassung im Werk des Künstlers PAUL KLEE zu sehen, bleibt der Wesensschau von Kunstkritikern vorbehalten.

Für eine andere dieser Zeichnungen, der PAUL KLEE nachträglich die Bezeichnung „Mimi überreicht Mme. Grenouillet einen Blumenstrauß" gegeben hat (vgl. Abbildung 124), liegt uns neuerdings eine tiefenpsychologische Interpretation von A. ECKSTAEDT (1984) vor, die hier nur kurz skizziert werden kann (wir verweisen auf die Darstellung der Auffassungen D. WIDLÖCHERs im vorhergehenden Kapitel als Grundlage für diese psychoanalytische Deutung). Die Interpretation geht von der *Vorlage* für die Zeichnung des vierjährigen PAUL KLEE aus: einer Bilderbogenge-

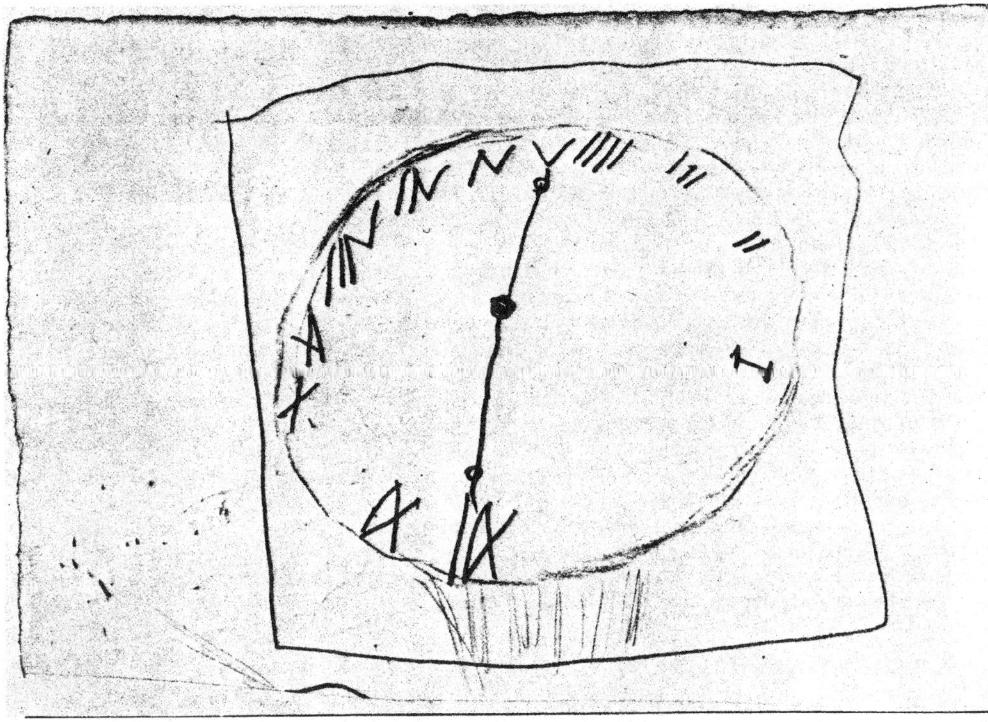

Abbildung 123

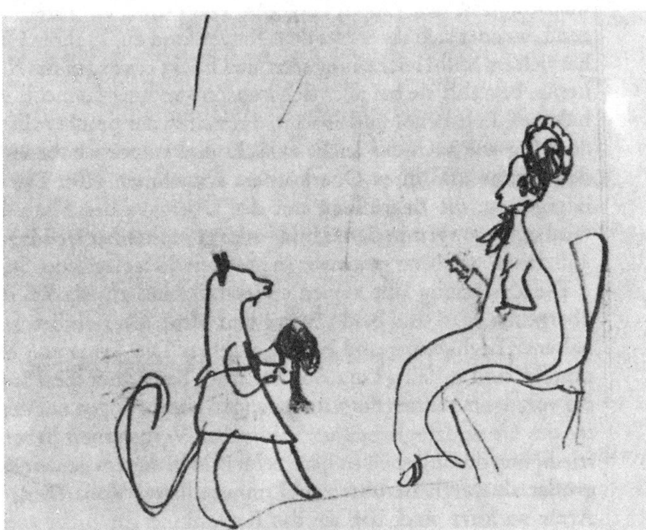

Abbildung 124

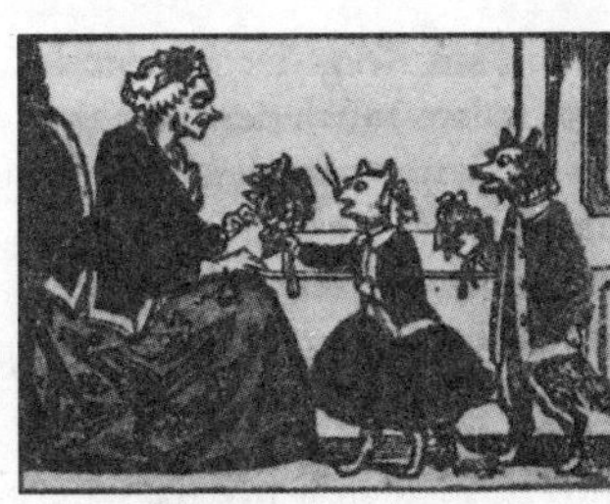

Abbildung 125

schichte aus Epinal (ca. 1861), in der die märchenhaften Erlebnisse der Mme. GRENOUILLET mit ihrer Katze MIMI und ihrem Hund AZOR in zeitgenössisch moralisierender Art erzählt werden. Dieser Bilderbogen ist neben anderen von J. GLAESEMER (1973, S. 11) als Vorlage für die Kinderzeichnungen PAUL KLEEs entdeckt worden. Die Zeichnung des kleinen KLEE gibt (seitenverkehrt, Linkshändigkeit!) die Episode wieder, in der Mme. GRENOUILLET von der Katze einen Blumenstrauß überreicht bekommt. Gegenüber der Vorlage (vgl. letztes Bild des achtteiligen Bilderbogens (in Abbildung 125), in der es generell um Eifersucht und Dankbarkeit geht, hat PAUL KLEE das dargestellte Ereignis auf das Zusammenspiel von Frau und Katze reduziert, den (konkurrierenden) Dritten ausgeschlossen. A. ECKSTAEDT sieht (1984, S. 266ff.) in dieser „Umarbeitung" ein Indiz für eine *versteckte* ödipale Beziehung mit homoerotischen Zügen: Der Junge wirbt in einer Mädchenrolle um die Gunst seiner Mutter. In diesem Versteckspiel, das sie auch noch an anderen Elementen der Zeichnung (z. B. Entfernung zwischen Katze und Frau, Katzenschwanz) festzumachen versucht, drücke sich gleichzeitig eine anerzogene Distanzierung und ein hohes, ambivalentes Triebpotential aus. Dieses Potential wird für sie dann nachdrücklich in der Form des Blumenstraußes symbolisiert, der (natürlich) dem „verschlüsselten Symbol des männliches Gliedes" nahekomme.
Dem weniger tiefenpsychologisch infizierten Betrachter wird wohl zuerst die fast unglaubliche *Imitationsfähigkeit* des Vierjährigen auffallen und sein Vermögen, kompositionelle Beziehungen herzustellen. Er wird darüber staunen, wie es dem kleinen PAUL KLEE gelungen ist, die Figur einer sitzenden (!) Frau, teilweise unabhängig von der Vorlage, gegenstandsanalog wiederzugeben. Andere Merkmale der Zeichnung (Beinstellung, Katzenschwanz, Wiedergabe des Blumenstraußes) wird er dagegen gerade als typische Darstellungsmuster von Kinderzeichnungen ansehen. Auf der inhaltlichen Ebene sticht eine gewisse Erhöhung der Frau – gegenüber der Vorlage – ins Auge, die, zugleich mit der Richtungsveränderung und der Konzentration auf zwei Personen, auf eine *Intensivierung der Beziehung* zwischen den handelnden Personen hinweist.

c) Kinder von Künstlern

Zu den vielen Lücken in der Literatur über die Kinderzeichnung gehört auch (und besonders) die Aufarbeitung der Eigentümlichkeiten in der Motivstruktur, aber auch in der Formentwicklung, die in den Bildern künstlerisch intensiv beeinflußter Kinder zu beobachten sind. Über die Einflüsse soziopathischer und/oder neurotisierender Familiensituationen auf die Kinderzeichnung dagegen ist – wie unsere Darstellung der Interpretationsansätze zeigt – ständig die Rede. Der Mangel an veröffentlichten und damit öffentlichen bildhaften Zeugnissen über eine Kindheit in einer künstlerisch geprägten Familie – an unveröffentlichten, privaten herrscht, wie ich mich überzeugen konnte, eher Überfluß – läßt nur einige Hinweise und die Wiedergabe einiger Beobachtungen zu:
Der Künstler und Kunstpädagoge K. BUSHOFF hat (1984, S. 15) einem Bericht über eine „Communio durch Bilder" mit seinem Sohn N. den Titel gegeben: „Zeichne, Antonio, zeichne ...". Er spielt damit auf eine Bemerkung an, die MICHELANGELO BUONAROTTI an den Rand der Zeichnung eines Lieblingsschülers schrieb und die weiter lautet: „Zeichne und verliere keine Zeit!" An den Rand der Zeichnung eines anderen Schülers setzte er die Worte: „Hab Mut, Andreas! Vertraue Mir! Der Freude wird genug sein!" Zwar schreibt K. BUSHOFF in dem genannten Text, daß diese Communio aus „Spielkontakten" entstanden sei, die sich in bildnerische Bereiche verlagert hätten und die wohl „im Guten wie im Bösen den Kontaktversuchen anderer Väter mit ihren Söhnen auf anderen Gebieten" ähnelten; aber die Wahl der Überschrift (und der Text selbst) deuten doch darauf hin, daß es sich bei dieser „bildnerischen Kommunikation" um eine besondere Beziehung in einem besonderen Medium handelte; eine Einflußnahme auf das bildnerische Verhalten

des Jungen jedenfalls, die weit über das hinnausgeht, was man als „künstlerische Anregungen“ im Elternhaus zu bezeichnen pflegt. Die Zeichnungen des Jungen, die dem Text beigefügt sind (vgl. Abbildung 126 mit dem Motiv der „Geißelung“), verraten eine individuelle bildnerische Handschrift, eine extensive und auch qualitativ eigenartige Ausdrucksweise, für die der Begriff Gestaltung, den wir bisher aus dem Spiel gelassen haben, zutreffend wäre. In der Gestaltung wie in der Motivwahl stellen diese „Kinderzeichnungen“ eine Art von *produktivem Kompromiß* zwischen der „natürlichen“ Zeichenweise des Heranwachsenden und den Vorstellungen von künstlerischem Ausdruck dar, die der Erwachsene in die „Communio“ einbrachte und denen der Heranwachsende „vertrauen“ (MICHELANGELO) sollte. Manchmal, aber nicht immer geht ein solcher direkter Einfluß auf das zeichnerische Geschehen des Heranwachsenden auch in eine „Künstlerlehre“ über; d. h. der Heranwachsende adaptiert für einen (längeren) Zeitraum die künstlerische Handschrift eines bestimmten und bestimmenden Erwachsenen.
Ein ähnliches Beispiel (vgl. Abbildung 127) einer solchen „Communio durch Bilder“ zeigt uns das Bild „Herkules kämpft mit dem Ritter“, das von JONATHAN (im Alter von ca. 6 Jahren) und dessen Vater zusammen produziert worden ist. Es zeigt auch die Quelle vieler thematischer Anregungen und „Bildvorstellungen“: das Fernsehen. Von JONATHAN stammt auch das ungegenständliche Bild (auf Tafel 5), das wir im Kapitel V, Abschnitt 2 über den Farbausdruck schon als Indiz für solche Anregungen im Elternhaus angeführt haben, die zu besonderen Bildformulierungen führen. Wie eng sich dabei das Bildkonzept des Kindes an die künstlerische Produktion von Erwachsenen anlehnen kann, mag das Bild „Die Sonne ist heruntergefallen“ von „LUDWIG“, meinem damals ca. sechsjährigen Sohn (vgl. Abbildung 128), belegen: Es wurde im Atelier mit Ölfarben auf Zeichenkarton gemalt, während der Vater an einem abstrakten Bild arbeitete.

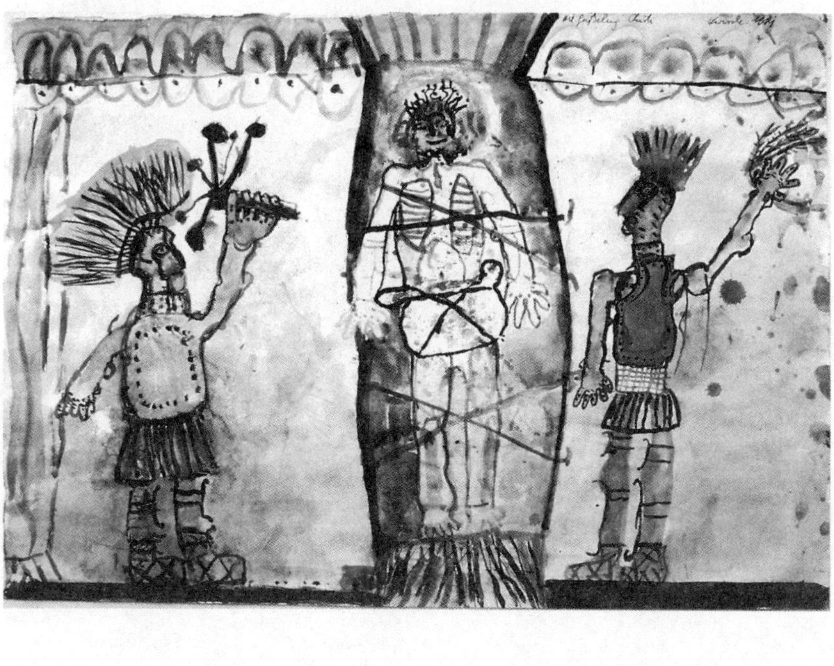

Abbildung 126

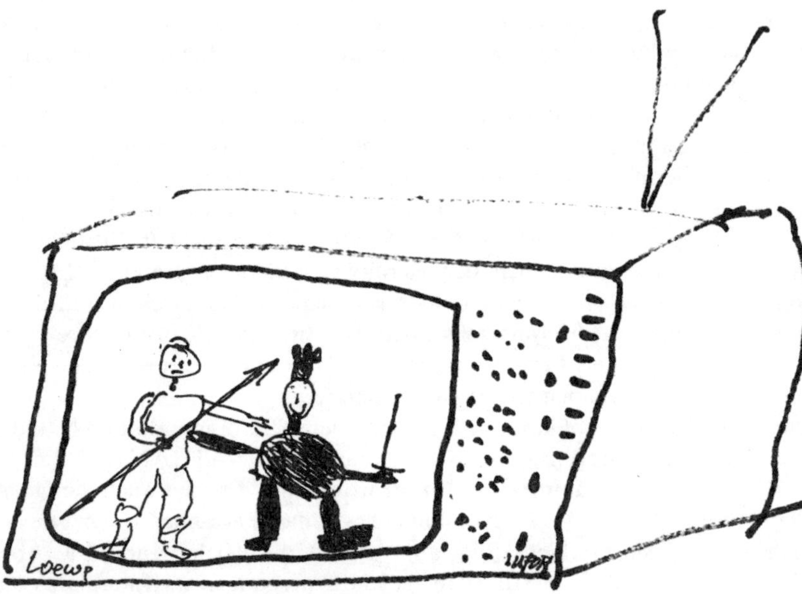

Abbildung 127

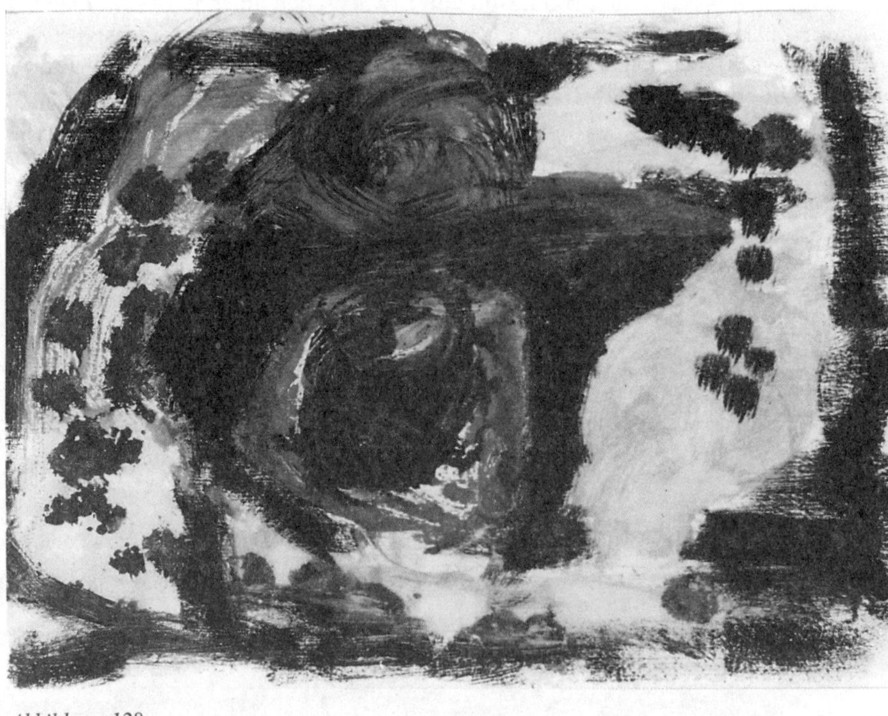

Abbildung 128

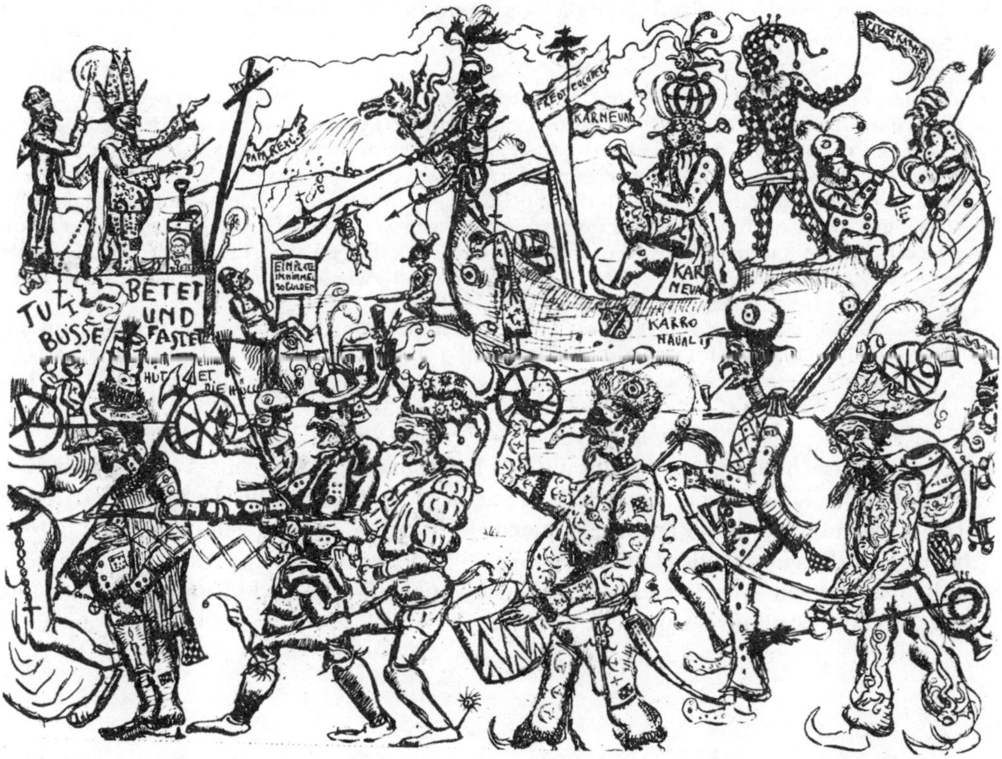

Abbildung 129

In der älteren deutschsprachigen Literatur werden Phänomene individuellen zeichnerischen Ausdrucks, wie wir sie an einigen Beispielen zu demonstrieren versuchten, bei O. WULFF (1927) und G. F. HARTLAUB (1930) beschrieben. In beiden Fällen handelt es sich um die Söhne von Kunsttheoretikern/Kunsthistorikern, deren Zeichnungen die Beachtung ihrer kunstwissenschaftlich geschulten Väter fanden. Besonders die Zeichnungen des „Wunderkindes" (so seine Schwester GENO) FELIX HARTLAUB (geb. 1913, vermißt 1945) verraten eine frühe Auseinandersetzung mit Werken des Expressionismus (JAMES ENSOR) und bes. den Zeichnungen ALFRED KUBINs. Das künstlerische und literarische Schaffen dieses Heranwachsenden ist umfassend dokumentiert (vgl. z. B. GEIST 1952; KRAUS/G. F. HARTLAUB 1958; G. HARTLAUB 1984). Von der „glänzenden Doppelbegabung" (GRISEBACH) trat nach dem Studium und im Kriegsdienst dann allerdings immer stärker die literarische in den Vordergrund, aber bis in das Jugendalter hinein sind auch Zeichnungen von großer Qualität überliefert (vgl. z. B. Abbildung 129, die eine Zeichnung wiedergibt, die FELIX HARTLAUB mit 13;8 Jahren anfertigte).
Betrachtet man nun zusammenfassend die charakteristischen Merkmale der Zeichnungen von Kindern, die in ihrem Elternhaus/ihrer näheren Umgebung mit künstlerischen Aktivitäten konfrontiert werden – diese bewußt vereinfachende Formulierung soll das ganze

Spektrum von denkbaren Einflußmöglichkeiten umfassen –, dann läßt sich feststellen, daß solche Konfrontationen:

- zu einer *Intensivierung* und Erhöhung *der bildnerischen Produktion* führen können;
- eine *Umstrukturierung des formalen Systems* im Hinblick auf die einwirkenden Anregungen zur Folge haben können; d. h. das kollektive System kann sich in Richtung auf ungegenständliche wie besonders realistische Formfindungen verändern; diese Veränderung ist häufig zeitlich beschränkt oder auch intermittierend, ja nach Stärke und Dauer der Einwirkungen. Sie kann im Ausnahmefall (Begabung?) aber auch tiefgreifende Formveränderungen wie Antizipationen, Überlagerungen von altersadäquatem und induziertem Formrepertoire o. ä. zur Folge haben; im Einzelfall habe ich bei solchen Kindern eine Art *Doppelstil,* d. h. den Wechsel zwischen einer „regulären" und einer adaptierten (künstlerischen) Ausdrucksform, beobachtet;
- eine *Ausweitung* von *Themen* und *Motiven* nach sich ziehen können, d. h. auch in den dargestellten Gegenständen (Sagen, Mythen, historische Inhalte) lassen sich Veränderungen feststellen: Die Zeichnungen nähern sich früher, als es die jeweiligen Altersangaben erwarten lassen, künstlerischen Themen und Vorlagen (!) an.

Insgesamt läßt sich sagen, daß wir uns mit den Punkten dieses Abschnittes wohl dem individuellen Pol der Kinderzeichnung genähert haben, dessen Gegenpol, die kollektiven Züge der kindlichen Bildnerei, wir ansonsten in den Vordergrund der Darstellung gerückt haben. Aber es bedürfte eingehender Untersuchungen – und nicht nur der sporadischen Hinweise und Beobachtungen –, um zwischen der altersadäquaten Form- und Motiventwicklung (als „unterliegender Struktur sozusagen) und den skizzierten *überformenden* Einflüssen differenzieren zu können.

XX. Ethnisch-kulturelle Einflüsse auf die Kinderzeichnung

Jedem, der Heranwachsende aus fremden Kulturkreisen unterrichtet, ist schon aufgefallen, daß die Zeichnungen dieser Kinder „irgendwie" anders aussehen, daß sich also Einflüsse der ethnisch-kulturellen Gegebenheiten des Heimatlandes oder der in das „Gastland" verpflanzten Gruppe/Familie in den Zeichnungen bemerkbar machen, ihnen einen besonderen Charakter verleihen *können*. Wie schwer es allerdings ist, diesen (von uns aus gesehenen) „fremdartigen" Charakter an bestimmten Merkmalen festzumachen, mag einleitend die Zeichnung eines Jungen (von ca. 7 Jahren) aus Madagaskar verdeutlichen (vgl. Abbildung 130). Gegenüber den *heutigen* Kinderzeichnungen aus Westeuropa zeigt sie Momente

- der dekorativen Füllung des Zeichenblattes;
- einer besonderen, kulturgebundenen Motivkombination;
- einer extensiven Ausnutzung des vorhandenen Formrepertoires;
- einer „exotischen" Farbgebung.

Aber diese (wertende) Beschreibung (vgl. Kapitel XIV) vermag dem besonderen Charakter dieser und ähnlicher Zeichnungen, die durch Zufall in meine Hand gelangt sind, nicht gerecht zu werden: Einerseits sind die Form-/Motivelemente im einzelnen von denen anderer westeuropäischer Kinderzeichnungen kaum zu unterscheiden, andererseits weist die gesamte Zeichnung eine besondere Dichte und Farbigkeit, einen andersartigen, anschaulichen Charakter auf, der sich verbal-analytisch nicht ohne weiteres bestimmen läßt. So ist es denn nicht verwunderlich, daß die (nicht sehr zahlreichen) Untersuchungen über den Einfluß ethnisch-kultureller Einflüsse auf die Kinderzeichnung, von denen wir in den beiden nachfolgenden Abschnitten einige vorstellen werden, in ihren Schlußfolgerungen voneinander abweichen. Übrigens haben diese „transkulturellen" Studien eine lange Tradition in der Erforschung unseres Mediums. So widmete schon S. LEVINSTEIN (1904, S. 61 ff.) ein Kapitel seiner Untersuchungen den „kulturhistorischen und ethnologischen *Parallelen*" zwischen der Kinderkunst und der Kunst der Frühzeit bzw. der „Naturvölker" – darunter verstand er z. B. die bildnerischen Aktivitäten der Indianer und Eskimos; M. PROBST untersuchte 1907 die Zeichnungen von Kindern der Kabylen Nordafrikas. Allerdings sind die Ergebnisse dieser frühen Darstellungen nur mit großer Vorsicht zu betrachten – wegen der genannten Parallelen, die meist nicht mehr bieten als einige oberflächliche Ähnlichkeiten, und vor allem wegen der Reproduktionstechniken, welche die tatsächlichen (oder vermeintlichen) Unterschiede völlig einebnen: Man vergleiche z. B. einmal das Abbildungsmaterial in den zeitgleichen Schriften von G. KERSCHENSTEINER und S. LEVINSTEIN!

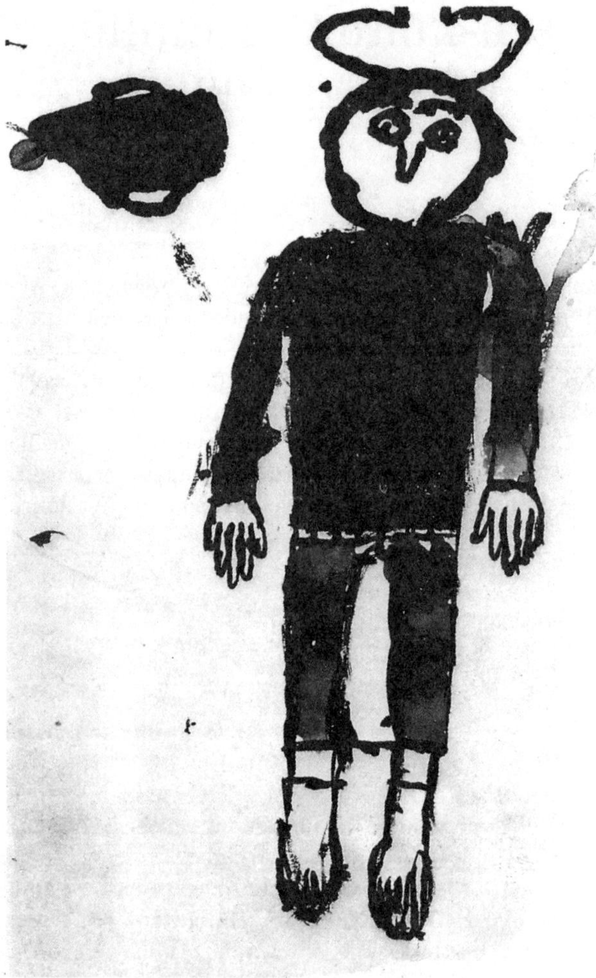

Abbildung 130

In jüngerer Zeit haben H. EGEN (1967), G. MEILI-DWORETZKI (1982) und W. DENNIS (1960; 1966) Untersuchungen über die Einflüsse kultureller Gegebenheiten auf die Kinderzeichnungen vorgelegt. So hat H. EGEN (1967, S. 13ff.) die Ausprägungen des Augenschemas in fernöstlichen (hauptsächlich: japanischen) und westeuropäischen Kopfdarstellungen als Kriterium für „umweltbedingte Stilformen" – eine vieldeutige Formulierung! – zu nehmen versucht und in einer Übersicht (vgl. Schema 12) gegenübergestellt. Allerdings zeigt ein Blick in das von ihm vorgestellte Material, aber auch in die Abbildungen bei G. MEILI-DWORETZKI (1982, S. 98ff.), die ebenfalls Zeichnungen von westeu-

Schema 12: Augenschema

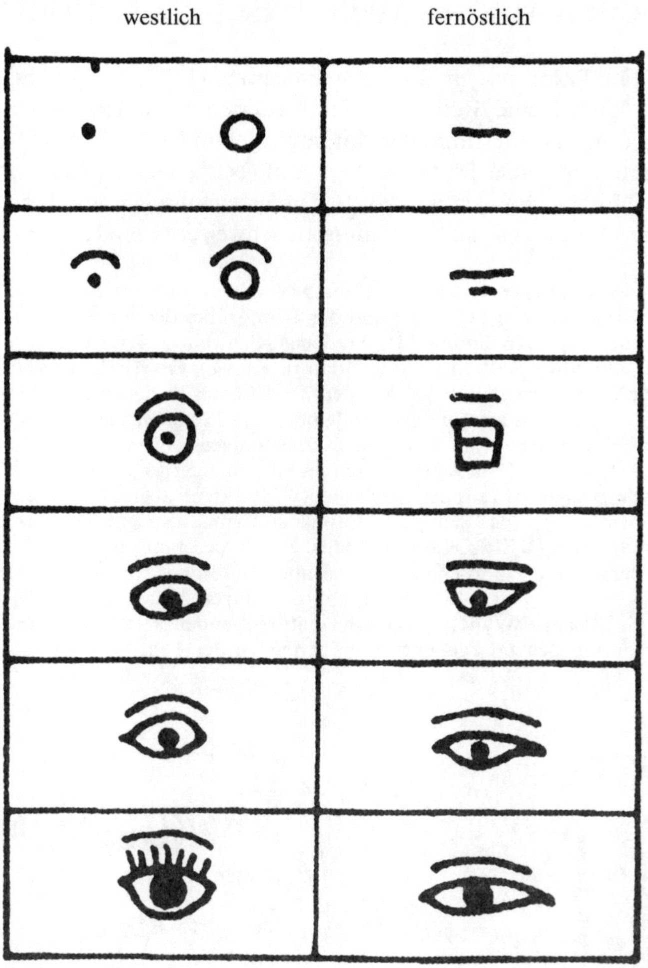

ropäischen (= schweizerischen) und japanischen Kindern vergleicht, daß in Japan wie in der Schweiz Rundaugen vorkommen und in den frühen Altersphasen kaum Unterschiede in den Augendarstellungen auszumachen sind. Erst die älteren Kinder gleichen offenbar ihre Zeichenschemata den „kulturellen" Darstellungsschemata an, die ihnen (von den Medien) vermittelt werden. Wir werden in den beiden nachfolgenden Abschnitten zuerst diese relativ umfassenden Untersuchungen G. MEILI-DWORETZKIs referieren, ehe dann einige besondere Aspekte solcher interkultureller Vergleiche von Merkmalen im Gefüge der Kinderzeichnung – z. B. anhand der Zeichnungen von Beduinenkindern – dargestellt werden.

1. Unterschiede in den Zeichnungen von japanischen und schweizerischen Kindern

G. MEILI-DWORETZKI hat in ihre Untersuchung (1982, S. 40) über das Kriterium „Augenschema“ hinaus eine Reihe anderer Kriterien formaler wie inhaltlicher Natur aufgenommen, die zu einer Bestimmung von kulturgebundenen „Stilen“ führen sollen. Wir teilen im folgenden wesentliche Elemente des Katalogs und einen kurzen Überblick über die Ergebnisse ihrer Untersuchungen an 494 (!) Kinderzeichnungen aus Japan (die zudem im Alter weit streuen) und an ca. 800 Zeichnungen schweizerischer Kinder mit:

1. *Körperproportionen/Kopfformen:* Die Zeichnungen der schweizerischen und der japanischen Kinder unterscheiden sich in der Beinlänge und der Kopfgröße: Bei ersteren überwiegen Darstellungen mit langen Beinen (vgl. Abbildung 131: Mädchen, Schweiz, 1. Klasse), bei letzteren solche mit großem Kopf (vgl. Abbildung 132: Mädchen, Japan, 1. Klasse). G. MEILI-DWORETZKI führt dies auf die tatsächlichen Unterschiede in den Körperproportionen in den beiden Populationen zurück. Dazu komme in den Zeichnungen japanischer Kinder eine Tendenz, den Kopf aus Dreiecks- und Viereckselementen zu entwickeln, während in den Zeichnungen schweizerischer Kinder der Kopf fast ausschließlich mit Kreis- bzw. Ovalelementen dargestellt wird. Sollte diese interessante Beobachtung zu belegen sein – die geringe Anzahl der Zeichnungen läßt keine absolut sichere Aussage zu –, dann spräche sie für die Auffassung, daß sich jede Motivveränderung aus dem (begrenzten) Repertoire von vorhandenen Grund*formen* (KELLOGG: „Gestalts“) aufbauen muß; d. h. die Zeichnerin/der Zeichner reagiert auf bestimmte Wahrnehmungsgegebenheiten durch eine bestimmte Umorganisation festliegender Grundformen. Auch für die Haardarstellungen haben japanische Kinder nach der Auffassung von G. MEILI-DWORETZKI ein kulturgebundenes Schema, eine Art Pagenfrisur, entwickelt, die wiederum den tatsächlichen Gegebenheiten der Frisuren von Japanerinnen entsprechen könnten.

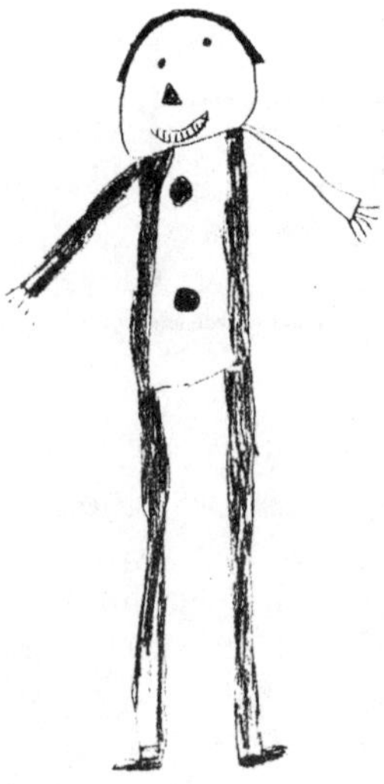

Abbildung 131

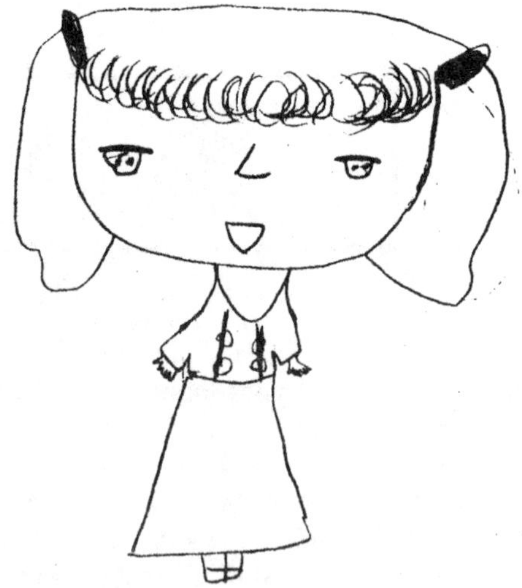

Abbildung 132

2. *Augendarstellungen/Nasendarstellungen:* Die größten Unterschiede in den Zeichnungen von schweizerischen und japanischen Kindern glaubt G. MEILI-DWORETZKI in den Darstellungen der Augen gefunden zu haben: In Japan zeichnen die Kinder tendenziell größere Augen mit einer betonten Pupille oder Iris und einer Hervorhebung der Augenbrauen (besonders bei Mädchen). Die Augendarstellung insgesamt wirkt daher ausgeprägter und differenzierter als in den Zeichnungen schweizerischer Kinder. Zur Erklärung dieser Phänomene beruft sich die Autorin auf tatsächliche Unterschiede in den Gesichtsproportionen und auf die Bedeutung einer ausgeprägten, allerdings eher „westlich rund" ausgebildeten Augenpartie für das Schönheitsideal der Japanerinnen. Sie macht auch die Bedeutung des Gesichtssinnes („Schauen") in der japanischen Kultur allgemein für diese Besonderheit verantwortlich. Außerdem stellt G. MEILI-DWORETZKI eine Unterbewertung der Nase durch Weglassen der Nasenlinie/Nasenlöcher in den Zeichnungen japanischer Kinder fest.
3. *Rumpf/Stellung der Gliedmaßen:* In den Zeichnungen schweizerischer Kinder sollen tendenziell häufiger Rundformen bei der Darstellung des Rumpfes verwendet werden (vgl. Abbildung 133: Junge, Schweiz, 6;2 Jahre), während in den Zeichnungen japanischer Kinder eckige Darstellungsformen bevorzugt werden sollen (vgl. Abbildung 134: Mädchen, Japan, 2. Klasse). Eine denkbare Erklärung für diese Beobachtung wäre, daß in den Zeichnungen der schweizerischen Kinder „eine Betonung des Dreidimensionalen, insbesondere der Leiblichkeit als Gesamt der taktilen und innerleiblichen Erfahrungen" (MEILI-DWORETZKI 1982, S. 101) vorliege. Außerdem würde in den japanischen Medien (Schulbüchern) eine realistisch-sachbezogene Darstellungsweise bevorzugt, während in der Schweiz spielerisch-märchenhafte Gestaltungen dominierten, in denen auch unrealistische Formkombinationen eine Rolle spielen.
Wie in den Darstellungen von Augen von Kopf sind auch in der Wiedergabe der Gliedmaßen die Zeichnungen japanischer Kinder durch frühe Differenzierungen – z. B. Doppellinie in der Darstellung der Gliedmaßen („Zweidimensionalität") gegenüber „eindimensionaler" Strichführung) – gekennzeichnet. Als typisch schweizerische Formvariante sieht sie dagegen die Darstellung der Person mit erhobenen Armen an. In den Zeichnungen japanischer Mädchen finden sich tendenziell häufiger Darstellungen, in denen die Beine eng geschlossen sind, in den Zeichnungen von Jungen und Mädchen fehlen häufiger die Füße bzw. sind frontal wiedergegeben.

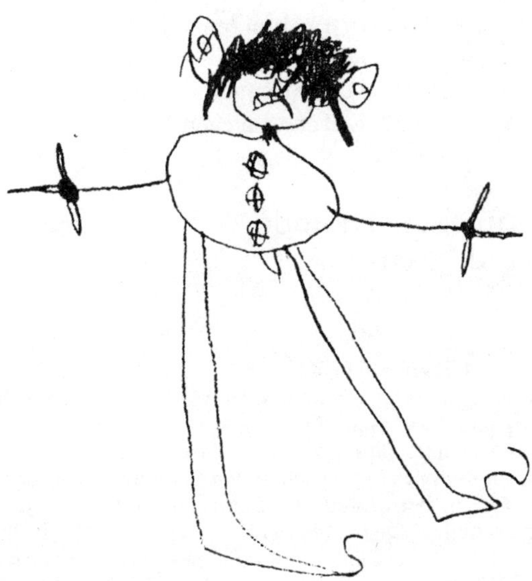

Abbildung 133

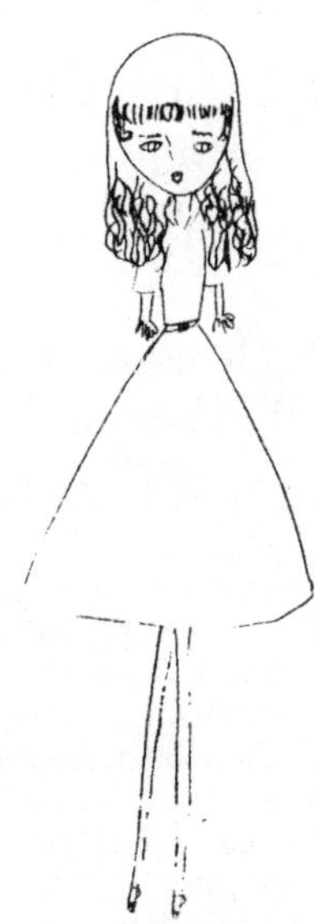

Abbildung 134

Zusammenfassend stellt G. MEILI-DWORETZKI (1982, S. 158; Hervorh. v. H.-G. R.) fest, daß die zu beobachtenden Unterschiede zwischen der Menschendarstellung in Zeichnungen von schweizerischen und japanischen Kindern „bis zu einem gewissen Grad auf die entsprechenden Unterschiede des *konstitutionellen Typus* zurückzuführen (sind). Sie stellen gleichsam die Matrix dar, von der aus sich die *interkulturellen Charakteristika* entwickeln". Als solche Charakteristika gelten ihr z. B. geschlechtsspezifische Darstellungsmerkmale: Japanische Kinder verwenden oft bestimmte körperliche Merkmale (Frisur, Augenformen, Kopfformen) zur Unterscheidung der Geschlechter, während schweizerische Kinder (neben Schnurrbart und Bart) vor allem Accessoires wie Pfeife oder Stock zur Kennzeichnung des Geschlechts benutzen. In den Zeichnungen japanischer Kinder werden die rollenspezifischen Merkmale der Geschlechter – zierliche, liebenswürdige Mädchen, starke, auf imponierende Wirkung bedachte Knaben – stärker herausgearbeitet als in den Zeichnungen von schweizerischen Kindern. Aufgrund dieser Unterschiede sieht sie in den Zeichnungen der schweizerischen Kinder eine gewisse (ethnische) Naivität am Werk, während die Japaner zwischen der eigenen ethnischen Identität und der Nachahmung westlicher Schönheitsvorstellungen schwankten.
Wenn die recht schmale Materialbasis der Untersuchung – zusammengenommen handelt es sich etwa um 1300 Zeichnungen von ca. 850 Kindern im Alter zwischen vier und zehn Jahren – überhaupt weitreichende Schlüsse zuläßt, dann die, daß kulturelle Einflüsse sich eher in der *Teilstruktur der Motive* als in der formalen Grundstruktur oder in dem zeigen, was H. WOLFF (1929, S. 66) schon die „Linienführung" nannte. Auch in den Zeichnungen japanischer Kinder tauchen keine wesentlich anderen Formbildungen auf, finden sich keine kulturellen Neologismen, sondern die vorhandenen Repertoire-Elemente werden zur Darstellung kulturell gebundener Motive wie Frisuren, Schuhformen u. a. modischen Attributen, Fahnen, Musikinstrumenten (vgl. MEILI-DWORETZKI 1982, S. 122) benutzt. Daß solche Motivelemente auch kultur*historisch* gebunden sind, mag die Tatsache verdeutlichen, daß bei einer Untersuchung von W. DENNIS, 1959 an (wenigen) Zeichnungen von Kindern aus Kyoto durchgeführt, gehäuft Darstellungen von Schnurrbärten auftauchten, bei G. MEILI-DWORETZKI (vgl. 1982, S. 128) dagegen kaum.

Merkmale von Zeichnungen türkischer Kinder – in der Türkei und im „Gastland" Schweiz

(MEILI-DWORETZKI 1981)

In einer eigenen Untersuchung hat G. MEILI-DWORETZKI (1981, S. 80ff.) den „Zeichenstil" (= Formmerkmale) türkischer und schweizerischer Kinder miteinander verglichen. Sie wählte dazu (Mensch-)Zeichnungen von türkischen Vor- und Grundschulkindern, welche sie (1.) in der Türkei selbst sammelte/anfertigen ließ, sowie (2.) Menschdarstellungen von solchen türkischen Kindern aus, welche in schweizerischen Kindergärten/Grundschulen unterrichtet wurden, und verglich sie mit altersgleichen Zeichnungen von Kindern aus Bern, Bern-Land und Basel. Die Autorin wollte so den ursprünglichen „ethnozentrischen" Formmerkmalen *sowie den Veränderungen* dieser Merkmale in den Zeichnungen türkischer Kinder während ihres Aufenthaltes in der Schweiz auf die Spur kommen. Aus einem Katalog von besonderen Merkmalen, die sie den Zeichnungen von türkischen Kindern aus Istanbul entnahm – u. a. „Neigung zur Miniaturisierung", „mehr Strichaugen", „mehr Augen-

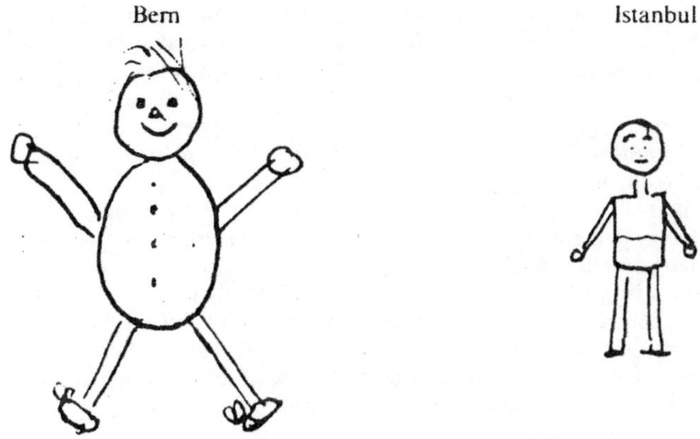

Abbildung 135

brauen", starkes Überwiegen des kastenförmigen Rumpfes u. ä., immer im Vergleich zu den Zeichnungen schweizerischer Kinder (vgl. die Abbildung 135, in der die Autoren die „typischen" Figurationen aufgrund der analysierten Merkmalsunterschiede rekonstruiert hat) –, wählte sie zwei, die Miniaturisierung und die Überbetonung der Augenbrauen, aus, um den interkulturellen Vergleich auszuführen: Außer diesen Merkmalen fand sie „keine absolut andersartige Formvariante bei mehr als dem einen oder anderen Einzelfall. *Das Typische entsteht nur durch die Häufung von bestimmten Varianten*" (MEILI-DWORETZKI 1981, S. 87; Hervorh. v. H.-G. R.).
Die Autorin konnte bei Beobachtungen von Zeichenaktivitäten türkischer Kinder in schweizerischen Schulen feststellen, daß es jedesmal zu einer „Konfliktsituation" kam, wenn den Kindern für ihre tendenziell kleinformatigen Menschzeichnungen große Blätter zur Verfügung gestellt wurden. Sie reagierten dann verstört und versuchten, die Figur der Blattgröße anzupassen. Dies führte aber häufig zu disproportionierten Figurationen (Beine zu kurz, abgeschnittene Beine o. ä.). Zusammenfassend interpretiert sie (1981, S. 115f.) die Befunde folgendermaßen:

„1. Der Vergleich von Menschenzeichnungen aus Istanbul mit denen aus der Schweiz ergab zwei verschiedene Muster der Gestaltung. Vorläufig wurden diese Muster als Ausdruck starker Verschiedenheit der psycho-sozialen Leitbilder bezüglich Expansivität und Ausdruck der Fröhlichkeit aufgefaßt. Es wurden hier nur zwei der 10 Unterschiedsmerkmale eingehender besprochen: die Größe der Zeichnung und die Frequenz der Augenbrauen. Ersteres wurde mit dem Selbstwertgefüge und Erziehungsbedingungen in Zusammenhang gebracht, das andere mit der Orientierung am Gesicht der Mutter und der anderen Menschen.
2. Was die Wandlung des Stils beim Gastarbeiterkind anbetrifft, so bietet sie einen Anhaltspunkt für die Frage nach der Natur leicht und schwerer veränderbarer Gestaltteile . . . An den prägnantesten Details der Oberflächen (Mund, Knöpfe) und an den die unbestimmtere Mitte umgebenden Extremitäten setzt also die Umstrukturierung und die Annäherung an das Muster der Umwelt an. Resistenter ist die Umstrukturierung in der Rumpfzone, dem Bereich, in dem propriozeptive Erfahrungen wie Spannung und Entspannung, Angst und freudige Erregung, anale und genitale Empfindungen lokalisiert sind – mit ihren mehr oder weniger starken Tabuisierungen, aber auch mit Haltung und Widerstand (Schultern).
3. Befunde von Untersuchungen im natürlichen Feld (besondere Aufgabenstellungen eines Lehrers, Verwendung spezieller Methoden, Alltagsbeobachtungen, Schulbuchtexte u. a. m.) können dazu dienen, Wirkungskräfte in ihrer kulturellen Ausprägung sichtbar zu machen, die im Zusammenhang stehen mit besonders häufig auftretenden Formmerkmalen, wie wir es in dem vorliegenden Ansatz zu zeigen versuchten. So verstanden ist dann das Menschenbild der Kinder eines Kulturbereiches, in seiner besonderen Prägung, Niederschlag der Interaktion zwischen Individuum und Gesellschaft, kompliziert beim Gastarbeiterkind durch die Konfrontierung mit zwei Gesellschaften, der des Ursprungslands der Eltern und der der weiteren Umwelt.

4. Die Beobachtungen bezüglich Größe und Augenbrauen haben gezeigt, daß die Änderung des Musters mit einer bewußten Steuerung der Handlung einhergehen kann, eine Steuerung, die sich beim älteren Kind und dem Jugendlichen von der graphischen und der allgemein seelischen Entwicklung auch auf den Leib beziehen und zu Krisen der Bewußtwerdung führen mag, besonders beim Mädchen (bestätigt durch Selbstzeugnisse einer Gruppe), das mehr als der Bursche in den Normen des Gastlandes Vorteile sieht gegenüber der noch mehr dem strengen Patriarchalismus unterworfenen Normen der Türkei.
5. Entsprechend den Beobachtungen in der individuellen Zeichenentwicklung des Kindes, das zeitweise überlange Beine oder einen überlangen Hals macht, bevor sich die Größenverhältnisse besser einpendeln, wurden solche kompensierenden Tendenzen im Hinblick auf die Größe der Zeichnung bei Neueingewanderten deutlich. Wir sahen den Ausschlag von der Kleinheit nach der anderen Seite – übergroße Figuren – mit der gleichzeitigen Schwierigkeit, die Gesamtstruktur der Gestalt dem Ziel ‚größer' anzupassen. Dies mag die allgemeine Erschwerung der Entwicklung reflektieren, der das Ausländerkind ausgesetzt ist, indem es zwischen Leitideen und Gewohnheiten zweier Kulturbereiche Kompromisse suchen muß."

2. Besondere Wahrnehmungsgegebenheiten und Kinderzeichnung

Der Vergleich von Zeichnungen schweizerischer und japanischer Kinder, den wir im vorhergehenden Abschnitt referiert haben, leidet unter den nicht oder nur schwer vergleichbaren Gegebenheiten: Es werden Darstellungen von ungefähr gleichaltrigen Kindern aus verschiedenen Ländern und Kulturkreisen in Beziehung gesetzt, die nicht unter gleichartigen, kontrollierten Versuchsbedingungen entstanden sind. Aber auch wenn diese Versuchsanordnung vergleichbare Gegebenheiten (Anweisung, Material, Auswertung) geboten hätte, wäre eine Interpretation der Ergebnisse schwierig, weil sich anhand der Zeichnungen kaum zwischen endogenen und exogenen Einflüssen unterscheiden läßt; d. h. es bleibt die Frage offen, ob sich die identifizierten Unterschiede im figurativen Gefüge eher auf Wirkungen des jeweils (leicht) veränderten Körperschemas, der möglicherweise andersartigen Selbstwahrnehmung o. ä. *oder* auf Einflüsse der jeweils verschiedenen kulturellen und/oder landschaftlichen Gegebenheiten zurückführen lassen. Es ist z. B. erstaunlich, daß die Autorin in ihre Untersuchung nicht das jeweils andere Schriftbild und die andere Schriftgestalt einbezogen hat. Der kulturellen Konvention „Schreiben" weist sie offensichtlich keinen Einfluß auf das („selbsterarbeitete") figurative Gefüge der Kinderzeichnung zu – um diesem Einfluß nachgehen zu können, hätten auch unbedingt die Entwicklung und die Struktur der Kritzelereignisse in den Kinderzeichnungen der beiden Populationen miteinander verglichen werden müssen. Auch die Formulierung vom jeweils anderen „ethnischen Selbstverständnis", das nach ihrer Auffassung in der Motivstruktur, aber auch in der formalen Organisation – z. B. in den Größenrelationen der menschlichen Figur – zum Ausdruck komme, spricht ja ein ganzes Bündel von Einwirkungsmöglichkeiten an, ohne sie näher zu bestimmen. Vielleicht hat sich auch die „Medienkultur" der beiden Länder inzwischen so aneinander angeglichen – man denke an die in Japan produzierten „Heidiserien" –, daß eine solche Differenzierung kaum noch möglich ist.

In einer Untersuchung an Menschzeichnungen von Beduinen(-Kindern) wollte W. DEN-

NIS (1960) einige dieser *kulturellen* Einflüsse ausschließen. Die Gruppe von Beduinen lebte in der syrischen Wüste; sie waren Analphabeten und kaum mit westlicher Kunst, Fotografien, Zeichnungen o. ä. in Berührung gekommen; sie selbst hatten auch keine Tradition in *darstellenden* Künsten entwickelt, sondern ihre künstlerischen Aktivitäten und ihre Kenntnisse von bildlichen Darstellungen beschränkten sich auf ornamentale Gestaltungen. Sie lebten in einer Umwelt, die geprägt war von Sand, Sonne und Felsen; auf diese Felsen hätten die Beduinen mit Steinen Figuren zeichnen können, aber augenscheinlich machten sie nur wenig Gebrauch von dieser Möglichkeit. Sie schmückten allerdings ihre Sättel und Waffen mit ornamentalen Figuren; sie tätowierten/bemalten auch Hände und Gesichtsteile, überwiegend in einfachen geometrischen Formen mit Naturfarben; außerdem trugen sie Gold- und Silberschmuck, der formal ähnlich gestaltet war.
Die Männer dieses Beduinenstammes wurden von einem Mitarbeiter des Autors gebeten, einen Menschen zu zeichnen; es entstanden (z. T. widerwillig) 100 Zeichnungen; 28 stammten von Jungen zwischen sechs und acht Jahren alt, 23 von Jungen zwischen neun und elf und 43 von Heranwachsenden bzw. Erwachsenen, die zwischen zwölf und 50 Jahren alt waren; allerdings ließ sich das Alter nur annäherungsweise ermitteln. Die meisten von ihnen hatten noch niemals vorher gezeichnet. Bei der Auswertung dieser Zeichnungen nach der GOODENOUGH-Skala (vgl. Kapitel XVIII, Abschnitt 2) ergab sich – nach Auszählung des Autors – ein Mann-Zeichen-IQ von 52 bis 55, mit Ausnahme eines dreizehnjährigen Jungen, der einen IQ von 90 erreichte. In einem Vergleich mit Zeichnungen gleichaltriger amerikanischer Heranwachsender zeigte sich, daß (1.) die Beduinen (vgl. Abbildung 136) in die Kopfform kaum Merkmale des Gesichtes (Augen, Nasen, Münder) einzeichneten, zudem waren die Kopfdarstellungen häufig geschwärzt oder winzig klein. Dagegen wiesen (2.) die Hand-, Arm- und Fußdarstellungen der Zeichnungen von den Beduinen eine größere Differenzierung auf, als sie in den Menschzeichnungen der Amerikaner zu beobachten waren. Die Armdarstellungen der Beduinen wiesen zudem eine komplexere Bewegungsabfolge auf. Insgesamt waren (3.) die Zeichnungen der Beduinen wiederum wesentlich kleiner als die Zeichnungen der Vergleichsgruppe, dagegen waren (4.) die Rumpfdarstellungen in den Zeichnungen der Beduinen lang gestreckt und wiesen (5.) dominant weniger Merkmale von Bekleidung auf; das Zeichenschema der Beduinen umfaßte also kaum Formen für Kleider/Anzüge o. ä.
Diese Zeichnungen der Beduinen, so folgert der Autor, entsprechen den *Kunsterfahrungen* einer Gruppe von Menschen, die kaum/nicht mit realistischen Darstellungen in Berührung gekommen waren, sondern sich in relativ einfachen *und* kleinformatigen dekorativen Gestaltungen auszudrücken verstanden. So sind auch die Menschzeichnungen „dekorativ", d. h. langgestreckt mit ornamentalen Ausmalungen, aufgebaut. Die Frage, ob diesem besonderen figurativen Aufbau auch eine besondere Persönlichkeitsstruktur entspreche (Projektion!), läßt sich nach der Auffassung von W. DENNIS nicht eindeutig beantworten; er tendiert aber zu der Auffassung, daß die auffälligen zeichnerischen Figurationen als Resultat besonderer Wahrnehmungs*gegebenheiten* anzusehen seien. Zu diesen Gegebenheiten zählt er vor allem die fehlende Erfahrung mit gegenständlichen Darstellungen und die Orientierung des künstlerischen Ausdrucks an einfachen, geometrisierenden Ornamenten, weniger – oder nur am Rande – die *landschaftlichen* Besonderheiten und die andere Art der Kleidung, Haltung, des Körperschemas o. ä.

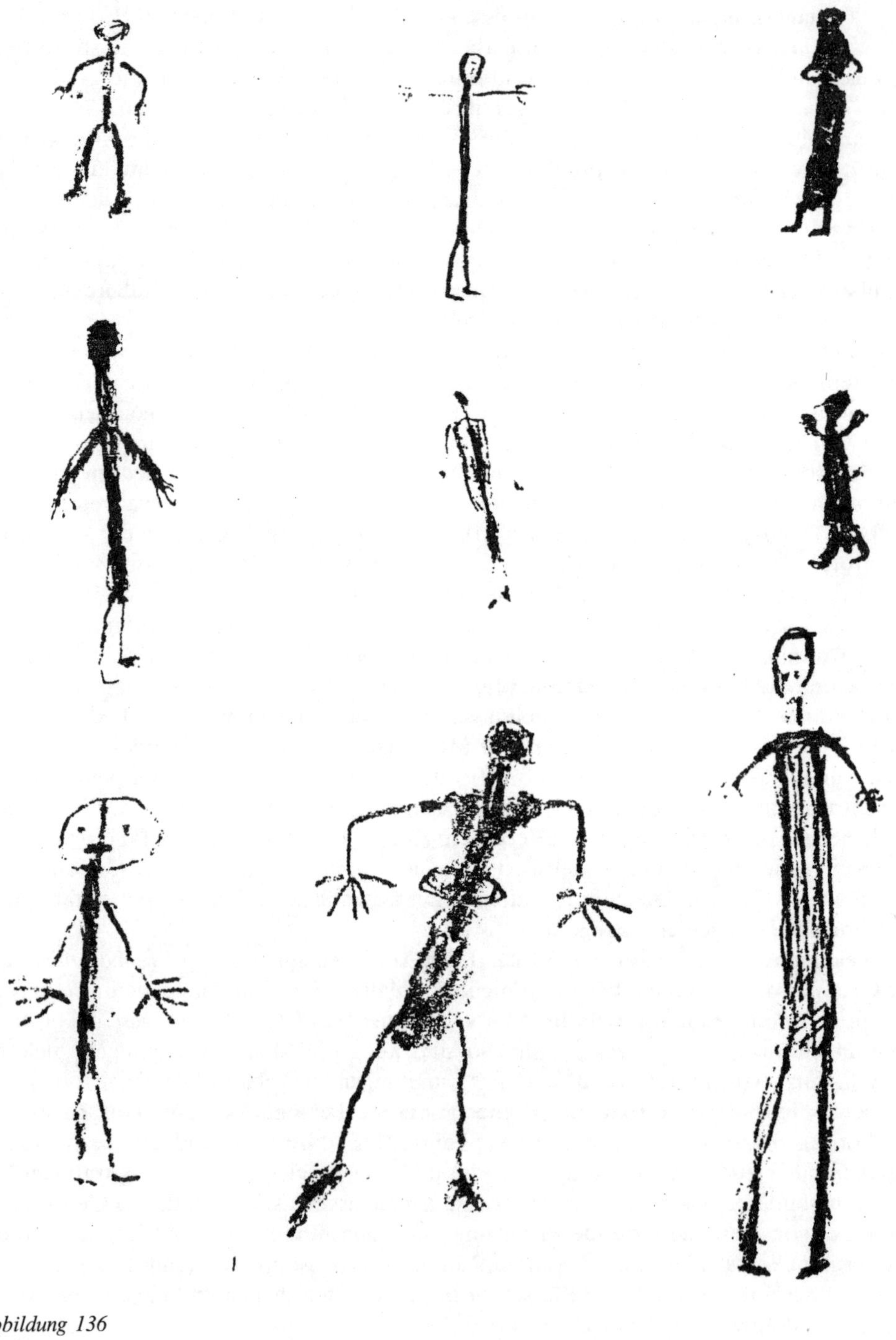

Abbildung 136

Die (leider sehr undeutlichen) Reproduktionen der Kinderzeichnungen legen die *Vermutung* nahe, daß es auch im *formalen* System der Kinderzeichnung unter besonderen Bedingungen – etwa den einzigartigen Lebensbedingungen von Wüstenvölkern – zu Umstrukturierungen kommen kann: Manche Merkmale (z. B. Hand-, Arm-, Fußdarstellungen) werden differenzierter herausgearbeitet, andere (wie Kleidung, Accessoires, Binnendifferenzierungen) treten zurück, werden vereinfacht oder ganz weggelassen. Zwar liegen auch diesen Zeichnungen die bekannten („selbsterarbeiteten") Grundformen figurativer Repräsentation in der Kindheit zugrunde, aber doch in einer den (kulturellen?) Wahrnehmungsgegebenheiten angepaßten Form. Über die Motivstruktur läßt sich in diesem Zusammenhang keine Aussage machen, da die wenigen vorliegenden Zeichnungen nur das Menschzeichen wiedergeben. In anderen Untersuchungen (z. B. von W. HUDSON 1960; M. B. SHAPIRO 1960; DEGEROWSKI 1972) wird der prägende Einfluß von Kultur und Bildung auf die Informationsentnahme aus vorgegebenen Bildern und die Wiedergabe räumlicher Beziehungen herausgestellt. Die genannten Untersuchungen kommen z. B. zu dem Ergebnis, daß perspektivische Darstellungen von Mitgliedern bestimmter (afrikanischer) Volksgruppen nicht bedeutungsadäquat, d. h. als *Konvention* tiefenräumlicher Beziehungen, gelesen werden können.

3. Exkurs: Erotische Kinderzeichnungen und Graffiti

Mit diesem Exkurs versuchen wir, einen Blick auf die bildhaften Äußerungen des „*inneren* Auslands" (S. FREUD) zu werfen, ohne daß die psycho-sexuelle Entwicklung der/des Heranwachsenden, mit denen sie in Beziehung stehen, differenziert erörtert würde. Eine solche Erörterung würde den vorgegebenen Rahmen sprengen. Die angesprochenen Objektivationen gehören zwar unmittelbar zur Kultur des Kindes, sind aber lange Zeit kaum untersucht oder gar bewußt übersehen worden, weil sich diese Darstellungen mit erotischen/sexuellen Inhalten in der Regel nicht mit dem Bild vom Kind und seiner Ausdruckswelt vereinbaren ließen, von dem die Untersuchenden ausgingen. Schon am Beginn der Forschungsgeschichte stand, wie wir zu zeigen versuchten (vgl. Kapitel XVI, Abschnitt 2b), die Tabuisierung von solchen Darstellungen. Zwar fiel das Auge C. RICCIs, eines Entdekkers der Kinderzeichnung (1882; vgl. 1906, S. 10f.) auch auf erotische Graffiti (von Jugendlichen) an den Mauern und in den Torbögen, ja erst diese Darstellungen leiteten ihn zu den Zeichnungen „von Kinderhand", aber er verschloß seine Augen wieder, angesichts eines solchen Abgrundes von Unmoral. Und so fristeten die „erotographischen Mitteilungen" (KOCH) weiter ihr Dasein im Schatten von Hauswänden und Unterführungen, auf Schulbänken und Toilettentüren, bis sie (wieder) entdeckt wurden, als die Graffiti der Jugendlichen (ab 1960: BRASSAI u. a.) anfingen, die Aufmerksamkeit von Ethnologen, Kunsthistorikern, Kunstsammlern auf sich zu ziehen. Seit dieser Zeit ist eine Reihe von Untersuchungen erschienen (vgl. z. B. KOCH 1980 u. 1984; JÜRGENS 1984), welche den „heimlichen Kinderzeichnungen" (KOCH) gewidmet sind. Wie eng dabei die Darstellungsform der Graffiti mit den Zeichnungen sexuellen/erotischen Inhalts verknüpft ist, zeigt eine

Erhebung von W. ZÖLLER (1977, S. 170f.), in der 342 „Bankkritzeleien" auf ihre Inhalte und Motive untersucht wurden. Es zeigt sich, daß 29% dieser Ritzungen und Zeichnungen eindeutig „sexuell getönt" waren und weitere 20% eine Mischung aus sexuellen und aggressiven Inhalten darboten.
In vielen Untersuchungen werden die Zeichnungen mit erotischen/sexuellen Inhalten mit sexualfeindlichen Tendenzen und repressivem Sexualverhalten der heutigen Gesellschaft in Verbindung gebracht: „Insgesamt sind sexuelle Äußerungen von Kindern und Jugendlichen in den hochindustrialisierten, ‚modernen' Gesellschaften unerwünscht" (KOCH 1980, S. 8). Diese – noch sehr zurückhaltend formulierte – Bemerkung trifft den Tenor fast aller Untersuchungen, in denen denn auch überwiegend das Verbotene, Tabuisierte dieser Objektivationen hervorgehoben wird. Betrachtet man aber die zeichnerischen Darstellungen mit erotisch/sexuellen Inhalten selbst (über deren Anteil an der Gesamtproduktion von Zeichnungen keinerlei Angaben und noch nicht einmal Vermutungen vorliegen), dann lassen sich zumindest zwei Typen von Darstellungen mit sehr unterschiedlichem Charakter herausstellen, und zwar Zeichnungen mit

- eher beiläufigen sexuellen *Kennzeichnungen,* wie z. B. der Darstellung von Geschlechtsorganen,
- hervorgehobenen, erotisch-sexuellen Motiven, d. h. von Zeichnungen, in denen die menschliche Sexualität *zum Thema* der Darstellung wird.

Zeichnungen vom ersten Typus begegnet man hin und wieder in Kindergärten und Grundschulen, und eine Darstellung (vgl. Abbildung 137), die dem Verfasser eher zufällig in die

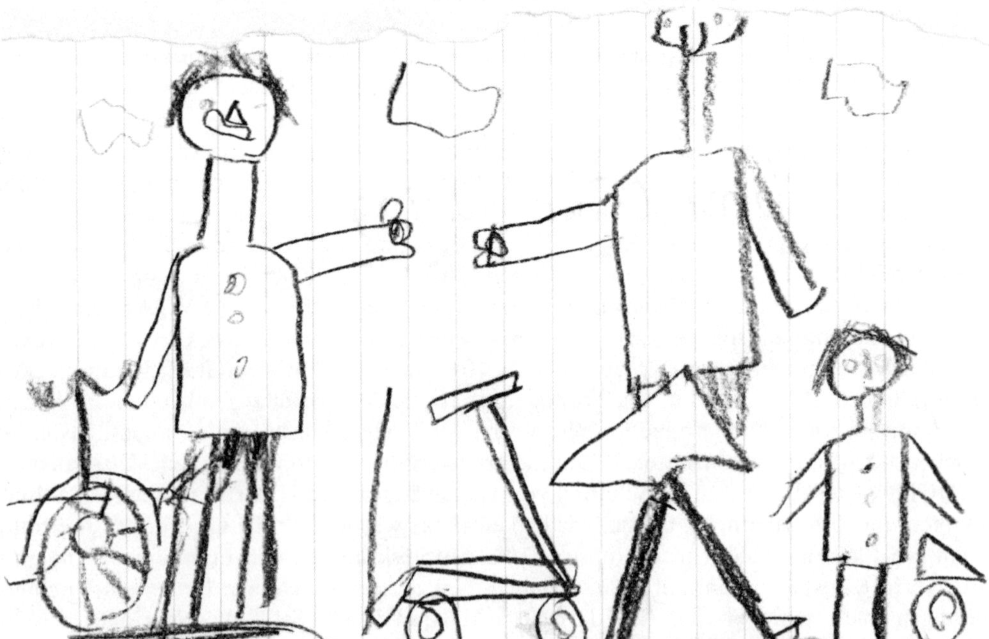

Abbildung 137

Hände fiel, kann als schönes Beispiel für diese Form „offener" erotischer Kinderzeichnung angesehen werden: Der Grundschüler (von sechs/sieben Jahren?) stellt eine Spielszene dar, in der es um das Radfahren/Rollerfahren von drei Kindern geht. Um den einen der Beteiligten als Jungen zu charakterisieren, wird zwischen Rumpf- und Beinschema eine Penisdarstellung plaziert; die Mitspielerin – man beachte die zueinander ausgestreckten Arme – wird dagegen durch eine (sehr komplizierte) Rockdarstellung als Mädchen ausgewiesen. Der Dritte im Bunde ist wohl in den Augen des Zeichners noch zu klein (Bedeutungsperspektive!), um als Geschlechtswesen eine Rolle zu spielen. Dieser Penisdarstellung – wie natürlich auch der Wiedergabe des Rockes – kommt die Qualität eines „Exemplarischen Details" (vgl. Kapitel III, Abschnitt 3b) zu; d. h. der Zeichner benutzt ein hervorgehobenes Merkmal zur Charakterisierung einer Person/eines Motivs. Ohne Kenntnis des situativen und biographischen Hintergrundes kann man die Zeichnung doch so ausdeuten, daß man zu der interpretierenden Formulierung gelangt: „Ich (Junge) spiele mit ihr (Mädchen); wir verstehen/mögen uns. Über den Kleinen gibt's kaum was zu sagen."

Der Unterschied zu dem erwähnten zweiten Typus von Zeichnungen mit erotisch-sexuellen Inhalten wird in dem Beispiel des Toiletten-Graffiti eines Grundschülers (vgl. Abbildung 138) besonders augenfällig. In diesem Ritz-Bild werden die (weiblichen) Geschlechtsmerkmale zum Thema der Zeichnung gemacht; das Interesse, die Neugier des Schülers gilt dem „anderen Geschlecht". Die veränderte Ausgangssituation führt auch zu einem veränderten Darstellungsstil: Brüste und Vulva werden besonders hervorgehoben, und diese Hervorhebung mittels der „Bedeutungsperspektive/Bedeutungsgröße" (vgl. Kapitel III, Abschnitt 3b) wird noch durch ein piktographisches Element – den hinweisenden Pfeil – verstärkt.

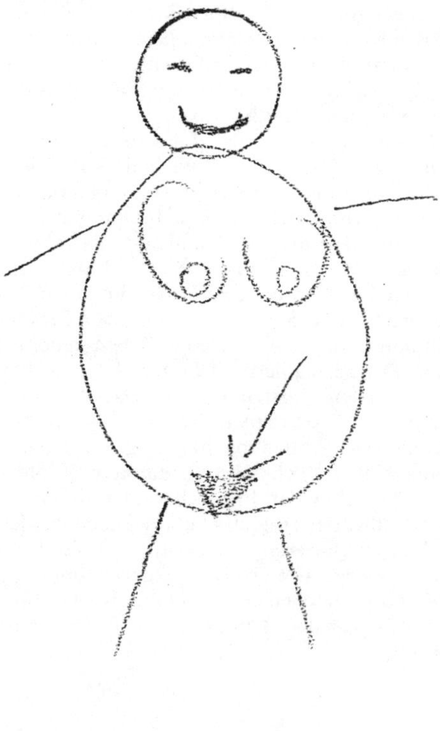

Abbildung 138

Der Rest der Konfiguration *regrediert* bis in die Nähe von frühen Menschdarstellungen – auch das eine bekannte Erscheinung (MÜHLE: „Pseudoregression"), welche die *Anstrengung* deutlich macht, mit der sich der Zeichner auf die bedeutungstragenden Merkmale konzentriert hat.
Zeichnungen dieses letzten Typs unterliegen in der Tat – das macht wohl der Vergleich schon deutlich – anderen Kommunikations- und Ausdrucksbedingungen, als sie uns aus den „regulären" Kinderzeichnungen vertraut sind. Es wäre aber eine grobe Fehleinschätzung, sie wegen der Hervorhebungen („Bedeutungsgröße"), Verdeutlichungen („Detaillierung"), Übertreibungen („Ironisierung, Karikatur"; vgl. Kapitel IV, Abschnitt 1) als obszön und pornographisch einzuschätzen oder sie als „unvollkommen sublimiert" (HOFMANN) zu charakterisieren. Diese Sicht verrät den Erwachsenen, der nicht mit dem kindlichen Darstellungsstil vertraut ist: Auch die erotisch-sexuellen Kinderzeichnungen bleiben auf das uns bekannte Repertoire an Formen und Kombinationen angewiesen, und das erotographische Moment macht sich in der Umstrukturierung von Formen und/oder in der Motivwahl und/oder in der individuellen Ausdrucksqualität bemerkbar. Als Merkmale erotographischer Bildnerei können u. a. angeführt werden:

- Das besondere Verhältnis von Detaillierung und Regression; d. h. die Zeichnenden bemühen sich um die *Verdeutlichung* erotisch-sexueller Beziehungen/Sachverhalte, häufig unter *Vernachlässigung* schon ausgebildeter Repertoire-Elemente.
- Eine direkte („mimetische") *Beeinflussung* durch *Medienbilder* mit erotisch-sexuellen Darstellungen, welche dann in die kindliche Bildsprache *übersetzt* werden müssen. In diese Übersetzungen schleichen sich häufig „Fehler" ein, so wenn ein Kind einer menschlichen Gestalt gleichzeitig männliche oder weibliche Geschlechtsmerkmale zuweist (vgl. Abbildung 139, welche die Tafelzeichnung eines Grundschülers wiedergibt). Nach meiner Auffassung liegen hier – parallel zur Motivorganisation in der Kinderzeichnung überhaupt – assoziative Kombinationen vor, die nicht mit (künstlerischen) Darstellungen von Hermaphroditen oder Androgynen verwechselt werden sollten (so JÜRGENS 1984): Das Geschlechtskonzept von siebenjährigen Kindern ist sicher noch so offen, daß solche Kombinationen „denkbar" bleiben.
- Die besonderen *Mitteilungsformen,* welche als „Liebesbriefe", „Werbungsbilder" o. ä., d. h. als „*Dokumente der Zuneigung*" (KOCH), aber wohl auch als Mittel der *Kontaktaufnahme,* des *Anreizes* dienen. In solchen Fällen wird die besondere Kommunikationsstruktur der erotographischen Mitteilung sichtbar: Das Bild richtet sich an *einen* bestimmten Adressaten unter *Ausschluß der Öffentlichkeit.* Dieses Phänomen lädt natürlich zu allerlei Spekulationen über die gesellschaftliche Tabuisierung von Erotik und Sexualität ein. Diese Spekulationen gelten aber besonders den erotisch-sexuellen „*Wunschbildern*" – so genannt in Anlehnung an Wunschvorstellungen/Wunschträume/Phantasien mit vergleichbaren Inhalten –, welche *auch* der *autoerotischen* Stimulierung und Befriedigung dienen. Zeichnungen dieser Art treten u. E. erst in der späten Kindheit auf und haben im Jugendalter Konjunktur. Der Jugendliche erlebt aber – angesichts der „perfekt" aufgemachten Medienbilder mit erotisch-sexuellen Darstellungen – relativ rasch den Surrogatcharakter dieser Zeichnungen und wird dann vom Produzenten zum Konsumenten. Unser Beispiel von Toiletten-Graffiti in einer Berufsschule (vgl. Abbildung 140) zeigt die Abhängigkeit der Zeichnung dieses Jugendlichen von massenmedialen Vorbildern („adaptierte" Bildvorstellung; vgl. Kapitel III, Abschnitt 4). In diesem Falle sollte der Ersatzcharakter durch möglichst genaue Übernahme erotisch-sexueller Muster der Illustrierten-Kultur überwunden werden.
- Die Ausdruckssteigerung/Umstrukturierung *im Dienste* der Verdeutlichung, Klärung und *Verarbeitung* sexueller *Angstvorstellungen:* Die erotisch-sexuellen Impulse, welche die/der Heranwachsende während seiner psycho-physischen Entwicklung belebt, lösen sicher auch Spannungen, Bedrängnisse und Ängste aus – vor dem Unbekannten, Bedrohlichen, aber auch Lustvollen, auf Befriedigung Drängenden.

Die Bildnereien zeigen durch Vergröberungen und Vergrößerungen etwas von der „Angstlust" (BALINT) der/des Zeichnenden, die bildnerisch gebannt werden soll. Vielleicht ist an dieser Stelle der Kinderzeichnung/Graffiti noch am ehesten eine unmittelbare Beziehung zu *archaischen* Erlebnisweisen und Praktiken zu beobachten, weil die Darstellungen mit affektiv-sexuellen Bedeutungen beladen sind. Auch die formelhaften, ritualisierten *Vereinfachungen,* die sich besonders häufig in Graffiti mit erotisch-sexuellen Darstellungen finden, würden für eine solche Deutung sprechen.

Am Ende dieses Exkurses soll die Interpretation einer „geheimen" Kinderzeichnung wiedergegeben werden, welche die Problematik einer Ausdeutung solcher Objektivationen mit affektiv-sexuellen Bedeutungen deutlich macht. Diese Problematik entsteht vor allem durch die notwendige Fundierung der Interpretation mit theoretischen Elementen der Sexualwissenschaften und der Entwicklungspsychologie der Sexualität. Aber auf solche Elemente kann keine Interpretation verzichten. Der Autor W. KOCH hat sich intensiv mit solchen Kinderzeichnungen beschäftigt und geht bei seinen „exemplarischen Deutungen" (1984, S. 28), von denen im folgenden eine vorgestellt werden soll, von der Lebenssituation und dem Beziehungsgeflecht seiner Schüler aus, die er als Sonderschullehrer unterrichtet.

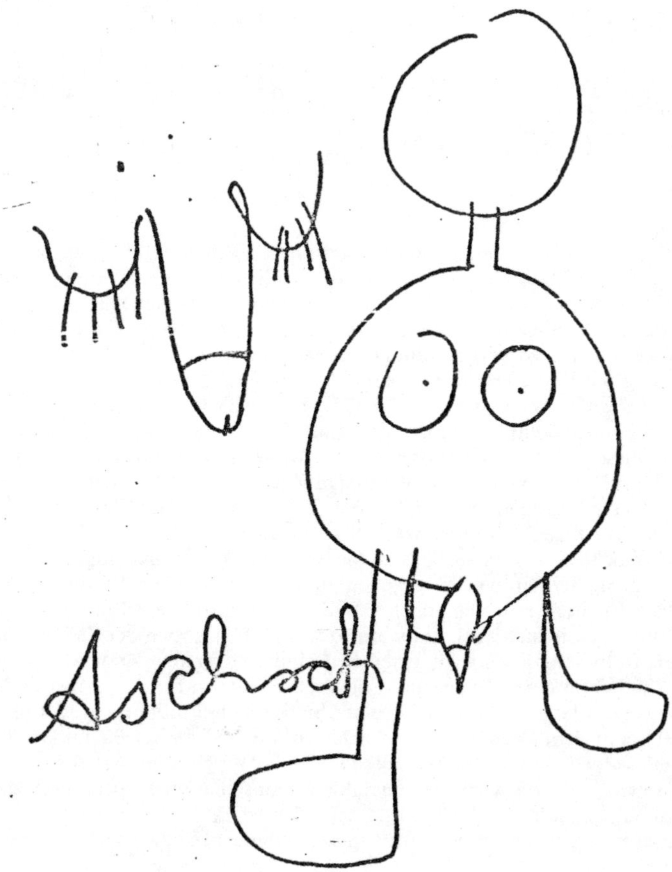

Abbildung 139

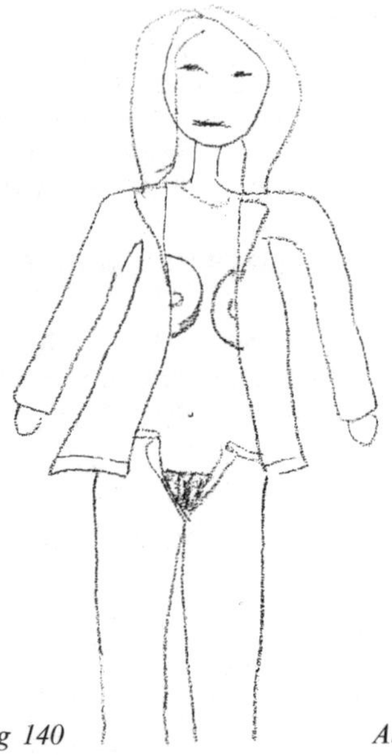

Abbildung 140

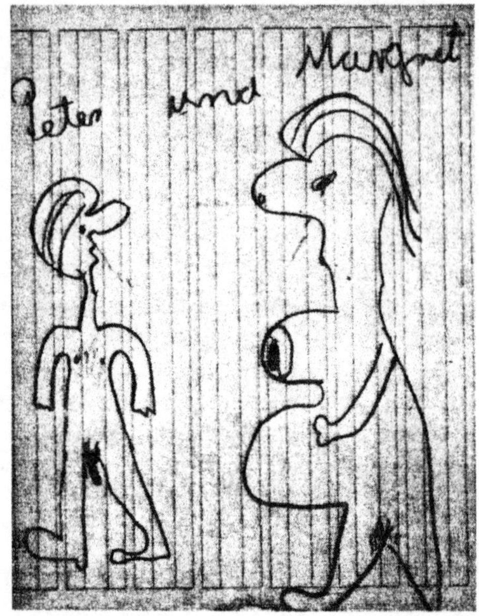

Abbildung 141

„Mädchen, 12; 6. Klasse Lernbehindertenschule"

(KOCH 1984)

„Das Mädchen stellte eine Klassenkameradin und ihren eigenen Bruder, der eine höhere Klasse an derselben Schule besucht, dar. Die Zeichnung der weiblichen Figur ist ihrem körperlichen Erscheinungsbild wenig ähnlich. In der Realität bestanden zwischen den beiden Akteuren keine freundschaftlichen Kontakte; das abgebildete bzw. bezeichnete Mädchen gehörte zur Gruppe der bei Jungen wenig akzeptierten Schülerinnen, während der Junge bei Mädchen sehr beliebt war.

In dieser Zeichnung wird eine erotisch-sexuelle Annäherung zwischen den beiden Personen dargestellt. Das Paar unterhält Blickkontakt; die Gesichter wirken aber freudlos. Im Verhältnis zum Mädchen wurde der Junge deutlich kleiner gezeichnet. Er scheint tendenziell von der Akteurin fortzustreben, während diese massig – mit vorgewölbter Brust und weit vorstehendem Bauch – auf ihn zukommt. Das Mädchen erscheint hier übermächtig, erdrückend mit den überzeichneten Formen. Und es wirkt zudem schwanger, so daß bei der Zeichnerin bereits die entsprechend festgesetzten weiblichen Rollenerwartungen vermutet werden können. Bei ihr kann auf die erworbene Sichtweise oder den Wunsch geschlossen werden, daß Frauen sexuell aktiver, mächtiger, besitzergreifender sind als Männer. Es scheint den Frauen aufgegeben zu sein, nach einem Partner zu greifen. In diesem Beispiel drückt sich ein stark unterschiedliches Bild von Männern und Frauen bei der Urheberin aus. Da der eigene Bruder gezeichnet wird, kann an inzestuöse Phantasien der Zeichnerin gedacht werden, die durch dessen fiktive Beziehung zu einer Mitschülerin verfremdet wird. Wenn diese Deutung zutrifft, hat die Zeichnerin eine andere quasi als Stellvertreterin für sich selbst eingesetzt, da sie ihre eigene Person wegen des Inzesttabus nicht in einer bestimmten Situation – weder in Wirklichkeit noch medial vermittelt – mit dem Bruder erscheinen lassen kann, während ihr unbewußter oder uneingestandener Wunsch jedoch gerade darauf zielt. Durch die Verbindung des sexuell begehrten Bruders mit einer unbeliebten Schülerin wird die abgebildete Konstellation so persifliert, daß der Zeichnerin damit keine ernstzunehmende Konkurrentin entstanden ist. Mit dem Bruder wird also in der Zeichnung als Sexualziel umgegangen, ohne daß er an ein anderes Mädchen verlorengeht" (vgl. Abbildung 141).

XXI. Zum Stil der Kinderzeichnung

1. Was bezeichnet die Formulierung vom „Stil der Kinderzeichnung"?

Wir schließen uns in der Überschrift des letzten Kapitels dieses Handbuches Formulierungen an, die in vielen Darstellungen benutzt werden, um das „Wesen", den Charakter, die Verfassung o. ä. des untersuchten/zu untersuchenden Mediums zu kennzeichnen. Nicht ohne Not haben die Autoren dabei einen Begriff in Anspruch genommen, der in der (klassischen) Ästhetik und Kunsttheorie „eine notwendige Beschaffenheit der Kunst überhaupt . . . und *in dem einzelnen Künstler das Wirken dieses allgemeinen Kunstprinzipes*" charakterisieren soll (SOLGER 1829 bzw. 1969, S. 255; Hervorh. H.-G. R.) und haben ihn – je nach wissenschaftstheoretischem Standort – mit neuem Inhalt gefüllt. So bezeichnet die Formulierung vom „Stil der Kinderzeichnung" z. B. für G. F. HARTLAUB (1930, S. 119) nur die „besonderen formalen Behelfsmittel und Konventionen kindlicher Bildsprache, einschließlich der sog. ‚Kinderfehler'". Andere Autoren füllen den Begriff des Stils mit inhaltlichen Merkmalen, welche auf die Individualität dieser Bildsprache hinweisen. R. KIENZLE definiert (1957, S. 70) z. B.:

> „Mit ‚Stil' meinen wir aber in diesem Zusammenhang die Durchgängigkeit und Konstanz der zeichnerischen Eigenart, die als innere Gesetzmäßigkeit nicht nur in allen Zeichnungen eines Schülers zu finden ist, sondern auch innerhalb desselben Bildes das Ganze wie die Teile gleicherweise bestimmt."

Diese Definition rückt den Begriff des Stils in die Nähe dessen, was wir im Kapitel XIV als „Qualität der Leistung" (EBERT) oder als *Individualstil* zu kennzeichnen versuchten. Der angesprochenen kunsthistorischen Definition des Begriffes Stil kommt W. SALBER (1958, S. 53) noch am nächsten, der von dem „eigentümlichen Stil" der Kinderzeichnung sagt, er gestatte „einerseits dem Kind eine gewisse ‚Offenheit' und ‚Freiheit' in seinem Schaffen", lasse aber andererseits die Züge hervortreten, „die auf die charakteristischen Werdeformen hindeuten". Dabei weist die glückliche Formulierung „Werdeformen" – wir benutzten sie häufig – auf die *überindividuelle* (kollektive o. ä.) *Entwicklungsabfolge* der „selbsterarbeiteten" Figurationen hin.

Aber auch wenn wir mit dem Begriff des Stils die *individuellen Varianten* eines *kollektiven Objektivationsgeschehens* zu kennzeichnen versuchen, so enthebt uns das nicht der Aufgabe, darüber nachzudenken, wie die bildnerischen Ereignisse zu charakterisieren sind, welche Verfassung den bildnerischen Prozessen/Objektivationen des Kindes zugesprochen werden muß. Wir wollen dieses Problem an dem Beispiel der Umbewertung des Mann-Zeichen-Tests erläutern: Nahm F. L. GOODENOUGH 1926 noch an, daß die geforderte Mann-Zeichnung das *Wissen* (Begriffsbild) von dem Gegenstand „Mensch/Mann" objektivieren würde und damit als Indikator für die „allgemeine Intelligenz" der/des Zeichnenden anzusehen sei, so schließen GOODENOUGH/HARRIS (1950) nicht aus, daß die „Mann-Zeichnung auch als projektives Ereignis angesehen werden kann und damit „indications of psychopathy" wiedergibt. Die Auffassung vom Charakter der Kinderzeichnung (im engeren Sinne: der Mann-Zeichnung) hat damit eine grundlegende Veränderung erfahren: Galt sie zuerst – vornehmlich unter dem Eindruck der frühen Untersuchungen von BARNES, KERSCHENSTEINER, LUQUET u. a. – als *intellektuell* gebundene *Wiedergabe* von vorgegebenen Wahrnehmungsobjekten, so wird sie nun als Ausdruck der (gesamt-)*seelischen Befindlichkeit* des Zeichners angesehen. Natürlich müßte eine solche Neubewertung des Gegenstandes von anderen/neuen erkenntniskritischen/wissenschaftsmethodischen Überlegungen begleitet sein. Meist bleibt es allerdings bei einem Auswechseln der psychologischen Positionen – etwa bei dem Wechsel von der personalistischen zur analytischen Psychologie –, ohne daß wissenschaftstheoretische Erörterungen im Hinblick auf die Beschaffenheit des Mediums angestellt würden. Es genügt aber nicht, die Interpretationsmethode auszuwechseln, ohne die Verfassung des Mediums daraufhin zu überprüfen, ob die neue Methode im Gegenstand eine Grundlage hat. So stellte schon W. SEHRINGER (1957, S. 224) in seiner Kritik an den wissenschaftlichen Voraussetzungen des „Mannzeichen-Tests" fest, daß „jeder grundsätzliche Versuch einer Interpretation kindlichen Zeichnens ... seinen Schritt über diese erkenntniskritische Schwelle seiner Psychologie beschreiben" muß – und seiner Auffassung vom Phänomen „Kinderzeichnung", müßte man hinzufügen.

Nun wäre es eine reizvolle, aber in dem vorgegebenen Rahmen nicht lösbare Aufgabe, die erkenntnistheoretische Position der repräsentativen Auffassungen über den „Stil der Kinderzeichnung" herauszuarbeiten – etwa der Auffassungen, deren wissenschaftlicher Standort im Kapitel XVIII über die „Systementwürfe" zu charakterisieren versucht wurde – und sie zu vergleichen bzw. sie im Hinblick auf ihre jeweilige Sicht von dem Gegenstand zu befragen. Allerdings stünden wir am Ende einer solchen Befragung zwar mit einer Handvoll widerstreitender Grundpositionen da (vgl. RICHTER 1976), aber wiederum ohne *die* Auffassung von der Verfassung des Mediums „Kinderzeichnung": Stärker noch als die Auffassungen über die ästhetischen Objektivationen der Erwachsenen (denen man auch nicht gerade eine einheitliche Sichtweise des Gegenstandsbereichs nachsagen kann) sind die Darstellungen über den „Stil der Kinderzeichnung" geprägt von der Persönlichkeitstheorie, welche in die Betrachtung eingeflossen ist bzw. der Betrachtung zugrunde gelegt wurde. Wir haben im Kapitel XV zu begründen versucht, warum eine Verbindung zwischen Zeichnung und Persönlichkeit bzw. zwischen der Rekonstruktion des zeichnerischen Werkes und einer Persönlichkeitstheorie notwendig ist, *wenn* Aussagen zu belegen sind, die über die „Schwelle" (SEHRINGER) von Formbeschreibungen hinausgehen. Eine Analyse dieser persönlichkeitstheoretischen Modelle liefe aber auf eine Diskussion der Geltungsproblematik dieser Ansätze heraus (vgl. z. B. v. WRIGHT 1975; SIMON/ZIMMERLI u. a. 1975; SCHNEEWIND u. a. 1977). Um uns nicht in eine solche „unendliche" Diskussion zu verfangen, wollen wir im folgenden Abschnitt einige tragende Begriffe einer am Phänomen „Kinderzeichnung“ orientierten Auffassung, auf welche wir in unseren vorausgehenden Darstellungen immer wieder gestoßen sind (vgl. auch MEYERS 1968, S. 59), herausarbeiten und dabei die (inhärenten) erkenntniskritischen Merkmale zu charakterisieren versuchen.

2. Darstellung, Mitteilung, Ausdruck

1. Darstellung: Mit dieser begrifflichen Kennzeichnung des Objektivationsgeschehens scheinen wir uns auf sicherem Boden zu bewegen: Kaum eine der Erörterungen, die wir herangezogen haben, verzichtet darauf, die bildhaften Figurationen der Kinderzeichnung als Darstellung empirischer Gegebenheiten zu charakterisieren – jedenfalls nach einer Phase kinästhetischer Ereignisse, welche um das vierte/fünfte Lebensjahr in das Darstellungsgeschehen integriert werden. Aber auch diese frühen Ereignisse stellen eine „Repräsentation von etwas durch ein anderes“ (GADAMER 1965, S. 69) dar, welche in einem Herstellungsprozeß (besonderer Art) *geschaffen* wurde; und es ist faszinierend zu beobachten, wie das *Darstellungs*konzept sich aus dem *Konzept*kritzeln entwickelt. Als Konzeptkritzeln haben wir (im Kapitel II, Abschnitt 5) die Ereignisfolgen beschrieben, in denen das gegenständlich Gemeinte als Vorstellungsgeschehen („Konzept“) präsent ist, aber in das Repräsentationsgeschehen erst einzudringen beginnt. Diese „Geburt der Darstellung“, d. h. der Beginn einer Wiedergabe, einer Repräsentation von etwas Bestimmbarem durch etwas Bildhaftes/Gestalthaftes läßt sich z. B. in der Zeichnung „Walfisch im Wasser“ von LUDWIG (3;7 Jahre alt) deutlich verfolgen (vgl. Abbildung 142): Die Gestalt „Fisch“ mit ihren einfachen Prägnanzmerkmalen entsteht aus der Konfiguration von Kritzelereignissen, welche zeichnerisch in eine gegenständlich-analoge Form ausgedeutet werden. Diese Art der zeichnerischen Ausdeutung von zunächst kinästhetischen Ereignissen haben wir mit G. MEILI-DWORETZKI als „selbsterarbeitete“ Repräsentation bezeichnet und in ihrer Entwicklung verfolgt.

Diese Entwicklung verläuft dann zunehmend in die Richtung einer erscheinungsadäquaten (*nicht* erscheinungs*getreuen* o. ä.) *Repräsentation;* d. h. die *gegenstandsanalogen* Merkmale der einzelnen Figurationen und des Bildzusammenhanges nehmen zu – bis sie am Beginn des Jugendalters in verschiedene artifizielle (quasi-künstlerische) Repräsentationsformen übergehen, welche sich (sub-)kulturellen Vorbildern annähern. Künstlerische Repräsentationen unterscheiden sich ja von dem Darstellungsgeschehen der Kinderzeichnung u. a. dadurch, daß sie nicht nur an empirischen Gegenständen bzw. ihren Wahrnehmungs- und Vorstellungsrepräsentanzen entwickelt wurden, sondern auch an tradierten kulturellen Vorgaben. Darf man nun aber diesen erscheinungsadäquaten Figurationen auch das Attribut „realistisch“ zuweisen? N. GOODMAN sieht (1973, S. 47; Hervorh. H.-G. R.)

„das Kriterium für Realismus . . . nicht in der *Menge* der Information, sondern darin, wie leicht sie zu erhalten ist. Und das hängt davon ab, *wie stereotypisiert die Art der Darstellung ist,* wie gebräuchlich die Kennzeichen und ihre Merkmale sind“.

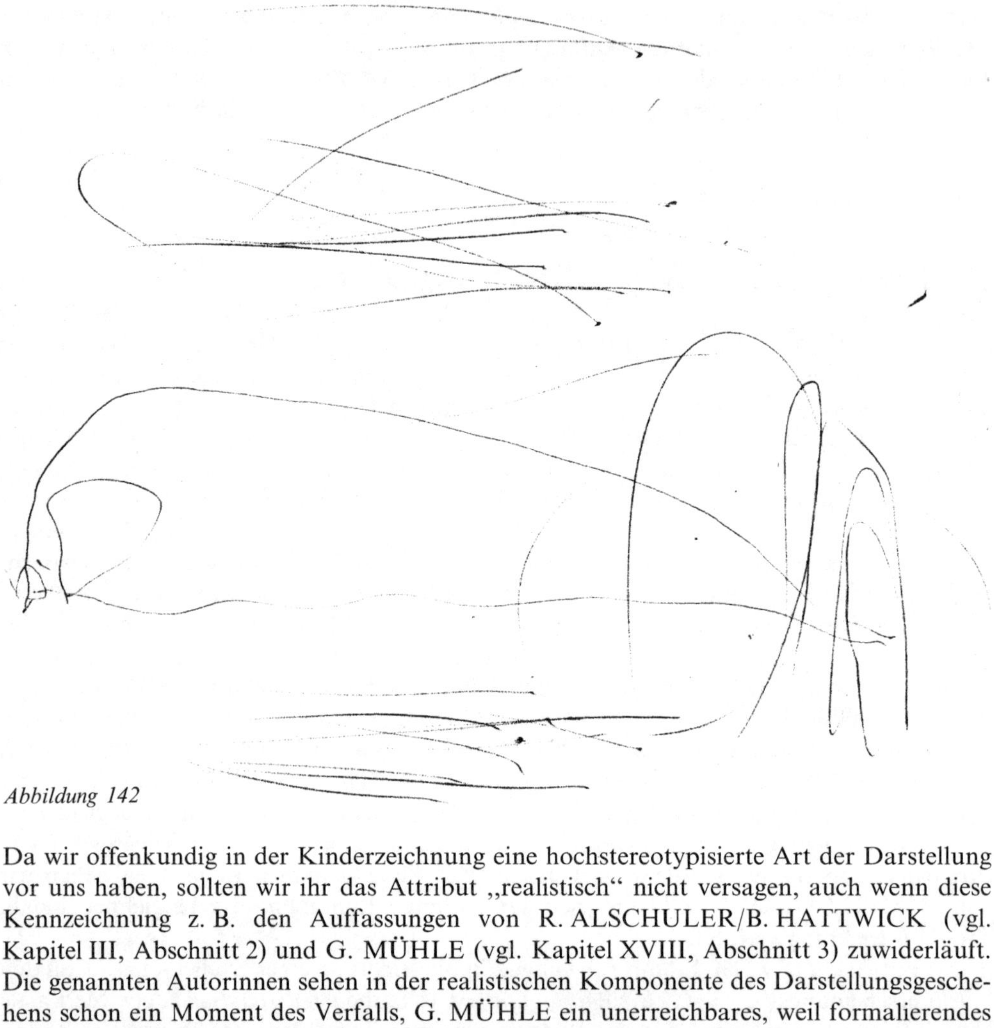

Abbildung 142

Da wir offenkundig in der Kinderzeichnung eine hochstereotypisierte Art der Darstellung vor uns haben, sollten wir ihr das Attribut „realistisch" nicht versagen, auch wenn diese Kennzeichnung z. B. den Auffassungen von R. ALSCHULER/B. HATTWICK (vgl. Kapitel III, Abschnitt 2) und G. MÜHLE (vgl. Kapitel XVIII, Abschnitt 3) zuwiderläuft. Die genannten Autorinnen sehen in der realistischen Komponente des Darstellungsgeschehens schon ein Moment des Verfalls, G. MÜHLE ein unerreichbares, weil formalierendes und distanzierendes Geschehen. Wir können also die Charakterisierung „erscheinungsadäquat", „gegenstandsanalog" o. a. ergänzen/ersetzen durch das Attribut „realistisch".

2. Mitteilung: Dieses begriffliche Merkmal des Objektivationsgeschehens wird von vielen Autoren, wie wir zu zeigen versuchten, nur mit gewissen Einschränkungen benutzt. So läßt sich z. B. eine historische Linie von Auffassungen verfolgen, die bei J. SULLY beginnt und bei G. MÜHLE (vorläufig) endet, welche den Mitteilungscharakter dieser ikonischen Repräsentationen auf die „Gegenstandsbedeutung", „den Phänomensinn" o. a. begrenzen. Die Autoren sprechen den Objektivationen die Symbolizität („Übertragung", „Verdichtung"; vgl. Kapitel VIII, Abschnitt 3) ab und fassen die *Figurationen* als „Wort*formeln*" auf, die in einer Art sprachlicher Semantik und Syntax organisiert sind. Wir haben nachzuweisen versucht, daß damit auch die „symbolischen" (metaphorischen, „doppeldeutigen“ o. ä.) Objektivationen der Sprache nicht angemessen beurteilt werden. Allerdings sehen wir den „Verweisungscharakter (MEYERS) der realistischen Figurationen auf das Kindeswesentliche beschränkt – worunter eine je individuelle Zusammenstimmung affektiver, sozio-emotionaler, kognitiver Inhalte des Individuums auf dem Hintergrund allgemeiner Entwicklungsverläufe zu verstehen wäre: Wir haben immer wieder herauszuarbeiten versucht, daß in manchen Objektivationen das Allgemeine stärker hervortritt, in anderen das Individuelle. Aber wie im Begriff in „(ideeller) *Einheit*“ das Besondere mit dem Allgemeinen verbunden bleibt (vgl. HEGEL 1955, S. 144), so ist auch in der ikonischen Repräsentationsform „Kinderzeichnung“ eine derartige Verbindung von Allgemeinem und Besonderem unter den speziellen Bedingungen des Mediums anzunehmen. Für uns sind auch diese Formen der Aussage und der Mitteilung individuell und allgemein zugleich: individuell, weil in ihnen das je besondere Lebensgeschehen des Kindes zum Ausdruck kommt, allgemein, weil sie in Analogie (vgl. Kapitel III, Abschnitt 4) zu intellektuellen Operationen ablaufen, die allen Menschen gemeinsam sind (vgl. auch PIAGET 1973, S. 59ff.). Immer dann, wenn diese Verschränkung von Individuellem und Allgemeinem zerbricht – z. B. in den Neoikonismen (vgl. Kapitel VII, Abschnitt 6) –, bedarf es auch besonderer interpretatorischer Mittel, um das „Hermetische“ dieser Konfigurationen aufzulösen.

Wir rücken mit dieser Kennzeichnung des Mitteilungsbegriffes das Objektivationsgeschehen in die Nähe zur *ästhetischen Kommunikation,* wie sie von I. KANT in der „Kritik der Urteilskraft“ begründet worden ist: Er sieht darin die Möglichkeit der Mitteilung von Empfindungen und Gefühlen – und nur diese Mitteilungen setzen ja dem Verständnis solche Schwierigkeiten entgegen – in einem (psychologisch gesprochen) spezifisch menschlichen Vermögen bzw. in einer (philosophisch gesprochen) Bedingung/Voraussetzung des menschlichen Bewußtseins, die er als „subjektiv-allgemein“ charakterisiert, weil in ihr nicht der Verstand, die Erkenntniskräfte *objektbestimmend* (d. h. begrifflich) wirksam sind, sondern Einbildungskraft (Phantasie) und Gedanke in einer spezifisch ästhetischen „Proportionalität“ zusammentreffen. Weil aber auch diese Proportionalität Regeln unterliegt (dem Reflexionsurteil unterstellt werden kann), die bei jedermann vorausgesetzt werden müssen, damit ästhetische Kommunikation *überhaupt denkbar* ist, kann I. KANT von einem „sensus communis ästheticus“ sprechen und als das Vermögen definieren, die „Mitteilbarkeit der Gefühle, welche mit gegebener Vorstellung (ohne Vermittlung eines Begriffs) verbunden ist, a priori zu beurteilen“ (vgl. 1963, S. 142ff.). K. HARTLIEB hat schon 1933 (S. 12f.) in deutlicher Anspielung auf diese erkenntniskritische Formulierungen davon gesprochen, daß auch in der „bildlichen Darstellung“ des Kindes „Urteile über Erlebnisse der Wirklichkeit niedergelegt“ seien, die es zu objektivieren gelte. Allerdings vertraute er dann bei dem Versuch der Objektivierung dieser eigenartigen Erkenntnisurteile zu sehr den Auffassungen zeitgenössischer Autoren (KIENZLE, BRITSCH, ROTHE u. a.), anstatt die Phänomene selbst zu befragen. Ein erkenntniskritischer Ansatz, welcher sich auf die skizzierte Kantische Bestimmung von ästhetischer Kommunikation gründet, müßte von der definierten Proportionalität von Phantasie und Verstand ausgehen und sie auf den *jeweiligen Stadien der Bildentwicklung in ihren Relationen und Zusammenschlüssen* zu bestimmen versuchen. Einer theoretischen Analyse würde dabei die Frage nach den unbewußten Phantasien besondere Schwierigkeiten entgegensetzen.

3. Ausdruck: In diesem Begriff versuchten wir das (über die Darstellung hinausgehende) spezifisch „gestalterische“ Moment des Objektivationsgeschehens zu charakterisieren. Wir sind uns allerdings der Unzulänglichkeit gerade dieses Begriffes bewußt, weil er ja eine Vielzahl von affektiv-emotionalen *und* konventionalisierten Äußerungen (vgl. Kapitel XVIII, Abschnitt 3) kennzeichnen soll. Viele Autoren benutzten denn auch den Begriff der Gestaltung, um das Individuelle des bildnerischen Geschehens zu bestimmen. Häufig geschieht das auch mit der Absicht, die Kinderzeichnung in die Nähe von künstlerischen Objektivationen zu rücken oder gar den Unterschied völlig zu verwischen. Wir sind diesen Auffassungen häufig begegnet, haben ihnen aber entgegengehalten, daß *Gestaltung* als Ausdruck eines *kulturellen Ordnungssystems* (DILTHEY) anzusehen ist, welchem nur der Künstler angehört. Allerdings sind wir uns wiederum bewußt, daß auch diese Festlegung die Gegebenheiten von Stilrichtungen der Modernen Kunst, der Kunst der Außenseiter, der Naiven u. ä. nur unzureichend erfaßt.
H. MEYERS hat (1968, S. 66ff.) in einer intensiven Analyse des besonderen Charakter aller „naiven“ (oder auch „hermetischen“) Ausdrucksphänomene zu beschreiben versucht und ihn als „anthropomorph“ und „physiognomisch“ bezeichnet. Allen diesen Objektivationsverläufen wäre also gemeinsam, daß die Distanz zur Objektwelt, zum Material und zu den Inhalten (auch des eigenen Ich) aufgehoben erscheint zugunsten einer totalen Belebung/Beseelung (Anthropomorphisierung) und daß die Gegenstände den Charakter von „Gesichten“ annehmen könnten, welche mit individuellen Erlebnisinhalten und Gedankenassoziationen angefüllt wären (Physiognomisierung). Diese Kennzeichnung trifft u. E. aber eher den Ausdruckscharakter der besonderen „Kunst“ von Erwachsenen als den der „Kinderkunst“, weil sie einen bewußten oder zwanghaften *Widerstand* gegen (kulturelle) Gestaltungsformen voraussetzt (vgl. Kapitel VIII, Abschnitt 1), der im kindlichen Objektivationsgeschehen keine Rolle spielt. Die Formulierung von der kindlichen Egozentrizität (PIAGET u. a.), auf die man zur Begründung für das anthropomorphe und physiognomische Ausdrucksgeschehen verweisen könnte, kennzeichnet ja nur die besondere, „kindeswesentliche“ Form des Ausdrucks, der Kommunikation, nicht das „Gespräch mit sich selbst“, das in den Werken der Außenseiter und Naiven geführt wird. Tatsächlich operiert ja das Kind in seinen bildhaften Äußerungen mit ähnlichen gestalterischen Mitteln wie der (realistisch orientierte) Künstler, um seine Aussagen zu *vermitteln,* wie uns die Zeichnung (vgl. Abbildung 143) „Familie zu Hause“ von NICOLAS (4;8 Jahre alt) noch einmal vor Augen führen soll: Vater, Mutter und zwei Kinder eng zusammengerückt – so eng, daß sogar das Prinzip des Umraumes (Verhältnis von „Getrenntsein“ *und* „Benachbartsein“) verletzt wird – in einem großen, leeren, fensterlosen Gebäude, das oben, am Kamin, „zugemacht“ ist und nur einen winzigen Ausgang neben den Elternfigurationen aufweist. Könnte man sinnfälliger das Verhältnis von Nähe, Zusammensein, Schutz und Bedrohung, Furcht, Abwehr ausdrücken? Schon in dieser frühen Zeichnung werden die Dinge nicht anthropomorph *verändert,* sondern in ihren realen Beziehungen zum Menschen *dargestellt,* und diese Darstellungen werden mit Bedeutungen versehen, welche dem Lebensgeschehen des Kindes entstammen.

Wenn sich also im Ausdruckscharakter des Objektivationsgeschehens schon (frühe) Formen von Subjekt-Objekt-Spannung entdecken lassen, werden alle die Auffassungen relativiert, welche die *entwicklungsnotwendigen Eigenarten* des kindlichen Gestaltens auf Äuße-

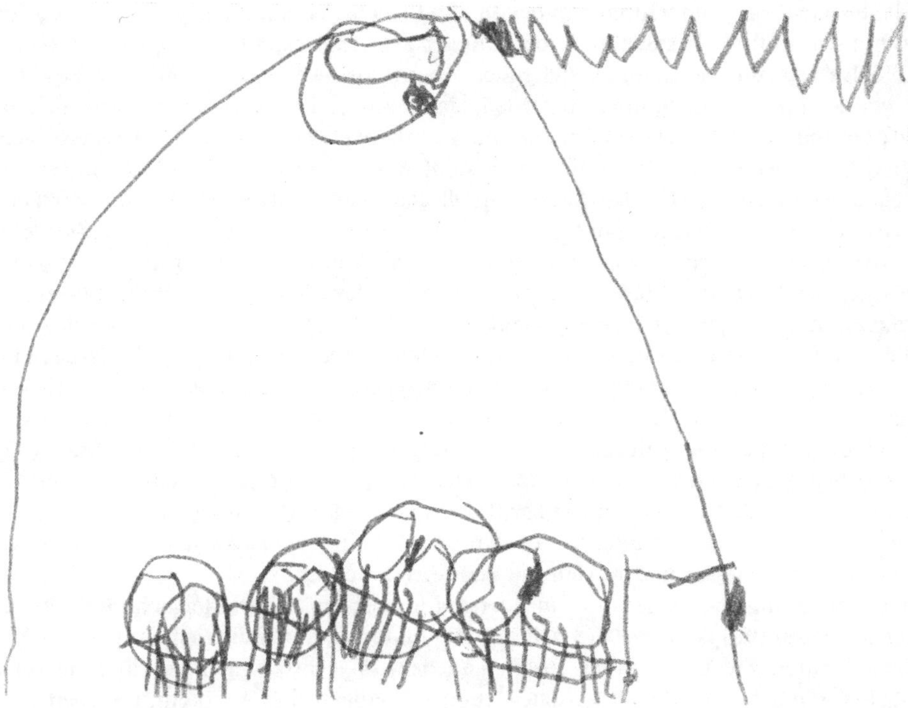

Abbildung 143

rungen des „animistischen" bzw. „magischen Denkens" (Anthropomorphisierung/Physiognomisierung o. ä.) zurückführen wollen; d. h. wir kommen zur Erklärung dieser Eigenarten ohne „Sonderprobleme" des Fühlens und Denkens aus und können uns auf die Gesetzmäßigkeiten des „symbolischen Denkens" in der Kindheit beziehen, welche in den bildnerischen Objektivationen, dem Spiel und dem Traum generell wirksam sind (vgl. PIAGET 1969, S. 265ff.). Es wäre dann eine Aufgabe zukünftiger Untersuchungen, die „natürlichen" Ausdrucksformen dieser anschaulichen (nicht-verbalen) „Logik" in den Objektivationen der kindlichen Bildnerei aufzuspüren – in *Analogie* zu den „historischen" Ausdrucksformen der Kunst (v. LORCK, SEDLMAYR, KASCHNITZ-WEINBERG, PÄCHT u. v. a.). Der Begriff des Ausdrucks kennzeichnet also nur vorläufig und unzureichend die individuellen Gestaltungstendenzen (kompositionelle Strukturen, Raummodelle, Farbpräferenzen, Stimmigkeit o. ä.) der Kinderzeichnung.

3. Gegenstand und Methode

Geht man davon aus, daß die Psychologie das Verhalten (Handeln) und Erleben von Individuen zum Gegenstand hat (vgl. z. B. SCHNEEWIND 1977, S. 16), dann hat die Wissenschaft von der Kinderzeichnung das bildnerische Objektivationsgeschehen zum Gegenstand, das sich auf dem Hintergrund von kindlichem Verhalten und Erleben vollzieht. Erkenntnistheoretisch betrachtet haben wir es also mit *objektivierten* „Lebensformen" (DILTHEY) zu tun, die es im verstehenden Zugriff zu *rekonstruieren* gilt. Als besonderes Problem ist dabei in Rechnung zu stellen, daß diese Lebensäußerungen sich auf einem jeweils besonderen ontogenetischen Niveau zu erkennen geben und daher einer „genetischen Erkenntnistheorie" (PIAGET) unterstellt werden müssen: Als objektivierte Äußerungen haben sie Anteil an den „festen symbolischen Verhältnissen *sinnlich äußerer Formen zu seelischem Gehalt*", wie man mit W. DILTHEY (1986, S. 275; Hervorh. v. H.-G. R.) das Objektivationsgeschehen charakterisieren könnte; als kindliche Äußerungsformen dagegen unterliegen sie den Bedingungen einer sich erst entwickelnden, instabilen Repräsentationsfähigkeit mit ihren jeweils eigenen Denk- und Erlebnisstrukturen. Paradox formuliert müßte man also von einer stabilisierten Instabilität sprechen, welche im Falle des kindlichen Objektivationsgeschehens zum Erkenntnisgegenstand zu machen ist. Allerdings setzten solche Paradoxa dem erkennenden Denken besondere Schwierigkeiten entgegen, und so reduzieren einige Autoren, wie wir zu zeigen versuchten, den Objektivationsbegriff und sprechen dem Kind die „volle", adäquate Darstellungs- und Mitteilungsfähigkeit ab; andere reduzieren den Entwicklungsbegriff und machen nur die „interessanten" Objektivationen bestimmter, meist früher Entwicklungsabschnitte zum Muster für das kindliche Objektivationsgeschehen und werten die uninteressanten ab.

Aber Formulierungen mit paradoxem oder antinomischem Charakter gehören notwendig zu der Erkenntnistätigkeit, welche sich auf Produkte der „produktiven Einbildungskraft" (KANT) richtet. Zwar wird auch, folgt man dem angesprochenen Begründungsversuch I. KANTs, diese besondere ästhetische („subjektiv-allgemeine") Erkenntnisarbeit an der begrifflichen „verglichen" (vgl. 1963, S. 27) werden müssen: Durch ihre Nähe zum logischen Urteil, durch die Parallelität oder „Ähnlichkeit" von logischer und ästhetischer Funktion der Urteilskraft behalten auch ästhetische Urteile eine Art von Allgemeingültigkeit, die sie über die bloß subjektiven „Geschmacksurteile" hinausheben. Aber die ästhetische Erkenntnisarbeit ist doch, auch wenn sie *prinzipiell* gesichert erscheint, *im Vollzug* von (logischen) Unschärferelationen gekennzeichnet, weil die Einbildungskraft „frei" mit dem Vorstellungsmaterial umgehen kann – „frei", d. h. in den Grenzen, die von den Verstandesgesetzen vorgegeben werden. Oder wiederum paradox formuliert: Das ästhetische Urteil ist „eine Gesetzmäßigkeit ohne Gesetz" (KANT 1963, S. 83).

Zu dieser fundamentalen Antinomie, welche die ästhetische Erkenntnisarbeit generell prägt, kommen aber im Falle der Kinderzeichnung (und der verwandten Objektivationen) noch die genetischen Unschärferelationen hinzu; d. h. es handelt sich hierbei um Ereignisse in der Entwicklung, im Übergang; und das Moment der Entstehung kann nicht einfach vorausgesetzt werden, wie das für transzendentalkritische Untersuchungen zweckmäßig erscheint (vgl. CASSIRER 1921, S. 329), sondern muß notwendig in die Reflexion einbezogen werden. H. VOLKELT spricht (1968) daher auch im Hinblick auf die Kinderzeichnung von einem „vor-ästhetischen" Gegenstand, in dessen Rekonstruktion das Moment der Genese und damit der „psychologischen Entstehung" (CASSIRER) mitgedacht werden muß. Es hieße aber, das Kind mit dem Bade auszuschütten, wenn derartige „vor-ästhetische" Gegenstände von jeder erkenntniskritischen Betrachtungsweise ausgeschlossen und etwa der Psychologie überantwortet werden müßten, weil (entwicklungs-)psychologische

Fragestellungen und Ergebnisse *Bestandteil* der Methode sind: Auch in der „Kritik der Urteilskraft" von I. KANT, die hier als transzendentalkritisches Modell in Anspruch genommen wird, werden ja erkenntnistheoretische *und* psychologische Motive miteinander verknüpft (vgl. z. B. noch KANTs „Tafel" am Ende der „Einleitung" zur „Kritik der Urteilskraft") bzw. so voneinander abhängig gemacht, daß die (Vermögens-)Psychologie den erkenntnistheoretischen Überlegungen das Material zuführt. Wie ließe sich auch über die ästhetische Produktion (des Genies) ohne biographisch-psychologische Implikationen urteilen?

Die Methode, so läßt sich das Ergebnis unserer kurzen erkenntnistheoretischen Analyse zusammenfassen, muß (logische) Unschärferelationen enthalten, sie entspricht damit nur der „Notlage der Ästhetik" (COHEN) allgemein sowie der speziellen, auf den „vor-ästhetischen" Gegenstand mit seinen besonderen Entstehungsbedingungen gerichteten Erkenntnistätigkeit. Allerdings scheinen sich die Autorinnen und Autoren dieser doppelten Notlage selten bewußt zu sein, sondern behandeln den Gegenstand mit einer Sicherheit, die zwar für ihre Überzeugung, aber nicht für ihre theoretische Distanz spricht.

4. Terminologie

Wir sind dem Schwankenden, Unsicheren in den Beschreibungsbegriffen des Phänomens „Kinderzeichnung" häufig begegnet. So referierten wir, daß z. B. J. SULLY, einer der Entdecker der „Kinder*kunst*", von einer „rohen", „rudimentären", „willkürlichen", „einförmigen" o. ä. Darstellungsfähigkeit des Kindes spricht und daß er die notwendige Schematisierung als Form einer „dürftigen und primitiven" Symbolisierung charakterisiert. Andere Autorinnen und Autoren dagegen rücken diese besondere, „kindeswesentliche" Darstellungsfähigkeit in die Nähe künstlerischer Gestaltung und suchen die Distanz zwischen dem Stilwollen (RIEGL) des Künstlers und dem Darstellungswillen (MEYERS) des Kindes auch begrifflich zu überbrücken. Konsequente terminologische Bestimmungen finden sich vor allem in den Untersuchungen von G.-H. LUQUET (1913 ff.), der von Anfang an seine Beschreibungsbegriffe auf das realistische Moment kindlicher Bildnerei abstellte. (Allerdings wirkt die Kennzeichnung „zufälliger Realismus" für die Ereignisse der Kritzelphase wenig überzeugend.) D. WIDLÖCHER hat (1974) diese konsequente Nomenklatur verwässert, indem er den Terminus „Intellektueller Realismus", welcher der Auffassung G.-H. LUQUETs vom Entwicklungsgeschehen in der mittleren Kindheit entsprach, zu ersetzen versuchte durch die Bezeichnungen „Kindlicher Realismus" bzw. „Psychologischer Realismus". Auf dem Begriff des Realismus ließe sich auch ein vergleichbares terminologisches Gerüst errichten, welches die Sequenzen des Entwicklungsgeschehens charakterisiert, ohne dem intellektualistischen Konzept G.-H. LUQUETs verpflichtet zu sein. Die Sequenzen könnten heißen: (1.) „Konzeptrealismus", (2.) „Figurativer Realismus", (3.) „Quasi-künstlerischer Ausdruck". Die Kennzeichnung „Quasi-künstlerischer Ausdruck" müßte heute – in Zeiten „moderner" Kunst – u. E. notwendigerweise an die Stelle der Bezeichnung „Visueller Realismus" (LUQUET) treten.

Gegenüber diesen konsequenten, auf ein dominantes Merkmal kindlicher Bildnerei abgestellten Formulierungen schwankt der Sprachgebrauch in den deutschen Systementwürfen, bes. bei G. MÜHLE und H. MEYERS, in Abhängigkeit von den wechselnden und komplexen theoretischen (gestalt-, ganzheitspsychologischen) Grundpositionen erheblich. Wir haben z. B. den Mißbrauch des Begriffes „Gestaltung" (anstelle des Terminus „Darstellung" bzw. „Ausdruck" o. ä.), welcher die Intentionen der Autoren verfälscht, wenn nicht sogar ins Gegenteil verkehrt, an einigen Stellen angemerkt (vgl. z. B. Kapitel IV, Abschnitte 2 und 3).

Legt man die Begriffe, welche im 2. Abschnitt dieses Kapitels benutzt wurden, um die Funktionen/Qualitäten der kindlichen Bildnerei zu charakterisieren (vgl. Schema 13, aus: RICHTER 1984a, das diese Begriffe samt ihren theoretischen Analogien noch einmal zusammenfaßt), einem terminologischen Konzept zugrunde, so lassen sich aus jedem der dort genannten Begriffe Bestimmungen für das Entwicklungsgeschehen ableiten. Als dominantes Merkmal kindlicher Bildnerei haben wir das Darstellungsgeschehen herauszuarbeiten versucht. Setzt man dafür den (älteren und umfassenderen) Begriff der (bildhaften) Repräsentation ein, so lassen sich die drei Hauptsequenzen der Entwicklung (vgl. Kapitel X, Abschnitt 1) als (I) „Konzeptrepräsentation" oder „Kinästhetische Repräsentation", als (II) „Figurative Repräsentation" und (III) als „Quasi-künstlerische" bzw. „Adaptierte

Schema 13

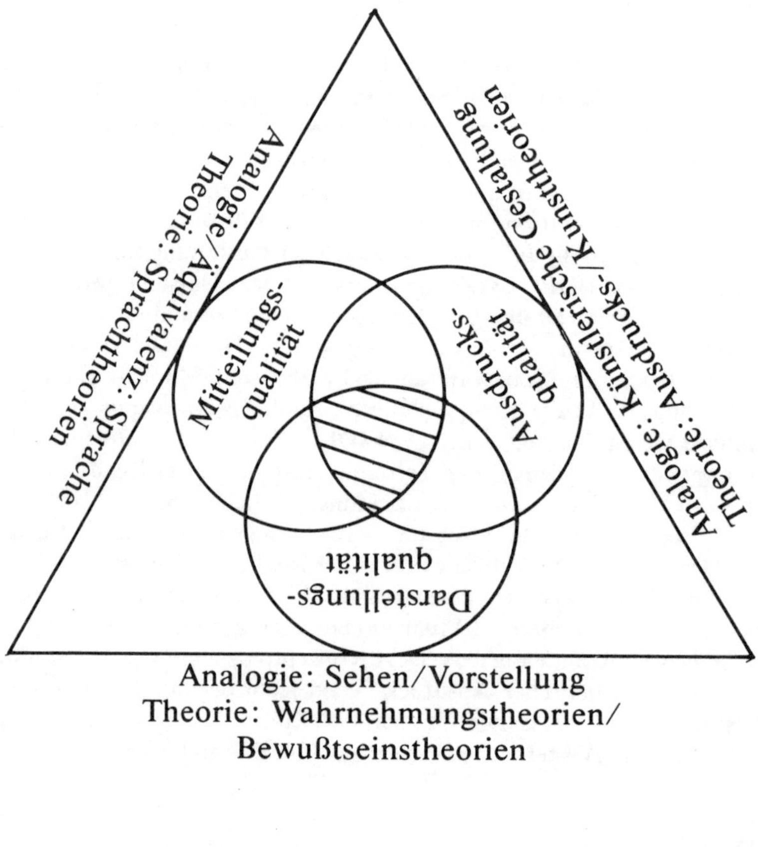

Schema 14

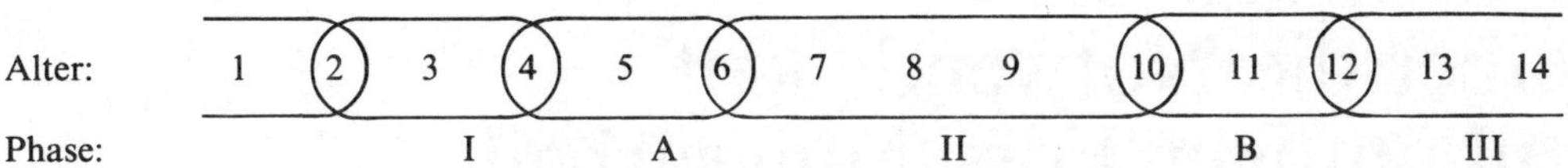

Repräsentation" bezeichnen. Die beiden Übergangsphasen müßten dann konsequenterweise (A) „Kinästhetisch-repräsentative Phase" und (B) „Visuell-quasi-künstlerische Phase" genannt werden (zu den Numerierungen/Buchstabenangaben vgl. Schema 14, welches anhand der Lebensjahre einen Gliederungsentwurf in Haupt- und Zwischenphasen vorstellt).

Geht man dagegen vom Mitteilungsgeschehen aus, so läßt sich ein ähnliches terminologisches Konzept vom Begriff der Symbolik ableiten (vgl. RICHTER 1984a, S. 47ff.). Man würde dann (I) von Phasen der „Kinästhetischen" bzw. „Motorischen Symbolik", der (II) „Figurativen Symbolik" und der (III) „Adaptierten Symbolik" sprechen. Die Zwischenphasen würden (A) als „motorisch-figurative" und (B) „visuelle Symbolik" zu kennzeichnen sein.

Der Begriff des Ausdrucks charakterisiert im Gesamtzusammenhang der genannten Qualitäten/Funktionen des kindlichen Bildens das individuelle, „gestalterische" Moment des Repräsentationsgeschehens. Zwar ließe sich auch auf dieser Kennzeichnung eine begriffliche Nomenklatur aufbauen – so z. B. in den Termini (I) „Kinästhetischer Ausdruck", (II) „Figurativer Ausdruck", (III) „Quasi-künstlerischer Ausdruck" –, aber sie würde doch eher das Ausdrucksverhalten allgemein bezeichnen, als das bildnerisch gebundene Ausdrucksgeschehen speziell erfassen. Der Begriff des Ausdrucks schien uns ja ohnehin relativ unspezifisch das Besondere, Individuelle im Darstellungsgeschehen zu benennen.

Eindeutige und stimmige Beschreibungsbegriffe für das Entwicklungsgeschehen, wie sie z. B. hier vorgeschlagen wurden, könnten als begriffliche Markierungen für eine Neugestaltung der gesamten Terminologie der kindlichen Bildnerei dienen – organisiert auf dem jeweiligen theoretischen Fundament und frei von abwertenden und überbewertenden Kennzeichnungen.

Nachwort: Über die Notwendigkeit zukünftiger Forschungsarbeit

Zwar ließen sich dem Bild von Informationen und Erkenntnissen über den Gegenstandsbereich „Kinderzeichnung“, das in dem vorliegenden Handbuch entworfen werden sollte, noch Einzelheiten hinzufügen – vielleicht fehlt auch der eine oder andere Grundzug am Gesamtpanorama –, aber auch eine weitere Differenzierung der vorhandenen Positionen und eine intensivere Suche nach unaufgearbeiteten Ansätzen würde wohl nichts an dem zwiespältigen Eindruck ändern, der sich am Ende dieser umfangreichen Darstellung einstellt und der (für mich) seinen Grund darin hat, daß wir zuviel und zuwenig wissen: Das riesige Gebäude von Ausdeutungen, Zuordnungen, Klassifikationen o. ä. steht nur auf einem dürftigen Fundament von gesichertem Wissen über die Abläufe des *zeichnerischen* Geschehens, die *bildnerischen* Zusammenschlüsse, die (frühen) *Strukturbildungen,* die *individuellen* Varianten von Formen und Themen usw. So muß sich der Eindruck aufdrängen, daß die vorhandenen Informationen immer nur umgedeutet werden anstatt überprüft, in Frage gestellt und durch neue Erhebungen ergänzt bzw. ersetzt zu werden. Manche der Daten, auf die wir unsere Überlegungen, Beurteilungen und Interpretationen bis heute gründen, wurden in den ersten Jahrzehnten unseres Jahrhunderts unter völlig anderen sozial-kulturellen Bedingungen und mit unzulänglichen methodischen Mitteln erhoben. Wir rechnen z. B. den Zeitrahmen für die Entfaltung der zeichnerischen Entwicklung und die Festlegung der einzelnen Sequenzen, der zuletzt in den zwanziger und dreißiger Jahren intensiv untersucht worden ist (GOODENOUGH, VOLKELT, GRAEWE u. a.), stillschweigend um, weil wir davon ausgehen, daß die Flut an Medienbildern zu „Akzelerationen“ im bildnerischen Verhalten geführt hat. Wie diese Veränderungen aber im einzelnen aussehen, zu welchen formalen und thematischen Umbildungen sie geführt haben, ist uns nicht bekannt. Tatsächlich scheinen wir mehr über die Geschichte der Kinderzeichnung zu wissen als über deren Gegenwart. Dabei ist von einem Nachlassen der zeichnerischen Aktivitäten des Kindes (bisher) nichts zu bemerken: Manche Autoren (vgl. Kapitel XIX, Abschnitt 1–3) sehen ja die Kinderzeichnung selbst als „historischen Gegenstand“ an, dessen Entstehung von bestimmten geschichtlichen Bedingungen abhängig war und der als geschichtliches Ereignis auch zur Geschichte werden könnte. Aber nichts deutet z. Z. darauf hin, daß auch die zeichnerischen Aktivitäten des Kindes den „Modernen Zeiten“ mit ihrem Medienkonsum zum Opfer gefallen sein könnten.

In den nachfolgenden Überlegungen dieses „Nachwortes“ sollen mit der notwendigen Kürze besonders schwerwiegende Lücken in unserem Kenntnisstand identifiziert und umschrieben werden, um die Fragestellungen für zukünftige Forschungsaktivitäten vorzubereiten *und* um die Ergebnisse von Untersuchungen, die es ja auch weiterhin geben wird –

hier und dort und meistens unkoordiniert – in das Gesamtbild der bisher bekannten Auffassungen einordnen zu können. Wir folgen mit diesem Versuch, die Desiderata des Gegenstandsbereiches „Kinderzeichnung" zu bestimmen, im großen und ganzen der Gliederung dieses Handbuches und bewegen uns innerhalb der einzelnen Unterpunkte von den notwendigen Untersuchungen am Phänomen, am sichtbaren Material zu den Überlegungen über die internen Korrelate des objektivierten zeichnerischen Geschehens. Diese Korrelate lassen sich ja nur im Rahmen von theoretischen Konstrukten beschreiben und sind also auf die Ausdeutung durch einen *vorhandenen* wissenschaftlichen Ansatz angewiesen. Aber auch in diesem Falle ist die Abgrenzung der beobachtbaren und überprüfbaren Ereignisse von den nicht zu beobachtenden internen Vorgängen schwierig, wenn nicht unmöglich. Diese Schwierigkeit belastet jede Untersuchung von Objektivationsprozessen und speziell von bildhaften Manifestationen.

Entwicklung

1. Von den frühesten Ausdruckshandlungen des Kindes, welche in den sichtbaren Objektivationen der sog. Schmierspuren enden, wissen wir kaum etwas. Zwar kann jeder, der Kinder im ersten Lebensjahr beobachten konnte, über (unwillkürliche und zunehmend koordinierte) Bewegungen berichten, die in und mit einem Material wie Brei und anderen pastösen Substanzen vollzogen werden, aber sowohl der Ablauf dieser „Schmierhandlungen" wie die objektivierten Resultate sind bisher nicht zureichend dokumentiert. Viele, auch interessierte und fachlich kompetente Eltern beginnen ihre Beobachtungen und Dokumentationen im Zeitalter der Kritzelaktivitäten, also nach dem ersten Lebensjahr. Es ist nicht auszuschließen, daß das Spurschmieren zuerst so unwillkürlich verläuft, daß sich eine – wie auch immer geartete – „Werkstruktur" erst mit den Bewegungsmustern des Spur*kritzelns* einstellt. Aber auch dies bleibt Spekulation, solange keine Langzeituntersuchungen über die frühesten Ausdruckshandlungen und ihre (möglichen) Interdependenzen vorliegen. Spekulation bleibt auch die Zuordnung der Schmieraktivitäten zu der Entwicklung der analen Libido. In diesem Deutungsansatz wird ein theoretisches Konstrukt mit einem nicht ausreichend belegten Objektivationsgeschehen „begründet", und es werden dann die objektivierten Ereignisse wiederum auf dem Hintergrund der so gewonnenen Theorie ausgedeutet!
Wohl aus taktischen Gründen (Promotionen, Diplomarbeiten o. ä.) gibt es in unserem Forschungsbereich kaum noch Längsschnittuntersuchungen, welche dem Entwicklungsverlauf eher gerecht werden könnten, sondern vorwiegend Querschnittuntersuchungen, die immer nur eine Aneinanderreihung der Ergebnisse von bestimmten Zeit*punkten* gestatten. Wir sind dieser Untersuchungsform auch in diesem Handbuch häufig begegnet. Für die dringend gebotene neue Vermessung und Festlegung der frühen Entwicklungssequenzen z. B. sind aber Längsschnittuntersuchungen unabdingbar. Solange sie fehlen, bleibt es bei den (auch hier geübten) terminologischen Umbenennungen, ohne daß die bildnerischen Phänomene erneut in ihrer Entstehung verfolgt worden wären.

2. Zwar scheint die Entwicklung des Kritzelgeschehens einigermaßen bekannt zu sein – wenn auch nicht auf die „Fernsehkindheit“ (v. HENTIG) justiert –, aber über die frühen Aggregationen, die *bildhaften* Zusammenschlüsse von Bewegungsspuren wissen wir wiederum sehr wenig. Dabei ist die „Mikrogenese“ (GARDNER) von *Konfigurationen,* die sich nach dem zweiten Lebensjahr vollzieht, nachdem die Bewegungsspuren ausgebildet sind, wohl als Modell für die nachfolgenden Zusammenschlüsse von (sog. schematisierten) Ereignissen anzusehen. Nach meinen Beobachtungen streuen diese frühen Aggregationen sehr viel stärker, als dies bisher angenommen wurde; d. h. es gibt viel mehr individuelle Varianten, als dies in der Literatur, welche ja immer das Typische herauszustellen versucht, zum Ausdruck kommt. Wenn ich richtig informiert bin, dann gibt es über diese frühen Zusammenschlüsse Untersuchungen in einem Arbeitskreis um Prof. DAUCHER, München. Aber da diese Untersuchungen (bisher) nicht veröffentlicht wurden, konnten sie auch nicht vorgestellt werden.

Zur Kennzeichnung dieser frühen Ereignisfolgen und Objektivationsstrukturen wie auch des weiteren Entwicklungsgeschehens bedürfte es auch dringend einer neuen, phänomenorientierten Terminologie. Die bisher verwendeten Begriffe und Kennzeichnungen verraten häufig – mal mehr, mal weniger – eine Nähe zu bestimmten psychologischen Positionen, die ihrerseits meist nur noch psychologiegeschichtlich interessant sind. R. KELLOGG hat gezeigt, wie solche terminologischen Formulierungen aussehen *könnten.*

3. Seit den zwanziger und dreißiger Jahren ist die Erforschung des Zusammenhanges zwischen zeichnerischen Aktivitäten und den übrigen Objektivationsformen wie Bauen, Plastizieren, Mixed-Media-Manifestationen (wie Collagieren o. ä.), Spiel fast völlig aus dem Blickfeld der Untersuchenden geraten (vgl. RICHTER 1976, S. 16ff.). Noch W. KRÖTZSCH hatte (1917) nach Verbindungslinien zwischen Zeichnen (insbesondere Kritzeln) und Bauen gesucht. Dabei wäre es doch wichtig zu wissen, ob sich in diesen „ästhetischen“ Aktivitäten des Kindes vergleichbare Grundstrukturen zeigten. Noch nicht einmal die Untersuchungen über die verwandten Medien Zeichnen/Malen und Plastizieren/Skulptieren sind bis zu einem Grade gediehen, der sichere Aussagen über *affine* Prozesse und Strukturen, geschweige denn über eine bildnerische „Universalgrammatik“ zuließe.

4. In unserer Darstellung (vgl. Kapitel III, Abschnitt 3) der Ereignisse der Vorschema- und Schemaphase ist ja schon deutlich geworden, wie wenig über die Genese der *bildnerischen* Struktur der Schemaobjektivationen bekannt ist. Die Untersuchenden haben sich vorwiegend darauf beschränkt, die Differenzierung des *Einzelzeichens* (Mensch, Haus, Baum o. ä.) zu verfolgen, haben aber bis auf die wenigen Autoren, welche das bildnerische Verhalten ihrer Kinder dokumentierten, die Entwicklung der strukturellen Kombinationen kaum in ihre Methoden einbezogen. Natürlich ist es einfacher und beeindruckender, z. B. die Differenzierung des Menschzeichens zu belegen, als die Bildung von komplexeren Konfigurationen und kompositionellen Zusammenschlüssen zu verfolgen. So können wir heute – in einer merkwürdigen Verkehrung von Forschungsabläufen – die höher strukturierten Bildorganisationen noch am ehesten auf dem Hintergrund von weniger komplexen Schemabildungen in den Zeichnungen von *gleichaltrigen* Behinderten, Verhaltensgestörten o. ä. bestimmen – aber darüber im dritten der nachfolgenden Untersuchungsabschnitte ein Wort. Die Forschungsaktivitäten müßten sich, sollten auf die aufgewiesenen Fragestellungen zureichende Antworten gefunden werden, in mehrere Richtungen bewegen:

- Es müßten erstens und vor allem objektive Protokolle/Dokumente (mit Hilfe von Videoaufzeichnungen, Computerausdrucken o. ä.) über die Zeichenabläufe erstellt werden, damit endlich einmal die zeichnerischen Strukturbildungen mit ihren Anfängen, Schwerpunktbildungen, Verteilungen usw. in den Werken einer größeren Anzahl von Kindern verschiedener Altersstufen sicher zu belegen wären. (Dasselbe gilt natürlich auch für die anderen Ausdrucks- und Objektivationshandlungen, die oben angesprochen wurden.) Während man schon in den zwanziger und dreißiger Jahren (vgl. z. B. MÄRTIN 1932) mit Hilfe von Pfeilen, Teilreproduktionen o. ä. die Entstehung einer Zeichnung zu verfolgen versuchte, werden – wenn ich das richtig sehe: vielleicht kommt ja eine Flut von Schreiben mit anders lautenden Informationen – die neuen Medien kaum in die Erforschung des Gegenstandsbereichs einbezogen. Dabei wären gerade mediengestützte Untersuchungen in der Lage, sichere Auskünfte über bestimmte Abläufe zu geben.
  Solche Aufzeichnungen könnten auch Aufschluß darüber geben, ob (den) zeichnerischen Ereignissen ein inhärenter „Bauplan“, ein „Modul“ o. ä., etwa in Form der Realisation *dominanter* Konfigurationen nach dem „Goldenen Schnitt“, zugrunde liegen (könnten). Manche Beobachtungen deuten darauf hin, daß zumindest in bestimmten Entwicklungsphasen ein solcher „Kunstkanon“, so schon M. LOBSIEN 1905, bildbestimmende Wirkung haben könnte.
- Zweitens und nicht weniger dringlich wäre es, die individuellen Varianten in der Genese von zeichnerischen Konfigurationen aufzuspüren. Mir sind während der Vorbereitungen zu diesem Handbuch so viele bildnerische „Einzelschicksale“ bekannt geworden, daß ich begründete Zweifel an den allgemeinen und allgemein anerkannten Entwicklungsabfolgen und ihren Resultaten, besonders in der Zeit der vorschematischen Ereignisse und der frühen Schemabildungen hege: Entweder ist die Streubreite von individuellen Objektivationsprozessen viel größer, als bisher angenommen wurde, oder der Medienkonsum führt tatsächlich seit jüngster Zeit zu Umformungen im Figurationsgefüge.
- In diesen Zusammenhang gehören auch die Versäumnisse in der Erforschung von Sonderentwicklungen und Strukturveränderungen. Wir haben diesem speziellen Entwicklungsgeschehen zwar eine umfangreiche Darstellung (im Kapitel VII) gewidmet – ohne dabei die Spezialliteratur völlig ausschöpfen zu können –, aber mußten im Referat von Einzelfällen, Tendenzen o. ä. ausgehen, weil wir auf keine umfassenden Untersuchungen zurückgreifen konnten – und das bei einer über einhundertjährigen Geschichte von Heilpädagogik/Sonderpädagogik und Rehabilitation. Der jüngste Paradigmawechsel in diesen Disziplinen (so nennt man ja wohl neuerdings die wechselnden modischen Attitüden in den „Humanwissenschaften“) hat sogar dazu geführt, daß Untersuchungen zum bildnerischen Verhalten von Behinderten/Benachteiligten bewußt ignoriert, übergangen oder nicht in Angriff genommen werden (können), weil deren Ergebnisse nicht in das ideologische Konzept passen (könnten): Es scheint schwierig zu sein, das *Anders*artige, das in diesen Untersuchungen zum Vorschein kommen könnte, als Gleich*wertiges* zu akzeptieren. Das Untersuchungsmodell, das ich selbst vorgeschlagen habe (vgl. Kapitel VII, Abschnitt 1), hat aus diesem und anderen Gründen, die hier nicht erörtert werden können, viel Ähnlichkeit mit dem „planenden Bauen“, das ja der „Neuen Hei-

mat" so viel Erfolg und Anerkennung eingetragen hat, d. h. es versucht, die vorhandenen Ergebnisse zu *systematisieren* und *neue* Untersuchungen vorzubereiten.

- In einer Zusammenarbeit mit Neurologen/Neuropsychologen müßten auch Untersuchungen in Angriff genommen werden, welche den Problemen der „zerebralen Dominanz" (MARTINIUS) und ihrer Auswirkungen auf das Zeichengeschehen speziell und das bildnerische Objektivieren allgemein nachgehen. Während über die Hemisphärenspezialisierung der Sprache eine Fülle von Untersuchungen vorliegt, fehlt es an zuverlässigen Angaben über die Auswirkungen rechtshemisphärischer Funktionen (und deren Störungen) auf produktiv-bildnerische Objektivationen.
- Am Ende dieser notwendig unvollständigen Aufzählung von Lücken in unserem Wissen über das Entwicklungsgeschehen und die strukturellen Zusammenhänge soll der Zusammenhang zwischen einer Forschung, welche dem „Bildgehalt der Bilder" (PÄCHT) gerecht zu werden vermöchte, und den theoretischen Konstrukten über den Wahrnehmungsablauf, das Vorstellungsgeschehen und die Graphomotorik angesprochen werden. Wir haben eingangs schon davon gesprochen, wie abhängig die Ausdeutung des bildnerischen Geschehens von dem jeweiligen Konstrukt ist, aber mindestens ebenso wichtig ist die Berücksichtigung der (sichtbaren) Phänomene beim Aufbau des Theoriegebäudes. Diese wechselseitige Abhängigkeit wird in den gängigen Auffassungen häufig übersehen und führt dann dazu, daß einem Minimum an Phänomenologie ein Maximum an konstruktabhängiger Deutung entgegensteht. Dazu kommt, daß erst langsam wieder Untersuchungen über Vorstellungsdenken, bildhaftes Assoziieren, Formen bildlicher Repräsentation als wissenschaftlich vertretbar angesehen werden. Was soll man von einer Wissenschaft halten, welche sich die Erscheinungen aussucht, um ihre Methode nicht zu gefährden?

5. Über das zeichnerische Geschehen am Ende der Kindheit/zu Beginn des Jugendalters weiß man so wenig, daß es müßig erscheint, die Wissenslücken zu beschreiben. Die wenigen vorhandenen Untersuchungen, seien sie „konventionell" oder „progressiv" ausgerichtet, sind kaum mehr als schiere Ideologien. Hier wäre es notwendig, erst einmal Untersuchungs*methoden* zu entwickeln, welche es möglich machen, das Schicksal der Kinderzeichnung, der kindlichen Ausdrucksformen überhaupt, im Dschungel der „Jugendkultur" zu verfolgen und die charakteristischen Ereignisse dieser „Jugendkultur" zu beschreiben.

Interpretation

6. Angesichts mancher Deutungsansätze muß das bissige Wort von E. R. CURTIUS bemüht werden, daß viele Interpreten einer „weitverbreiteten Neigung" folgen, „unbekannte Konkretheiten durch inexistente Abstraktionen zu ersetzen" – auch wenn man sich dabei in das eigene Fleisch beißt. Einige dieser Ansätze gleichen einer auf die Spitze gesetzten Pyramide; d. h. über die wenigen bildnerischen Tatbestände werden immer neue Lagen von weitausgreifenden Deutungsbrocken aufgeschichtet, ohne daß auf die Tektonik des Interpretationsgebildes geachtet würde. Auch in diesen Fällen würden neue Kenntnisse vom Ablauf des bildnerischen Prozesses und vom Aufbau der Bildstruktur zu einem ausge-

wogenen Verhältnis von Fundament und Gebäude führen. Neben dieser Erforschung der bildnerischen Tatbestände müßten sich die Forschungsaktivitäten vordringlich folgende Aufgaben stellen:

- Das semantische Feld der objektivierten bildhaften Figurationen/Konfigurationen müßte – auch auf dem Hintergrund der Bedeutungsebenen von Medienbildern – näher beschrieben werden. In Analogie zur Ikonologie des Kunstwerkes bzw. seiner einzelnen Darstellungselemente müßte nach dem Bedeutungsspektrum der dargestellten Gegenstände in der Kinderzeichnung gefahndet werden. Ansätze für eine solche semantische Differenzierung haben wir in den Erhebungen von L. BREM-GRÄSER (1957/1975) zum „Familie-in-Tieren-Test" vorgefunden. Es wäre allerdings die Aufgabe zukünftiger Untersuchungen, ohne diese Bindung an einen (psychologischen) Zweck, die Bedeutungsgebung in ikonischen Ereignissen zu verfolgen und (sprachlich) zu fixieren. Dabei würde u. U. auch eine historische Dimension, ein Bedeutungs*wandel* sichtbar werden. (Auf den interkulturellen Aspekt einer solchen Fixierung von Bedeutungen wird in einem der nachfolgenden Punkte hingewiesen.) Wir haben an einigen Stellen des Handbuches herauszuarbeiten versucht, daß die Motivstruktur der Kinderzeichnung – etwa im Vergleich zu der des Kunstwerkes – nicht historisch *tradiert* sein kann. Dies schließt aber nicht aus, daß über die vermittelnden Instanzen (vom Andachtsbild bis zum Fernsehspot) Formen von Geschichtlichkeit in das semantische Feld eindringen.
- Solche Untersuchungen zum Bedeutungsfeld von ikonischen Ereignissen müßten auch zeigen, wie eng oder weit die semantischen Potentiale an die Person der/des Zeichnenden gebunden sind. Unser Modell mit der umständlichen, aber möglichst genauen Bezeichnung „strukturanalytisch-biographischer Interpretationsansatz" (vgl. Kapitel XV, Abschnitt 1) geht ja von dem Grundgedanken aus, daß sich Werkstruktur und Persönlichkeitskonzept gegenseitig ergänzen müssen, wenn es zu einer abgesicherten Deutung des Einzelbildes/der Bildsequenz kommen soll. Unsere Überlegungen zeigten aber auch, daß wir bisher in dieser Interpretationsgleichung mit zu vielen Unbekannten rechnen müssen: Größere Sicherheit in der Analyse der bildnerischen Tatbestände (Form- und Motivebene) würde auch die Interpretation „werkgerechter" gestalten, d. h. weniger eng an die Biographie des Kindes binden. (Auf eine psychologische und/oder pädagogische und/oder soziologische Biographik, welche ihrerseits die Auffassungen von der Entwicklung der kindlichen Persönlichkeit zusammenfassen würde, werden wir wohl noch lange vergebens warten.)
- Die Interpretationsansätze der Kinderzeichnung müßten durch besondere Erhebungen wiederum stärker auf den Regelfall kindlicher Biographie abgestellt werden, wie das in Untersuchungen von R. KIENZLE (1932 bzw. 1951) schon einmal versucht worden ist. Wie unsere Darstellung gezeigt hat, beziehen sich die Analysen heute (und schon seit langem) vornehmlich auf die Ausnahmeerscheinungen, d. h. auf die Bildnereien von soziopathischen und neurotisierten Persönlichkeiten. Allerdings können einem Zweifel an dem Verhältnis von Regel und Ausnahme – nicht nur in diesem Falle – kommen. Aber umfassendere Einsicht in den Zusammenhang von ungestörter Biographie und zeichnerischer Entwicklung würde uns auch eine größere Sicherheit in der Einschätzung von irregulären Ereignissen geben. Das Willkürliche, ja Abstruse, das wir in manchen (bes. psychoanalytisch orientierten) Interpretationsmethoden kennengelernt haben, wird aus

einer Persönlichkeitstheorie, welche mit den „unbekannten Konkretheiten" wie mit vertrauten Gegenständen umgeht, in die Kinderzeichnung hineingetragen, und es bedarf dringend der Feststellung, ob solche theoretischen Ansätze überhaupt eine (verifizierbare) Basis in der Werkstruktur der Kinderzeichnungen selbst haben.

Verglichen mit den zuerst skizzierten Forschungsnotwendigkeiten, welche gravierende Lücken in unserem konkreten Wissen von den zeichnerischen Abläufen und Strukturbildungen schließen sollen, enthalten Untersuchungen im Bereich interpretativer Zugriffe notwendig theoretische Überlegungen, die sich *nicht* aus den Beobachtungen selbst ableiten lassen. Aber auch für die Hermeneutik der Kinderzeichnung wäre es wichtig zu wissen, wo die/der Zeichnende (in der Regel) mit dem Aufbau der Konfigurationen beginnt, wo sich Schwerpunkte bilden, wie man sich die Wiedergabe vorgegebener Gegenstände vorzustellen hat usw. Auch in diesem Falle würde das hermeneutische Moment stärker an das Wissen um die „Konkretheiten" gebunden, und es gelänge vielleicht, die divergierenden interpretatorischen Ansätze, die wir in diesem Handbuch *nebeneinander* darstellen mußten, einander anzugleichen – oder auch nur auf dem Hintergrund des Wissens um die zeichnerischen Abläufe zu vergleichen.

Ästhetik

In diesem dritten Bereich von Forschungsaktivitäten halten sich unser Wissen und Nicht-Wissen etwa die Waage: Dem überschaubaren Ablauf der Forschungsgeschichte steht z. B. die fast totale Unkenntnis von Entwicklungsgeschehen in anderen Kulturen gegenüber. Was wir darüber wissen, ist geradezu beschämend wenig, und das Wenige stammt, wenn ich das richtig sehe, nicht etwa aus gezielten Feldforschungen, sondern ist so nebenbei bei Auslandsaufenthalten von Psychologen/Soziologen, die am Gegenstand „Kinderzeichnung" interessiert waren (MEILI-DWORETZKI, DENNIS u. a.), erhoben worden – die methodischen Fehler sind dann auch nicht zu übersehen. Allerdings wird man davon ausgehen müssen, daß auch in der Forschungsgeschichte, die ja gleichzeitig eine *Kulturgeschichte des Kindes* ist, noch Lücken zu füllen sind. So ist (mir) z. B. über den Verbleib der vielen Archive mit Kinderzeichnungen, die nach der Jahrhundertwende angelegt wurden (vgl. Kapitel XIX, Abschnitt 1) nichts bekannt. Vielleicht haben ja einige auf eine ähnliche Weise überlebt wie die Sammlung PRINZHORN! In der Suche nach „historischen Kinderzeichnungen" – also von Zeichnungen, die vor den Entdeckungen C. RICCIs, E. COOKEs u. a. angefertigt wurden – werden wir wohl auf Zufälle angewiesen bleiben. Hier haben Hausmeister, Putzfrauen u. a. Instanzen ganze Arbeit geleistet.

Im folgenden sollen noch zwei besondere kulturgeschichtliche, sozial-kulturelle, interkulturelle Aspekte des Gegenstandsbereichs herausgehoben werden, welche in zukünftigen Forschungsarbeiten vorrangig berücksichtigt werden müßten:

7. „Begabungslinien" – für das, was hier gemeint ist, fehlt sogar der Begriff – sollten sich heute, wo viele Eltern die Zeichnungen ihrer Kinder sammeln, leichter verfolgen lassen als früher; d. h. von den späteren Tätigkeiten der Zeichnenden, etwa den „künstlerischen" Berufen (i. w. S.) her, müßten sich Entwicklungslinien zu frühen produktiven Äußerungen

ziehen lassen. Wir wären dann nicht nur auf die wenigen dokumentierten frühen zeichnerischen Äußerungen „großer" Künstler angewiesen, sondern könnten das kreative Moment in vielen Biographien verfolgen, so wie wir das Individuelle in den allgemeinen zeichnerischen Entwicklungen belegt haben möchten. Sollten von den vielen Kunststudenten o. ä. keine Kinderzeichnungen vorliegen?

8. Für die Untersuchung interkultureller Vergleiche, die Darstellung von Entwicklungsabfolgen, Formentfaltungen, thematischen Schwerpunkten o. ä. in *verschiedenen* Kulturzonen müßten zuerst geeignete Methoden entwickelt werden. Hier wären ethnologische, kulturanthropologische, vergleichende soziologische Untersuchungsansätze in das Forschungsrepertoire aufzunehmen, damit von den besonderen sozial-kulturellen Bedingungen jedes Landes/Bezirkes o. a. aus der Gegenstandsbereich erschlossen werden könnte. Allerdings werden viele Dokumente historischer Kinderkultur (von den heranwachsenden Indianern, Eskimos u. a.), die noch um die Jahrhundertwende gesammelt wurden (vgl. LEVINSTEIN u. v. a.), für immer verloren sein. Um so intensiver sollten z. B. die Zeichnungen von Heranwachsenden solcher Kulturen bzw. speziellen Gruppen gesammelt und untersucht werden, in denen die Medien noch nicht total die Kindheit (visuell) beherrschen. Solche Zeichnungen ließen sicher auch Rückschlüsse auf die bildnerische Produktion von Kindern unseres Kulturkreises vor der Bilderflut der Medien zu. Wäre das nicht eine Aufgabe für die UNESCO, die Kulturattachés und die Mitarbeiter der Goetheinstitute?

Literatur

Abraham, A.: Der Menschtest auf der Grundlage des Mensch-Zeichentests Karen Machovers (1963), München/Basel 1978
Adelson, J.: Die politischen Vorstellungen des Jugendlichen in der Frühadoleszenz, in: R. Döbert u. a. (Hrsg.): Entwicklung des Ichs, Köln 1977
Adler, A.: Kindererziehung (1930). Mit einer Einführung von W. Metzger, Frankfurt/M. 1976
Alschuler, R. H./Hattwick, B. A.: Easel Painting as an Index of Personality, in: Preschool Children, in: American Journal of Orthopsychiatry XIII/1943
Alschuler, R. H./Hattwick, B. A.: Painting and Personality (1947), Chicago/London 1969
Anderl, J.: Zu Auffälligkeiten im bildnerischen Gestalten Lernbehinderter. Unveröffentl. Examensarbeit an der Uni. Köln, Erzw.-Heilpäd. Fakultät, Köln 1981
Ariès, P.: Geschichte der Kindheit, München 1975
Arndt, H.: „Johannes est stultus. Amen." Kinderzeichnungen eines Lateinschülers aus den Tagen des Erasmus, in: Argus. Festschrift f. K. Badt, hrsg. v. M. Gosebruch und L. Dittmann, Köln 1970
Arnheim, R.: Anschauliches Denken (1969). Köln 1972
Arnheim, R.: The Puzzle of Nadia's Drawings, in: The Arts in Psychotherapy, Vol. 7/1980
Arnheim, R.: Gestaltpsychologie und künstlerische Form (1951), in: D. Henrich/W. Iser: Theorien der Kunst, Frankfurt/M. 1982
Ausubel, D. P.: Das Jugendalter. Fakten, Probleme, Theorie, München 1968
Avé-Lallemant, V.: Der Wartegg-Zeichentest in der Jugendberatung, München/Basel 1978
Bach, S.: Spontanes Malen schwerkranker Kinder, in: Documenta Geigy. Acta psychosomatica, London 1966
Bach, S. R.: Spontaneous Pictures of leukemic Children, an Expression of the total Personality, Mind and Body, in: Acta paedopsychiatrica, 41/1974
Bachelard, G.: Poetik des Raumes, München 1960
Badt, K.: Modell und Maler von Jan Vermeer, Köln 1961
Balint, M.: Therapeutische Aspekte der Regression, Stuttgart 1970
Barnes, E.: A Study on Children's Drawings, in: Pedagogical Seminary, Bd. 2, 1893
Barnes, E.: The Art of little Children, in: Pedagogical Seminary, Bd. 10, 1895
Barret, M. D./Light, P. H.: Symbolism and Intellectual Realism in Children's Drawings, in: British Journal educ. Psychol. 46/1976
Bauer, K. W./Hengst, H.: Kritische Stichwörter zur Kinderkultur, München 1978
Baumann, H. D.: Bedingungen der Darstellungsfunktion von Bildern. Diss, Kassel 1980
Baumgarten, F./Tramer, M.: Kinderzeichnungen in vergleichend psychologischer Beleuchtung. Untersuchungen an serbischen Kindern, in: Zeitschr. f. Kinderpsychiatrie, 9. Jahrg. 1942/43
Baumgarten, F.: Die Hauszeichnungen von Kindern als Nachwirkung der Massenzerstörung im Kriege, in: Zeitschr. f. Kinderpsychiatrie, XVI. Jahrg. 1949/1950
Bechterew, W. v.: Objektive Psychologie oder Psychoreflexologie, Leipzig/Berlin 1913
Beisl, H.: Semiotik und Kinderzeichnung, in: H. Brög (Hrsg.): Probleme der Semiotik unter schulischem Aspekt, Ravensburg 1977
Benedetti, G.: Über perinatale Psychologie, in: Helvetica paediatrica acta 37/1982
Bense, M.: Einführung in die informationstheoretische Ästhetik, Reinbek/Hamburg 1969

Bense, M./Walther, E. (Hrsg.): Wörterbuch der Semiotik. Köln 1973
Bergemann-Könitzer, M.: Das plastische Gestalten des Kleinkindes, Weimar 1930
Berrien, F. K.: A Study of the Drawings of Abnormal Children, in: Journal of Educ. Psychology, Vol. XXVI/1935
Bettelheim, B.: Die Geburt des Selbst (1967), Frankfurt/M. 1984
Biedema, D. J./D'Alfonso, P.: Die Sprache der Zeichnung, Bern 1959
Biermann, G.: Die Bedeutung des Malens für die Diagnostik und Therapie der Enkropresis, in: Praxis d. Kinderpsychologie und Kinderpsychiatrie, H. 9/1960
Biniek, E.: Psychotherapie mit gestalterischen Mitteln, Darmstadt 1982
Bittner, G./Ertle, Ch./Schmid, V.: Schule und Unterricht bei verhaltensgestörten Kindern, Stuttgart 1974
Bleidick, H.: Ausdrucksdiagnose der Intelligenzschwäche, München 1966
Bloch, R. (Hrsg.): Bild und Persönlichkeit (MDZT), Bern/Stuttgart/Wien 1971
Blomeyer, R.: Kinderzeichnungen im Erstinterview in ihrer unbewußten Bezogenheit auf den Untersucher, in: Analytische Psychologie 9/1978
Bohm, E.: Lehrbuch der Rorschach-Psychodiagnostik. 5. Aufl., Bern/Stuttgart/Wien 1972
Bollnow, O. F.: Sprache und Erziehung, Stuttgart 1966
Bollnow, O. F.: Die Pädagogik der deutschen Romantik. 3. überarb. Aufl., Stuttgart 1977
Borneman, E.: Unsere Kinder im Spiegel ihrer Lieder, Reime, Verse und Rätsel, Olten/Freiburg-Brg. 1973
Borneman, E.: Die Umwelt des Kindes im Spiegel seiner „verbotenen" Lieder, Reime, Verse und Rätsel, Olten/Freiburg-Brg. 1974
Borneman, E.: Reifungsphasen der Kindheit. Bd. 1: Sexuelle Entwicklungspsychologie, Frankfurt/M. 1981
Bottenberg, E. H.: Emotionspsychologie, München 1972
Brassai (d. i. Gyula Halasz): Graffiti, Stuttgart 1960
Brem-Gräser, C.: Familie in Tieren. Die Familiensituation im Spiegel der Kinderzeichnung (1957). 3. erw. Aufl., München/Basel 1975
Brickenkamp, R.: Handbuch psychologischer und pädagogischer Tests, Göttingen/Toronto/Zürich 1975
Brill, M.: The Reliability of the DAM, in: Journ. of Educ. Psychology, Vol. XXVI/1935
Brög, H.: Derivate von Kunst ins Design, in: Zeitschr. f. Kunstpädagogik, H. 6/1974
Brög, H.: Betrachtungen der ‚Kritzelsequenz' vor semiotischem Hintergrund, in: Semiosis 7/1977a
Brög, H. (Hrsg.): Probleme der Semiotik unter schulischem Aspekt, Ravensburg 1977b
Brög, H.: Wird der Kunsterzieher dem Kind gerecht? in: Ders. (Hrsg.): Kunstpädagogik heute. Bd. 1, Düsseldorf 1980
Brown, E. E. (ed.): Notes on Children's Drawings, in: University of California Studies, Berkeley 1897
Bruner, J. S.: Über kognitive Entwicklung, in: Bruner, J. S./Olver, R. R./Greenfield, P. M.: Studien zur kognitiven Entwicklung, Stuttgart 1971
Buck, J. N.: The H-T-P Test, in: Journ. of clinical Psychology, Vol. IV/1948
Buck, J. N.: The House-Tree-Person Technique – Revised Manual (1966). 7. Aufl., Western Psychological Services, Los Angeles/Calif. 1985
Bühler, K.: Die geistige Entwicklung des Kindes (1918). 3. Aufl., Jena 1922
Bühler, K.: Abriß der geistigen Entwicklung des Kleinkindes (1958), in Zusammenarbeit mit L. Schenk-Danzinger. 9. erw. Aufl., Heidelberg 1967
Bühler, K.: Ausdruckstheorie. 2. Aufl., Stuttgart 1968
Bürgin, D.: Das Kind, die lebensbedrohende Krankheit und der Tod, Bern/Stuttgart/Wien 1978. Nachdr. 1981
Bürgin, D.: Über einige Aspekte der pränatalen Entwicklung, in: G. Nissen (Hrsg.): Psychiatrie des Säuglings- und des frühen Kleinkindalters, Bern/Stuttgart/Wien 1982
Burkhardt, H.: Über Verlagerung räumlicher Gestalten, in: Neue psychologische Studien, Bd. 7/1934
Burnham, W. H.: The Hygiene of Drawing, in: Pedagogical Seminary 14/1907
Buseman, A.: Jugend im Selbstbildnis. Ein Beitrag zur Psychologie des geistigen Werkschaffens im Jugendalter, in: Zeitschr. f. Kinderforschung 44/1935

Bushoff, K.: Zeichne, Antonio, zeichne . . ., in: Zeitschr. f. Kunstpädagogik, H. 4/1984
Cameron, N.: Individual and social Factor in the Development of graphic Symbolization, in: The Journ. of Psychology 5/1938
Cardinal, R.: Singular Visions, in: Katalog „Outsiders", Art Council of Great Britain 1979
Carline, R.: Draw they must, London 1968
Cassirer, E.: Kants Leben und Lehre (1918). 2. Aufl., Berlin 1921
Cassirer, E.: Wesen und Wirkung des Symbolbegriffs, Darmstadt 1956/1965
Cassirer, E.: Philosophie der symbolischen Formen, Darmstadt 1964
Church, J.: Sprache und die Entdeckung der Wirklichkeit, Frankfurt/M. 1971
Claparède, E.: Plan d'expérience collective sur le dessin des enfants, in: Archives de Psychologie, Heft 6/1907
Claus, A.: Psychologische Betrachtungen zur Methodik des Zeichenunterrichts, in: Zeitschr. f. Pädagogische Psychologie u. Pathologie, 3. Jahrg. H. 1/1901
Coerper, C./Hagen, W./Thomae, H.: Deutsche Nachkriegskinder, Stuttgart 1954
Clostermann, G.: Der Mann-Zeichentest in formtypischer Auswertung, Münster 1959
Cohen, A. S.: Asymmetrien in der Wahrnehmung von Bildern und ihrer Spiegelform, in: Schweizerische Zeitschr. f. Psychologie, Bd. 31/1 1976
Cohen, H.: Die dichterische Phantasie und der Mechanismus des Bewußtseins, Berlin 1869
Cohen, R.: Zeichentests zur Prüfung der Intelligenz, in: R. Heiss u. a. (Hrsg.): Psychologische Diagnostik, Handbuch d. Psychologie, Bd. 6. 2. Aufl, Göttingen 1963
Cornelius, H.: Elementargesetze der bildenden Kunst. Grundlagen einer praktischen Ästhetik, Leipzig/Berlin 1908
Cornelius, H.: Kunstpädagogik. Leitsätze für die Organisation der künstlerischen Erziehung, Erlenbach-Zürich/München 1920
Cooke, E.: Our Art Teaching and Child Nature, in: Journal of Education, Vol. VI und VII, Dec. 1885/Jan. 1886
Corman, L.: Le test du dessin de famille, Paris 1967
Cotte, S.: Le bonhomme aux mains coupées; dessins d'enfant delinquents. . ., in: Zeitschrift f. Kinderpsychiatrie 13/1946
Creuzer, F.: Symbolik und Mythologie der alten Völker, bes. der Griechen, Leipzig 1810
Deegener, G.: Anamnese und Biographie im Kindes- und Jugendalter, Weinheim/Basel 1984
Dennis, W.: The Human Figure Drawings of Beduins, in: The Journal of Social Psychology, Vol. 52/1960
Dennis, W.: Group Values through children's Drawings, New York 1966
Derogowski, J. B.: Pictorial Perception and Culture, in: Scientific American, Vol. 227/Nr. 5, Nov. 1972
Derbolav, J./Roth, H. (Hrsg.): Psychologie und Pädagogik, Heidelberg 1959
Dessoir, M.: Äthetik und allgemeine Kunstwissenschaft, in den Grundzügen dargestellt, Stuttgart 1906
Dilthey, W.: Die drei Epochen der modernen Ästhetik und ihre heutige Aufgabe, in: Gesammelte Schriften, Bd. 6, 5. Aufl., Stuttgart/Göttingen 1968
Drost, W.: Form als Symbol, in: Zeitschr. f. Ästhetik u. Allgemeine Kunstwissenschaft 1/1927
Duborgel, B.: Le dessin d'enfant, Paris 1976
Ebert, W.: Zum bildnerischen Verhalten des Kindes im Vor- und Grundschulalter, Ratingen b. Düsseldorf 1967
Eckstaedt, A.: „Mimi überreicht Madame Grenouillet einen Blumenstrauß". Eine psychoanalytische Studie über den Weg der Phantasie des vierjährigen Paul Klee anhand einer Kinderzeichnung, in: H. Kraft (Hrsg.): Psychoanalyse, Kunst und Kreativität heute, Köln 1984
Eco, U.: Einführung in die Semiotik, München 1972
Egen, H.: Kinderzeichnungen und Umwelt (1967). 2. verb. Aufl., Bonn 1977
Elkisch, P.: Significant Relationship between the Human Figure and the Machine in the Drawings of Boys, in: American Journ. Orthopsychiatry 22/1952
Elschenbroich, D.: Kinder werden nicht geboren, Frankfurt/M. 1977
Engel, P.: Über die teilinhaltliche Beachtung von Farbe und Form, in: Zeitschr. f. Pädagogische

Psychologie und Jugendkunde, XXXVI. Jahrg. 1935
Engels, H.: Die freie Zeichnung, in: Coerper, C./Hagen, W./Thomae, H. (Hrsg.): Deutsche Nachkriegskinder, Stuttgart 1954
Frantz, R. L.: Der Ursprung der Formwahrnehmung, in: O. M. Ewert (Hrsg.): Entwicklungspsychologie, Bd. I, Köln 1972
Fornari, F.: Psychoanalyse des ersten Lebensjahres, Frankfurt/M. 1970
Forssmann, E.: Ikonologie und allgemeine Kunstgeschichte (1960), in: E. Kaemmerling (Hrsg.): Ikonographie und Ikonologie . . , Köln 1979
Francke, A. H.: Pädagogische Schriften, hrsg. v. G. Kramer. 2. Aufl., Langensalza 1885
Frank, M.: Einleitung in F. D. E. Schleiermacher, Hermeneutik und Kritik, Frankfurt/M. 1977
Freeman, N.: How Children Try to Plan Drawings, in: G. Butterworth (Ed.): The Child's Representation of the World, New York 1977
Freeman, N. H.: Strategies of Representation in Young Children, London/New York 1980
Freud, A.: Einführung in die Technik der Kinderanalyse, München/Basel 1966
Freud, S.: Triebe und Triebschicksale (1915), in: Gesammelte Werke, Bd. 10, London 1940f.
Freud, S.: Vorlesungen zur Einführung in die Psychoanalyse (1916/17), in: Gesammelte Werke, Bd. 11, London 1944
Freud, S.: Die Traumdeutung (1900), London 1942, Frankfurt 1961
Fröbel, F.: Ausgewählte Schriften. Hrsg. v. Erika Hofmann, Bd. I: Kleine Schriften und Briefe von 1809–1851; Bd. II: Die Menscherziehung (1826), Godesberg 1951
Fröbel, F.: Kommt, laßt uns unseren Kindern leben. Mutter- und Koselieder . . . (1844). Hrsg. v. H. Fröbel u. D. Pfaehler. Bad Neustadt a. d, Saale 1982
Gadamer, H.-G.: Wahrheit und Methode. 2. Aufl., Tübingen 1965
Gardner, H.: Artful Scribbles. The Significance of Children's Drawings, New York 1980
Geiger, M.: Die Bedeutung der Kunst. Zugänge zu einer materialen Wertästhetik, München 1976
Georgens, J. P./Deinhardt, H. M.: Die Heilpädagogik mit besonderer Berücksichtigung der Idiotenanstalten. Leipzig 1. Bd 1861; 2. Bd. 1863. Neudr. d. 1. Bd, Gießen 1979
Gibson, J. J.: Die Sinne und der Prozeß der Wahrnehmung, Bern/Stuttgart/Wien 1973a
Gibson, J. J.: Die Wahrnehmung der visuellen Welt, Weinheim/Basel 1973b
Gietz, H.: Bestandsaufnahme des Zeichenrepertoires von Geistigbehinderten. Unveröffentl. Examensarbeit a. d. PH Rheinland/Uni. Köln, Erzw.-Heilpäd. Fakultät, Köln 1975
Glaesemer, J.: Paul Klee – Handzeichnungen I: Kindheit bis 1920, Bern 1973
Gmelin, O. F.: Mama ist ein Elefant, Stuttgart 1978
Goodenough, F. L.: Measurement of Intelligence by Drawings (1926), New York 1975
Goodenough, F. L./Harris, D. B.: Studies in the Psychology of Children's Drawing, in The Psychological Bulletin 25/1928
Goodman, N.: Sprachen der Kunst. Ein Ansatz zu einer Symboltheorie, Frankfurt/M. 1973
Gombrich, H. E.: Kunst und Illusion. Zur Psychologie der bildlichen Darstellung (1960), Köln 1967
Gosztonyi, A.: Der Raum. Geschichte seiner Probleme in Philosophie und Wissenschaft, Freiburg/München 1976
Götz, H.: Zur Geschichte der Kinderpsychologie und der experimentellen Pädagogik, in: Zeitschr. f. Päd. Psychologie u. experimentelle Päd., 19. Jahrg., H. 1/2, 1918
Götze, C.: Das Kind als Künstler. Katalog zu Ausstellungen von freien Kinderzeichnungen in der Kunsthalle zu Hamburg, Hamburg 1898
Götze, C.: Zeichnen und Formen, in: Anregungen des Kunsterziehungstages in Dresden am 28. u. 29. September 1901, Leipzig 1902
Graber, G. H.: Pränatale Psychologie, München 1974
Graewe, H.: Untersuchung der Entwicklung des Zeichnens . . ., Halle/Saale 1932
Graewe, H.: Das Tierzeichnen der Kinder, in: Zeitschr. f. Päd. Psychologie und Jugendkunde, 36. Jahrg. 1935
Graewe, H.: Geschichtlicher Überblick über die Psychologie des kindlichen Zeichnens, in: Archiv f. d. gesamte Psychologie, 96. Bd., H. 1, Leipzig 1936
Griffiths, R.: A Study of Imagination in Early Childhood and its Function in Mental Development, London 1935, 2. Aufl. 1949

Grosser, H./Stern, W.: Das freie Zeichnen und Formen des Kindes, Leipzig 1913
Grötzinger, W.: Kinder kritzeln, zeichnen, malen. Die Frühform kindlichen Gestaltens, München 1952, 3. unv. Aufl. 1966
Grünewald, D.: Wirklichkeit und Phantasie. Zur Funktion äthetischer Praxis für das Kind, in: Zeitschr. f. Kunstpädagogik, Heft 2/1980
Guilford, J. P./Smith, P. C.: A System of Color Preferences, in: American Journal of Psychology 62/1950
Gurewicz, S.: Zur Beurteilung freier Schüleraufsätze und freier Schülerzeichnungen aufgrund der Adlerschen Individualpsychologie. Diss., Zürich 1948
Habermas, J.: Erkenntnis und Interesse, Frankfurt/M. 1973
Hafter, C.: Über Zeichnungen schizophrener Kinder, in: Acta Paedopsychiatr. 34/1967
Hall, G. St.: The Contents of Children's Minds on entering School. Princeton Review II, 1883. Deutsch in: Ders.: Ausgewählte Beiträge zur Kinderpsychologie und Pädagogik, Altenburg 1902
Hammer, E. F. et al.: The Clinical Application of Projective Drawings (1958), Springfield/Illinois 1980
Hammer, E. F.: Expressive Aspects of Projective Drawings. The Clinical Application of Projective Drawings, Springfield/Illinois 1958, 6. Aufl. 1980
Harris, D. B.: Children's Drawings as Measures of Intellectual Maturity, New York/Chicago/San Francisco/Atlanta 1963
Hartlaub, G. F.: Der Genius im Kinde (1922). 2. erw. Aufl., Breslau 1930
Hartlaub, F.: Das Gesamtwerk. Dichtungen, Tagebücher. Mit einem Nachwort von Geno Hartlaub, Frankfurt/M. 1955
Hartlaub, F.: Im Sperrkreis. Aufzeichnungen aus dem Zweiten Weltkrieg. Hrsg. u. m. einem Nachwort v. Geno Hartlaub, Frankfurt/M. 1984
Hartlieb, K.: Die Erkenntnisgrundlagen der Bildsprache, Esslingen/a. N. 1933
Hartwig, H.: Jugendkultur, Ästhetische Praxis in der Pubertät, Reinbek 1980
Hauser, A.: Methoden moderner Kunstbetrachtung (1958), München 1970
Hebb, D. O.: Einführung in die moderne Psychologie (1958). 7. Aufl., Weinheim/Basel 1973
Heckhausen, H. u. a.: Hommage à Jean Piaget, Stuttgart 1976
Hegel, G. F. W.: Ästhetik. Hrsg. v. F. Bassenge, Berlin 1955
Heiland, H.: Fröbelforschung, Darmstadt 1983
Heimann, P./Otto, G./Schulz, W.: Unterricht – Analyse und Planung. 6. Aufl., Hannover 1972
Hennig, H.: Die Angst in der Kinderzeichnung, in: Wiss. Zeitschr. d. Univers. Halle, XXV. Jahrg., H. 1/1976
Hentig, H. v.: Einleitung in P. Aries: Geschichte der Kindheit, München 1955
Hespe, R.: Der Begriff der freien Kinderzeichnung in der Geschichte des Zeichen- und Kunstunterrichts von ca. 1890–1920, Frankfurt/M./Bern 1985
Heyer, G. R.: Klinische Analyse von Handzeichnungen Analysierter . . ., in: Bericht ü. d. 4. allg. ärztl. Kongreß f. Psychotherapie i. Bad Nauheim 1929, Leipzig 1929
Hitzig, W. H./Kiepenheuer, K.: Das Kind und der Tod, in: Hexagon 4, Nr. 7/1976
Hudson, W.: Pictorial Depth Perception in Sub-Cultural Groups in Africa, in: Journ. of Social Psychol. 52/1960
Hurlock, E. B.: Die Entwicklung des Kindes (1942), Weinheim/Berlin/Basel 1970
Huygen-Kleinmeyer, S.: Zur Entwicklung des bildnerischen Gestaltens bei „Mongoloiden". Unveröffentl. Examensarbeit a. d. PH Rheinland/Uni. Köln, Erzw.-Heilpäd. Fakultät, Köln 1970
Inhelder, B.: Die Studientheorie des Genfer Arbeitskreises, in: J. Derbolav/H. Roth (Hrsg.): Psychologie und Pädagogik, Heidelberg 1959
Iten, A.: Die Sonne in der Kinderzeichnung und ihre psychologische Bedeutung, Zug 1974
Jacobi, J.: Ich und Selbst in der Kinderzeichnung, in: Schweiz. Zeitschrf. f. Psychologie u. ihre Anwendung, Bd. XII/1953
Jacobi, J.: Vom Bilderreich der Seele, Olten/Freiburg-Brsg. 1969
Jahnke, H.: Raumdarstellungen in den Zeichnungen von Kindern mit normaler und subnormaler Intelligenz. Unveröffentl. Examensarbeit a. d. PH Rheinland/Uni. Köln, Erzw.-Heilpäd. Fakultät, Köln 1971

Jantzen, H.: Über den gothischen Kirchenraum und andere Aufsätze, Berlin 1951
John-Winde, H.: Kriterien zur Bewertung der Kinderzeichnung, Bonn 1981
Jörg, S.: Der Einfluß von sprachlicher Bezeichnung auf das Wiedererkennen von Bildern, Bern/Stuttgart/Wien 1978
Jung, C. G.: Theoretische Überlegungen zum Wesen des Psychischen, in: Gesammelte Werke, Bd. 8: Die Dynamik des Unbewußten, Zürich/Stuttgart 1967
Jung, C. G.: Psychologische Typen. Gesammelte Werke, Bd. 6. 10. rev. Aufl., Zürich/Stuttgart 1967
Jürgens, U.: Die sexuelle Anonymzeichnung, in: Zeitschr. f. Kunstpädagogik, H. 4/1984
Kaemmerling, E . (Hrsg.): Bildende Kunst als Zeichensystem 1: Ikonographie und Ikonologie, Köln 1979
Kandinsky, W./Marc, F. (Hrsg.): Der blaue Reiter (1912), München 1965
Kanner, L.: Early Infantile Autism, in: Journ. of Pediatrics 25/1944
Kant, I.: Kritik der Urteilskraft. Neudr. d. Ausg. v. 1924 (Meiner), Hamburg 1963
Kanter, G.: Lernbehinderungen und Personengruppen der Lernbehinderten, in: Handbuch der Sonderpädagogik, Bd. 4, Berlin 1977
Kaschnitz-Weinberg, G. v.: Kleine Schritte zur Struktur, in: H. v. Heintze (Hrsg.): G. v. Kaschnitz-Weinberg: Ausgewählte Schriften, Bd. 1, Berlin 1965
Katz, D.: Ein Beitrag zur Kenntnis der Kinderzeichnung, in: Zeitschr. f. Psychologie u. Physiologie der Sinnesorgane, Bd. 41/1906
Kaufmann, I.: Entwicklungspsychologisches zur Familienzeichnung, in: Praxis der Kinderpsychologie u. Kinderpsychiatrie, H. 8/1975 a
Kaufmann, I.: Ich und meine Familie beim Fernsehen, Paderborn 1975 b
Kellogg, R.: What Children Scribble and why. Palo Alto/Calif. 1959
Kellogg, R.: Analyzing Children's Art (1969). 2. Aufl. Palo Alto/Calif. 1970
Kemp, W.: „. . . einen wahrhaft bildenden Zeichenunterricht überall einzuführen", Frankfurt/M. 1979
Kerbs, D.: Historische Kunstpädagogik, Köln 1976
Kerschensteiner, G.: Das zeichnende Kind und sein Verhältnis zur Kunst. Ms., München 1904
Kerschensteiner, G.: Die Entwicklung der zeichnerischen Begabung, München 1905
Kienzle, R.: Das bildhafte Gestalten als Ausdruck der Persönlichkeit, Esslingen 1932
Kienzle, R.: Gesetzmäßigkeiten in der zeichnerischen Entwicklung des Kindes, Basel 1951
Kienzle, R.: Die Schülerzeichnung als Ausdruck des Charakters. 2. erw. Aufl., Esslingen 1951
Kinderzeichnungen, in: Kind und Kunst, hrsg. v. A. Koch. Bd. II, Okt. 1905 – Sept. 1906
Kik, C.: Die übernormale Zeichenbegabung bei Kindern, in: Zeitschr. f. angew. Psychologie u. psycholog. Sammelforschung, 2. Bd. 1909
Kik, C.: Kriegszeichnungen der Knaben und Mädchen, in: Jugendliches Seelenleben und Krieg. Beihefte z. Zeitschr. f. angew. Psychologie u. psycholog. Sammelforschung 12/1915
Kläger, M.: Das Bild und die Welt des Kindes, München 1974
Kläger, M.: Jane C. Symbolisches Denken in Bildern und Sprache, München/Basel 1978
Kläger, M.: Liebesbaum und Weltenberg. Symbolischer Ausdruck in den Bildteppichen einer Behinderten, in: Zeitschr. f. Kunstpädagogik, Heft 6/1981
Klauer, K. J.: Überforderung bei Zeichenaufgaben, in: Archiv f. d. gesamte Psychologie, Bd. 113/1961
Klein, M.: Narrative of a Child Analysis, London 1961
Klein, M.: Psychoanalyse des Kindes (1961), München 1973
Kleinschmidt, G.: Die Form- und Farbauffassung bei Kindern und Jugendlichen, in: Praxis der Kinderpsychologie u. Kinderpsychiatrie. 21. Jahrg., H. 8/1972
Kluge, K.-J. (Hrsg.): Einführung in die Sonderschuldidaktik, Darmstadt 1976
Knauf, A. u. T.: Das Burgprojekt, in: A. Staudte (Hrsg.): Ästhetische Erziehung 1–4, München/Wien 1980
Kobi, E. E.: Heilpädagogik im Abriß. 3. Aufl, München/Basel 1977
Koch, K.: Der Baumtest (1949), Bern/Stuttgart/Wien 1972
Koch, W.: Die „heimliche" Kinderzeichnung, in: Sexualpädagogik, H. 3 und 4/1980
Koch, W.: Erotische Zeichnungen von Kindern und Jugendlichen, in: BDK-Mitteilungen, H. 2/1984

Kohlmann, R./Derner, J./Wimmer, H.: Von Kinderzeichnungen kann man nicht auf das Verständnis von Raumkoordinaten schließen, in: G. Lühr (Hrsg.): Bericht über den 33. Kongreß der Deutschen Gesellschaft für Psychologie in Mainz 1982, Göttingen/Toronto/Zürich 1983

Kolb, G.: Bildhaftes Gestalten, in: M. Preitz (Hrsg.): Arbeitsunterricht in der Musik, Frankfurt/M. 1925

Koppitz, E. M.: Die Menschendarstellung in Kinderzeichnungen und ihre psychologische Auswertung (1968), Stuttgart 1972

Korzenik, D.: Children's Drawings: Changes in Representation between the Ages of five and seven. Diss. Graduate School of Education of Harvard University 1972

Kraft, H.: Die Kopffüßler. Eine transkulturelle Studie zur Psychologie und Psychopathologie der bildnerischen Gestaltung, Stuttgart 1982

Kraft, H. (Hrgs.): Psychoanalyse, Kunst und Kreativität heute. Köln 1984

Kramer, E.: Kunst als Therapie mit Kindern, München/Basel 1975

Kraulund-Steinbreithner, F./Neugebauer, E.: Über den Wert der Kinderzeichnung in der Psychiatrie, in: Zeitschr. f. Nervenheilkunde 8/1953

Kraus, E./Hartlaub, G. F.: Felix Hartlaub in seinen Briefen, Tübingen 1958

Kreitler, H./Kreitler, S.: Psychologie der Kunst, Stuttgart/Berlin/Köln/Mainz 1980

Kretzschmar, J.: Die Sammlung von Kinderzeichnungen des Instituts für Kultur- und Frühgeschichte der Universität Leipzig, in: Zeitschr. f. angewandte Psychologie und psycholog. Sammelforschung 3/1910

Kretzschmar, J.: Die freie Kinderzeichnung in der wissenschaftlichen Forschung, in: Zeitschr. f. Pädagogische Psychologie und experimentelle Pädagogik, XIII. Jahrg./1912

Kreuzer, P.: Das Graffiti-Lexikon, München 1986

Krötzsch, W.: Rhythmus und Form in der freien Kinderzeichnung, Leipzig 1917

Kuhlmann, E.: Entwicklung und Sonderentwicklung des bildnerischen Verhaltens bei Verhaltensauffälligen. Unveröffentl. Examensarbeit a. d. H. Rheinland/Uni. Köln, Erzw.-Heilpäd. Fakultät, Köln 1974

Lacan, J.: Schriften 1, Frankfurt/M. 1975

Lahmannm, E.: Versuch einer Analyse von Ausdrucksformen ... Unveröffentl. Examensarbeit a. d. P. H. Rheinland/Uni. Köln, Erzw.-Heilpäd. Fakultät, Köln 1978

Lamparter, H.: Typische Formen bildhafter Gestaltung ..., in: Experimentelle Beiträge zur Typenkunde, hrsg. v. O. Kroh, Bd. III, Leipzig 1932

Lang, A.: Die zeichnerische Entwicklung des Hilfsschulkindes. Diss., München 1931

Lange, K.: Die künsterlische Erziehung der deutschen Jugend, Darmstadt 1893

Lange-Eichbaum W.: Genie, Irrsinn und Ruhm (1927). 4. Aufl. bearb. v. W. Kurth, München/Basel 1956

Langer, S.: Feeling and Form, New York 1953

Langer, S.: Philosophie auf neuem Wege (1948), Frankfurt/M. 1965

Lassen, H.: Raumauffassung und Raumdarstellung in der Kinderzeichnung, in: Archiv f. d. gesamte Psychologie; 112. Bd. 1943

Laucken, U.: Von Setzungen und ihren Folgen, in: Psychologische Beiträge, Bd. 26/1984

Lay, A. W.: Die plastische Kunst des Kindes, in: Die experimentelle Pädagogik, Bd. 3/1906

Lembke, W.: Über Zeichnungen von „frechen“ und “schüchternen“ Schulkindern, in: Zeitschr. f. Pädag. Psychologie, 31. Jahrg. 1930

Lempp, R.: Frühkindliche Hirnschädigung und Neurose. 3. überarb. und erw. Aufl., Bern/Stuttgart/Wien 1978

Leroy, A.: Représentations de le perspective dans les dessins d'enfants, in: Enfance, Jahrg. 4/1951

Leske, T.: Sprache, Zeichnen und Intelligenz bei frühkindlichem Autismus. Med. Diss., Münster 1979

Levick, M .F.: They could not Talk and so they Drew, Springfield/Illinois 1983

Levinstein, S.: Untersuchungen über das Zeichnen der Kinder bis zum 14. Lebensjahr. Diss., Leipzig 1904

Lewis, H. P.: Spatial Representation in Drawing as a Correlate of Development and a Basis for Picture Preference, in: Journ. of Genetic Psych. 102/1963

Liebetrau, G.: Ängste in Kinderzeichnungen, in: W. Lowin (Hrsg.): Angst – Herausforderung für die

Erziehung, Ratingen/Kastellaun 1977
Lienert, G.: Testaufbau und Testanalyse, Weinheim/Berlin/Basel 1969
Lievens, P./Joos, J.: Expression picturale d'un Garçon de six ans subissant une depression reactionelle aigue, in: Revue de Neuropsychiatrie infantile ..., 17, Nr. 6–7/1969
Limberg, R.: Der Einfluß von Angstbereitschaft auf die Verarbeitung visueller Informationen, Diss. Köln 1981
Lipps, Th.: Ästhetik. Psychologie des Schönen und der Kunst. 1. Teil: Grundlegung der Ästhetik, Hamburg/Leipzig 1903. 2. Teil: Die ästhetische Betrachtung und die bildende Kunst, Leipzig/Hamburg 1906
Lobsien, M.: Kinderzeichnung und Kunstkanon, in: Zeitschr. f. Pädagogische Psychologie, Pathologie u. Hygiene, 7. Jahrg. 105
Lorck, C. E. V. v.: Grundstrukturen. Strukturanalyse des Kunstwerkes (1926), Berlin 1965
Lowenfeld, V./Brittain, W. L.: Creative and Mental Growth. 4. Aufl., New York 1967
Löwenfeld, V./Münz, L.: Plastische Arbeiten Blinder, Brünn 1934
Lukens, H. T.: A Study of Children's Drawings in the Early Years, in: Pedagogical Seminary, Worcester/Mass.: Bd. IV, H. 1/1897a
Lukens, H. T.: Einige Bemerkungen über „malendes Zeichnen" im frühen Kindesalter, in: Aus dem päd. Universitätsseminar zu Jena, Heft VII, Langensalza 1897b
Lukens, H. T.: Die Entwicklungsstufen beim Zeichnen, in: Die Kinderfehler. Zeitschr. f. Päd. Pathologie und Therapie ..., 2. Jahrg., H. 1/1897c
Luquet, G.-H.: Les dessins d'un enfant, Paris 1913
Luquet, G.-H.: La narration graphique chez l'enfant, in: Journal de Psychologie, Vol. 21/1924
Luquet, G.-H.: Le dessin enfantin, Paris 1927. Neuaufl. Neuchâtel 1967. 3. Neuaufl., Lausanne/Paris/Montréal/Bruxelles 1977
Machover, K.: Personality Projection in the Drawing of the Human Figure (1949), Springfield/Illinois 1980
Märtin, H.: Stile und Stilwandlungsgesetze der Kinderzeichnung ..., in: Vierteljahrschr. für Jugendkunde, Bd. 2/1932
Märtin, H.: Die Motivwahl und ihr Wandel in der freien Zeichnung des Grundschulkindes, in: Zeitschr. f. Päd. Psychologie und Jugendkunde, XL. Jahrg./1939
Martinius, J.: Neue pathogenetische Modelle und therapeutische Aspekte des kindlichen Autismus, in: G. Nissen (Hrsg.): Psychiatrie des Säuglings- und des frühen Kleinkindalters, Bern/Stuttgart/Wien 1982
Maslow, H. H.: The further Reaches of Human Nature, New York 1971
Matt, P. v.: Literaturwissenschaft und Psychoanalyse, Freiburg 1972
Mause, L. de, u. a.: Hört ihr die Kinder weinen (1974), Frankfurt 1977
Meacham, J. A./Riegel, K.: Dialektische Perspektiven in Piagets Theorie, in: G. Steiner (Hrsg.): Piaget und die Folgen, Zürich 1978 (Die Psychologie des 20. Jahrhunderts, Bd. VII)
Meili, R.: Gestaltpsychologie, Piagets Entwicklungstheorie und Intelligenzstruktur, in: G. Steiner (Hrsg.): Piaget und die Folgen, Zürich 1978 (Die Psychologie des 20. Jahrhunderts, Bd. VII)
Meili-Dworetzki, G.: Das Bild des Menschen in der Darstellung und Vorstellung des Kleinkindes, Bern/Stuttgart 1957
Meili-Dworetzki, G.: Kulturelle Bedingungen des Zeichenstils und seines Wandels, in: K. Foppa/R. Groner (Hrsg.): Kognitive Strukturen und ihre Entwicklung, Bern/Stuttgart/Wien 1981
Meili-Dowretzki, G.: Spielarten des Menschenbildes. Ein Vergleich der Menschenzeichnungen japanischer und schweizerischer Kinder, Bern/Stuttgart/Wien 1982
Metzger, W.: Gesetze des Sehens (1936). 3. völlig neu bearb. Aufl., Frankfurt 1975
Meumann, E.: Ein Programm zur psychologischen Untersuchung des Zeichnens, in: Zeitschr. f. Päd. Psychologie und experimentelle Pädagogik, XIII. Jahrg./1912
Meyers, H.: Experimentelle Untersuchungen zur Entwicklung des zeichnerischen Gestaltens. Diss. Mainz 1950
Meyers, H.: Die Welt der kindlichen Bildnerei (1957). 4. unv. Aufl. Witten 1971
Meyers, H.: Kind und bildnerisches Gestalten, München 1968
Mitchelmore, M. C.: Developmental Stages in Children's Representation of Regular Solid Figures, in:

Journ. of Genetic Psych. 133/1978
Morgenstern, S.: Psychoanalyse infantile. Symbolisme et valeur clinique des créations imaginatives chez l'enfant, Paris 1937
Morgenstern, S.: Le Symbolisme et la valeur psychoanalytique des dessins infantiles, in: Revue fr. de Psychoanalyse 11/1939
Morgenthaler, W.: Ein Geisteskranker als Künstler, Bern/Leipzig 1921
Morris, Ch. W.: Grundlagen der Zeichentheorie. 2. Aufl., München 1975
Mosimann, W.: Kinder zeichnen, Bern und Stuttgart 1979
Mühle, G.: Entwicklungspsychologie des zeichnerischen Gestaltens (1955). 3. Aufl., Frankfurt 1971
Mühle, G.: Prinzipien und Grenzen der Interpretation von Kinderzeichnungen, in: H. H. Wieck (Hrsg.): Psychopathologie musischer Gestaltung, Stuttgart/New York 1974
Müller-Braunschweig, H.: Die Funktion der Symbolbildung für den Spannungsausgleich in psychopathologischen und kreativen Prozessen. Diss. Frankfurt 1975
Mundt, B.: Zur Entwicklung des bildnerischen Gestaltens bei sehbehinderten Schülern. Unveröff. Examensarbeit a. d. PH Rheinland/Uni Köln, Erzw.-Heilpäd. Fakultät, Köln 1971
Mussen, P. H./Conger, J. J./Kagan, J.: Lehrbuch der Kinderpsychologie, Stuttgart 1976
Muuss, R. E.: Jean Piagets Theorie der kognitiven Entwicklung in der Adoleszenz, in: R. Döbert u. a. (Hrsg.): Entwicklung des Ichs, Köln 1977
Naumburg, M.: A Study of the Art Expression of a Behaviour Problem Boy as an Aid in Diagnosis and Therapy, in: Nerv. Child 3/1942
Naumburg, M.: The Drawing of an Adolescent Girl suffering from Conversation Hysteria with Amnesia, in: Psychiatr. Quarterly 18/1944
Naville, P.: Eléments d'une bibliographie critique relative au graphisme enfantin jusqu'en 1949, in: Enfance, Nr. 3–4/1950
Naville, P.: Note sur les origines de la function graphique de la tache au trait, in: Enfance, Nr. 3–4/1950
Navratil, L.: Schizophrenie und Kunst, München 1965
Navratil, L.: Psychose und Kreativität, in: A. Bader (Hrsg.): Geisteskrankheit, bildnerischer Ausdruck und Kunst, Bern/Stuttgart/Wien 1975
Neisser, U.: Kognitive Psychologie, Stuttgart 1974
Neisser, U.: Visuelles Vorstellen und Wahrnehmen, in: G. Steiner (Hrsg.): Piaget und die Folgen, Zürich 1978 (Die Psychologie des 20. Jahrhunderts, Bd. VII)
Neulinger, K.-U.: Schweigt die Schule den Tod tot?, Dillingen 1975
Nickel, H.: Die visuelle Wahrnehmung im Kindergarten- und Einschulungsalter, Bern/Stuttgart 1967
Nickel, H.: Neuere Ergebnisse zur visuellen Differenzierungsfähigkeit im Vorschulalter . . ., in: Schule und Psychologie, 19. Jahrg./1972
Nielsen, H. H.: Human Figure Drawings by Normal and Physically Handicapped Children: Draw-a-person Test, in: Scand. Journ. Psychol., Vol. 2/1961
Nissen, G.: Psychogene Störungen mit vorwiegend psychischer Symptomatik, in: H. Harbauer et al. (Hrsg.): Lehrbuch der speziellen Kinder- und Jugendpsychiatrie, Berlin 1971
Oakley, C. A.: The Interpretation of Children's Drawings, in: British Journ. of Psychology, Vol. XXI/1931
Oerter, R.: Moderne Entwicklungspsychologie, Donauwörth 1977
Oster, W.: Zum narrativen Inhalt von Zeichnungen körperbehinderter Kinder. Unveröff. Examensarbeit a. d. PH, Rheinland/Univ. Köln, Erzw.-Heilpäd. Fakultät, Köln 1977
O'Shea, M. V.: Children's Expression through Drawing (1894). Deutsch: Was offenbart das Kind durch seine Zeichnung?, in: Die Kreide 1897
Ott, R.: Urbild der Seele, Bergen II 1949
Otto, G.: Kunst und Erziehung im industriellen Zeitalter, in: Th. Ellwein (Hrsg.): Erziehungswissenschaftliches Handbuch, Berlin 1969
Pächt, O.: Methodisches zur kunsthistorischen Praxis, München 1977
Paine, S.: Six Children Draw, London/New York usw. 1981
Paivio, A.: Imagery and Language, in: S. J. Segal (Ed.): Imagery – Current Cognitive Approaches, New York/London 1971

Paivio, A.: Visuelles Vorstellen und verbale symbolische Prozesse, in: G. Steiner (Hrsg.): Piaget und die Folgen, Zürich 1978 (Die Psychologie des 20. Jahrhunderts, Bd. VII)
Paneth, L.: Form und Farbe in der Psychoanalyse. Ein neuer Weg zum Unbewußten, in: Nervenarzt, H. 2/1929
Panofsky, E.: Der Begriff des Kunstwollens (1920), in: Ders.: Aufsätze zu Grundfragen der Kunstwissenschaft, Berlin 1964
Panofsky, E.: Die Perspektive als „symbolische Form", in: Ders.: Aufsätze zu Grundfragen der Kunstwissenschaft, Berlin 1964
Panofsky, E.: Zum Problem der Beschreibung und Inhaltsdeutung von Werken der Bildenden Kunst (1932), in: Ders.: Aufsätze zu Grundfragen der Kunstwissenschaft, Berlin 1964
Panofsky, E.: Sinn und Deutung in der Bildenden Kunst, Köln 1975
Pappenheim, K.: Bemerkungen über Kinderzeichnungen, in: Zeitschr. f. Pädagogische Psychologie, 1. Jahrg., Nr. 2/1899
Pappenheim, K.: Die Kinderzeichnung im Anschauungsunterricht, in: Zeitschr. f. Pädagogische Psychologie u. Pathologie, Jahrg. 2, H. 3/1900
Park, C. C.: Nadia: A Case of Extraordinary Drawing Ability in an Autistic Child., in: Journal of Autism and Childhood Schizophrenia, Vol. 8, No. 4/1978
Perez, B.: L' Education intellectuelle dès le Berceau (1882/83). 2. Aufl. Paris 1901
Perez, B.: L'art et la poésie chez l'enfant, Paris 1888
Pestalozzi, J. H.: Das ABC der mathematischen Anschauung für Mütter (1808), in: Sämtliche Werke, Bd. 21, Zürich 1964
Pfennig, R.: Gegenwart der Bildenden Kunst. Erziehung zum bildnerischen Denken, Oldenburg 1964
Pfleiderer, W.: Die Geburt des Bildes, Stuttgart 1930
Phillips, W. A./Hobbs, S. B./Pratt, F. R.: Intellectualism in Children's Drawings of Cubes, in: Cognition 6/1978
Piaget, J.: Nachahmung, Spiel und Traum, Stuttgart 1969
Piaget, J./Inhelder, B.: Die Entwicklung des räumlichen Denkens beim Kinde, Stuttgart 1971
Piaget, J.: Der Strukturalismus, Olten/Freiburg-Brg. 1973
Piaget, J.: Der Aufbau der Wirklichkeit beim Kinde, Stuttgart 1975
Piaget, J.: Hommage à Jean Piaget zum achtzigsten Geburtstag, Stuttgart 1976
Pickford, R. W.: Studies in Psychiatric Art., Springfield/Illinois 1967
Pieper, H.: Experimentelle Untersuchungen über die Wirkung eines Darstellungsprinzips auf das zeichnerische Gestalten des Kindes. Diss. Göttingen 1958
Pieper, W.: Entwicklung der Wahrnehmung, in: H. Hetzer u. a. (Hrsg.): Angewandte Entwicklungspsychologie des Kindes- und Jugendalters, Heidelberg 1979
Poeck, K./Orgass, B.: Die Entwicklung des Körperschemas bei Kindern im Alter von 4–10 Jahren, in: Acta Neuropsychologica 2/1964
Pohlmann, B.: Zeichnerische Auffälligkeiten bei Kindern mit Hirnfunktionsstörungen. Diss. Heidelberg/Mannheim 1981
Pokorny, R.: Zum Problem der Jungschen Archetypen, in: Schweizerische Zeitschr. f. Psychologie u. ihre Anwendung, Bd. XIII/1954
Presler, G.: L'art brut., Köln 1981
Prinzhorn, H.: Bildnerei der Geisteskranken (1922). Neudr. d. 2. Aufl., Berlin/Bern 1968
Prinzhornsammlung, Die: Bilder, Skulpturen, Texte aus Psychiatrischen Anstalten, Königstein/Taunus 1980
Preyer, W.: Die Seele des Kindes (1883). 4. Aufl., 1895
Probst, M.: Les dessins des enfants kabyles, in: Archives de Psychologie, Tome VI/1907
Pulver, M.: Symbolik der Handschrift (1931), 3. Aufl., Zürich 1940
Rabenstein, R.: Kinderzeichnung, Schulleistung und seelische Entwicklung (1960), 3. Aufl., Bonn 1972
Rainer, O.: Musikalische Graphik, Wien/Leipzig/New York 1925
Rank, O./Sachs, H.: Die Bedeutung der Psychoanalyse für die Geisteswissenschaften (1913). Nachdr., Amsterdam 1965
Read, H.: Erziehung durch Kunst (1958), München/Zürich 1962

Reinert, G.: Visuelle Suche in komplexen Szenen. Diss. Bochum 1982
Réja, M.: L'Art chez les fous, Paris 1907
Renner, M.: Der Wartegg-Zeichentest im Dienste der Erziehungsberatung, München/Basel 1968
Ricci, C.: L'arte dei bambini (Bolonga 1887), Leipzig 1906
Richter, H.-G.: Ästhetische Erziehung und moderne Kunst, Ratingen/Kastellaun/Düsseldorf 1975
Richter, H.-G.: Anfang und Entwicklung der zeichnerischen Symbolik, Kastellaun 1976
Richter, H.-G. (Hrsg.): Therapeutischer Kunstunterricht, Düsseldorf 1977
Richter, H.-G.: Das Zeichnen der Heranwachsenden: Ein gelöstes, ungelöstes oder ein unlösbares (kunst-)pädagogisches Problem, in: H. Brög (Hrsg.): Kunstpädagogik heute, Bd. 1, Düsseldorf 1980
Richter, H.-G.: Geschichte der Kunstdidaktik, Düsseldorf 1981
Richter, H.-G.: Pädagogische Kunsttherapie, Düsseldorf 1984a
Richter, H.-G.: Kinderkunst, Naive Kunst, Außenseiterkunst, in: Zeitschr. f. Kunstpädagogik, H. 4/1984b
Ricœur, P.: Hermeneutik und Psychoanalyse, München 1974
Ronte, D.: Oswald Tschirtner. Darin: Leo Navaratil, Oswald Tschirtner, Wien 1980
Roth/Oswald/Daumenlang: Intelligenz, Stuttgart/Berlin/Köln/Mainz 1975
Rouma, G.: Un cas de mythomanic, in: Archives de Psychologie, Vol. VII/1908
Rouma, G.: Le Langage graphique de l'enfant, Brüssel 1912
Ruhloff, M./Veldkamp, G.: Oma näht Opa einen Knopf an, in: Zeitschr. f. Kunstpädagogik, H. 5/1983
Rutschky, K.: Deutsche Kinderchronik, Köln 1983
Ruttmann, W. J.: Die Ergebnisse der bisherigen Untersuchungen zur Psychologie des Zeichnens, Leipzig 1911
Ruttmann, W. J.: Psychologie des Zeichnens (Literaturbericht), in: Zeitschr. f. Päd. Psychologie u. experimentelle Päd., 13. Jahrg./1912, S. 434ff., und 15. Jahrg./1914, S. 430ff.
Salber, W.: Formen zeichnerischer Entwicklung, in: Zeitschr. f. diagn. Psychologie und Persönlichkeitsforschung, Bd. VI, 1/1958
Salfield, D. J./Greenland, C.: Painting and Stories. A Diagnostic and Therapeutic Technique in Child Psychiatry, in: Acta paedopsychiatrica 20/1953
Sander, F.: Experimentelle Ergebnisse der Gestaltpsychologie, in: Bericht über den X. Kongreß für experimentelle Psychologie, Jena 1928
Sargent, W.: Problems in the Experimental Pedagogy of Drawing, in: Journ. of Educ. Psychology 3/1972
Saussure, F. de: Grundfragen der Sprachwissenschaft (1916), 2. Aufl. Berlin 1967
Schachter, M.: Evolution et prognostic de l'autisme infantile précoce . . ., in: Acta paedopsychiatrica 35/1968
Schactel, E. G.: Projection and its Relation to Character Attitudes and Creativity in the Kinesthetic Response, in: Psychiatry 13/1950
Schaie, K. W./Heiss, R.: Color and Personality, Bern 1964
Schapiro, M.: Courbet and Popular Imagery, in: Journal of the Warburg and Courtauld Institutes, Vol. 4/1940/41
Scheer, G.: Ausdrucksfaktoren in der zeichnerischen Entwicklung des Pubertätsalters, in: Archiv f. d. gesamte Psychologie, 92. Bd./1934
Schetty, S. A.: Kinderzeichnungen. Eine entwicklungspsychologische Untersuchung, Diss. Zürich 1974
Schindler, S. (Hrsg.): Geburt – Eintritt in eine neue Welt, Göttingen/Toronto/Zürich 1982
Schlange, H.: Vergleichende klinische Beobachtungen mit psychologischen Tests, III.: EEG und „Draw-a-man-Test" Goodenoughs und „Mann-Zeichen-Test" Zilers, in: Zeitschr. f. Kinderheilkunde 85/1961
Schlange, H.: Der Roboter – statistische Auswertung von 1000 Mann-Zeichnungen, in: Zeitschr. f. Kinderheilkunde 106/1969
Schleiermacher, F.: Ästhetik. Hrsg. v. R. Odebrecht, Berlin/Leipzig 1931

Schleiermacher, F.: Pädagogische Schriften, hrsg. v. E. Weniger, Bd. 1, 2. Aufl., Düsseldorf/München 1966
Schlesinger, M.: Geschichte des Symbols. Ein Versuch, Berlin 1912
Schliebe, G.: Erlebnismotorik und zeichnerischer (physiognomischer) Ausdruck bei Kindern und Jugendlichen, in: Zeitschr. f. Kinderforschung, Bd. 43/1934
Schmidl-Waehner, T.: Formal Criteria for the Analysis of Children's Drawings, in: American Journ. of Orthopsychiatry XII/1942
Schmidt, M. H.: Neuropsychologische Syndrome bei frühkindlich entstandenen Hirnfunktionsstörungen, in: H. Remschmidt/M. H. Schmidt (Hrsg.): Neuropsychologie des Kindesalters, Stuttgart 1981
Schneewind, K. A. (Hrsg.): Wissenschaftstheoretische Grundlagen der Psychologie, München 1977
Schreiber, A.: Auswirkungen unterschiedlicher gestalterischer Verfahren an die zeichnerische Darstellungsfähigkeit lernbehinderter Kinder. Unveröffentl. Examensarbeit a. d. PH Rheinland/Uni, Köln, Erzw.-Heilpäd. Fakultät, Köln 1978
Schreuder, A. J.: Über Kinderzeichnungen, in: Die Kinderfehler. Zeitschr. f. Kinderforschung, 7. Jahrg./1902
Schultze, M.: Über Zeichnen und Malen als experimentell-psychologische Hilfe in der Psychotherapie, in: Zentrbl. d. ges. Neurol. u. Psychiat., H. 87/1938
Schuyten, M. C.: Het Oorspronkelijk Teekenen als Bijdrage tot Kinderanalyse, in: Paedologisch Jaarboek, Tweede Jaargang 1901
Schuyten, M. C.: De Vorsprondelijke „Ventjes“ de Antwerpsche Schoolkinderen, in: Paedologisch Jaarboek, Vijfde Jaargang 1904
Schütz, H. G.: Didaktische Ästhetik, München 1975
Schwarz, F. H. C.: Erziehungslehre, 4 Bde., 1802/1813
Scupin, E. u. G.: Bubi's erste Kindheit. Ein Tagebuch über die geistige Entwicklung eines Knaben während der ersten drei Lebensjahre, Leipzig 1907
Scupin, E. u. G.: Bubi im vierten bis sechsten Lebensjahre, Leipzig 1910
Sedlmayr, E.: Gestaltetes Sehen, in: Belvedere 40/1925
Sehringer, W.: Der Goodenough-Test. Probleme der Diagnostik bei der kindlichen Zeichnung eines Menschen, in: Psychologische Forschung, Bd. 25/1957
Selfe, L.: A Single Case Study of an Autistic Child with Exceptional Drawing Ability, in: G. Butterworth (Ed.): The Child's Representation of the World, New York 1977
Selfe, L.: Normal and Anomalous Representational Drawing Ability in Children, London 1983
Seliger, M.: Handschrift und Zeichnung von Künstlern alter und neuer Zeit, Leipzig 1924
Semper, G.: Der Stil in den technischen und tektonischen Künsten oder praktische Ästhetik, 2 Bde., München 1879
Shapiro, M. B.: The Rotation of Drawings by Illiterate Africans, in: Journ. of Social Psychology 52/1960
Sharpe, D. T.: The Psychology of Color and Design (1974), Toronto/New Jersey 1981
Sheon, A.: The Discovery of Graffiti, in: Art Journal XXXVI, 1/1976
Shinn, M. W.: Körperliche und geistige Entwicklung eines Kindes in biographischer Darstellung (1893/1894), Langensalza 1905
Shinn, M. W.: Ruth W., in: E. E. Brown (Ed.): Children's Drawings, Berkeley/Cal. 1897
Silbermann, A.: Empirische Soziologie. Eine Einführung mit kommentierter Bibliographie, Stuttgart 1973
Simon, M.: Les écrits et les dessins des aliénés, in: Arch. Anthrop. Crim. 3/1888
Simon-Schäfer, R./Zimmerli, W. Ch. (Hrsg.): Wissenschaftstheorie der Geisteswissenschaften, Hamburg 1975
Slack, K. W.: Ruth, in: E. E. Brown (Ed.): Children's Drawings, Berkeley/Cal. 1897
Solger, K. W. F.: Vorlesungen über Ästhetik (2. unv. reprograph. Nachdr. d. Ausgabe Leipzig 1829), Darmstadt 1969
Soulié, E./Barthélemy, E. de: Journal de J. Héroard, Paris 1886
Spitzer, K./Lange, M. (Hrsg.): Tasten und Gestalten, Waldkirch 1982
Staudte, A.: Ästhetisches Verhalten von Vorschulkindern, Weinheim/Basel 1977

Steiner, G. (Hrsg.): Piaget und die Folgen. Die Psychologie des 20. Jahrhunderts, Bd. VII., Zürich 1978
Stern, Cl. u. W.: Die zeichnerische Entwicklung eines Knaben vom 4. bis zum 7. Jahre, in: Zeitschr. f. angew. Psychologie u. psycholog. Sammelforschung, 3. Bd./1910
Stern, W., u. a.: Sammlungen freier Kinderzeichnungen, in: Zeitschr. f. angew. Psychologie u. psycholog. Sammelforschung, Bd. 1/1908
Stern, W.: Über verlagerte Raumformen, in: Zeitschr. f. angew. Psychologie u. psycholog. Sammelforschung, Bd. 2/1909
Stern, W.: Psychologie der frühen Kindheit . . . (1914), 10. Aufl., Heidelberg 1971
Stimpfl, J.: Stand der Kinderpsychologie in Europa und Amerika, in: Zeitschr. f. Pädagogische Psychologie, 1. Jahrg., H. 4/1899
Strümpell, L. v.: Psychologische Pädagogik, Leipzig 1980
Stora, R.: Etude historique sur le dessin comme moyen d'investigation psychologique, in: Bulletin de Psychologie XVII/1963
Stübner, B.: Verschiedene Ansätze zur Analyse von Bildern im Kunstunterricht der Schule für Lernbehinderte. Unveröffentl. Examensarbeit a. d. PH Rheinland/Uni. Köln, Erzw.-Heilpäd. Fakultät, Köln 1977
Sully, J.: Untersuchungen über die Kindheit (1895), Leipzig 1897
Székely, L.: Denkverlauf, Einsamkeit, Angst, Bern/Stuttgart/Wien 1976
Tannenbaum, P. H.: Aspekte der visuellen Wahrnehmung bei Neugeborenen . . ., in: Fernsehen und Bildung 1, 2/1977
Theunissen, G.: Hospitalisiert und vergessen. Über Bildnereien geistig behinderter Erwachsener . . ., in: Zeitschr. f. Kunstpädagogik, H. 4/1984
Tiedemanns, D.: Beobachtungen über die Entwicklung der Seelenfähigkeiten bei Kindern (1787). Hrsg. mit einem Literaturverzeichnis zur Kinderpsychologie v. C. Ufer, Altenburg 1897
Ude, A.: Betty. Protokoll einer Kinderpsychotherapie, Stuttgart 1984
Urban, B. (Hrsg.): Psychoanalyse und Literaturwissenschaft, Tübingen 1973
Vernon, M. D.: Wahrnehmung und Wahrnehmungslernen, in: E. A. Lunzer/J. F. Morris (Hrsg.): Das menschliche Lernen und seine Entwicklung, Stuttgart 1976
Verworn, M.: Kinderkunst und Urgeschichte, in: Korrespondenz der dt. anthropologischen Gesellschaft 27/1907
Voelin, C./Dami, C.: Die bildhafte Vorstellung beim Kinde, in: G. Steiner (Hrsg.): Piaget und die Folgen. Die Psychologie des 20. Jahrhunderts, Bd. VII, Zürich 1978
Volarkovà, H.: Kinderzeichnungen und Gedichte aus Theresienstadt, Prag 1959
Volkelt, H.: Fortschritte der experimentellen Kinderpsychologie. Bericht ü. d. 9. Kongreß f. exp. Psychologie, Jena 1926
Volkelt, H.: Neue Untersuchungen über die kindliche Auffassung und Wiedergabe von Formen. Bericht über d. IV. Kongreß f. Heilpäd., Berlin 1929, in: F. Sander/H. Volkelt: Ganzheitspsychologie. 2. verb. Aufl., München 1967
Volkelt, H.: Die Prinzipien der Raumdarstellung des Kindes, Bietigheim/Württemberg 1968
Wagner, P. A.: Das freie Zeichnen von Vorschulkindern, in: Grosser, H./Stern, W. (Hrsg.): Das freie Zeichnen und Formen des Kindes, Leipzig 1913
Wallon, H.: Le dessin chez l'enfant – Préambule, in: Enfance, Nr. 3–4/1950
Weismantel, C.: Vom Willen deutscher Kunsterziehung, Augsburg 1930
Weismantel, C.: Von den Grundlagen einer volkshaften Kunsterziehung, Düsseldorf 1935
Wellek, A./Mühle, G.: Ausdruck, Darstellung, Gestaltung, in: Studium Generale 5/1952
Welte, W.: Moderne Linguistik: Terminologie/Bibliographie, Bd. I u. II., München 1974
Werkmeister, O. K.: Versuche über Paul Klee, Frankfurt/M. 1981
Westrich, E.: Die Entwicklung des Zeichnens während der Pubertät, Frankfurt/M. 1968
Widlöcher, D.: Was eine Kinderzeichnung verrät (1965), München 1974
Wieck, H. H. (Hrsg.): Psychopathologie musischer Gestaltungen, Stuttgart/New York 1974
Winnicott, D. W.: Die therapeutische Arbeit mit Kindern, München 1973
Wittkower, R.: Die Interpretation visueller Symbole in der Bildenden Kunst, in: E. Kaemmerling (Hrsg.): Bildende Kunst als Zeichensystem I: Ikonographie und Ikonologie, Köln 1979

Woelki, U.: Medizinische Literatur zur Kinderzeichnung, Diss. Med. Fak. d. Uni. Köln 1976
Wolandt, G.: Elemente der Ästhetik, in: K. Bärthlein/G. Wolandt: Lehrstücke der praktischen Philosophie und der Ästhetik, Basel/Stuttgart 1977
Wolf, W.: Kunstwerke verstehen und beurteilen, Düsseldorf 1984
Wolff, H.: Die Kinderzeichnung nach Inhalt, Form und Farbe, Weimar 1929
Wolff, T.: Einführung in die Grundlagen der Komplexen Psychologie, in: Die kulturelle Bedeutung der Komplexen Psychologie. Festschrift zum 60. Geburtstag von C. G. Jung, Berlin 1935
Wright, G. H. v.: Erklären und Verstehen, Frankfurt/M. 1974
Wulff, O.: Die Kunst des Kindes, Stuttgart 1927
Zazzo, R.: Le geste graphique et la structuration de l'espace, in: Enfance, Nr. 3–4/1950
Zellermayer, J./Spanier, Z.: Problems of Interpretation of Free Drawings of School Children, in: Israel. Annual. Psychiatr. 3/1965
Ziler, H.: Der Mann-Zeichen-Test in detailstatistischer Auswertung (1950), 3. Aufl., Münster 1970
Zimmer, H. D.: Sprache und Bildwahrnehmung, Diss. Phil. Fak. d. Uni. d. Saarlands, Frankfurt/M. 1983
Zimmer, H. D./Engelkamp, J.: Die Alt-Neu-Struktur von Spaltsätzen und ihr Einfluß auf die Bildwahrnehmung, Saarbrücken 1981
Zingerle, V.: Das deutsche Kinderspiel im Mittelalter, 2. Aufl., Innsbruck 1873
Zöller, W.: Bankkritzeleien – Befunde, Anmerkungen, Anregungen, in: Die Deutsche Schule, H. 3/1977

Personenregister

Sachregister